少见血液病

主　　编　沈建箴
副 主 编　刘庭波　付海英
编　　者（按姓氏汉语拼音排序）

陈君敏（福建医科大学附属第一医院）
陈旭艳（厦门医学院附属第二医院）
付丹晖（福建医科大学附属协和医院）
付海英（福建中医药大学附属第三人民医院）
廖　斌（福建中医药大学附属人民医院）
林艳娟（福建医科大学附属协和医院）
刘庭波（福建医科大学附属协和医院）
马旭东（福建医科大学附属漳州市医院）
潘敬新（福建医科大学附属第二医院）
沈建箴（福建医科大学附属协和医院）
吴　勇（福建医科大学附属协和医院）
徐　兵（厦门大学附属第一医院）
余　莲（福建医科大学附属龙岩第一医院）
周建耀（福建医科大学附属三明第一医院）
朱雄鹏（福建医科大学附属泉州第一医院）

编写秘书　周华蓉　张　凤　黄　倩　黄豪博

人民卫生出版社
·北 京·

图书在版编目（CIP）数据

少见血液病 / 沈建箴主编 . —北京：人民卫生出版社，2022.10

ISBN 978-7-117-32433-5

I. ①少… Ⅱ. ①沈… Ⅲ. ①血液病 —治疗 Ⅳ. ①R552

中国版本图书馆 CIP 数据核字（2021）第 232630 号

人卫智网	**www.ipmph.com**	医学教育、学术、考试、健康，
		购书智慧智能综合服务平台
人卫官网	**www.pmph.com**	人卫官方资讯发布平台

少见血液病
Shaojian Xueyebing

主 编：沈建箴
出版发行：人民卫生出版社（中继线 010-59780011）
地 址：北京市朝阳区潘家园南里 19 号
邮 编：100021
E - mail：pmph @ pmph.com
购书热线：010-59787592 010-59787584 010-65264830
印 刷：北京盛通印刷股份有限公司
经 销：新华书店
开 本：787 × 1092 1/16 印张：21
字 数：472 千字
版 次：2022 年 10 月第 1 版
印 次：2022 年 12 月第 1 次印刷
标准书号：ISBN 978-7-117-32433-5
定 价：198.00 元

打击盗版举报电话：010-59787491 E-mail：WQ @ pmph.com
质量问题联系电话：010-59787234 E-mail：zhiliang @ pmph.com
数字融合服务电话：4001118166 E-mail：zengzhi @ pmph.com

序　言

　　少见病,顾名思义是指少数人罹患的疾病,是发病率很低的疾病。不同国家和地区以及不同人种,少见病的发病率不尽相同。有文献统计我国 96 家医院收治的少见病人数占总住院人数的 0.68%~0.70%。少见病作为单个疾病和患病个体来说虽然很少,但是累加起来,其病种和患病人数还是一个很大数字,据统计全世界有 6 000~8 000 种少见病。少见病对于受累的患者、他们的家庭、社会以及临床医生来说都是重大的挑战。由于临床上少见,医生和护士通常缺乏相应的专业知识,而且大多数这类疾病缺乏有效的治疗方法。

　　正是在这一背景下,福建医科大学附属协和医院沈建箴组织福建省部分血液病专家启动了本书的编写工作,旨在为临床医生的日常诊疗工作中提供较为系统全面的少见血液病参考书。临床上少见血液病诊疗方面的疑难问题可以在本书找到答案。2019 年国家卫生健康委员会公布的 121 种罕见病目录中的血液病病种,亦均已列入此书。主编沈建箴还是一位医学教育家,具有主编、参编多本高等医学院校教科书的经验,并长期担任临床教学的领导职务,对医学教育规律和教学管理非常熟悉,他本人也是博士生导师和博士后合作导师,参与编写的作者均是临床经验丰富的血液病专家。本书内容的选取、编排以及每个章节所附的典型病例介绍和分析,如同医学继续教育一样可使读者得到知识的更新,也如同教学查房一样引人入胜。

　　临床医师在办公室或居家的小书房摆放这样一本《少见血液病》,既方便实用又舒适快捷,我愿意向读者推荐本书,共同提高我国少见血液病的诊治水平。

福建医科大学附属协和医院

福建省血液病研究所

陈志哲

2022 年 10 月

前　言

众所周知，恶性血液病严重危害人民群众的身体健康。对于多数发病率较高的恶性血液病，血液专科医师都有较为深入的认知，也熟练掌握其发病机制及临床诊疗策略。但是，由于少见甚至罕见的血液病患者集中在大型血液专科医院，基层医疗单位的血液专科医师对这类疾病认识不足。为挽救更多患者，有计划地培养和训练血液专科医师，我们组织血液病学知名专家共同编写了这本《少见血液病》。

本书汇集了近 70 种临床中较为少见的血液病，详细介绍发病机制、临床表现、诊断和鉴别标准、治疗等内容，对指导少见血液病的治疗有较高的参考价值。在各种少见血液病的系统理论介绍之后，编者对该少见血液病的典型病例进行了评论与诠释，有助于读者对该少见血液病的理解。本书内容不仅包括血液系统少见病中血液专科医师应该掌握的知识，更力求与时俱进，反映目前本学科发展的前沿动态，提高血液专科医师临床诊治、临床会诊、综合分析疑难病例及开展先进诊疗技术的能力。

本书共七篇、六十五章，囊括少见白血病、少见出凝血疾病、少见骨髓衰竭性疾病、少见骨髓增殖性疾病、少见淋巴瘤、少见浆细胞疾病、少见红细胞性疾病等内容。

本书可供临床医学专业学位研究生（含"5+3"一体化）、住院医师规范化培训血液专业、血液专科医生培训等用。也可以作为血液科医师学习和日常工作的参考资料。

由于本书编写时间短促，难免有疏漏之处，敬请广大同道批评指正，以期再版时予以改正。

沈建箴

2022 年 8 月

目 录

第一篇

少见白血病 ▶

第一章　成人 T 淋巴细胞白血病

【概述】

　　成人 T 淋巴细胞白血病（adult T-cell leukemia，ATL）是一种少见的、特殊类型的 T 细胞受累淋巴细胞白血病，由人类 T 淋巴细胞白血病病毒 -1（human T cell leukemia virus type 1，HTLV-1）引起。临床上 ATL 可分为急性型（最多见，即典型 ATL）、慢性型、冒烟型及淋巴瘤型，典型病例呈急性或亚急性过程，临床特征为全身淋巴结及肝脾大、皮肤受损、肺部浸润和外周血出现特征性的花瓣核异常淋巴细胞，有溶骨损害及高钙血症。本病有明显地区性，日本西南部、加勒比海地区和非洲中部是三大流行地区，1976 年由高月清首先提出，1985 年国内首次报道福建沿海存在流行区。本病好发于成年人，以中、老年为主，男性多于女性。

【病因和发病机制】

　　人类 T 淋巴细胞白血病病毒 -1（HTLV-1）的流行感染被认为是成人 T 淋巴细胞白血病 / 淋巴瘤的主要病因。

【临床表现】

　　1. **发病人群**　本病好发于成年人。

　　2. **贫血**　早期即可出现，患者表现为乏力、面色苍白、心悸、气促，活动后加重。

　　3. **发热**　发热是 ATL 常见的症状之一。半数患者以发热为早期表现，发热的主要原因是感染，以呼吸道感染和消化道感染最为常见，严重者还可发生败血症、脓毒血症等。肿瘤本身也可以引起发热，多数患者体温不超过 39℃。

　　4. **出血**　出血亦是 ATL 的常见症状，出血部位可遍及全身，皮肤黏膜、内脏均可能出现。血小板低下是常见主要原因，大量白血病细胞在血管中瘀滞及浸润、凝血功能异常等也是出血的原因。

　　5. **白血病浸润**　多数患者伴有肝、脾和 / 或淋巴结肿大，无纵隔或胸腺肿瘤。较特殊的是约半数患者有皮肤病变，呈全身性皮疹或红皮病，肺部浸润常见，部分患者合并骨关节疼痛。

【实验室检查】

1. **细胞形态学**　血象和骨髓象：贫血及血小板减少程度一般较轻，但也有严重贫血和重度血小板减少者。白细胞总数增高，可达 $500 \times 10^9/L$，外周血和骨髓出现多形核异常淋巴细胞，可占 10% 以上，此类细胞大小不等，细胞核呈多形性改变，扭曲、切迹、畸形或分叶状，核凹陷很深呈二叶或多叶，或折叠呈花瓣状，也称花细胞（flower cell），细胞核染色质粗糙致密，核仁明显（图 1-1）。

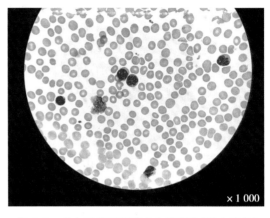

×1 000

图 1-1　成人 T 淋巴细胞白血病细胞（瑞士染色）

2. **免疫学**

（1）细胞化学染色：ATL 细胞过氧化物酶染色（peroxidase stain，POX）呈阴性，糖原染色（periodic acid-schiff stain，PAS）、酸性磷酸酶染色及 β- 葡萄糖醛酸酶均呈阳性。非特异性酯酶阳性，但不被氟化钠（NaF）抑制。

（2）免疫学检验：ATL 细胞有成熟 T 细胞标志，表现为辅助 T 细胞（helper T cell，Th），其免疫学标志为 CD5、CD2、CD3、CD4、CD7、CD8，还不同程度表达 T 细胞激活标记 CD25 和 HLA-DR。细胞表面 TCR/CD3 复合物表达减低是 ATL 的特异现象。

3. **血清学检验**　患者血清抗人 T 淋巴细胞白血病病毒 -1（human T-lymphotropic virus 1，HTLV-1）抗体阳性，这是诊断 ATL 及 HTLV-1 携带者（无症状者）的重要依据。

4. **遗传学及分子生物学检验**　ATL 无特异性染色体异常，常见的改变是 +7、6q、14q、inv（14），还可有 X 染色体的缺失、t（9；21）、2q、17q 和 +18。若检出 *TCRβ* 基因重排、HTLV-1 病毒 DNA 可确诊。

5. **其他**　ATL 患者多合并高钙血症，这可能与该病所致的溶骨性破坏有关。

【诊断和鉴别诊断】

1. **国内诊断标准**　1984 年 9 月，在天津召开了全国部分省市成人 T 淋巴细胞白血病协作会议，制定了国内的诊断标准。

（1）白血病的临床表现

1）发病于成年人。

2）有浅表淋巴结肿大，无纵隔或胸腺肿瘤。

（2）实验室检查：实验室检查外周血细胞数常增高，多形核淋巴细胞（花细胞）占 10% 以上；属 T 细胞型，有成熟 T 细胞表面标志（CD2、CD3、CD4 阳性）；血清抗 HTLV-1 抗体阳性或检测到 HTLV-1 前病毒 DNA。

2. **WHO 诊断标准**　WHO 将成人 T 淋巴细胞白血病 / 淋巴瘤归入成人 T 细胞和 NK 细胞肿瘤。

（1）定义：ATL 是一种 T 细胞肿瘤，肿瘤细胞由高度多形性的淋巴细胞组成；主要与人类 T 淋巴细胞白血病病毒 -1 感染有关。分为急性型、淋巴瘤型、慢性型和冒烟型。

1）急性型：最常见，以白血病期的表现为特点，常有全身症状，表现为白细胞计数升高（嗜碱性粒细胞增多常见），皮疹和广泛的淋巴结病变，肝脾大。常有高钙血症（有或无溶骨性改变）、血清乳酸脱氢酶（LDH）增高。许多患者伴有 T 细胞免疫缺陷。

2）淋巴瘤型：以显著的淋巴结肿大为特征，无外周血受累。晚期患者表现和急性型相似，高钙血症少见。

3）慢性型：皮肤浸润多见，常为表皮脱落性皮疹。轻度肝脾淋巴结肿大。淋巴细胞绝对值增高，外周血异常 T 细胞>10%。LDH 轻度升高，无高钙血症。

4）冒烟型：白细胞计数正常，外周血肿瘤细胞比例<3%。患者常有皮肤（多为红斑和丘疹）或肺病变。无肝脾、淋巴结肿大，无高钙血症。血清 LDH 正常。

近 25% 的慢性型和冒烟型患者可向急性型发展。

（2）形态学：急性型和淋巴瘤型患者的肿瘤细胞为中等以上大小，核多形性明显，核染色质粗而浓聚，核仁明显。外周血中肿瘤细胞呈分叶状，称为花瓣样细胞，这些细胞胞质的嗜碱性强。另外，总有一小部分细胞呈原始细胞样，核为转化状态，染色质弥散。还可出现一些大细胞，核卷曲或呈脑形核。骨髓浸润常为点片状，骨破坏较明显（即使无肿瘤细胞骨髓浸润）。慢性型和冒烟型的肿瘤细胞较小，异形不明显。

（3）免疫表型：肿瘤细胞 $CD2^+$、$CD3^+$、$CD5^+$、$CD25^+$、$CD7^-$；多数患者为 $CD4^+$、$CD8^-$，少数为 $CD4^-$、$CD8^+$ 或 $CD4^+$、$CD8^+$；大的转化细胞 $CD30^+$，ALK^-；TIA-1 和颗粒酶 B 阴性。

（4）遗传学：所有患者均可发现克隆性整合的 HTLV-1。T 细胞受体基因为克隆性重排。

3. 鉴别诊断　需和其他类型淋巴细胞白血病相鉴别，血清抗 HTLV-1 抗体阳性或检测到 HTLV-1 前病毒 DNA 有助于确诊。

【治疗】

ATL 急性型患者预后差，疾病进展迅速，病死率高。近年来，通过发展和联合应用抗病毒治疗、化疗、异基因造血干细胞移植及分子靶向治疗等治疗手段，在一定程度上改善了 ATL 的治疗效果，因 ATL 发病率低，目前国际上并无明确的一线化疗推荐方案，DA-EDOCH 方案（依托泊苷、地塞米松、长春新碱、环磷酰胺、多柔比星）、E-CHOP 方案（依托泊苷、泼尼松、长春新碱、环磷酰胺、表阿霉素）、CHOP 方案（泼尼松、长春新碱、环磷酰胺、多柔比星）、VICLP 方案（长春新碱、泼尼松、左旋门冬酰胺酶、环磷酰胺、去甲氧柔红霉素）等均被报道使用并取得一定疗效。化疗的敏感性可能是影响 ATL 患者总生存时间的最重要的因素。异基因造血干细胞移植可能可以根除 ATL 细胞，可能使患者达到长期生存。

【典型病例简析】

1. 病历摘要　患者，女，29 岁，福建人，以"腹泻 2 个月，皮肤青紫 1 周"为主诉入院。

入院前 2 个月无明显诱因出现腹泻,排黄绿色水样便 6~7 次 /d,伴有畏冷,无发热,无恶心、呕吐,无腹痛,无咳嗽、咳痰,无尿频、尿急、尿痛,无皮肤青紫、红点等不适,当地诊所予治疗(不详)10 余天后,腹泻症状好转,偶感脐周闷痛不适。入院前 2 周患者无明显诱因出现双下肢水肿,双下肢散在青紫斑,伴多关节酸痛、唇干、无脱发、眼干,无胸闷、无尿频、尿痛等不适,就诊当地县医院查尿常规提示"白细胞 23 个 /HP,磷状上皮细胞 6 个 /HP,隐血 +";考虑"尿路感染",予以口服药物治疗后水肿消退(不详),查血常规提示"白细胞 23.13×10^9/L,血红蛋白 120.4g/L,血小板 85.5×10^9/L"。转诊收住我院。发病以来,患者精神、食欲、睡眠尚可,小便正常,大便如前所述,体重无明显变化。

入院体检:体温 36.0℃,心率 80 次 /min,呼吸 20 次 /min,血压 106/70mmHg。神志清楚,正常面容,双下肢皮肤可见散在瘀点、瘀斑,双侧颈部、腋窝可触及数个肿大淋巴结,最大约 1.0cm×0.5cm,质地中,活动度可,无压痛。余浅表淋巴结未触及肿大。胸骨无压痛,双肺呼吸音清,未闻及干湿啰音,未闻及胸膜摩擦音。心律整齐,无杂音。腹软,肝脾肋下未触及,神经系统病理征阴性。

入院后患者完善骨髓常规示"成人 T 淋巴细胞白血病(成人 T 淋巴细胞占 23.9%)";骨髓流式细胞免疫分型:CD2 97.4%,CD3 49.2%,CD5 96.17%,CD4 92.7%,CD25 79.8%,CyCD3 94%;71.7% 有核细胞表达 CD2、CD3、CD4、CD5、HLA-DR、CD25,胞质 CD3、CD7$^-$、CD8$^-$,为恶性成熟 T 细胞。骨髓染色体:46,XX,add(1)(q25),+3,t(4;16)(q25;p12),inc;血生化:Ca 2.7μmol/L;PET/CT 提示:①成人 T 淋巴细胞白血病;前纵隔轻度代谢软组织影,考虑胸腺浸润;骨髓浸润可能;②双侧筛窦及右侧上颌窦炎症;③左肺无代谢小结节,考虑炎性结节;④脾大,左肾小结石,盆腔少量积液;⑤双侧腋窝无代谢小淋巴结,考虑炎性增生。血清抗 HTLV-1 抗体阳性。该患者诊断为"成人 T 淋巴细胞白血病",予 DA-EPOCH 方案(依托泊苷 77mg/d,第 1~4 日;长春新碱 0.65mg/d,第 1~4 日;多柔比星 16mg/ 次,1 次 /d,第 1~4 日;环磷酰胺 1.2g/ 次,1 次 /d,第 5 日;地塞米松 40mg/ 次,1 次 /d,第 1~5 日)化疗 1 个疗程,复查血象和骨髓象提示缓解。再次予 DA-EPOCH 方案化疗 1 疗程。此后患者自行停止化疗 3 个月后无明显诱因出现面部、双上肢及躯干皮肤红斑,伴瘙痒,行颜面皮肤活检,皮肤活检病理提示"符合 T 细胞淋巴瘤累及皮肤",复查血象和骨髓象仍缓解,诊断"白血病皮肤浸润"。予 DA-EPOCH 方案化疗(剂量同前)1 个疗程,化疗后皮肤皮疹消退。现仍在继续治疗、行异基因造血干细胞移植前准备及随访观察。

2. 分析和讨论　该例患者为青年女性,籍贯为 HTLV 福建沿海流行区。急性起病,以感染、出血为首发表现,血常规示白细胞明显增高,在外周血涂片和骨髓片中可见到典型的多形核异常淋巴细胞(花细胞),骨髓流式细胞免疫分析主要表达为成熟 T 细胞,合并复杂染色体核型,影像学检查提示骨髓、胸腺及脾浸润,血生化示高钙血症,结合血清抗 HTLV-1 抗体阳性,成人 T 淋巴细胞白血病可确诊。患者采用 DA-EPOCH 方案化疗,一个疗程即获缓解,提示化疗敏感性较好,但遗憾的是患者自行中断化疗,进而疾病进展,出现皮肤浸润。再次采用 DA-EPOCH 方案仍取得较好效果。该患者在化疗基础上,结合异基因造血干细胞移植,可能对疾病控制更为有益,在疾病治疗过程中,血清抗 HTLV-1 抗体或 HTLV-1 前病毒

DNA 的检测,可能对疾病预后也有一定的指导价值。

(付海英)

参 考 文 献

1. 张之南,郝玉书,赵永强.血液病学 [M].第 2 版.北京:人民卫生出版社,2012.
2. 沈悌,赵永强.血液病诊断及疗效标准 [M].第 4 版.北京:科学出版社,2018.
3. 吴正军,郑晓云,杨小珠,等.经 HTLV-1 前病毒基因检测确诊的 12 例成人 T 细胞白血病 / 淋巴瘤临床特征及预后分析 [J].中华血液学杂志,2016, 37,(12): 1027-1032.

第二章　全髓白血病

【概述】

全髓白血病（panmyelosis）是一种以骨髓中红系、粒系和巨核系三系细胞同时异常增生为特征的特殊类型白血病，临床上极为少见，常继发于放、化疗后及骨髓增生异常综合征。临床表现与其他急性白血病相似，常有贫血、发热和出血。多数病例肝脾不大或轻度增大。病情进展迅速，治疗效果差，生存期短，预后不良。

【病因和发病机制】

关于全髓白血病的发病原因，目前尚处于研究阶段。有文献报道是骨髓增生异常综合征（myelodysplatic syndromes，MDS）等恶性血液病转化而来，也可因使用乙双吗啉所致。

【临床表现】

1. **发病人群**　全髓白血病多继发于放、化疗后及骨髓增生异常综合征的患者。
2. **贫血**　早期即可出现，患者表现为乏力、面色苍白、心悸、气促，活动后加重。
3. **发热**　发热是常见的症状之一，且常伴感染，口腔炎、咽喉炎、肺部感染多见。
4. **出血**　多表现为皮肤青紫、鼻出血、口腔黏膜出血、黑便，女性月经增多、经期延长。
5. **白血病浸润**　可有骨痛、淋巴结肿大、肝脾大等症状。

【实验室检查】

1. 细胞形态学

（1）血象：红细胞和血红蛋白多为中至重度降低，多为正细胞正色素性贫血。血片中可见到原始及幼稚的粒细胞或单核细胞、幼红细胞，有时可见到 Auer 小体。血小板常减少，伴有形态异常。

（2）骨髓象：骨髓增生极度活跃或明显活跃。粒 - 单细胞系、红细胞系及巨核细胞系同时异常增生且伴有形态学改变。幼红细胞呈巨幼样改变，伴多核，核分叶、核破裂等畸形变，分裂象易见。原始及幼稚粒 - 单细胞增多，多有核质发育不平衡，胞质中可见 Auer 小体。巨核细胞系显著增多，幼稚型巨核细胞比例增高（ >10%），可见病态造血的巨核细胞（如分叶过多）及小巨核细胞。

（3）超微结构检验：电镜下可见大量异形的粒细胞、红细胞及巨核细胞，表现为核质发育不平衡及细胞大小的异常，其中有些巨核细胞的形态与幼粒及淋巴细胞相混淆，需经细胞化学染色方可辨认。血小板过氧化物酶定位在巨核细胞的核膜上和内质网膜处，而髓过氧化物酶反应见于粒细胞的核膜、内质网膜、高尔基体。扫描电镜发现粒细胞表面为波浪状褶皱，巨核细胞表面呈多个小球状突起或不规则伪足。

2. 免疫学

（1）细胞化学染色：过氧化物酶、苏丹黑 B（sudan black，SBB）、α- 醋酸萘酚酯酶（alpha naphthol acetate esterase，α-NAE）等染色结果因增生的细胞类型而异，幼红细胞和巨核细胞 PAS 染色呈阳性。

（2）免疫学检验：有红细胞系、粒 - 单细胞系及巨核细胞系的免疫表型，提示病变在髓系干细胞较早期分化阶段，故属髓系干细胞病。

3. 遗传学与分子生物学检验　目前全髓细胞白血病还没有特异性的遗传学和分子生物学标记，常有 7、8、17 号染色体的复杂核型改变，特别是 7 号染色体的异常改变最多见，但超过 50% 的 AML 有 7q– 的异常核型，故 7q– 不能作为全髓白血病的标志核型。但 7 号染色体的异常缺失常和原癌基因 *EVI1* 的重排有密切关系，是全髓白血病患者预后不良的标志之一。

【诊断和鉴别诊断】

国内外的研究均显示全髓白血病的诊断主要依靠形态学。

1. 国内诊断标准

（1）凡已具备诊断红白血病的条件，骨髓巨核细胞过度增生，可达正常的 10 倍或更多，幼稚型巨核细胞占 10%，变异型巨核细胞占 30%，即可诊断本病。

（2）骨髓三系细胞同时有异常增生伴形态异常，即具备红白血病的诊断标准，同时伴有巨核细胞异常增生及形态异常。

（3）需排除其他血液病如急性粒细胞白血病、慢性髓细胞性白血病、红白血病、骨髓纤维化等伴随的巨核细胞增多或演变为巨核细胞白血病。

（4）组织病理检查有三系幼稚细胞的多脏器浸润。

临床诊断依据以（1）（2）为主，至于巨核细胞质和量的改变应达到何种程度方能诊断本病，尚无明确标准。

2. WHO 诊断标准　2008 年 WHO 将全髓白血病定义为 AML 的一个亚型。其诊断要点为：全骨髓增生、全血细胞减少、红细胞形态正常、骨髓纤维化、无肝脾大及病程进展快。

3. 鉴别诊断　诊断全髓白血病的难点是形态学上鉴别巨核细胞，部分原巨核细胞形态学上与原红细胞极为相似，都具有胞质深蓝不透明、核染色质排列紊乱等特点，两者在形态学上鉴别困难。

全髓白血病需要与骨髓增殖性肿瘤鉴别，还应与急性全髓增殖症伴骨髓纤维化（acute

panmyelosis with myelofibrosis,APMF)鉴别,后者起病症状似一般急性白血病,但多无肝、脾、淋巴结肿大。骨髓亦有红系、髓系及巨核细胞质和量的异常。其特点为骨髓穿刺干抽,呈显著纤维化表现,故诊断主要依赖骨髓活检。

【治疗】

目前国内尚无统一标准。有国内案例报道连续采用 HOAP 方案化疗持续(complete response,CR)32 个月,还有 1 例经 HA、DA 方案交替化疗 3 个疗程达 CR,并持续缓解 20 个月。

国外有使用自体干细胞移植加联合化疗使全髓白血病伴骨髓纤维化达到完全缓解的报道,但国内目前尚未见此类报道。

【典型病例简析】

1. **病历摘要** 患者,男,44 岁,以"乏力半年,加重伴面色苍白 3 周"为主诉入院。既往"左胫骨内固定螺钉"病史。入院前半年无明显诱因出现乏力,上二三层楼即感心慌、气促,无面色苍白、鼻出血、牙龈出血、黑便、血尿,无骨关节疼痛,无畏冷、发热、咽痛、咳嗽,无腹痛、腹泻,无尿痛、尿急。未重视未予诊治。3 周前出现面色苍白,伴乏力加重,上一层楼即感心慌、气促,不伴有发热、咽痛等,就诊当地医院,查血象示 Hb 减低(具体不详),遂转诊上级医院,查血常规:WBC 2.9×10^9/L,Hb 80g/L,PLT 87×10^9/L,分叶核细胞72%,淋巴细胞 26%,单核细胞 1%;骨髓常规检查示:骨髓增生异常综合征(难治性贫血伴原始细胞增多 -2,RAEB-2),骨髓涂片送某医院会诊,会诊结果示"血象:中性杆状核粒细胞 1%,中性分叶核粒细胞 71%,淋巴细胞 27%,嗜酸性粒细胞 1%,有核红细胞 6 个。骨髓象示原始细胞7.5%(30%NEC),可见 Auer 小体;红系可见核分叶、多核、巨幼样变、嗜碱点彩、豪 - 周氏小体;巨核细胞可见单原核、多原核、小巨核,其中原巨核细胞 2%、幼巨核细胞 5%、颗粒巨核细胞 25%、异常巨核细胞 68%;病理诊断'全髓白血病'"。发病以来,患者精神、食欲、睡眠尚可,大小便正常,体重无明显减轻。

入院体检:体温 36.4℃,心率 65 次 /min,呼吸 20 次 /min,血压 106/60mmHg。神志清楚,贫血外观。全身皮肤未见瘀点瘀斑,全身浅表淋巴结未触及明显肿大。结膜、口唇苍白,咽无充血,双肺呼吸音清,未闻及干湿啰音。心律齐,无杂音。腹软,肝脾肋下未触及。左小腿外侧可见一长约 7cm 的手术瘢痕,皮肤可见一直径约 5cm 的红肿,局部轻压痛,无破溃及渗液。神经病理征阴性。

入院后患者复查骨髓象示原始粒细胞占 7.5%,*Bcl/Abl* 融合基因未检出。该患者诊断为"全髓白血病",入院后行骨科手术,手术顺利,愈合良好。后予 IA 方案(伊达比星总量 40mg,阿糖胞苷 200mg,7 天)化疗 1 个疗程、DA 方案(柔红霉素总量 180mg,阿糖胞苷100mg,2 次 /d,共 7 天)巩固化疗 1 个疗程,复查血象和骨髓象提示"缓解",再予 DA 方案(柔红霉素总量 180mg,阿糖胞苷 100mg,2 次 /d,共 7 天)巩固化疗 1 个疗程及中剂量 ID- 阿糖胞苷(Ara-c)方案(阿糖胞苷 2.0g,2 次 /d,共 3 天)巩固化疗 5 个疗程,继续予以 MA 方案

（米托蒽醌 10mg，第 1~3 天，阿糖胞苷 100mg，2 次 /d，共 7 天）巩固化疗 3 个疗程，HA 方案（高三尖杉酯碱 4mg，1 次 /d，共 7 天，阿糖胞苷 100mg，2 次 /d，共 7 天）巩固化疗 1 个疗程，期间多次复查骨髓象均提示缓解，其后停药，定期复查血象和骨髓象。2 年后查骨髓象，显示红细胞系增生明显，骨髓病理：(髂后)骨髓造血细胞增生明显活跃，粒 - 单细胞系中幼以下阶段为主，幼稚细胞略多，红细胞系中晚幼红细胞为主，幼稚细胞略多，巨核细胞不多，分叶减少，纤维组织未见明显增多，考虑复发，遂再予 HA 方案(高三尖杉酯碱 4mg，1 次 /d，共 7 天，阿糖胞苷 100mg，2 次 /d，共 7 天)化疗 1 个疗程，再复查骨髓象(与前一次比较)无明显改变，又予 MAH 方案(米托蒽醌 10mg，1 次 /d，共 3 天，高三尖杉酯碱 4mg，1 次 /d，共 5 天，阿糖胞苷 100mg，共 5 天)化疗 1 个疗程，后因化疗效果差自动出院。

2. 分析和讨论　该例患者为中年男性，慢性起病，以贫血为首发表现，类似"骨髓增生异常综合征"，因而，初次就诊，就考虑"骨髓增生异常综合征及急性红白血病"。在反复观察骨髓涂片的过程中，发现巨核细胞明显增多且形态异常，结合骨髓活检诊断为"全髓白血病"，本病诊断的关键是形态学。1985 年福建省血液病研究所韩忠朝教授首次在国内期刊报道了这一罕见类型的急性白血病。

治疗采用的方案与普通的急性髓系白血病相似，IA、DA 方案后血象和骨髓象提示缓解，又同样的方案及 ID-Ara-c、MA、HA 方案进行巩固化疗，期间多次复查骨髓象均提示缓解，2 年后查骨髓象，考虑复发，先后予 HA、MAH 方案化疗 1 个疗程。

患者在诊治过程中很快达到缓解并在巩固治疗持续 2 年后复发，说明其治疗效果尚可，其治疗方案可供参考。由于条件限制，骨髓干抽，未进行免疫学、细胞遗传学、分子生物学的检查，因而未开展明确的靶向治疗，当时也无地西他滨等化疗药物，因而化疗方案较单一，复发后未能取得较好疗效。

（刘庭波）

参 考 文 献

1. 许文荣，王建中 . 临床血液学与检验 [M]. 北京：人民卫生出版社，2007.
2. 卢兴国 . 造血和淋巴组织肿瘤现代诊断学 [M]. 北京：科学出版社，2005.
3. 韩忠朝，吕联煌，陈志哲 . 全髓白血病——一种特殊类型的白血病 [J]. 中华血液学杂志，1985, 6 (1): 28-31.
4. 潘湘涛 . 全髓白血病——国内文献 10 例分析 [J]. 白血病，1995 (01): 42-43.
5. Attilio O. Acute panmyelosis with myelofibrosis: an entity distinct from acute megakaryoblastic leukemia [J]. Modern Pathology, 2005 (18): 603-614.
6. Thiele J, Kvasnicka H M, Zerhusen G, et al. Acute panmyelosis with myelofibrosis: a clinicopathological study on 46 patients including histochemistry of bone marrow biopsies and follow-up Ann Hematol, 2004, 83 (17): 513-521.
7. Thiele J, Kvasnicka H M, Schmitt-Graeff A. Acute Panmyelosis with Myelofibrosis. Leukemia and Lymphoma, 2004, 45 (3): 681-687.

第三章 髓系肉瘤

【概述】

髓系肉瘤（myeloid sarcoma,MS）是一种由原始或幼稚髓系细胞在髓外部位形成的实体瘤,临床少见。大部分诊断时伴有髓系疾病,如急性髓系白血病、骨髓增生异常综合征、慢性粒细胞白血病或骨髓增殖性疾病等,称白血病髓外浸润（白血病性 MS）。确诊 MS 后 30 天内骨髓涂片及活检无髓系疾病证据,仅表现为局部孤立肿块,且体检、影像学及实验室检查证实髓外是唯一的肿瘤部位,称为孤立性髓系肉瘤（非白血病性 MS）,也称原发性 MS。出现 MS 可能是即将发生 AML 的提示,或暗示白血病即将骨髓复发,或是骨髓增殖性疾病即将发生,也可能提示原始细胞危象或骨髓增生异常综合征即将发生白血病转化。

【病因和发病机制】

MS 的确切病因和发病机制尚不完全清楚。

【临床表现】

1. **发病人群** MS 的发病年龄广泛,儿童和青年较为多见,无明显性别差异。

2. **一般表现** 白血病性 MS 可表现为发热、贫血、出血、肝脾及淋巴结肿大、胸骨压痛等症状。非白血病性 MS 可表现为局部肿块形成,可伴有发病部位相关的浸润压迫症状,如胸痛、腹痛、骨痛、声音嘶哑、阴道出血、浆膜腔积液、消化道出血等。

3. **局部表现** MS 可出现在任何部位,最常累及的是皮肤、骨骼和淋巴结,临床表现无特异性,症状与累及的部位和程度及邻近结构是否受压及受压程度有关。有时浸润部位可继发感染出现相应症状。

消化系统 MS:主要表现为消化系统症状,如腹胀、腹痛、黄疸、消化道出血等,小肠梗阻可有剧烈腹痛,亦可表现为息肉、包块、胃肠壁增厚或溃疡。

泌尿生殖系统 MS:累及宫颈主要症状为阴道出血、月经淋漓不净,少数为腹部不适、发热、痛经。阴道 MS 大部分为阴道流血。

神经系统 MS:累及中枢神经系统（central nervous system,CNS）常表现为头晕、头痛,颅内高压时可有呕吐,脑神经损害（如面神经、展神经、视神经损害）出现口角歪斜、眼睑下垂、斜视、视力模糊等,脑膜刺激征阳性(颈项强直、克尼格征)。颅内局灶性病变有时可出现癫痫样抽搐。累及椎管可有下肢感觉和运动功能障碍。

【实验室检查】

1. 病理表现及分类

(1)大体表现:新鲜肿瘤大体切面多呈浅绿色,颜色深浅随肿瘤组织含髓过氧化物酶的多少而异,有的可呈灰白色,质地多较脆,触之易出血。

(2)镜下表现:显微镜下瘤细胞多呈片状弥漫分布,形态较一致、单一,小至中等大小,大小一致,胞质少、淡染,部分胞质呈嗜酸性颗粒状,核圆形或不规则形,有一定的异型性,核膜厚,可见核仁,部分可见肾形核,核分裂象易见,瘤细胞内可见散在分布的幼稚嗜酸性粒细胞。

(3)分类

1)WHO 将 MS 分为 3 种病理类型:①粒细胞肉瘤,来源于不成熟粒细胞,最常见;②原始单核细胞肉瘤,来源于原始单核细胞,少见,常与单核细胞白血病相关;③由三系造血细胞,或主要由红细胞系或巨核细胞系前体细胞所组成的肿瘤,极少见,常与慢性骨髓增殖性疾病的急性转化期有关。

2)根据肿瘤细胞的成熟程度可分为 3 种类型:①母细胞型,主要由原始细胞构成,很少有分化到早幼粒细胞阶段的;②不成熟髓细胞型,主要由原始和早幼粒细胞构成;③分化型,主要由早幼和成熟后期阶段的粒细胞构成,此型中嗜酸性中幼粒细胞最为丰富。

临床上较多见的是不成熟髓细胞型和分化型。这种分类可显示细胞来源及分化程度,有助于病理鉴别诊断,但其临床意义并不大。

2. 免疫学及组织化学染色检验

(1)粒细胞肉瘤:髓过氧化物酶敏感性和特异性最高,在低分化细胞中不表达,阳性率为 93%,是最常用的抗体。此外,溶菌酶、CD13 也具有高度敏感性和特异性。CD43 阳性率100%,但特异性较差,CD45 阴性时提示肿瘤细胞为淋巴造血组织来源。

(2)单核母细胞肉瘤:由于其胞质内有较多的溶酶体颗粒而呈 Lysozymo 和 CD68 阳性,且 CD 68 是其较为特异的抗体。一般不表达 MPO 或呈弱阳性表达,CD34 多为阴性。

(3)三系造血细胞肉瘤:如红细胞系肿瘤细胞可表达 glycophorinA、glycophorinC 和血型相关抗原。巨核细胞系的肿瘤细胞呈 CD31、CD41、CD42b、CD61 和Ⅷ因子阳性,其他淋巴造血组织肿瘤的标记可有 CD45、Bcl-2、CD20、CD3、TdT、CD79α 及弹性蛋白酶等。诊断一般需联合使用多种抗体。

3. 细胞遗传学
MS 的确切发病机制尚不完全清楚。原发性 MS 的发病机制目前还鲜有研究。而同时伴髓系疾病的 MS 或出现在白血病复发时,多变量分析证明 MS 的发生与髓系肿瘤细胞的固有属性(如细胞遗传学)显著相关。AML 相关的 MS 最常出现的细胞遗传学异常是 t(8;21),其次是 inv(16)。t(8;21)常见于急性粒细胞白血病部分分化型 M_2,inv(16)常见于急性粒 - 单核细胞白血病 Eo 型 M_4Eo。

【诊断和鉴别诊断】

1. **诊断标准** MS 的症状无特异性,主要依据其组织免疫组化结果确诊。

2. **鉴别诊断** 应与非霍奇金淋巴瘤及其他实体瘤鉴别,一般通过免疫组织化学来区分骨髓肉瘤与恶性淋巴瘤。当增殖细胞不表达淋巴瘤的免疫表型时,可考虑骨髓肉瘤的诊断。

但一些 T 细胞标志物(如 CD2、CD5、CD7)可能共表达,TdT 和 CD34 也可在骨髓肉瘤和淋巴细胞增殖中呈阳性。故诊断时需考虑临床表现和细胞形态,并参考骨髓肉瘤的典型标志物。

【治疗】

目前有放疗、局部手术、化疗、异基因造血干细胞移植等方法,后两种方法被认为是目前最佳治疗方法。目前的研究表明孤立性 MS 如果不治疗,88% 患者会在 1 年内进展为 AML。考虑到其进展为白血病的危险性,治疗的目的主要是尽量延缓进展、延长生存时间。

【典型病例简析】

1. **病历摘要** 患者,男,20 岁,以"全身多发肿物伴反复低热 1 个月"为主诉入院。入院 1 个月前无明显诱因出现右侧腋窝肿物,约 3cm×2cm 大小,疼痛明显,局部皮肤无红肿、破溃、渗液,伴发热 1 次,体温最高为 38℃,可自行降至正常,无畏冷、寒战,无咳嗽、咳痰,无消瘦、盗汗,无腹痛、腹泻,无尿频、尿急,无进行性脸色苍白、乏力、活动后气促,无皮肤青紫、鼻出血、牙龈出血、肉眼血尿、黑便,无骨骼关节疼痛等不适,就诊当地医院,予抗感染治疗,局部疼痛消失,未再发热,但肿物无明显缩小。3 周前出现左颈部肿物,疼痛明显,大小不详,又发热 1 次,体温最高为 38℃,可自行降至正常,无上述不适,入院 2 周前于当地医院复诊,血常规、生化检查均大致正常,乙肝、丙肝、HIV 病毒抗体均阴性,行左锁骨上淋巴结活检术,术中见肿物有一囊腔,腔内见脓血性液体,囊腔边有实质性肿物;术后病理送会诊,免疫组化示大淋巴样细胞;MPO、CD68、Lysozymo、CD43 阳性;LCA 部分细胞阳性;TIA-1 部分细胞阳性;S-100 少数细胞阳性;CD15、Granzyme B、CD30、CD20、CD2、CD3、CD4、CD5、CD6、CD7、CD56、CD21PAX-5、EMA、TdT、CD79a、CD10、CD34、mum-1、CD1a 阴性;Ki-67 阳性细胞数 70% 左右。原位杂交示 EB 病毒 RNA 阴性。病理诊断:(左锁骨上)髓系肉瘤(单核肉瘤),建议查骨髓象。5 天前就诊某医院门诊,查胸部 CT 示双肺平扫及增强未见明显异常;纵隔及双侧腋窝多发淋巴结肿大,结合临床,考虑淋巴瘤;腹部彩超示脾大;颈部、锁骨上及腋窝淋巴结 B 超示双侧颈部、双侧锁骨上及右侧腋窝淋巴结肿大;EB 病毒 VcA-IgA 抗体阳性。后收住该医院。发病以来,患者精神、食欲、睡眠尚可,大小便正常,体重无明显减轻。

入院体检：体温 37.5℃，脉搏 96 次 /min，呼吸 20 次 /min，血压 130/80mmHg。神志清楚，正常面容，左颈部纱布覆盖，无渗血、渗液，揭开纱布见一长约 3cm 手术瘢痕，愈合好，全身皮肤黏膜无皮疹、黄染、出血点，右侧腋窝及右侧腹股沟各触及一约 3cm×1cm、3cm×2cm 肿大淋巴结，质中、活动，表面光滑，轻触痛，余浅表淋巴结未触及肿大。巩膜无黄染，双侧鼻唇沟对称，伸舌居中。颈软，右前上胸部较对侧饱满，胸骨无压痛，双肺呼吸音清，未闻及干湿啰音，未闻及胸膜摩擦音。心界无明显扩大，心律齐，无杂音。腹平软，无压痛、反跳痛，肝脾肋下未触及，双下肢无水肿，神经系统未见明显异常。

入院后完善相关检查，血常规示 WBC 8.15×10⁹/L，Hb 151g/L，PLT 276×10⁹/L。血生化示尿酸 561μmol/L。骨髓常规示大致正常；骨髓病理示（髂后上棘）骨髓增生明显低下，脂肪细胞间散在少量偏成熟粒、红系细胞，巨核细胞偶见，纤维组织轻度增生，未见淋巴细胞增生灶。该患者诊断为髓系肉瘤（单核肉瘤）。患者先后予 IA 方案（伊达比星 10mg，1 次 /d，2 日，20mg，1 次 /d，1 日；阿糖胞苷 100mg，2 次 /d，7 日）3 个疗程，化疗过程中出现骨髓抑制，浅表淋巴结较前缩小，复查骨髓象达缓解；1 年后复查血常规示 WBC 34.5×10⁹/L，Hb 100g/L，PLT 26×10⁹/L，分类示幼稚细胞 35%，诊断为急性单核细胞白血病，予 MAH 方案化疗 2 个疗程，未缓解，放弃继续治疗。

2. 分析和讨论　该例患者为青年男性。急性起病，以皮肤肿物、发热为首发表现，临床表现类似恶性淋巴瘤，血常规、生化检查均大致正常，淋巴结活检病理、免疫组化示大淋巴样细胞；MPO、CD68、Lysozymo、CD43 阳性；CD34、mum-1、CD1a 阴性；LCA 部分细胞阳性；TIA-1 部分细胞阳性；S-100 少数细胞阳性；Ki-67 阳性细胞数 70% 左右。原位杂交示 EBER 阴性。主要依据病理诊断（左锁骨上）髓系肉瘤（单核肉瘤）。骨髓涂片及骨髓病理均提示无明显肿瘤表现，故髓系肉瘤（单核肉瘤）可确诊。

予以急性髓系白血病的标准治疗方案化疗，IA 方案 3 个疗程后达到缓解，但缓解期较短，进展到急性白血病阶段后属于难治型。

这类病例初期治疗效果较好，但一般都会进展到急性白血病阶段，因而，这是一类有别于实体瘤的肿瘤，而且进展到白血病阶段比一般白血病更难治，建议对于此类年轻患者，在早期积极进行分子生物学的检测，及早进行包括中大剂量阿糖胞苷、造血干细胞在内的治疗干预才有可能获得良好疗效。

（刘庭波）

参 考 文 献

1. Xiao-Li H, Jin T, Jian-Zhong L, et al. Gastric myeloid sarcoma without acute myeloblastic Leukemia [J]. World J Gastroenterol, 2015, 21,(7): 2242-2248.

2. Shi J M, Meng X J, Luo Y, et al. Clinical characteristics and outcome of isolated extramedullary relapse in acute leukemia after allogeneic stem celltransplantation: a single-center analysis [J]. Leuk Res, 2013, 37,(4): 372-377.

3. 郭庆, 王彩霞, 陆珍凤, 等. 乳腺粒细胞肉瘤 3 例临床病理分析 [J]. 诊断病理学杂志, 2013, 20 (01): 13-16.

4. Cakan M, Koc A. A Case of Acute Myeloid Leukemia (FAB M2) with Inversion 16 Who Presented with Pelvic Myeloid Sarcoma [J]. Case Rep Pediatr, 2014,7(14): 164-169.

5. 李吉满, 刘卫平. 髓系肉瘤的临床病理特征与研究进展 [J]. 临床与实验病理学杂志, 2006,14(01): 91-95.

6. Asu F, Yilmaz G, Saydam F S, et al. Granulocytic sarcoma: a systematic review [J]. Am J Blood Res, 2013, 3(4): 265-270.

第四章　T幼淋巴细胞白血病

【概述】

幼淋巴细胞白血病(prolymphocytic leukemia,PLL)是一种罕见的淋巴细胞白血病。1974年首次报道,病程进展较慢性淋巴细胞白血病(chronic lymphocyte leukemia,CLL)快,呈亚急性临床经过。根据免疫表型,PLL分为B幼淋巴细胞白血病(B-PLL)和T幼淋巴细胞白血病(T-PLL)。T-PLL十分罕见。

【病因和发病机制】

目前病因及发病机制尚不完全清楚。认为与病毒感染、免疫功能异常、电离辐射等物理因素,苯及含苯有机溶剂等化学因素及遗传因素相关。

【临床表现】

发病年龄多在50岁以上,起病较慢,可无明显的自觉症状,初期症状有乏力、体重下降、低热,脾大是本病的特征,一般无明显淋巴结肿大,但巨脾者占60%以上。

【实验室检查】

1. **细胞形态学**　血象显示有不同程度的贫血,属正常细胞正色素性。白细胞总数显著增高,多数>100×10^9/L,分类中以幼淋巴细胞为主,有时几乎全为幼淋巴细胞,其形态学特点为:这类细胞体积较淋巴细胞略大,直径为12~14μm,胞质丰富,浅蓝色,无颗粒,核质比低,胞核圆形或卵圆形,有些有切迹或呈锯齿状,不规则形;核染色质较原淋巴细胞为粗,但又比成熟淋巴细胞细,为粒状或块状,核膜周缘染色质相对增多;核仁大、显著、多为单个,是幼淋巴细胞的突出特征。此类细胞应与急性淋巴细胞白血病和淋巴肉瘤白血病细胞相区别。血片中淋巴细胞较CLL显著减少,血小板有不同程度减少。骨髓有核细胞增生明显活跃,为弥漫性幼淋巴细胞浸润,其他细胞增生受抑(图4-1、图4-2)。

2. **细胞化学染色**　部分幼淋巴细胞PAS染色阳性,阳性颗粒大小不等,弥散分布于胞质中。SBB、POX、NAP等染色均呈阴性反应。ACP染色阳性,但TRAP阴性。T-PLL细胞酸性非特异性酯酶为强阳性。

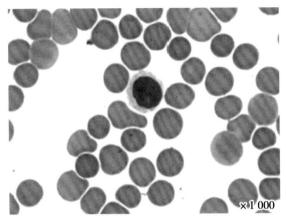

图 4-1　T幼淋巴细胞白血病患者外周血细胞形态
（瑞士染色）

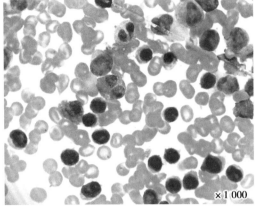

图 4-2　T幼淋巴细胞白血病患者骨髓细胞形态
（瑞士染色）

3. **免疫学检验**　T-PLL 常为 CD2$^+$,CD3$^{-/+}$,CD5$^{-/+}$,CD19$^-$。

4. **遗传学检验**　主要有 inv(14)(q11;q32) 和 t(14;14)(q11;q32),可见于 70% 的患者;t(x;14)(q28q11) 可见于 20% 的患者;8 号染色体异常(8 号染色体 3 体、等臂染色体 8q)为仅次于前述的常见异常。其他传统技术可见的可重现性异常包括 q11q23 缺失(ATM 失活)伴有附加丢失(22q、13q、6q、9p、12p 和 17p)和获得(22q 和 6p)。

【诊断和鉴别诊断】

1. **诊断标准**

(1)临床上起病缓慢,脾大、肝大而淋巴结不大。

(2)外周血白细胞数增高,血片中可见大量幼淋巴细胞。

(3)骨髓增生明显活跃,以淋巴细胞为主,有核仁的幼淋巴细胞占 17%~80%。

(4)免疫表型:呈 CD2$^+$,CD3$^{-/+}$,CD5$^{-/+}$,CD19$^-$。

(5)细胞遗传学:可见 inv(14)(q11;q32) 和 t(14;14)(q11;q32)。

2. **鉴别诊断**　应注意与套细胞淋巴瘤、毛细胞白血病、外周 T 细胞淋巴瘤鉴别。

(1)T-PLL 与套细胞淋巴瘤(mantle cell leukemia,MCL)鉴别诊断:MCL 多有全身淋巴结肿大,表达全 B 细胞(CD19、CD20、CD22、CD79α)标记及 SOX11,90% 的 MCL 患者存在特征性的染色体易位 t(11;14)(q13;q32),从而导致细胞周期蛋白(cyclin)D$_1$ 异常高表达。

(2)T-PLL 与多毛细胞白血病(hairy cell leukemia,HCL)鉴别诊断:HCL 是 B 淋巴细胞系的慢性恶性增殖性疾病,两者均起病隐匿,多伴有巨脾,HCL 的特征是外周血、骨髓及组织中出现具有不规则胞质突起(毛样)的单个核细胞,HCL 细胞特殊标志物为 CD103$^+$。

(3)T-PLL 与外周 T 细胞淋巴瘤鉴别:外周 T 细胞淋巴瘤非特指型(peripheral T-cell lymphoma,not otherwise specified,PTCL-NOS)的病理形态呈多样性。主要表现为:淋巴结正常结构破坏,肿瘤细胞在副皮质区或弥散性浸润;瘤细胞具有广泛的形态谱系,可表现为多形性或单形性。多为中等大小或大细胞,细胞核形状不规则,核染色质深或呈泡状核,核仁明显,核分裂象多见。也可见透明细胞或里斯(Reed-Sternberg cell,RS)样细胞。肿瘤细胞常表达成熟的 T 细胞相关抗原,如:CD2、CD3、CD4、CD8,其中 CD3 表达最常见。也可表达非特异性 T 细胞相关抗原,如 CD45RO 和 CD43。多数病例存在 T 细胞抗原丢失的现象,常表现为 CD5 和 CD7 下调。B 细胞表面抗原多阴性,但偶尔也可见 CD20 和 / 或 CD79a 的异常表达。另外,CD56 和细胞毒性颗粒蛋白也可呈阳性。细胞增殖指数 Ki-67 可增高,且超过 80% 视为预后不良因素。

【治疗】

1. T-PLL 的治疗原则

(1)稳定惰性期:观察和等待直至进展。

(2)一线治疗:可以采用传统化疗方案——CHOP 方案(疗效有限),目前国外采用阿仑单抗静脉注射治疗。

(3)巩固治疗:对所有符合条件的患者考虑自体或异基因干细胞移植。

(4)复发 / 难治病例:可以采用阿仑单抗(如 CD52 阳性)、嘌呤类似物为基础的化疗,苯达莫司汀临床试验,试验性药物(如 JAK5/sTAT5b 抑制剂),以及进行干细胞移植等(详见 T-PLL 的治疗流程)。

2. T-PLL 的治疗流程(图 4-3)

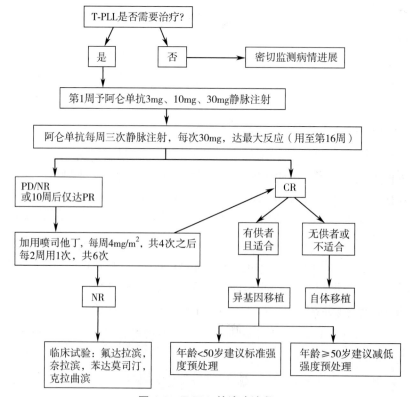

图 4-3　T-PLL 的治疗流程

【典型病例简析】

1. **病历摘要**　患者,男,47 岁,以"腹胀、乏力 1 个月"为主诉入院。入院 1 个月前无明显诱因出现腹胀、乏力,无头晕、头痛、胸闷、心悸、气促,无畏冷、发热,无皮肤青紫、牙龈出血,无腹痛、腹泻,无全身骨骼疼痛等,未予重视及诊治。近 1 周腹胀乏力症状逐渐加重,伴咽痛,偶有咳嗽,咳少许白色痰,无畏冷、发热,无皮肤青紫等,就诊某医院,查血常规示白细胞 56.11×10^9/L,中性粒细胞 82%,血红蛋白 143g/L,血小板 178×10^9/L。为进一步诊治,门诊拟白血病待分型收治入院,发病以来,患者精神、食欲、睡眠尚可,大小便正常,体重无明显减轻。

入院体检:体温 36.5℃,脉搏 86 次 /min,呼吸 20 次 /min,血压 120/75mmHg。神志清楚,颈前、颈后、颌下、锁骨上、腋下、腹股沟可触及多个黄豆大小至鸡蛋大小淋巴结,局部无粘连、压痛,活动度可,咽无红肿。胸骨无压痛,双肺呼吸音清,未闻及干湿啰音,未闻及胸膜摩擦音。心律齐,无杂音。腹软,全腹无压痛、反跳痛,肝脾肋下未触及,移动性浊音阴性,肠鸣音 4 次 /min。双下肢无水肿。

入院后结合患者骨髓常规及免疫分型诊断为淋巴细胞白血病;骨髓流式细胞免疫分型示 CD2、CD3、CD5、CD7、胞质 MPO、Cy CD3 阳性;CD38、IAP70 阴性;该患者诊断为"T 幼淋巴细胞白血病",予 COP 方案(长春地辛 4mg/ 次,1 次;环磷酰胺 1.2g/ 次,1 次;泼尼松 20mg,3 次 /d,5 日)化疗 1 个疗程。后未进一步治疗随访。

2. **分析和讨论**　该例患者 47 岁男性,起病时无明显自觉症状,查体可触及淋巴结肿大,病程缓慢、无明显体征与慢性白血病相似;仅血常规示白细胞明显增高,血象及骨髓象提示幼淋巴细胞比例升高,细胞形态表现为幼淋巴细胞"核仁大、显著、多为单个"的突出特征,骨髓流式细胞免疫提示 CD2、CD3、CD5、CD7、胞质 MPO、Cy CD3 阳性,介于幼稚 T 淋巴细胞和成熟 T 淋巴细胞之间,故 T 幼淋巴细胞白血病可确诊。幼淋细胞白血病细胞的形态很像成熟的淋巴细胞,但是免疫分型表达幼稚阶段的细胞表面抗原,这是和慢性淋巴细胞白血病细胞的鉴别点。

本病没有有效的治疗方案,鉴于患者治疗意愿不强,血象仅白细胞增高,故采用 COP 方案,对肿瘤杀伤力较弱副作用也较小。本病尚未发现特异性融合基因的表达,缺乏靶向治疗药物,对常规化疗不敏感,长期疗效差。

(刘庭波)

参 考 文 献

1. 许文龙,王建中. 临床血液学与检验 [M]. 第 4 版. 北京:人民卫生出版社,2007.

2. 田园,刘辉. 幼淋巴细胞白血病的治疗进展—2015 年第 57 届美国血液学年会 (ASH)[J]. 临床药物治疗杂志,2016,14 (5):12-18.

3. 徐瑞容. 淋系白血病的少见类型 [J]. 交通医学,2001,15 (4):347-349.

4. 章艳茹,齐军元,刘慧敏,等. 中国 T 幼淋巴细胞白血病临床及实验室特征 [J]. 中华血液学杂志,2013,34,(10): 839-843.

第五章　急性髓细胞白血病微分化型

【概述】

急性髓细胞白血病微分化型（minimally differentiated AML，AML-M_0）是一种特殊少见类型的白血病，在 AML 中占 2%~3%，由 Lee 等 1987 年首次提出，它是一种分化极微的、更早期的、血细胞恶性增殖性疾病。其诊断主要依赖于免疫分型，具有难治性，缓解及生存期较短，早期采用大剂量化疗或干细胞移植可有益。

【病因和发病机制】

1. **环境因素**　有 4 种易诱发 AML-M_0 的主要环境因素：辐射，苯，烷化剂、拓扑异构酶 Ⅱ 抑制剂以及其他细胞毒性物质，烟草吸入。

2. **慢性克隆性血液病演变**　AML-M_0 可能从多能造血细胞的其他克隆性疾病进展而来，包括慢性髓性白血病、真性红细胞增多症、原发性骨髓纤维化、原发性血小板增多症以及克隆性铁粒幼细胞性贫血或原始细胞性髓细胞白血病。

3. **易感疾病**　发生 AML-M_0 的患者在发病前可患有一种易感性非髓系疾病，如再生障碍性贫血（多克隆性 T 细胞疾病）、多发性骨髓瘤（单克隆性 B 细胞疾病），或获得性免疫缺陷综合征（acquired immunodeficiency syndrome，AIDS）。

4. **遗传方式**　大多数病例中，无遗传因素较强影响的证据，预后不佳的异常核型（如 5q–、7q–）以及多药耐药糖蛋白（p170）的高表达更为常见。

【临床表现】

1. **发病人群**　最常见于成人，在婴儿中是发病率最高的类型。

2. **症状体征**　AML-M_0 患者在临床上常表现为贫血、出血、感染，但骨髓外浸润的表现少见，AML-M_0 的临床表现、常规实验室检查与其他类型的 AML 无明显不同，只是有报道成年患者血小板减少较儿童更明显。也有学者发现 AML-M_0 患者的脏器肿大（56.3%）较其他类型的 AML 更明显（26.9%），起病时以全血细胞减少多见。

【实验室检查】

1. 细胞形态学

（1）血象：以三系减少多见，与其他白血病血象无特异性差异。

（2）骨髓象：原始细胞中等大小，核染色质较疏松，呈圆形或椭圆形。核偏位，核呈圆形或椭圆形，部分细胞核有凹陷，可见核瘤状突起，染色质呈颗粒状，核仁1个或多个或不清晰。胞质量大，多透亮或中度嗜碱，无嗜天青颗粒及 Auer 小体。有时原始细胞较小，核染色质致密，核仁不明显，胞质量很少，大部分细胞形态像原始淋巴细胞 ALL-L$_2$。少部分学者报告原始细胞胞质中有或多或少的空泡，形态像原始淋巴细胞 ALL-L$_3$。（图 5-1、图 5-2）

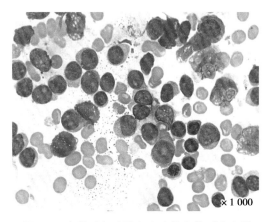

图 5-1　急性髓细胞性白血病微分化型患者的骨髓涂片（瑞士染色）

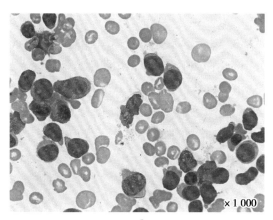

图 5-2　急性髓细胞性白血病微分化型患者的外周血涂片（瑞士染色）

2. 细胞免疫学

（1）细胞化学染色：过氧化物酶（POX）、苏丹黑 B、特异性酯酶（specific esterase，SE）染色均为阴性，而酸性非特异性酯酶（acid nonspecific esterase，ANAE）、酸性磷酸酶染色及糖原（PAS）染色呈阴性或弱阳性，ANAE 酶型表现为局灶型且不被氟化钠（NaF）抑制，PAS 酶型为细颗粒弥散状分布，在此基础上夹有珠状、块状，光镜 MPO 染色规定为阴性，电镜 MPO 基因试验部分阳性（图 5-3、图 5-4）。

（2）免疫学检验：AML-M$_0$ 型的原始细胞抗髓过氧化物抗体、抗 CD34 抗体和抗 CD13 抗体阳性，或 CD33 共表达。也有报道原始细胞至少表达 1 种髓系抗原，CD13、CD33、CD117 阳性，造血干/祖细胞抗原 CD34、CD38、HLA-DR 常为阳性，但 T 和 B 淋巴细胞特异性抗原应该阴性，如 cCD3、cCD79α、cCD22 阴性。MPO 常为阴性，但少数原始细胞可以有阳性表达。常不表达粒、单核细胞抗原，如 CD11b、CD15、CD14、CD65 等。TdT 在 1/3 以上的病例中阳性表达。也可以同时表达一些淋系非特异性抗原，如 CD7、CD2、CD19，但相对于 ALL 而言，表达强度非常弱。

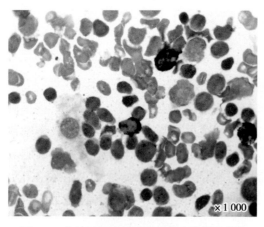

图 5-3　急性髓细胞性白血病微分化型患者的
骨髓涂片（POX 染色）

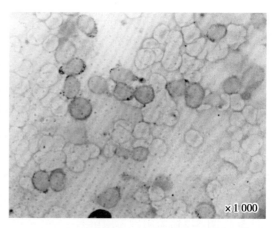

图 5-4　急性髓细胞性白血病微分化型患者的
骨髓涂片（PAS 染色）

3. **遗传学及分子生物学检验**　AML-M_0 核型异常的发生率高于其他类型的白血病，分别为 81% 和 46%。异常细胞核型表现为数目异常和结构异常。数目异常有 -7、$+8$、$+14$、-5、-3、$+17$、-17 等，AML-M_0 患者经常有与骨髓增生异常综合征（myelodysplatic syndromes，MDS）及继发性 AML 相同的染色体异常，如 $-5/5q-$ 或 $-7/7q-$，这种染色体异常的出现与 AML-M_0 的难治性和预后差有关。结构异常以 t(9;22) 多见，t(9;22)(q34;q11)，t(9;22)(q11;p24)，t(9;22)(q23;q23)，还有 der(9)(q34)，der(3)，der(7)(q36)，以 22、3、11、8 号染色体结构异常较为常见。多数为数目异常和结构异常同时表现，而且往往是复杂的染色体核型异常。此外，AML-M_0 尚有一些少见的染色体异常，包括 t(14;17)(q11;q25)、inv(3)(q21q26)、t(11;12)(q23-24;q24)、t(3;12)(q21;q24)、$+8$、$+4$ 等。原始细胞约 25% 有 *AML1* 突变。

【诊断和鉴别诊断】

1. **诊断标准**
（1）临床上有急性白血病的表现。
（2）血液或骨髓中原始细胞 $\geqslant 0.20$（未强调骨髓中原始细胞占非幼红细胞的百分数）。
（3）原始细胞属于髓系早期微分化细胞：①原始细胞形态学和细胞化学不像原始粒细胞，细胞通常中等大小，圆形核，核染色质疏松，有 1~2 个核仁，胞质呈不同程度碱性，无颗粒和 Auer 小体，髓过氧化酶（MPO）和苏丹黑 B（SBB）染色阴性（即使阳性，应<3%）；②原始细胞超微结构显示细胞内的小颗粒、内质网、高尔基区和 / 或核膜均呈 MPO 阳性；③免疫表型：原始细胞表达 1 种或多种髓系抗原，包括 CD13、CD33 和 CD117，而 B 和 T 淋巴细胞标志抗原阴性，大部分表达早期造血细胞的抗原，包括 CD34、CD38 和 HAL-DR，而缺乏粒单系成熟阶段的抗原如 CD11b、CD15、CD14 和 CD65。

2. **鉴别诊断**
（1）AML-M_0 和 ALL-L_2 鉴别诊断：AML-M_0 细胞因分化程度很差，通常无典型的髓细胞形态学及细胞化学特征。细胞形态呈 ALL-L$_2$ 形；胞质嗜碱性，量相对偏少，无颗粒，核质比高，核仁明显，部分细胞质内含有许多空泡，形态学极易和 ALL-L$_2$ 相混淆，造成误诊。细胞免疫学两者不同，AML-M$_0$：MPO（胞内）阳性或弱阳性，至少伴有 1 个髓系抗原表达，无淋巴细胞 T、B 抗原的表达；而 ALL-L$_2$：cCD79a 阳性，同时伴有淋巴细胞 T 或 B 抗原的表达。因此，细胞免疫学分型是 AML-M$_0$ 诊断与 ALL-L$_2$ 鉴别诊断的关键。

（2）AML-M$_0$ 和未分化型白血病（AUL）的鉴别诊断：两者细胞分化都很差，无典型形态学区分特征；细胞化特征：POX 阳性率皆 < 3.0%；但两者免疫学有差别：AML-M$_0$ 除 CD34、CD38 阳性表达外，MPO（胞内）阳性，髓系 CD33、CD13、CD11b、CD15 单抗中至少 1 个阳性表达。而 AUL 除 CD34、CD38、HLA-DR 阳性外，系列特异性抗原如 cCD79a、cCD22、CD3 和 MPO（胞内）均为阴性，无任何髓系抗原和淋巴细胞 T、B 抗原的表达。

【治疗】

AML-M$_0$ 具有难治疗性且生存期短的特征，其原因可能与该型患者多发于老年患者、白血病细胞表面可表达"干细胞"标志、细胞表达多药耐药（MDR）表型而表现为内在的化疗耐药性及常具有复杂的染色体异常有关。也有学者观察发现 AML-M$_0$ 的幼稚细胞表面出现 CD7 及 CD56 者预后也较差。目前主要通过化疗、异基因造血干细胞移植治疗手段。国际明确的一线化疗推荐方案是 AML 的标准治疗方案：柔红霉素 + 阿糖胞苷诱导化疗（DA 方案），FDA1990 年批准阿糖胞苷 + 去甲氧柔红霉素（IA 方案），缓解率高达 70%~90%。

【典型病例简析】

1. **病历摘要** 患者，男，58 岁，以"面色苍白、乏力，伴咳嗽、咳痰 1 个月余"为主诉入院。患者 1 个月余前无明显诱因出现面色苍白、乏力，伴咳嗽、咳白痰，无发热，无胸闷、气促，无腹痛、腹泻，无皮肤、牙龈出血等不适，查血常规示白细胞 3.7×10^9/L，血红蛋白 47g/L，血小板计数 240×10^9/L，幼稚细胞 53%，予输注悬浮红细胞改善贫血，自发病以来，精神、食欲、睡眠尚可，大小便正常，体重无明显改变。

入院体检：体温 36.3℃，脉搏 100 次 /min，呼吸 20 次 /min，血压 110/60mmHg。神志清楚，贫血面容，全身皮肤黏膜未见瘀点、瘀斑，全身浅表淋巴结未触及肿大。胸骨无压痛，咽部无充血，双侧扁桃体无肿大，双肺呼吸音清，未闻及干湿啰音。心律齐，未闻及杂音。腹平软，无压痛、反跳痛，肝脾肋下未触及，双肾叩击痛阴性，双下肢无水肿。

入院后骨髓常规：急性髓细胞白血病微分化型（M$_0$）；流式细胞免疫分型：32.5% 细胞（占全部有核细胞）为原始髓系细胞，考虑 AML；融合基因阴性；骨髓病理：骨髓纤维化；白血病突变基因筛查：*ASXL* 突变、*RUNX1* 突变、*TET2* 突变；该患者诊断急性髓细胞白血病微分化型伴骨髓纤维化（M$_0$ 伴 *ASXL*、*RUNX1*、*TET2* 突变），予以 IA 方案（伊达比星 10mg，1 次 /d，第 1、2 日，20mg，1 次 /d，第 3 日；阿糖胞苷 100mg，2 次 /d，第 1~7 日）化疗一个疗程，复查血象和骨髓象示缓解，再次予以 IA 方案（剂量同前），考虑患者年龄及经济条件，其家属拒绝行异基因造血干细胞移植。继续随访中。

2. 分析和讨论　该患者为中老年男性,急性起病,以感染、贫血为首先表现,骨髓常规及病理、流式细胞免疫分型、融合基因及白血病变基因筛查检查结果示 AML-M$_0$ 诊断明确,予以 IA 方案化疗 2 个疗程后,复查血象和骨髓象示缓解,考虑治疗效果可。患者融合基因阴性,白血病突变基因检查示 *ASXL* 突变、*RUNX1* 突变、*TET2* 突变,其中 *ASXL* 突变属表观遗传学突变,*ASXL1* 突变在髓系疾病发生发展中的机制尚不完全清楚;RUNX1 是十分重要的转录因子,可双向(促进或抑制)调节造血相关基因的表达;在一项对原发性 AML 的大规模研究中,Metzeler 等发现 *TET2* 的突变率为 23%,且随年龄增长,*TET2* 突变率增加。更重要的是,研究发现核型正常的 AML(CN-AML)患者,若伴 *TET2* 突变则预后不良,表明 *TET2* 突变可以作为临床 AML 危险分层新的生物学标志,并可纳入造血干细胞移植的指征。综上所述,该患者预后不佳,建议其行造血干细胞移植。

(刘庭波)

参 考 文 献

1. Lee P, Leavitt A, Testa R D, et, al. Differentiated acute nonlymphocytic leukemia: a distinct entity [J]. Blood, 1987, 70: 1400-1406.

2. Antonio C, Augustin F, Jean LM, et al. Cytogenetic profileof minimally differentiated (FAB-M$_0$) acute myeloid leukemi-a: correlation with clinicobiologic findings [J]. Blood, 1995, 85: 3688-3694.

3. 上海市中美白血病合作课题组. 微分化急性髓系白血病四例报告 [J]. 中华血液学杂志 , 2005, 26 (6): 371-372.

4. 艾红 , 曾一芹 , 李乾元 , 等 . 微分化急性髓系白血病患者细胞化学特点分析 [J]. Journal of Clinical Hematology, 2007, 20(5): 288-290.

5. Abdel-Wahab O, Pardanani A, Patel J, et al. Concomitant analysis of EZH2 and ASXL1 mutations in myelofibrosis, chronic myelomonocytic leukemia and blast-phase myeloproliferative neoplasms [J]. Leukemia, 2011, 25 (7): 1200-1202.

第六章　急性嗜碱性粒细胞白血病

【概述】

急性嗜碱性粒细胞白血病(acute basophilic leukemia,ABL)是一类罕见的急性白血病,1906年首次被描述。100例AML中约发生1例。患者除有急性白血病的临床表现特点外,还有因高组胺血症所致的荨麻疹、皮肤潮红及众多的胃肠道症状。多数急性嗜碱性粒细胞白血病病例从CML慢性期演变而来,但原发的急性嗜碱性粒细胞白血病也有发生,其细胞中不含有Ph染色体。国内仅有少数病例报告。

【病因和发病机制】

发病机制目前尚不明确,因ABL常有t(9;22),在一些与t(6;9)(p23;q34)相关的急性粒-单核细胞白血病患者中,其骨髓中嗜碱性粒细胞可能会增加但血液中却无。鉴于伴t(9;22)(q34;q11)的CML与伴t(6;9)的AML在9号染色体上有相同的断裂点(q34),且这两种疾病与骨髓嗜碱性粒细胞增多均有很强的相关性,因此推测位于9号染色体断裂点位置上的某个基因可能对嗜碱性粒细胞的生成有作用。

【临床表现】

1. **急性型**　发病可见任何年龄,本型类似于急性粒细胞白血病,起病多急骤,临床有严重贫血、发热、乏力、虚弱、全身不适、盗汗、咽喉痛、咳嗽、腹泻、出血等。病程较短,患者往往死于脑出血。此外还可偶尔伴随嗜碱性粒细胞内颗粒性物质(特别是组胺)的释放,导致患者出现面红、丛集性头痛、皮疹(往往带有荨麻疹的成分)、瘙痒、低血压或发生严重的十二指肠溃疡。

2. **慢性髓细胞性白血病急变型**　由慢性粒细胞白血病慢性期转化来的患者酷似慢性髓细胞性白血病急变,因此有学者认为此型不是一种独立的亚型。

【实验室检查】

1. **细胞形态学**

(1)血象:血液中可见原始细胞。血白细胞计数通常升高,升高的部分即嗜碱性粒细胞。

白细胞计数一般在 $(2.8\sim144)\times10^9/L$,偶尔可高达 $500\times10^9/L$,各阶段嗜碱性粒细胞均可增多,一般占 20%~100%;血红蛋白和血小板减少。

(2)骨髓象:除原粒细胞增多外,可见大量的嗜碱性粒细胞增多,一般占 33%~99%,光镜下,不同患者之间原始细胞的成熟程度变异很大,原始细胞的核外形从圆形或椭圆形到分叶状或有深的凹陷,核仁常显著,胞质少至中度,并有轻微的嗜碱性,有的原始细胞胞质含有空泡。成熟嗜碱性粒细胞少见或缺乏;有时中性粒细胞轻微异常和轻度嗜酸性粒细胞增多,红系及巨核细胞正常(图6-1)。

电镜下,原始细胞常有淋巴细胞样的外观,有圆而凹陷或不规则的核,中等密度的染色质,明显的核仁,较高的核质比,胞质中含有线粒体,罕见粗面内质网、高尔基体和大量的糖原聚集。原始细胞内含有三种颗

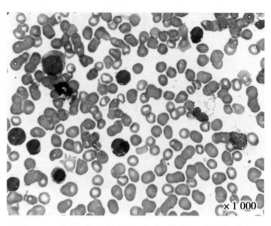

图6-1　急性嗜碱性粒细胞白血病细胞瑞士染色

粒:①未成熟嗜碱颗粒,它提供了原始细胞的嗜碱性分化,常显示过氧化物酶阳性;②θ 颗粒,可能与早期嗜碱性分化有关,过氧化物酶常阴性;③未成熟的肥大细胞颗粒,提供了肥大细胞分化证据,罕见原始细胞同时有嗜碱性和肥大细胞分化特征,过氧化物酶常阴性。

2. 免疫学

(1)细胞化学染色:嗜碱性粒细胞用甲苯胺蓝或闪光蓝染色,阳性反应强,有一定特异性,且其嗜碱性颗粒在中幼粒细胞中最明显,白血病细胞内少见 Auer 小体;氯乙酸酯酶染色中,正常嗜碱性粒细胞呈阴性反应,而本病可呈阳性反应,但也可呈阴性,髓过氧化酶和苏丹黑 B 阴性或阳性、过碘酸希夫反应阴性,也有阳性,末端脱氧核苷酸转移酶(TdT)阳性或阴性。用甲苯胺蓝和闪光蓝进行特殊染色,可以将嗜碱性粒细胞与早幼粒细胞和中性粒细胞区分开来。

(2)免疫学检验:大部分患者白血病细胞的免疫表型与髓系分化一致。免疫表型检测可显示非特异性的髓系标记(CD33、CD13),CD9、CD25 表达或两者兼有是嗜碱性分化的特点。CD11b 阳性、CD117 阴性或弱阳性、CD123 阳性。

(3)血清学检验:血和尿组胺和尿甲基组胺水平上升为其特征。细胞或血浆类胰蛋白酶无升高。

(4)遗传学及分子生物学检验:核型常不一致,常有 t(9;22),21 号染色体的三体型,偶有 7 号染色体长臂的缺失,没有 t(6;9)和 12 号染色体短臂异常。也可以核型正常。

【诊断和鉴别诊断】

ABL 可分为急性型和慢性髓细胞性白血病急变型,可发生于任何年龄,性别间无差别。除具有急性白血病的特点外,出血和腹痛、腹泻、恶心、呕吐明显,前者与血小板减少、血管周

围嗜碱性粒细胞浸润和细胞内颗粒释放肝素有关,后者则为细胞内组胺释放所致。ABL 常伴有不同程度贫血和血小板减少,白细胞则可 (2.8~144)×10⁹/L 不等,外周血出现幼稚型嗜碱性粒细胞,这有助于与慢性髓细胞性白血病鉴别。确诊仍须靠骨髓象,可见"恶性幼稚型嗜碱性粒细胞"。嗜碱性粒细胞白血病尚需和急性早幼粒细胞白血病鉴别,主要是形态学差异,胞质中有嗜碱性颗粒,其次,ABL 细胞的 *PML/RARa* 基因阴性。

电镜下,幼稚细胞外形呈淋巴样或髓样细胞,内含颗粒分为未成熟嗜碱性粒细胞颗粒、θ 颗粒和未成熟肥大细胞颗粒,因此特别强调电镜在诊断 ABL 中的重要地位。

ABL 染色体变化多样性:Ph 染色体,t(6;9),12p+,2p+ 等。

对于慢性髓细胞性白血病加速期或急变期时,嗜碱性粒细胞>20%,即符合继发性嗜碱性白血病(也可称作一过性嗜碱性粒细胞白血病)的诊断。

【治疗】

诱导缓解治疗同急性粒细胞白血病,一般采用联合化疗。但需警惕由于嗜碱性粒细胞溶解,释放大量组胺而引起的休克并发症。本病预后不良,完全缓解病例较少,文献报道 1 例患者用柔红霉素加阿糖胞苷获得完全缓解,生存 63 个多月。

【典型病例简析】

1. **病历摘要**　患者,女,20 岁,10 天前无明显诱因下出现剧烈双下肢锐痛,呈持续性,肘关节及膝关节为主,夜间痛,无放射性;无畏冷、发热,无恶心、呕吐,无腹痛、腹泻,无呕血、黑便,无胸痛、气促,未重视未诊治。8 天前无明显诱因上述位置疼痛加剧,遂于当地医院就诊,查血常规示白细胞 20.6×10⁹/L,血红蛋白 87g/L,血小板 81×10⁹/L,血涂片可见幼稚细胞。未处理,建议转诊我院进一步检查。今上述关节痛进一步加剧,转诊我院。门诊血常规:白细胞 28.1×10⁹/L,血红蛋白 82g/L,血小板 70×10⁹/L,幼稚细胞 28%,门诊疑诊急性早幼粒细胞白血病(AML-M₃)收住入院。患病以来,精神、食欲、睡眠差,二便正常,体重无明显减轻。既往史:患者否认"高血压、糖尿病、冠心病"等疾病,否认"肝炎、结核"等传染病病史,否认手术、重大外伤史和药敏史。

入院查体:体温 36℃,心率 90 次/min,呼吸 21 次/min,血压 122/80mmHg。神志清楚,精神欠佳,面色苍白,全身皮肤黏膜无黄染、瘀点、瘀斑。双侧颈部、腋窝、腹股沟可触及数个直径约 1cm×1cm 大小淋巴结,质中,活动度好,无压痛。双肺呼吸音清,未闻及干湿啰音。心律齐,未闻及病理性杂音。腹平软,全腹无压痛、反跳痛,肝脾肋下未触及,移动性浊音阴性,双下肢无水肿。血常规示白细胞 28.5×10⁹/L,红细胞 2.55×10¹²/L,血红蛋白 77g/L,血小板 65×10⁹/L,红细胞平均容积(MCV)82.2fl,平均红细胞血红蛋白量(MCH)26.1pg,平均红细胞血红蛋白浓度(MCHV)320g/L。白细胞分类:异常早中幼粒细胞 35%(细胞胞质可见大量浅紫色至深紫红色颗粒,粗细大小不一,松散或密集,并可见胞质大空泡样改变),成熟中性粒细胞 53%,淋巴细胞 10%,单核细胞 1%,晚幼粒细胞 1%。

骨髓细胞学检查:有核细胞增生极度活跃,异常早、中幼粒细胞大量增生,占有核细胞的

80%,细胞大小不一,胞体较大,核形多变,胞质丰富,颗粒多少不一,有的密集有的松散,易见胞质破碎,并可见大小不一空泡,胞质含有包含体样物质。与AML-M$_3$白血病细胞形态相似。白血病细胞化学染色:过氧化酶(POX)染色阴性,苏丹黑B染色呈弱阳性,氯乙酸萘酚酯酶(AS-DCE)染色呈强度不一的阳性反应。细胞免疫化学抗髓过氧化物酶、α-丁酸萘酚酯酶染色(α-NBE)阴性、抗CD14均阴性;中性粒细胞碱性磷酸酶(NAP)阳性5%,积分15分。骨髓象提示AML-M$_3$。

骨髓细胞流式免疫表型分析:髓系标记MPO 50.22%,CD13 81.35%,CD14 0.57%,CD15 0.13%;B淋巴细胞标记CD10 16.22%,CD19 1.38%,CD20 3.09%,CD22 3.28%,Cy CD22 5.15%;T淋巴细胞标记CD2 2.58%,CD3 2.63%,CD7 3.16%;NK细胞标记CD56 4.56%;巨核细胞标记CD61 0.02%;非系列免疫标记CD117 95.92%,CD34 3.13%,HLA-DR 4.36%。流式免疫表型提示AML-M$_3$。

细胞遗传学与分子生物学检查:核型分析正常(46,XY[20]),*PML/RARa*融合基因检测结果阴性。

临床综合病史、体征及上述检查考虑诊断为AML-M$_3$,予以维甲酸口服诱导治疗,但诱导治疗过程中复查血常规无改善。

再次复审骨髓细胞形态,发现这些异常细胞有以下特征:该异常细胞胞质颗粒形态学与AML-M$_3$细胞的颗粒不同;这类细胞胞质易见空泡;易见的松散较为粗大的紫黑色颗粒;几乎所有细胞都含有较明显的颗粒,但POX阴性、SBB弱阳性。这些细胞形态学特征与嗜碱性粒细胞具有较高符合性。因此,进一步做甲苯胺蓝染色,发现这些异常细胞都出现明显的阳性反应。最后该患者修正诊断为急性嗜碱性粒细胞白血病(ABL)。

2. 分析和讨论 ABL极为罕见,国内外只有少量报道。由于ABL发病率很低,世界卫生组织(WHO)只是归纳总结了少量病例,而未提出诊断标准,临床上骨髓形态学特征仍是ABL鉴别诊断的基础。该患者嗜碱性粒细胞形态与AML-M$_3$中异常早幼粒细胞形态非常接近,胞质颗粒并非典型的紫黑色嗜碱性颗粒,胞体含包涵体样物质,伴伪足样突起;干细胞标志CD34与HLA-DR呈阴性。其形态及免疫学特征均与AML-M$_3$有诸多相似之处。但将该患者确定为ABL诊断的一个重要检查为甲苯胺蓝染色阳性,鉴此可与AML-M$_3$进行鉴别。此外,ABL无*PML/RARa*融合基因,但维甲酸治疗无效。

形态学上典型ABL细胞核呈圆形、椭圆形,有的呈分叶状,原始嗜碱性粒细胞可见1~3个核仁。胞质轻度嗜碱,含有嗜碱性颗粒,可伴空泡生成。ABL细胞SBB、MPO常为阴性(电镜化学MPO可见阳性),非特异性酯酶染色光镜下检查也可阴性,而甲苯胺蓝染色则为阳性。ABL细胞髓系标记(CD13、CD3、CD123、CD11b)阳性,单核细胞标记多阴性;非系列免疫标记CD34和HLA-DR常为阴性(取决于原始细胞的高低)。ABL缺乏特征性细胞遗传学标记物。ABL常伴有器官肿大与皮肤浸润,以及因组胺分泌过多而引起细胞、器官等溶解破坏的综合症状。因此,对于形态学疑似AML-M$_3$的患者,均建议行甲苯胺蓝染色,以防止ABL的漏诊。

(周华蓉　付海英　沈建箴)

参 考 文 献

1. Mezger J, Permanetter W, Gerhartz H, et al. Philadelphia chromosome-negative acute hematopoietic malignancy: Ultrastructural, cytochemical, and immunocytochemical evidence of mast cell and basophil differentiation [J]. Leuk Res, 1990, 14: 169.

2. Duchayne E, Demur C, Rubie H, et al. Diagnosis of acute basophilic leukemia [J]. Leuk Lymphoma, 1999, 32: 269.

3. Kritharis A, Brody J, Koduru P, et al. Acute basophilic leukemia associated with loss of gene ETV6 and protean complications [J]. J Clin Oncol, 2011, 29(21): 623-626.

4. Ghosh I, Bakhshi S, Gupta R. Acute basophilic leukemia in an infant with proptosis [J]. Indian J Pathol Micr, 2011, 54(1): 210-211.

第七章　急性嗜酸性粒细胞白血病

【概述】

急性嗜酸性粒细胞白血病（acute eosinophilic leukemia，AEL）是一种罕见的特殊类型白血病，约占急性白血病的 0.3%。骨髓中可见各个阶段的嗜酸性粒细胞，可占到 50%~80%。临床上主要表现为各个脏器如心、肺、中枢神经系统、皮肤的嗜酸性粒细胞浸润。本病发病率有明显种族差异，白种人多见，黑种人次之，黄种人最少。1912 年 Stillmen 首先报告，国内第一例是由邓家栋报告。

【病因和发病机制】

嗜酸性粒细胞由髓系祖细胞在白细胞介素（IL）-3、IL-5 及粒 - 单集落刺激因子（human granulocyte-macrophage colonystimulating factor，GM-CSF）等促嗜酸性粒细胞生成素作用下，逐渐发育分化成熟。髓系造血干细胞获得性异常以及促嗜酸性粒细胞生成素分泌增加均可导致外周血和组织中嗜酸性粒细胞增多。目前常根据嗜酸性粒细胞自身病变与否，将其分为内在性（intrinsic）嗜酸性粒细胞疾病和外在性（extrinsic）嗜酸性粒细胞疾病。急性嗜酸性粒细胞白血病为内在性嗜酸性粒细胞疾病。确诊克隆性嗜酸性粒细胞增多需要有细胞遗传学 / 分子生物学克隆性证据或者骨髓组织学符合其他髓系肿瘤的特征。已有证据表明受体酪氨酸激酶异常持续激活与嗜酸性粒细胞增殖明显相关。目前已经发现受累及的受体酪氨酸激酶主要包括血小板衍生生长因子受体 α 和 β（PDGFRα、PDGFRβ），纤维生长因子受体 1（FGFR1）。这些受体酪氨酸激酶基因突变后与 IL-5 及其他促进嗜酸性粒细胞生成的细胞因子共用同一细胞信号传导通路是导致嗜酸性粒细胞增殖的原因之一。FIP1 样基因（*FIP1L1*）-PDGFRα 融合基因是近年来在 AEL 患者中发现的主要分子生物学异常，由于 4 号染色体长臂内部缺失导致 *FIP1L1* 与 *PDGFR* 基因融合，导致 PDGFRα 酪氨酸激酶异常活化。

【临床表现】

1. **发病人群**　急性嗜酸性粒细胞白血病各年龄段均可发病，主要见于年轻人，男性多于女性。

2. 一般白血病症状　可有发热,贫血,肝、脾及淋巴结肿大。感染、出血较少见。

3. 嗜酸性粒细胞浸润各脏器症状　嗜酸性粒细胞可浸润肝、脾淋巴结,或浸润脏器供血小动脉,致动脉栓塞造成脏器缺血坏死。还可表现为心、肺、中枢神经系统受累,临床上常表现为进行性心力衰竭,可有奔马律,心包摩擦音;咳嗽、呼吸困难,X 射线可示双侧肺野浸润阴影(亦可继发于病毒和细菌感染);精神障碍、妄想、视力模糊、共济失调、偏瘫等。此外,皮肤可出现红斑、丘疹、小结等。

【实验室检查】

1. 细胞形态学

(1)血象:实验室检查可见贫血,血小板减少,白细胞明显增高达(50~200)× 10⁹/L,嗜酸性粒细胞高达 0.20~0.90,多数 >0.60,半数患者血涂片中可见幼稚型细胞。

(2)骨髓象:骨髓象呈嗜酸性粒细胞增多、核左移,半数以上患者原始粒细胞百分比增高。嗜酸性粒细胞大小不一,胞质蓝色,酸性颗粒较正常小,这些颗粒染色较淡且折光较低,可见粗大紫红色嗜碱颗粒覆盖于细胞核。按血液和骨髓中的嗜酸性粒细胞形态可以分为三型:①原始细胞型,血象和骨髓中均有原始粒细胞增多;②幼稚细胞型,除骨髓幼稚嗜酸性粒细胞明显增多外,外周血中亦可见到此类细胞;③成熟细胞型,以成熟嗜酸性粒细胞增多为主,包括嗜酸性中、晚幼粒细胞增多,原粒细胞型和幼稚细胞型粒细胞正常或稍增多。嗜酸性粒细胞成熟程度与病程长短和快慢有关,一般将原始细胞型和幼稚细胞型归为急性嗜酸性粒细胞白血病,成熟细胞型即慢性嗜酸性粒细胞白血病(图 7-1)。

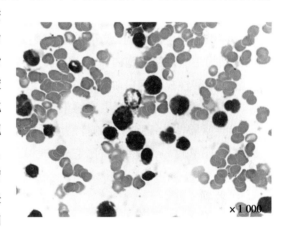

×1 000

图 7-1　急性嗜酸性粒细胞白血病细胞(HE 染色)

2. 遗传学及分子生物学检验　AEL 无特异性染色体异常。在嗜酸性粒细胞增多的患者中,已发现多种染色体异常,如累及 5 号和 7 号染色体等均为非特异性。文献中认为有克隆性遗传学异常者应归为嗜酸性粒细胞白血病(eosinophilic leukemia,EoL),而非高嗜酸性粒细胞综合征(hypereosinophilic syndrome,HES),亦有学者认为急性嗜酸性粒细胞白血病可由 HES 慢性型进展而来。文献报道有 *FIP1L1-PDGFRα*、*F1P1L1-PDGFRβ* 或 *FGFR1* 融合基因阳性,累及 *PDGFRα* 重排的染色体畸变为 t(4;22)(q12;ql1),形成 *Bcr-PDGFRα* 融合基因;累及 *PDGFRβ* 的重排具有染色体 5q3l-33 的畸变;累及 *FGFR1* 基因重排具有染色体 8p11.2 易位。*FIP1L1-PDGFRα* 融合基因阳性是与嗜酸性粒细胞白血病有关的最常见的重现性分子遗传学异常。

【诊断和鉴别诊断】

WHO 将急性嗜酸性粒细胞白血病归入嗜酸性粒细胞增高性疾病分类中髓系肿瘤的急性髓系白血病及相关肿瘤中。

1. **定义** 嗜酸性粒细胞白血病是一种以嗜酸性前体细胞自主性克隆性增殖,导致外周血、骨髓、周围组织嗜酸性粒细胞持续增多的骨髓增殖性疾病。

2. **诊断标准** 急性嗜酸性粒细胞白血病的诊断标准为:

(1)患者有白血病的临床表现。

(2)外周血嗜酸性粒细胞持续明显增多,并常有幼稚嗜酸性粒细胞。

(3)骨髓嗜酸性粒细胞增多,有形态异常、核左移,可见各阶段幼稚嗜酸性粒细胞,甚至早幼粒细胞可有粗大的嗜酸性颗粒,原粒细胞>5%。

(4)脏器有嗜酸性粒细胞浸润。

(5)能除外其他原因所致的嗜酸性粒细胞增多。

近年来有学者提出如有克隆性染色体异常,*FIP1L1-PDGFR* 融合基因或其他单克隆性嗜酸性粒细胞增生的证据,或外周血嗜酸性粒细胞>2.0%,或骨髓原始粒细胞>5% 而<20%时则诊断为嗜酸性粒细胞白血病,否则诊断为特发性嗜酸性粒细胞增多综合征。

急性嗜酸性粒细胞白血病需除外以下疾病:

(1)变态反应疾病,如寄生虫感染、结缔组织病等,反应性的嗜酸性粒细胞增高。

(2)伴嗜酸性粒细胞升高的骨髓增生异常综合征。

(3)高嗜酸性粒细胞综合征,它是一种以嗜酸性粒细胞持续增多为特征的白细胞增殖性疾病。

3. **鉴别诊断**

(1)急性髓系白血病部分分化型:原始粒细胞≥20%,骨髓中嗜酸性粒细胞<5.0%。

(2)急性粒-单细胞白血病伴嗜酸性粒细胞比例增高,骨髓可见原幼单细胞比例增高,染色体检查常见 inv(16)(p13;q22)。

(3)嗜酸性粒细胞增多的急性淋巴细胞白血病:原始淋巴细胞≥20%,染色体检查常见(t5;14)(q31;32)。

(4)嗜酸性粒细胞增多的骨髓增生异常综合征:本病以老年患者多见,骨髓可见病态造血。

(5)高嗜酸性粒细胞综合征:嗜酸性粒细胞形态多正常,外周血无幼稚的嗜酸性粒细胞,骨髓中原始细胞多在正常范围。

【治疗】

AEL 患者病情凶险,预后差,化疗效果差,特别是伴有复杂核型的患者疾病进展迅速,病死率高。急性嗜酸性粒细胞白血病罕见,国内外均仅见个案报道,在治疗方面,目前对该病尚无最佳治疗方案。一般接受传统急非淋(髓系)治疗方案,但多认为其预后差。联合应用化疗、异基因造血干细胞移植及分子靶向治疗等手段,疗效并不显著。因仍缺乏大量治疗观察的报道,其化疗方案的选择和疗效的判断尚难做出正确的结论。国际上并无明确的一线化疗推荐方案,HA 方案(高三尖杉酯碱 + 阿糖胞苷)、IA 方案(去甲氧柔红霉素 + 阿糖胞苷)、DA 方案(柔红霉素 + 阿糖胞苷)等方案均被报道使用。个案报道异基因造血干细胞移植可以根除无基因异常的 AEL 细胞,使患者的长期生存达到可能,但本疾病凶险,需在疾病早期进行。对合并早幼粒细胞白血病 / 维甲酸受体 a(*PML/RARa*)的 EL 患者,单用全反式维甲酸(all trans retinoic acid,ATRA)口服治疗,可达完全缓解,予 HOAP 方案(高三尖杉酯碱 + 长春新碱 + 阿糖胞苷 + 泼尼松)巩固治疗可达长期生存。对极少部分 Ph 染色体阳性的 AEL 患者使用伊马替尼靶向治疗亦可获得一定疗效。有研究发现,IFN-α 可以诱导慢性骨髓增殖性疾病细胞学缓解,抑制嗜酸性粒细胞克隆的增殖,但在 AEL 中的疗效有待研究。

AEL 患者白细胞及嗜酸性粒细胞明显升高,在化疗后大量嗜酸性粒细胞破坏,释放出许多毒性物质和炎性介质,对全身各个器官产生毒性作用,甚至造成不可逆的损害,故在化疗过程中辅以白细胞分离和血浆置换十分必要。目前 AEL 尚无统一的治疗策略,建议临床医师根据患者的实际情况,采用相应的治疗措施,以获得完全缓解,延长生存期。

【典型病例简析】

1. **病历摘要**　患者,女,29 岁,2014 年 9 月以"头晕、头痛 1 个月,面色苍白、乏力,伴活动后气促 7 天"为主诉入院。患者入院 1 个月前无明显诱因出现头晕、头痛、咽痛,无发热、耳鸣、呕吐及抽搐,在当地医院查血常规未见异常,经抗感染治疗(具体药物不详)后,头痛、咽痛消失,但头晕进行性加重。入院 7 天前无明显诱因出现面色苍白、乏力,伴活动后气促,牙龈出血。无咳嗽、咳痰,无盗汗、消瘦,无面部红斑、口腔溃疡等不适。就诊当地医院查血常规提示"白细胞 78.9×10⁹/L,血红蛋白 93g/L,血小板 141×10⁹/L"。考虑"急性白血病"。

转诊收住某三甲医院。发病以来,患者精神、食欲、睡眠尚可,大小便正常,体重无明显减轻。

入院体检:体温 37.6℃,心率 100 次/min,呼吸 20 次/min,血压 125/80mmHg。神志清楚,正常面容,睑结膜苍白,四肢少许青紫斑,可见抓痕。全身浅表淋巴结未触及肿大。胸骨中下段轻压痛,双下肺呼吸音稍弱,未闻及干湿啰音,未闻及胸膜摩擦音。心律齐,无杂音。腹软,肝脾肋下未触及,神经系统体征阴性。

入院后患者完善骨髓常规示有核细胞增生明显活跃,糖原染色(过碘酸 -Schiff 反应,PAS 反应)原始细胞阳性 13%,呈弥散、细颗粒状反应,过氧化物酶(POX)染色原始细胞阳性 68%。骨髓象示原始细胞占 18%,早幼粒细胞 1%,中性中幼粒细胞 2%,中性晚幼粒细胞 2%,中性分叶核粒细胞 26%,嗜酸性中幼粒细胞 19%,嗜酸性晚幼粒细胞 15%,嗜酸性杆状核粒细胞 11%,嗜酸性分叶核粒细胞 6%,其中嗜酸性粒细胞可见红色嗜碱性颗粒覆盖细胞核,少数可见细胞质空泡。意见:嗜酸性粒细胞白血病,请结合临床及相关检查;骨髓流式细胞免疫分型:66.4% 细胞为恶性髓系细胞,表达分化群 CD2、HLA-DR、CD34、CD13、CD15、CD64、CD117,胞质 MPO 阳性,不表达 CD14、CD3、CD4、CD8、CD10、CD22,嗜酸性粒细胞占 63%,表达 CD9、CD45。腹部 B 超示脾大,长径 137mm,厚度 49mm。急性非淋巴细胞白血病融合基因 *CBFβ/MYH11* 阳性。该患者诊断为"急性嗜酸性粒细胞白血病(幼稚细胞型)",予 IA 方案(阿糖胞苷 0.1g,2 次 /d,第 1~7 日;盐酸伊达比星 10mg,2 次 /d,第 1~3 日)化疗 1 个疗程,复查血象和骨髓象示缓解。此后停止化疗,3 个月后因呼吸道感染再次入院,复查骨髓象示复发。再次予 IA 方案化疗后得到缓解,2 个月后复查骨髓象又复发,分别给予 TA 方案、MEA 方案、HEA 等方案化疗均未缓解,给予抗感染、成分输血等支持治疗。于 2015 年 6 月与同胞人类白细胞抗原(humanleukocyteantigen,HLA)配型,与其兄完全相合,拟行同胞异基因造血干细胞移植,但因严重肺部感染及颅内出血死亡。

2. **分析和讨论**　该例患者为青年女性,有急性白血病临床表现。骨髓检查见嗜酸性粒细胞增多,幼稚嗜酸性粒细胞为主,原始细胞大于 5%。该患者以上条件均符合 AEL 诊断标准,且骨髓未见原、幼单核细胞,排除了 AML-M$_4$Eo;年轻、骨髓未见两系以上病态造血排除伴嗜酸性粒细胞增多的 MDS,故诊断确立。该患者未见心脏、皮肤的改变,但这并未列入确诊本病必需的条件。患者 *CBFβ/MYH11* 融合基因阳性,无特异性。在治疗方面,目前对该病尚无最佳治疗方案。一般接受传统急非淋(髓系)治疗方案,但多认为其预后差。目前因仍缺乏大型治疗观察的报道,其化疗方案的选择和疗效的判断尚难做出正确的结论。该患者使用 IA 方案化疗,1 个疗程即达到完全缓解,证明使用急性髓系白血病的化疗方案对于急性嗜酸性粒细胞白血病是切实有效的。患者未按期巩固治疗致化疗 3 个多月后复发,IA 重新使用方案又获得完全缓解。但仍然很快复发,且经多方案化疗未再缓解。提示该病的易复发性及难治性,为预后不佳的急性白血病。该病运用异体造血干细胞移植治疗并无经验可遵循,本患者按经典的急性髓系白血病的动员及预处理方案进行,治疗是成功的,但仅有 3 个月即复发,提示该病经化疗达到完全缓解后尽早进行异基因造血干细胞移植才是其最佳治疗手段。可惜该患者因顾及经济等诸多原因未进行,等到后期虽与其同胞 HLA 配型成功,但因病情太重已无法进行异基因造血干细胞移植。对该病的进一步认识及治疗采取手段仍需要广大基础及临床各界学者的继续努力,以使得该病的预后得到改善。

(张　凤　付海英　沈建箓)

参 考 文 献

1. Gotlib J, Cools J, Malone J M, 3rd, et al. The FIP1L1-PDGFR alpha fusion tyrosine kinase in hypereosinophilic syndrome and chronic eosinophilic leukemia: implications for diagnosis, classification, and management [J]. Blood, 2004, 103(8): 2879-2891.
2. Yamada Y, Rothenberg M E, Lee A W, et al. The FIP1L1-PDGFRA fusion gene cooperates with IL-5 to induce murine hypereosinophilic syndrome (HES)/chronic eosinophilic leukemia (CEL)-like disease [J]. Blood, 2006, 107(10): 4071-4079.

3. Tefferi A. Modern diagnosis and treatment of primary eosinophilia [J]. Acta haematologica, 2005, 114 (1): 52-60.

4. Gotlib J. World Health Organization-defined eosinophilic disorders: 2015 update on diagnosis, risk stratification, and management [J]. American journal of hematology, 2015, 90 (11): 1077-1089.

第八章　费城染色体阳性的急性髓细胞白血病

【概述】

费城染色体阳性的急性髓细胞白血病（Ph chromosome positive acute myeloid leukemia，Ph^+AML）是指没有慢性髓系白血病慢性期和加速期病史，初诊 FAB 分型为急性髓系白血病，流式细胞术检测无淋巴细胞系抗原表达，细胞遗传学和分子生物学检测存在 Ph 染色体和 / 或 *Bcr-Abl* 融合基因。2016 年 WHO 髓系肿瘤新分类将其作为一个新的急性髓系白血病亚型。由于正常造血细胞生成减少，临床表现可有感染、发热、出血和贫血，也可由于白血病细胞浸润导致肝、脾、淋巴结肿大及其他器官病变。Rowley 于 1973 年同时应用染色体 Q 带和 G 带技术证实 Ph 染色体是 9 和 22 号染色体的相互易位 $t(9;22)(q34;q11)$。费城染色体阳性的急性髓细胞白血病发生极为罕见，为所有急性髓系白血病的 0.5%~3%。

【病因和发病机制】

早期研究表明费城染色体可能在最初白血病的起始事件之后就出现了。目前只有 4 种被确认为致病性环境因素：烟草吸入、大剂量辐射暴露、慢性苯暴露以及化疗药物。Ph^+AML 患者在发病前可能患有一种易感性非髓系疾病，如再生障碍性贫血、多发性骨髓瘤等。分子病理机制提示 Ph^+AML 来自造血多潜能细胞，或偶尔来自分化程度更高的细胞系限制性祖细胞的一系列体细胞突变。大多数患者的体细胞突变来自染色体易位，该易位导致原癌基因的关键部位发生重排。两个基因的部分融合导致融合基因编码了一个融合蛋白，其异常结构使正常的细胞通路被扰乱，并使细胞容易发生恶性转化。

【临床表现】

1. **发病人群**　Ph 染色体阳性的急性髓细胞白血病可发病于儿童和成人，在男性中略常见。

2. **贫血**　患者可表现为乏力、面色苍白、疲劳、心悸和劳累时呼吸困难。少数患者可并发轻度溶血或失血而加重贫血。

3. **发热和感染**　皮肤和微小切口或伤口的脓疱或其他轻微的化脓性感染是最常见的，严重感染，如鼻窦炎、肺炎、肾盂肾炎、脑膜炎等在起病时较为少见。随化疗后中性粒细胞和单核细胞减少的加剧,严重的细菌性、真菌性或病毒性感染变得更加频繁。

4. 出血　患者起病时常伴出血倾向,血小板减少是最重要的原因。青紫、瘀斑、鼻出血、牙龈出血、结膜出血以及皮肤破损后出血时间的延长是疾病的常见早期表现。大量白血病细胞在血管中瘀滞及浸润、凝血异常等也是出血的原因。

5. 白血病浸润　Ph⁺AML 较少出现脾大,少数合并纵肿块。皮肤受累包含非特异性病变、皮肤白血病或皮肤和皮下组织的髓细胞肉瘤三个类型。感觉器官受累很不常见。胃肠道可能在任何部位累及,但功能紊乱较少见。呼吸道累及可有浸润或肿块两种方式。心脏受累较频繁,但很少引起症状。泌尿生殖系亦可受到影响。骨关节症状可发生骨痛、关节痛等。非常少见白血病细胞累及中枢或周围神经系统。

【实验室检查】

1. 血象和骨髓象　贫血的主要原因是红细胞生成不足。血小板减少在诊断时几乎总是存在,血小板减少的机制包括血小板的生成不足或生存减少。外周血白细胞总数明显增高。原始粒细胞几乎总是见于外周血,但在白细胞严重减少的患者中可能很难见到。可见 Auer 小体,其是椭圆形的胞质包涵体,从嗜天青颗粒衍生而来。骨髓绝大多数呈增生明显活跃或极度活跃,血液和骨髓中缺乏嗜碱性、嗜酸性细胞,红系增生减少。可出现造血细胞的畸形改变,包括伴有核碎裂或双核或核固缩延迟的极小或极大的原始红细胞;小巨核细胞或单叶巨核细胞;或颗粒较少的、双叶或单叶中性粒细胞。骨髓网状纤维化常见,但通常是轻微到中度的(图 8-1)。

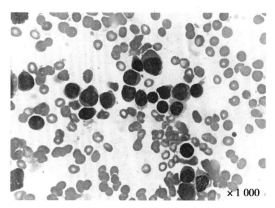

图 8-1　Ph 染色体阳性的急性髓细胞白血病 (瑞士染色)

2. 免疫学

(1)细胞化学染色:Ph⁺AML 粒系细胞过氧化物酶、苏丹黑 B 或萘酚 AS-D- 氯乙酸酯酶为阳性,单核细胞非特异性酯酶阳性,能被 NaF 抑制。幼红细胞糖原染色阳性。

(2)免疫学检验:Ph⁺AML 表达髓系细胞标志,其免疫学标志为 CD33、CD13、CD14、CD15、CD11b、CD11c、CD64 及 cMPO,还不同程度表达 HLA-DR。

3. 遗传学及分子生物学检验　Ph⁺ 急性髓细胞白血病存在特异性染色体异常即 t(9;22)(q34;q11)和 / 或 *Bcl/Abl* 融合基因。可伴随的其他分子生物学异常如 *NPM1*、*FLT3-ITD*、*FLT3-TKD*、*CBFβ-MYH11*、*CEBPA*、*IKZF1*、*CDKN2*、*CTR* 等受体基因异常。

【诊断及鉴别诊断】

世界卫生组织(WHO)骨髓瘤和急性白血病临床分型 2016 版将 Ph⁺ AML 作为新的急性髓系白血病亚型(AML BCR-ABL1),目前缺乏与慢性粒细胞白血病急性粒细胞白血病变鉴别的明确标准。初步数据表明抗原受体基因缺失（*IgH*、*TCR*、*IKZF1* 和 / 或 *CDKN2A*）可能支持与慢性粒细胞白血病急粒变的鉴别诊断。一部分人认为①Ph⁺AML 病例可为嵌合体（正常和异常核型）；②Ph 染色体可能在病程后期出现；③Ph 染色体外其他额外染色体异常与 CML 急性变不同；④Bcr 断裂点位于 M-Bcr，产物为 p190 蛋白，可被认为是原发性病例。

【治疗】

2016 年美国国立综合癌症网络（National Comprehensive Cancer Network，NCCN）指南将伴有 BCR-ABL 表达的急性髓系白血病列入了危险度分层中，并认为其为高危预后因素。这类疾病复发率高，生存时间短，预后极差。其特点是不同寻常的耐药性。基于 CML 急粒变患者的反应，600~800mg/d 的甲磺酸伊马替尼可使一小部分 Ph⁺AML 患者获得血液学缓解。原发性 Ph⁺AML 对甲磺酸伊马替尼的反应，目前还没有进行正式的研究。在 CML 急粒变中，完全血液学反应（血液和骨髓）本就罕见，且通常是短暂的，其持续时间以数周或数月为计。当加入其他药物（如阿糖胞苷、依托泊苷、蒽环类抗生素）治疗时，结果似乎仍如此。偶有报道，在化疗诱导 Ph⁺AML 获得缓解的病例中，甲磺酸伊马替尼似有助于诱导并维持缓解。也有应用了达沙替尼或尼罗替尼并获得了较好疗效的报道。因此，在 50 岁以下 Ph⁺AML 患者中，应当考虑进行 HLA 表型相合的亲缘或非亲缘供者的干细胞移植。该方法最有可能获得长期缓解。

【典型病例简析】

1. **病历摘要** 患者，女，21 岁，因"发热伴乏力 10 天"收入院。入院时体检：体温 37.8℃，轻度贫血貌，皮肤偶见瘀点瘀斑，胸骨压痛阳性，肝、脾和淋巴结无肿大。血常规：WBC 76×10⁹/L，Hb 93g/L，PLT 20×10⁹/L，白细胞分类可见原始粒细胞及原始单核细胞，以原始细胞为主。骨髓象：骨髓增生明显，原始粒细胞占 37%，核染色质细、量少、色蓝，可见核仁。早幼粒细胞偏高，未见嗜酸、嗜碱性粒细胞。红细胞系增生减少，仅见 2% 晚幼红细胞，成熟红细胞大小不等。原幼单核细胞 46%。全片可找到 10 个巨核细胞，颗粒巨噬细胞、血小板散在。组织化学染色：过氧化物酶（POX）部分阳性，非特异性酯酶部分阳性并可被氟化钠部分抑制。流式细胞免疫表型分析：CD117、CD33、CD34、CD64、CD13、HLADR 阳性，CD19、CD9、CD56、CD15、CD11b 阴性。染色体分析 12 个中期分裂象，可见异常克隆，核型：46，XX，t(9；22)(q34；q11)。反转录酶聚合酶链反应（RT-PCR）检查 *Bcr/Abl* 阳性（e1a2 型）。荧光原位杂交（FISH）检查：p190 *Bcr/Abl* 阳性。*AML1/ETO*、*CBFβ/MYH11*、*MLL* 重排阴性；*C-Kit*、*PLT3-ITD*、*NPM1*、*CEBPA* 基因突变阴性。按 FAB 分型标准该病例诊断为"急性粒单细胞白血病（M₄）"。用米托蒽醌（MIT）或去甲氧柔红霉素（IDA）联合阿糖胞苷（Ara-C）方案或常规剂量诱导治疗。米托蒽醌 10mg/m²，第 1~3 日；阿糖胞苷 100mg/m²，第 1~7 日。去甲氧柔红霉素（IDA）8mg/m²，第 1~3 日；阿糖胞苷 100mg/m²，第 1~7 日。患者经 MA、DA 方案常规剂量化疗后骨髓未达缓解。后给予口服伊马替尼，600mg/d，因骨髓抑制，减至 100mg/d 后停用，并加重组人粒细胞集落刺激因子（G-CSF）300μg/d，随着血细胞恢复，恢复至 600mg/d。

1个月后复查骨髓:原幼单核细胞8.3%,3个月后达形态学CR、正常核型、*Bcr/Abl*阴性。现仍在继续治疗、行HLA表型相合的亲缘或非亲缘供者的干细胞移植前准备及随访观察。

2. 分析和讨论　该例患者为青年女性,急性起病,以发热、乏力为首先表现,没有慢性髓系白血病慢性期和加速期病史。血常规示白细胞明显增高,白细胞分类以原始细胞为主,骨髓增生明显,血液和骨髓中缺乏嗜碱性、嗜酸性细胞,红细胞系增生减少。骨髓流式细胞免疫分析表达髓系细胞标志,合并Ph染色体核型,Ph染色体阳性的急性髓细胞白血病可确诊。患者采用MA、DA方案化后骨髓未达缓解,接受伊马替尼治疗后骨髓缓解,*Bcr/Abl*阴性。提示甲磺酸伊马替尼似有助于诱导并维持缓解。患者骨髓缓解后行HLA表型相合的亲缘或非亲缘供者的干细胞移植,该方法最有可能获得长期缓解。

(付海英　沈建箴)

参 考 文 献

1. Soupir C P, Vergilio J A, Dal Cin P, et al. Philadelphia chromosome-positive acute myeloid leukemia: a rare aggressive leukemia with clinicopathologic features distinct from chronic myeloid leukemia in myeloid blast crisis [J]. Am J Clin Pathol, 2007, 127 (4): 642-650.

2. Nacheva E P, Grace C D, Brazma D, et al. Does BCR/ABL1 positive acute myeloid leukaemia exist?[J]. Br J Haematol, 2013, 161 (4): 541-550.

3. Konoplev S, Yin C C, Kornblau S M, et al. Molecular characterization of de novo Philadelphia chromosome-positive acute myeloid leukemia [J]. Leuk Lymphoma, 2013, 54 (1): 138-144.

4. Arber D A, Orazi A, Hasserjian R, et al. The 2016 revision to the World Health Organization classification of myeloid neoplasms and acute leukemia [J]. Blood, 2016, 127 (20): 2391-2405.

第九章　急性巨核细胞白血病

【概述】

急性巨核细胞白血病(acute megakaryoblastic leukemia,AMKL)是巨核细胞系造血细胞被阻滞在某一分化阶段并异常增殖所致的白血病。AMKL 属于 FAB 分型中的 M_7,按增生巨核细胞系细胞分化、成熟程度不同又可将 AMKL 分为未分化型和部分分化型,后者除有较多的原始巨核细胞外,还有幼稚巨核细胞或成熟巨核细胞的异常增生。患者常表现为面色苍白、虚弱、大量出血和贫血,以及白细胞减少,淋巴结肿大或肝脾大在诊断时不常见。目前通过利用单克隆抗体对其免疫表型进行分析成为诊断巨核细胞白血病的重要手段之一。本病于 1931 年由 Von Boros 首先提出,具有发病率低、病程短等特点,病情凶险,疗效不佳。

【病因和发病机制】

AMKL 的发病机制至今尚未完全阐明。多数 AMKL 患者无确切血液病家族史及放化疗史,成年患者多继发于其他白血病。与其他 AML 相比,AMKL 常出现染色体异常,其中合并唐氏综合征(Down's syndrome,DS)的患儿多见。在 AMKL 发生发展过程中,常伴随基因的表达异常,导致克隆性异常造血细胞生成,其中 *GATA1* 基因的表达异常与合并 DS 的 AMKL 密切相关,而另一些基因如 *p53*、*RUNX1*、*ERG* 等均认为在 *GATA1* 基因突变的基础上参与疾病的发生,未合并 DS 的 AMKL 致病原因较为复杂,与 HOX/TALE 家族、肌动蛋白切割蛋白等有一定相关性。而继发性 AMKL 包括慢性粒细胞白血病急性巨核变等,具体机制未知。

【临床表现】

1. **发病人群**　各年龄组男、女均可患病,多为幼儿及中老年。
2. **贫血**　常见面色苍白、疲乏、困倦和软弱无力,与贫血严重程度相关。
3. **发热和感染**　同多数急性白血病患者一样,AMKL 可有程度不同的发热,较高发热常提示继发感染。常见的感染是牙龈炎、口腔炎、咽峡炎、上呼吸道感染、肺炎、肠炎、肛周炎等,严重感染包括败血症等。

4. 出血 出血部位可遍及全身,表现为瘀点、瘀斑、鼻出血、牙龈出血和眼底出血等。但一些患者有血小板增多。

5. 白血病浸润 患者一般无肝、脾、淋巴结肿大,如果存在也仅为轻度肿大。骨骼和关节疼痛,儿童多见。

【实验室检查】

1. 细胞形态学 骨髓活检中网状纤维增加,有原始和巨核细胞增多,含有小原始细胞、大原始细胞,或两者兼而有之。形似原始淋巴细胞,大部分呈圆形或类圆形,可见胞质有多少不一的突起,呈云雾状或刷状,部分有空泡;胞体周围常见脱出的血小板;核大,可呈芽状增生,核染色质粗细不均,部分细胞核仁大而明显,可见多核型。小原始细胞具有较高的核质比,染色质密,核仁明显。骨髓片中巨核细胞数不少,血小板数不少或轻度减少等。外周血可见原始、幼稚细胞,骨髓原始、幼稚细胞比例>30%,光学显微镜下难以辨别细胞种类(图 9-1)。

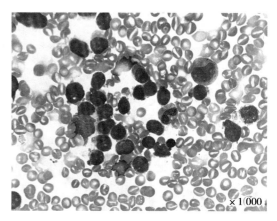

×1 000

图 9-1 急性巨核细胞白血病细胞(瑞士染色)

2. 细胞免疫学

(1)细胞化学染色:髓过氧化物酶染色呈阴性、苏丹黑 B 阴性、糖原染色(periodic acid-schiff stain,PAS)阳性、酸性磷酸酶染色阳性、非特异性酯酶(non-specific esterase,NSE)阳性,电镜细胞化学血小板过氧化物酶(platelets peroxidase,PPO)阳性。

(2)流式细胞免疫分型:原巨核细胞表达 CD41(血小板糖蛋白Ⅱb/Ⅲa)、CD61(Ⅲa)或较成熟的血小板相关标记 CD42(Ⅰb)。CD13、CD33 可阳性,但 CD34、CD45 和 HLA-Dr 常阴性,CD36 特征性阳性。抗 MPO、TdT 阴性,可异常表达 CD7。

3. 遗传学及分子生物学检验 AMKL 为一种高度异质性疾病,易出现染色体核型的改变。日本学者 Hama 等将儿童 AMKL 染色体核型分为七种:①正常核型,包括 DS-AMKL(Down's syndrome-AKML)伴有 21 三体;②仅有染色体数量上的异常;③ t(1;22)(p13;q13);④ 3q21q26;⑤ t(16;21)(p11;q22);⑥ −5/del(5q)或 −7/del(Tq)或二者同时存在;⑦其他结构异常。

【诊断和鉴别诊断】

患者有贫血、出血、感染等症状,实验室检查外周血中有巨核(小巨核)细胞;骨髓中原巨核细胞 ≥30%,骨髓细胞少,活检有原始和巨核细胞增多,网状纤维增加,需要警惕 AMKL 可能。除进一步做传统的 MICM(细胞形态、细胞化学染色、免疫分型、细胞遗传学)分型,还可结合电镜等检查进一步确诊。

1. 法美英协作组诊断标准　法英美协作组（FAB 协作组）于 1975 年和 1985 年先后提出了 AML 的形态学诊断标准及修改意见。急性巨核细胞白血病属于 FAB 分型中的 M_7：骨髓巨核细胞 ≥30%，如原始细胞呈未分化型，形态不能确定时，应做电镜血小板过氧化物酶活性检查，或用血小板膜糖蛋白 Ⅱb/Ⅲa 或 Ⅲa 或 ⅧR∶Ag 以证明其为巨核细胞系。如骨髓干抽有骨髓纤维化，则需骨髓活体组织检查，用免疫酶标技术证实有原巨核细胞增多。

2. 世界卫生组织分型诊断标准　WHO 将 AML 分为 25 个亚型。急性巨核细胞白血病及 FAB 分类的 AML-M_7，占 AML 的 3%~5%。本型主要特征：

（1）形态学：骨髓原始细胞 ≥20%，其中 ≥50% 的原始细胞为巨核细胞系细胞。原巨核细胞体较大（12~18μm），胞质嗜碱、无颗粒、有空泡和伪足形成，核圆、稍不规则或凹陷，染色质细网状，核仁 1~3 个。也有原巨核细胞较小，类似原淋巴细胞。偶尔原始细胞可呈小堆状分布。外周血可见小巨核、巨核细胞碎片、病态的巨大血小板。合并骨髓纤维化的患者可导致骨髓"干抽"。原巨核细胞 MPO⁻、SBB⁻、PAS⁺、ACP⁺、NSE⁺，电镜细胞化学 PPO⁺。

（2）免疫表型：原巨核细胞表达 CD41（血小板糖蛋白 Ⅱb/Ⅲa）、CD61（Ⅲa）或较成熟的血小板相关标记 CD42（Ⅰb）。CD13、CD33 可阳性，但 CD34、CD45 和 HLA-Dr 常阴性，CD36 特征性阳性。抗 MPO、TdT 阴性，可异常表达 CD7。

（3）遗传学：无特异性细胞遗传学异常。显示 inv(3)(q21;q26) 者常伴血小板增多，t(1;22)(p13;q13) 可有腹部肿块，i(12p) 可有纵隔肿物。

【治疗】

AMKL 患者预后差，对化疗似乎不如其他 FAB 亚型敏感且无特效治疗，迄今为止在临床上仍无很好的治疗方案。常规诱导方案为 DA（柔红霉素＋阿糖胞苷）方案；有研究者短期采用大剂量甲泼尼松诱导分化治疗，可明显见到血小板计数上升。有研究者认为小剂量阿糖胞苷是目前治疗 AMKL 的较佳方案；有研究者用 VCP、VP、VMMP、OP 方案治疗早期原发性 AMKL 获缓解；有报道采用地西他滨联合小剂量 Ara-C 方案诱导达到完全缓解。在唐氏综合征患儿中，该疾病可用调整剂量来化疗，其缓解率和长期无事件生存率均非常高。目前的最佳治疗是骨髓移植，对青年病例尤其如此。

【典型病例简析】

1. 病历摘要　患者，女，1 岁 2 个月，以"右髋部疼痛 1 个月"为主诉入院。入院前 1 个月患儿无明显诱因出现右髋部疼痛，表现为拒走，右髋部拒触，无发热、咳喘、吐泻，无腹痛，无皮肤瘀斑瘀点，无鼻出血、牙龈出血，无呕血、黑便，无黄疸、面色苍白，就诊某院，查"骨盆 X 线：右髋骨低密度，右股骨近端病损"，未予治疗，转诊某三甲医院，予以抗炎处理（具体不详），右髋部痛较前减轻，查"双髋关节＋下肢 MR：双侧髂骨、骶骨、双侧髋臼、双侧耻骨上支、坐骨、双侧股骨上段及下端内多发异常信号灶，考虑为朗格汉斯细胞组织细胞增生症可能，血液系统疾病、炎性病变及其他待除；右侧股骨上段病灶周围软组织异常信号，可能为炎症、水肿所致,病灶累及不能排除;双侧腹股沟区多发小淋巴结,部分稍大;骨髓常规:急性白血病,考虑 M_7 可能,请结合流式等检查",遂转至我院门诊,查"血常规:白细胞 $7.05 \times 10^9/L$,中性粒细胞 $3.02 \times 10^9/L$,血红蛋白 107.0g/L,血小板计数 $322 \times 10^9/L$;手工分类:分叶核细胞 35%,嗜酸性粒细胞 3%,淋巴细胞 60%,单核细胞 2%",遂收住院完善骨髓 MICM 分型。发病以来,患者精神、食欲、睡眠尚可,大小便正常,体重无明显减轻。

入院体检:体温 36.9℃,心率 110 次/min,呼吸 28 次/min,血压 84/52mmHg。神志清楚,精神尚可,无贫血外观,呼吸尚平稳。鼻尖部可见两颗小疖肿,略高于皮肤,有触痛反应,无局部皮温升高,全身余浅表淋巴结未触及肿大。胸骨无压痛,双肺呼吸音清,未闻及干湿啰音,未闻及胸膜摩擦音。心律齐,无杂音。腹软,肝脾肋下未触及,神经系统体征阴性。

入院后患者完善骨髓常规示急性白血病,急性巨核细胞白血病可能;骨髓流式细胞报告:幼稚细胞占全部有核细胞 71.5%,表达 CD33、CD56、CD117、CD41,淋巴细胞系增殖明显受抑,请结合临床及其他实验室检查。骨髓电镜检查示急性巨核细胞白血病可能性大。基因突变分析报告单示 *ASXL1* 基因突变,*WT1* 基因定量测定为 99.37%。该患者诊断为"急性巨核细胞白血病(WT1 高表达,核型异常)",予 FLAG-IDA 方案(氟达拉滨 18.75mg,第 2~6 日;阿糖胞苷 1.25g,第 2~6 日;粒细胞集落刺激因子 70mg,第 1~7 日;去甲氧柔红霉素 5mg,第 4~6 日)化疗,辅以止吐、水化、碱化、护心、预防性保肝等治疗,化疗期间行腰穿鞘注防治中枢神经系统白血病。复查血象和骨髓象提示原始巨核细胞减少。合并化疗后骨髓抑制伴感染,予以输悬浮红细胞改善贫血、单采血小板防治出血及重组人粒细胞刺激因子升白细胞等,并予以抗感染治疗。住院期间合并中心静脉导管管周血栓,予以抗凝处理。出院前复查血象示粒细胞缺乏已纠正。出院后门诊随诊,继续检测血象、肝肾功能等,规则化疗。

2. 分析和讨论 该例患者系 1 岁 2 个月女童。急性起病,以右髋部疼痛为首先表现。影像学示双侧髂骨、骶骨、双侧髋臼、双侧耻骨上支、坐骨、双侧股骨上段及下端内多发异常信号灶,右侧股骨上段病灶周围软组织异常信号,双侧腹股沟区多发小淋巴结;骨髓常规示"急性白血病,急性巨核细胞白血病可能";骨髓流式细胞免疫分析主要表达 CD33、CD56、CD117、CD41,淋巴细胞系增殖明显受抑;骨髓电镜检查示急性巨核细胞白血病可能性大;*ASXL1* 基因突变;*WT1* 基因定量测定为 99.37%。急性巨核细胞白血病可确诊。患者采用 FLAG-IDA 方案化疗,并复查骨髓象示缓解,提示化疗敏感性较好。

(付海英 沈建箴)

参 考 文 献

1. Kaushansky L B, Kipps S P. 威廉姆斯血液学. 第 8 版. 陈竺, 陈赛娟译 [M]. 北京: 人民卫生出版社, 2011.
2. 王婷, 付蓉. 急性巨核细胞白血病细胞遗传学及分子机制研究进展 [J]. 白血病·淋巴瘤, 2009, 18 (1): 51-54.

3. A Hama, H Yagasaki, Y Takahashi, et al. Acute megakaryoblastic leukaemia (AMKL) in children: a comparison of AMKL with and without Down syndrome [J]. British Journal of Haematology, 2008, 140(5): 552-561.

4. 沈悌, 赵永强. 血液病诊断及疗效标准 [M]. 第 4 版. 北京: 科学出版社, 2018.

5. Daniel A A, Attilio O, Robert H, et al. The 2016 revision to the World Health Organization classification of myeloid neoplasms and acute leukemia [J]. Blood, 2016, 127(20): 2391-2405.

第十章　大颗粒 T 淋巴细胞白血病

【概述】

大颗粒 T 淋巴细胞白血病(T-cell large granular lymphocytic leukemia, T-LGLL)是一种较为罕见的由 T 淋巴细胞克隆增殖引起的,表现为惰性或者侵袭性病程的血液系统肿瘤。大多数患者表现各种各样的体征及症状,包括血细胞减少及反复发生的细菌感染、脾大(20%~50%)或类风湿关节炎(25%~33%)及伴随的反应性的免疫系统调节紊乱。目前欧美国家诊断的绝大多数病例(85%)病程表现惰性,中位发病年龄为 60 岁,无性别差异。

【病因和发病机制】

1. **凋亡途径的失控**　正常情况下,病毒感染的靶细胞表达 Fas,CTL 辨别病毒肽段,上调 FasL 表达,通过凋亡途径清除病毒感染的靶细胞。T-LGLL 中 LGL 克隆的积累与 Fas/FasL 凋亡途径受抑有关。慢性 CD8 T 细胞的激活启动了肿瘤细胞的增殖。

2. **JAK-STAT3 途径障碍**　白血病大颗粒淋巴细胞(LGL)显示高水平活化的 STAT3,用 AG-490(JAK 选择性酪氨酸激酶抑制剂)或 STAT3 反义寡核苷酸来抑制 STAT 信号,可逆转 LGL 的凋亡抗性。

3. **自身免疫**　在一些自身免疫病如类风湿性关节炎、纯红细胞再生障碍性贫血中,常可伴随 T-LGL 克隆的扩增。

4. **病毒因素**　反转录病毒感染可激活 LGL,少数 T-LGLL 患者有感染 HTLV-1 或 HTLV-2 的证据。巨细胞病毒、人类免疫缺陷病毒等病毒感染后 T-LGL 细胞数目也可增加。

【临床表现】

约 60% 患者就诊时可出现全身症状,包括与中性粒细胞减少有关的反复细菌感染、乏力、盗汗、体重减轻等。常伴有自身免疫病,如纯红细胞再生障碍性贫血、类风湿性关节炎、特发性血小板减少性紫癜、溶血性贫血、系统性红斑狼疮以及干燥综合征等。类风湿关节炎在西方多见,而在我国少见。我国以纯红细胞再生障碍性贫血多见。体征主要有肝脾大,而淋巴结肿大、肺浸润少见。

【实验室检查】

1. **细胞形态学**　血象和骨髓象：多数患者外周血 LGL 增多，绝对值常 $>2 \times 10^9/L$，90% 的患者 $>1 \times 10^9/L$，细胞形态较规则，胞质中出现粗或细的嗜天青颗粒；核圆形或肾形，染色质凝集，无核仁；骨髓检查可见有 LGL 浸润，髓系细胞成熟障碍。可有不同程度慢性中性粒细胞减少、贫血和血小板减少。

2. **细胞免疫学**　T-LGL 表达成熟的胸腺后的免疫表型：TCRa β^+，CD3$^+$，CD4$^-$，CD5 dim，CD8$^+$，CD27$^-$，CD28$^-$，CD45RO$^-$，CD57$^+$。白血病性的 T-LGL 有 CD45RA$^+$，CD62L 表型。少数病例 CD4$^+$/CD8 dim。10% 的患者表达 TCR-γ δ^+，与良好预后相关（85% 生存 3 年）。T-LGL 可能表达 NK 活化受体，包括 CD94 和 CD158，50% 的患者单表型表达 CD158a、CD158b 和 CD158e。

3. **血清学检验**　常有多克隆高免疫球蛋白血症，循环免疫复合物增高，β_2 微球蛋白升高，类风湿因子、抗核抗体、循环免疫复合物及抗中性粒细胞抗体等可以阳性。

4. **遗传学及分子生物学检验**　大多数患者核型正常，不到 10% 的患者可以出现 3 号、8 号及 14 号染色体 3 体，6 号及 5q 缺失，12p 和 14q 倒位。

【诊断和鉴别诊断】

1. **惰性 T-LGLL 主要诊断标准**

（1）外周血 T-LGL 持续增多，淋巴细胞总数常在 $(2\sim20) \times 10^9/L$，然而亦有 25%~30% 的 T-LGLL 患者外周血 T-LGL 低于 $0.5 \times 10^9/L$。

（2）具备特征性的免疫表型，即 CD3$^+$CD8$^+$CD57$^+$CD4$^-$CD56$^-$，用 PCR 或 DNA 印迹（southern blot）检测 *TCR* 基因重排可以明确 T-LGL 的单克隆性，一般为 TCRa β^+，少数患者的免疫表型可为 CD3$^+$CD4$^+$CD8$^-$CD57$^+$TCRa β^+、CD3$^+$CD4$^+$CD8$^+$CD57$^+$TCRa β^+ 或 CD3$^+$CD4$^-$CD8$^-$CD57$^+$TCRa β^+。

（3）有外周血细胞减少、脾大等临床表现，多伴有类风湿性关节炎、纯红细胞再生障碍性贫血等自身免疫病。其中前 2 条标准为诊断惰性 T-LGL 所必需，对没有临床症状、且外周血 LGL<$0.5 \times 10^9/L$ 的患者，需行骨髓穿刺检查，骨髓中克隆性 T-LGL 浸润支持 T-LGLL 的诊断。

2. **侵袭性 T-LGLL 诊断标准**

（1）外周血 T-LGL 增多，$>0.5 \times 10^9/L$，一般多 $>10 \times 10^9/L$。

（2）免疫表型多为 CD3$^+$CD8$^+$CD57$^+$，*TCR* 重排为单克隆性。

（3）进展迅速的 B 症状，肝、脾、淋巴结肿大和外周血细胞减少。

3. **Sokol L 和 Loughran TP 制定的 T-LGLL 诊断标准**

（1）外周血大颗粒 T 淋巴细胞明显增多。

（2）LGL 特征性免疫表型。

（3）T 细胞受体（TCR）基因克隆性重排。

（4）具有相应临床症状、体征、血细胞减少等。

4. 鉴别诊断

（1）与反应性 T-LGL 增生鉴别：老年人多见，与某些病毒如 EB 病毒、巨细胞病毒及 HIV 等感染或机体衰老有关。在造血干细胞移植后可出现 T-LGL 增多。其临床表现为无症状的淋巴细胞增多，免疫表型为 CD3$^+$CD8$^+$CD57$^+$ 或 CD2$^+$sCD3$^-$CD16$^+$CD56$^+$，且 *TCR* 基因重排阴性。

（2）与侵袭性 NK 细胞白血病鉴别：中年人多见；与 EB 病毒感染相关；临床表现主要有消瘦、盗汗；血细胞减少，肝脏、脾脏、淋巴结肿大；免疫表型为 CD2$^+$CD56$^+$sCD3$^-$，且 KIR 受体基因重排为阳性。

（3）与表现为全血细胞减少的病例鉴别：淋巴结肿大不明显，与再生障碍性贫血、骨髓增生异常综合征难以鉴别，行骨髓穿刺检查提示增生不低，T 细胞受体（*TCR*）基因克隆性重排等结果可以鉴别。

【治疗】

该疾病进展缓慢。通常治疗指征包括重度中性粒细胞减少、中度中性粒细胞减少合并反复感染、症状性贫血或输血依赖性贫血以及合并自身免疫病。由于缺乏前瞻性研究，还没有针对 T-LGLL 患者的标准治疗方案，主要的治疗模式是免疫抑制治疗，免疫抑制药物包括甲氨蝶呤、环孢素和环磷酰胺，使用嘌呤类核苷类似物也能获得长期缓解。应用免疫抑制剂治疗效果不佳或者具有侵袭性临床表现的病例可以考虑应用 CHOP 样方案治疗，但疗效有限。目前，一系列靶向治疗也正在研究之中。

【典型病例简析】

1. 病历摘要 患者，男，70 岁，以"反复发热、咳嗽、咳痰 1 个月，突发胸闷 2 天"为主诉入院。入院前 1 个月因受凉后出现发热，体温最高达 38.4℃，多为午后发热，伴畏冷，无寒战，并出现咳嗽、咳痰，痰中带血丝，较黏，不易咳出，无头痛、头晕，无视物旋转、模糊，无恶心、呕吐，无鼻出血、齿龈出血、血尿、黑便、皮肤黏膜瘀点、瘀斑，无肢体麻木、疼痛，无腹痛、腹泻，无面色苍白、无骨骼关节疼痛、皮疹，自服消炎药治疗，体温无明显下降，咳嗽、咳痰症状无好转。遂就诊某三甲医院，查血常规示白细胞 9.67×10^9/L，血红蛋白 85g/L，血小板 213×10^9/L，查胸片未见明显异常，予抗感染、止咳化痰、止血等治疗后，体温恢复正常，咳嗽、咳痰症状无好转。此后反复出现发热，复诊查血常规示白细胞 12.60×10^9/L，淋巴细胞 91.0%，血红蛋白 84g/L，血小板 213×10^9/L，建议行骨髓穿刺治疗，患者及家属拒绝，后转诊至我院。门诊查血常规示白细胞 16.59×10^9/L，淋巴细胞计数 9.04×10^9/L，血红蛋白 92g/L，血小板 201×10^9/L，贫血测定示正常，予抗感染治疗后，体温仍持续 37.3℃，咳嗽、咳痰症状好转。1 天前再次出现发热，未测体温，伴畏冷，无寒战，无头晕、头痛，收住院。自发病以来，精神、睡眠、食欲尚可，大小便正常，体重无明显减轻。

入院体检：体温 37.3℃，脉搏 88 次/min，呼吸 21 次/min，血压 140/70mmHg。神志清楚，浅表淋巴结未触及，胸骨中下段压痛可疑阳性，双肺呼吸音清，未闻及干湿啰音，未闻及胸膜摩擦音。心律齐，$A_2 > P_2$，未闻及病理性杂音。腹软，肝肋下 2 横指，脾肋下未及。四肢关节无红肿、畸形，活动无受限，双下肢无水肿。病理反射阴性。

入院后患者完善骨穿常规，骨髓流式细胞免疫分型示：$CD2^+$，$CD3^+$，$CD4^+$，$CD8^+$，$CD5^+$，$HLA-DR^+$，胞质 $CyCD3^+$；骨髓活检示：骨髓造血细胞增生较活跃，粒 - 单细胞系中幼粒以下阶段为主，幼稚细胞轻度增多，红细胞系中幼以下阶段为主，幼稚细胞轻度增多，巨核细胞不少，分叶核，部分胞体变小，分叶少，纤维组织轻度增生，未见淋巴细胞增生灶。染色体示 $46，XY$［8］。骨髓结合免疫分型诊断为大颗粒 T 淋巴细胞白血病；肺部 CT 示①左肺下叶外侧基底段小片状增高影，右中叶见网条影，考虑陈旧性炎症可能性大；②右肺上叶肺大疱。明确诊断后，予 CHOP 方案（环磷酰胺 0.8mg，每日 1 次，第 1 日；长春新碱 4mg，每日 1 次，第 1 日；表柔比星 100mg，每日 1 次，第 1 日；泼尼松 20mg，每日 3 次，第 1~5 日）化疗 1 疗程，5 个月后予 COP 方案（环磷酰胺 0.6mg，每日 1 次，第 1 日；长春地辛 4mg，每日 1 次，第 1 日；泼尼松 30mg，每日 3 次，第 1~5 日）化疗 1 疗程后未再进行化疗，血常规恢复慢，患者不愿再行化疗。

2. 分析和讨论　该例患者为老年男性，以感染为首发表现，伴有肝大，血常规示淋巴细胞计数明显增高，骨髓流式细胞免疫分型主要表达为成熟 T 淋巴细胞白血病的免疫表型，大颗粒 T 淋巴细胞白血病可确诊。

本病发病率低，单凭细胞形态学和临床表现不易确诊，常致漏诊甚至误诊。在我国一些基层单位没有开展免疫分型等技术，使一些患者得不到及时诊断。因此，应加强对大颗粒 T 淋巴细胞白血病的研究，提高对其的认识，遇疑似患者，推荐及时做免疫表型、基因重排等检测，对于明确诊断、选择治疗方案、改善患者预后有重要意义。

（刘庭波）

参 考 文 献

1. Steinway S N, Leblanc F, Loughran T J. The pathogenesis and treatment of large granular lymphocytic leukemia [J]. Blood Rev, 2014, 28 (3): 87-94.

2. Yang J, Epling-Burnette P K, Painter J S, et al. Antigen activation and impaired Fas-induced death-inducing signaling comlex formation in T-cell large granular lymphocytic leukemia [J]. Blood, 2008, 111 (3): 1610-1616.

3. Bourgault-Rouxel A S, Loughran T J, Zambello R, et al. Clinical spectrum of gammadelta + T-cell LGL leukemia: analysis of 20 cases [J]. Leuk Res, 2008, 32 (1): 45-48.

4. Sokul L, Loughran TP Jr. Large granular lymphocyte leukemia [J]. Oncologist, 2006, 11 (3): 263-273.

5. Sokul L, Loughran T P Jr. Large granular lymphocyte leukemia [J]. Curr Hematol Malig Rep, 2007, 2 (4): 278-282.

6. Man C, Au W Y, Pang A, et al. Deletion 6q as a recurrent chromosomal ab-erration in T-cell large granular lymphocytic leukemia [J]. Cancer Genet Cytogenet, 2002, 139 (1): 71-74.

7. 贺艳丽，杜雯，郑金娥，等 . 24 例大颗粒淋巴细胞白血病患者免疫表型和临床特征分析 [J]. 内科急危重症杂志，2010, 16 (3): 136-138.

8. 王利，王红祥 . 大颗粒淋巴细胞白血病研究进展 [J]. 中华实用诊断与治疗杂志，2013, 27 (04): 313-315.

第十一章 急性髓细胞性白血病(M_3)伴 t(11;17)易位

【概述】

急性髓细胞性白血病(M_3)即急性早幼粒细胞白血病(acute promyelocytic leukemia, APL),常伴有 t(15;17)(q22;q21)改变,形成 *PML-RARα* 融合基因,表达 PML-RARα 融合蛋白。该类型患者大多对维甲酸及砷剂治疗敏感。急性髓细胞性白血病伴 t(11;17)易位是 M_3 少见的亚型,患者 11 号染色体上的早幼粒细胞白血病锌指基因(promyelocytic leukemia zinc finger,*PLZF*)与位于 17 号染色体的 *RARα* 基因发生融合,形成 *PLZF/RARα* 融合基因,该亚型的特点是患者对全反式维甲酸(ATRA)及传统化疗不敏感。

【病因和发病机制】

PLZF 是一种强大的细胞生长阻遏物,对髓细胞分化、细胞周期和凋亡有重要作用,它在维持血祖细胞的静止、未分化状态中也发挥至关重要的作用。PLZF/RARα 通过阻断 ARTA 介导髓系分化相关关键基因表达,使髓系细胞主要停滞在早幼粒细胞阶段;PLZF/RARα 激活细胞周期关键调控因子 cyclin A_2,使停滞分化的早幼粒细胞加速生长,同时这种生长不受正常调控,化疗和 ARTA 不能达到对抗肿瘤细胞增殖的效应。上述两种机制的共同作用导致 M_3 伴 t(11;17)发病。

【临床表现】

1. **发病人群** 通常见于成年人。

2. **贫血** 早期即可出现,表现为面色苍白、虚弱、头昏、乏力、心悸、气促,活动后加重。

3. **发热和感染** 发热是常见的症状之一。半数患者以发热为早期表现,主要与粒细胞缺乏导致的感染及白血病本身发热相关。呼吸道感染和消化道感染常见,严重者还可发生败血症、脓毒血症等。肿瘤本身引起的发热一般不超过 38.5℃。

4. **出血** 与 APL 相同,出血倾向是突出特征。出血部位可遍及全身,皮肤黏膜、内脏均可,表现为咯血、血尿、阴道出血、黑便、呕血及颅内出血等,主要与血小板减少及凝血功能异常有关。弥散性血管内凝血(disseminated intravascular coagulation,DIC)常见于该病。

5. **白血病浸润** 部分患者出现肝脾大。常有胸骨下端的局部压痛,提示骨髓腔内白血病细胞过度增殖,部分患者合并骨关节疼痛。胸膜、肺、心、消化道、泌尿系统等均可受累。

【实验室检查】

1. 血象和骨髓象　贫血及血小板减少程度一般较轻,但也有严重贫血和重度血小板减少者,白细胞总数增高。不同于传统的 *PML-RARα* 重排,M_3 伴 t(11;17)患者骨髓形态学特征介于急性粒细胞白血病部分分化型(M_2)和 M_3 之间,其特征性表现为原始细胞细胞核规则,无典型 M_3 具有的双叶核或折叠核,胞质内充满粉红色细小颗粒,棒状小体(Auer小体)少见,无柴捆样细胞(图 11-1)。

2. 细胞免疫学

(1)细胞化学染色:M_3 伴 t(11;17)易位细胞过氧化物酶染色(POX)呈强阳性,糖原染色(PAS)、特异性酯酶(CE)呈阳性。非特异性酯酶部分阳性,但不被氟化钠(NaF)抑制。

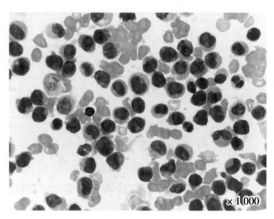

× 1 000

图 11-1　急性髓细胞性白血病(M_3)伴 t(11;17)易位骨髓象(瑞士染色)

(2)免疫学检验:此类型 APL 的原始细胞表面主要表达 CD33、CD13 分化抗原,基本无 CD34、HLA-DR 抗原,部分患者还可能表达 CD56 分化抗原。

3. 遗传学及分子生物学检验　该亚型存在特异性的 t(11;17)染色体改变,确诊需行染色体 G 显带核型分析或荧光原位杂交(FISH)检查 *PLZF/RARα* 融合基因。文献报道有核型分析正常但经 FISH 检查有 *PLZF/RARα* 融合基因的隐匿性 t(11;17)APL 存在,因此在确诊时最好同时行染色体 G 显带核型分析及 FISH 检查。

【诊断和鉴别诊断】

1. 诊断标准

(1)相应的临床表现。

(2)骨髓中以颗粒增多的异常早幼粒细胞增生为主,此类细胞在骨髓非红系有核细胞(NEC)中>30%,M_3 伴有 t(11;17)易位的原始细胞细胞核规则,无典型 M_3 具有的双叶核或折叠核,胞质内充满粉红色细小颗粒,棒状小体(Auer 小体)少见,无柴捆样细胞,染色体核型分析存在特异性 t(11;17)。

2. 鉴别诊断

(1)假性白血病:在药物或铜绿假单胞菌导致的粒细胞缺乏症恢复过程中,存在骨髓中可见大量早幼粒细胞的情况。但假性白血病血小板计数一般正常,白细胞减少情况比急性髓系白血病(AML)更明显,早幼粒细胞核旁存在不被颗粒覆盖的高透亮区,没有 Auer 小体。该病的可疑患者,观察数天后,因中性粒细胞逐步向分叶核分化成熟,骨髓可恢复正常。

（2）骨髓增生异常综合征（myelodysplastic syndrome，MDS）：MDS 外周及骨髓中均可出现原始和 / 或幼稚细胞，但常伴有病态造血，骨髓中原始细胞<20%，容易鉴别。

（3）再生障碍性贫血（aplastic anemia，AA）：临床表现可出现出血、贫血等类似症状，但无急性白血病的浸润征象，完善骨髓检查不难鉴别。

【治疗】

M₃ 伴有 t(11;17)易位发病率低，目前国内外对该病的治疗尚无统一的方案。大多数文献报道，该病对单纯 ATRA 治疗不敏感。该病早期缓解率较低、易复发，建议首选含大剂量阿糖胞苷和氨甲蝶呤的联合化疗方案。其他可选的联合化疗方案有 DA（柔红霉素、阿糖胞苷）、DAT（柔红霉素、阿糖胞苷、硫鸟嘌呤）、IA（去甲氧柔红霉素、阿糖胞苷）等。且该病发生出血及血管内凝血风险较高，部分患者死于早期并发症，抗白血病治疗前应尽量纠正凝血功能，治疗时需密切监测患者凝血功能。若联合化疗疗效不佳，可选择行异基因造血干细胞移植。

【典型病例简析】

1. 病历摘要　患者，女，32 岁，以"反复咽痛 2 周"为主诉入院。入院前 2 周无明显诱因出现咽痛不适，就诊于当地医院，查"血常规示 WBC 37.16×10⁹/L，Hb 96g/L，PLT 44×10⁹/L；肝功能示 ALT 56U/L，AST 43U/L。"予治疗后（具体不详）未见明显好转。期间出现发热不适，体温最高达 38℃，无咳嗽、咳痰，无畏冷、寒战，无腹痛、腹泻等不适，转诊于当地市级医院，查"血常规示 WBC 36.2×10⁹/L，原始细胞 55%。凝血相关检查异常（PT 延长，Fib 降低），骨穿报告待回报。"予申请输注血浆等治疗（具体不详）后，仍有反复咽痛不适，体温波动于 37~38℃之间，无头晕、头痛、乏力，无咳嗽、无痰，无腹痛、腹泻，无尿频、尿急、尿痛，无皮肤青紫、鼻出血、龈血，无呕血、咯血、黑便等不适。为求进一步诊治，收住省级三甲医院，自发病以来，精神、食欲、睡眠尚可，大小便正常，体重无明显减轻。

入院查体：体温 37.3℃，心率 86 次 /min，呼吸 20 次 /min，血压 110/70mmHg。神志清楚，轻度贫血面容。睑结膜苍白。全身皮肤黏膜未见瘀点、瘀斑。全身浅表淋巴结未触及肿大。咽无充血，双扁桃体无肿大。胸骨无压痛。双肺呼吸音清，未闻及干湿啰音，未闻及胸膜摩擦音。心律齐，未闻及杂音。腹平软，全腹无明显压痛，无反跳痛。双下肢无水肿。

患者入院后完善白血病流式免疫分型：90.0% 细胞（占全部有核细胞）为恶性髓系细胞，考虑为 AML。急性白血病相关融合基因 *PML-RARα*、*AML1/ETO*、*CBFβ/MYH1*、*E2A/PBX1*、*Bcr/Abl* 均阴性。*NPM1*、*FLT3-ITD*、*C-Kit*、*CEBPA* 突变均阴性。（髂后上棘）骨髓病理活检石蜡切片提示急性髓系白血病。免疫组化：MPO⁺⁺⁺、CD117⁺⁺、CD34⁻、CD13⁺、CD33⁺⁺⁺、CD20±、CD61⁺、CD3⁺、GPA⁺、TDT⁻ 网状纤维 ⁺⁺。骨髓常规：急性早幼粒细胞白血病。染色体：46，XX，t(11;17)（q23;q21），"急性髓细胞性白血病（M₃）伴 t(11;17)易位"诊断明确，予 IA 方案化疗（伊达比星 10mg，每日 1 次，第 1~4 日；阿糖胞苷 0.1g，每日 2 次，第 6~12 日），维甲酸诱导分化，复查骨穿示缓解，再次予 IA 方案（伊达比星 10mg，第 1~4 日；阿糖胞苷 0.1g 每日 2 次,第 1~7 日)巩固化疗,化疗后出现呼吸道、牙龈感染,予抗感染后好转出院。后予行大剂量 Ara-c(3.0g/ 次,每日 2 次,第 1~3 日)化疗 4 次,后再次复查骨穿示缓解。后予“亚砷酸”(10mg,每日 1 次,第 14 次)诱导化疗 2 次。现患者随访观察。

2. 分析和讨论 患者以“反复咽痛 2 周”为主诉入院,凝血项示 PT 延长,Fib 低,流式分型提示 AML,结合患者骨髓象及染色体检查明确诊断“急性髓细胞性白血病(M_3)伴 t(11;17)易位”,虽急性白血病融合基因回报示 *PML-RARα* 阴性,但仍有可能为 t(11;17)等其他特殊类型 M_3。考虑 *PML-RARα* 阴性的 M_3 对维甲酸不敏感,故患者治疗上予 IA 方案联合阿糖胞苷化疗。后患者骨髓染色体回报提示 t(11;17),非 t(15;17)累及早幼粒细胞白血病锌指(*PLZF*)基因,为特殊类型的 APL,结合骨髓形态学表现,伴有凝血功能异常,故“急性髓细胞白血病(M_3)伴 t(11;17)”诊断明确。后续治疗中予 IA 方案及大剂量 Ara-c 巩固化疗,复查骨髓象示缓解,考虑联合化疗对该患者较敏感,符合伴有 t(11;17)易位的 APL 首选联合化疗治疗的建议。该病例给我们一个提示:出现与传统疾病不符合的疾病特征时,临床表现较符合而检查指标阴性时,医师应充分考虑特殊罕见类型基因改变的白血病,才能对患者的疾病进行正确的诊断与治疗。

(张 凤 付海英 沈建箴)

参 考 文 献

1. 童建华,余怀勤,章彤等 . *PLZF-RARα*——急性早幼粒细胞白血病一个新的融合基因 [J]. 中华血液学杂志 , 1995, 16 (1): 3-8.
2. 仲豪杰,董硕,朱军等 . 两种早幼粒细胞白血病融合维甲酸受体 α 的比较研究 [J]. 中华血液学杂志 , 1997, 18 (1): 339-342.

第十二章　急性淋巴细胞白血病伴 *HOX11* 阳性

【概述】

急性淋巴细胞白血病(acute lymphoblastic leukemia,ALL)是一种起源于单个 B 或 T 淋巴细胞前体细胞的急性肿瘤。临床上按细胞起源主要分为 B 细胞系急性淋巴细胞白血病(B-ALL)和 T 细胞系急性淋巴细胞白血病(T-ALL)。同源异型盒基因 11(*Homeobox 11*,*HOX11*)是人类染色体 10q24 上含有同源异型盒的 T 细胞致癌基因,在 *HOX11* 基因阳性的急性淋巴细胞白血病患者中常见染色体 t(10;14)(q24;q11)异位。

【病因和发病机制】

本病主要是由于染色体 t(10;14)(q24;q11)异位,导致 *HOX11* 基因异常。但目前确切的发病机制尚未明确,可能是由于机体存在遗传易感性而在环境因素作用下导致淋巴前体细胞在某个发育阶段发生多步骤的体细胞突变改变了细胞的功能,包括自我更新能力的增强、正常增殖失控、分化阻滞以及对死亡信号(凋亡)抵抗增加,引起不成熟淋巴细胞在骨髓内的异常增殖和聚积,使正常细胞受抑,最终导致贫血、血小板减少和中性粒细胞减少。

【临床表现】

1. **发病人群**　伴 *HOX11* 阳性多出现于 T-ALL,成人多于儿童。

2. **贫血**　早期即可出现贫血,患者表现为乏力、面色苍白。对于某些年老及与贫血相关的呼吸困难患者,心绞痛和眩晕症状更显著。

3. **发热和感染**　发热是 ALL 最常见的症状之一。半数患者以发热为早期表现。可低热,亦可高达 39~40℃,伴有畏冷、出汗等。发热可由白血病本身引起,亦可由感染引起,但高热常提示继发性感染。感染可发生在各个部位,以口腔、牙龈、咽峡最常见。

4. **出血**　出血也是常见的早期表现。出血可发生在全身各部位,常见的有皮肤瘀点、瘀斑、鼻出血、牙龈出血、月经过多。大量白血病细胞在血管中瘀滞及浸润、血小板减少、凝血异常以及感染是出血的主要原因。

5. **白细胞浸润**　多数患者伴有肝脾和 / 或淋巴结肿大。中枢神经系统和睾丸浸润常见。儿童患者常出现关节、骨骼疼痛。

【实验室检查】

1. **细胞形态学（血象和骨髓象）**　患者可有不同程度的贫血、血小板计数减少，白细胞计数升高多见。血涂片分类可见数量不等的原始和幼稚细胞。骨髓象可见原始幼稚淋巴细胞比例≥20%。原始淋巴细胞相对较小，胞质呈浅蓝色，胞核为圆形，有裂或浅的凹陷，染色质有细小或略粗致密呈块状，核仁不明显（图 12-1）。

2. **细胞免疫学**

（1）细胞化学染色：同普通 ALL 一致。原始幼稚淋巴细胞苏丹黑 B 染色、髓过氧化物酶染色（peroxidase stain, POX）及非特异性酯酶染色（non-specific esterase stain, NSE）呈阴性反应。糖原染色（periodic acid-schiff stain, PAS）阳性，染色颗粒聚集成块或呈粗颗粒状。

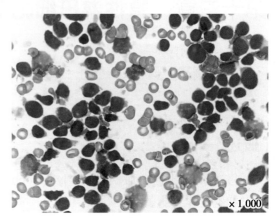

× 1 000

图 12-1　急性淋巴细胞白血病伴 *HOX11* 基因阳性骨髓象（瑞士染色）

（2）免疫学检查：免疫学标志同普通 ALL 一致，其中 B 细胞系的 CD19 以及 T 细胞系的 CD7 敏感性较高，B 细胞系的 CD79a、CD22 以及 T 细胞系的 CD3 特异性较高。

3. **遗传学及分子生物学检查**　急性白血病融合基因筛查 *HOX11* 基因阳性，可确诊。染色体核型分析可检测到 t(10;14)(q24;q21)易位。

4. **脑脊液检查**　约 1/3 的儿童患者和 5% 的成人患者脑脊液中可检测到白血病细胞。

5. **其他**　患者可出现血清尿酸浓度增高。

【诊断和鉴别诊断】

除 *HOX11* 基因阳性外，其余同普通 ALL 诊断标准一致。

1. **国内诊断标准**

（1）《儿童急性淋巴细胞白血病诊疗建议（第四次修订）》

1）临床症状、体征：早期多表现发热、倦怠、乏力，皮肤黏膜苍白，皮肤出血点、瘀斑、鼻出血；可有骨、关节疼痛。半数患儿有肝、脾、淋巴结等浸润表现。

2）血象改变：血红蛋白及红细胞计数大多数降低，血小板减少，多数有白细胞计数增高。但也可正常或减低，淋巴细胞比例增高，分类可发现数量不等的原始、幼稚淋巴细胞。

3）细胞形态学分型：骨髓涂片原始+幼稚淋巴细胞≥25% 诊断为 ALL。

（2）《中国成人急性淋巴细胞白血病诊断与治疗指南（2021 年版）》：骨髓中原始/幼稚淋巴细胞比例≥20% 才可以诊断 ALL。

2. **WHO 诊断标准（2016 年版）**　WHO 将伯基特淋巴瘤/白血病（Burkitt lymphoma/

leukemia，BL）归入成熟 B 细胞肿瘤。

WHO 诊断 ALL 标准为根据骨髓穿刺和活检标本的血液病理学来证实骨髓淋巴母细胞 ≥ 20%，包括：

（1）骨髓穿刺液吉姆萨染色和组织芯片活检以及凝块部分 HE 染色的形态学评估。

（2）综合的流式细胞术免疫表型分型。

（3）对白血病微量残留病进行分析。

3. 鉴别诊断

（1）特发性血小板减少性紫癜（idiopathic thrombocytopenic purpura，ITP）：两者都具有急性起病的瘀点、瘀斑和出血症状，但 ITP 常有近期的病毒感染，血象中有巨大血小板、血红蛋白浓度正常，外周血和骨髓无白细胞异常。骨髓穿刺和活检可鉴别。

（2）再生障碍性贫血（aplastic anamia，AA）：两者都可出现全血细胞减少和骨髓衰竭的合并症，但 AA 很少出现肝脾和淋巴结肿大，骨髓穿刺和活检可鉴别。

【治疗】

因伴有 *HOX11* 基因阳性的 ALL 患者发病率低，目前国内外尚未有针对这种类型的治疗方案，但 *HOX11* 基因阳性患者单用化疗预后好，可用治疗普通急淋最常用的化疗方案，如 VICLP（长春新碱、泼尼松、左旋门冬酰胺酶、环磷酰胺、去甲氧柔红霉素），对于伴有 *HOX11* 基因阳性的成人急性淋巴细胞白血病在临床上经历第一次化疗后可以取得缓解。但有报道显示儿童化疗复发的情况比较常见且临床化疗预后差。因此，患者的年龄可能是影响预后的主要因素。

【典型病例简析】

1. 病历摘要　患者，女，28 岁，以"皮肤青紫 1 周，发热半天"为主诉入院。入院前 1 周无明显诱因出现皮肤散在青紫、大小不等，伴乏力，无发热、畏冷、寒战，无咳嗽、咳痰，无腹痛、腹泻、尿频、尿急，无头晕、头痛、胸闷等不适。入院前 5 天就诊于本地医院，查血常规提示白细胞 15.8×10^9/L，血红蛋白 91g/L，血小板 6×10^9/L，骨髓常规：急性淋巴细胞白血病（原始淋巴细胞占 80%），外院诊断为：急性淋巴细胞白血病。患者未治疗。半天前出现发热而转诊我院，门诊以"急性白血病"收治入院。发病以来，患者精神、睡眠欠佳，食欲、饭量如常，大小便如常，体重无明显变化。

入院体检：体温 38.7℃，心率 102 次/min，呼吸 20 次/min，血压 110/65mmHg。神志清楚，贫血面容，皮肤可见散在瘀点、瘀斑，全身浅表淋巴结未触及肿大。胸骨无压痛，呼吸音粗，未闻及干湿啰音，未闻及胸膜摩擦音。

入院后查骨髓常规提示急性淋巴细胞白血病；白血病流式免疫分型：表达 CD7、CD3、CD2、CD10，不表达 CD19、CD79a、CD22、CD4、CD8，为异常 T 细胞；白血病融合基因 *HOX11* 阳性；Ph⁺ 样基因筛查阴性；染色体：未见明显分裂象；全腹彩超示肝脾大；双侧颈部 + 锁骨上 + 腋窝 + 腹股沟淋巴结彩超提示双侧颈部、腋窝、腹股沟及左侧锁骨上淋巴结肿大。

该患者诊断为 T 型急性淋巴细胞白血病(T-ALL)伴 *HOX11* 阳性。予 VICP 方案(长春新碱 4mg,每日 1 次,第 1 日;泼尼松 20mg,每日 3 次,第 1~4 日;环磷酰胺 2g,每日 1 次,第 1 日;去甲氧柔红霉素 15mg,每日 1 次,第 1~3 日)化疗一个疗程复查血象和骨髓象提示缓解。后遵医嘱入院化疗,每次化疗后复查血象提示缓解。患者目前状态为缓解。

2. **分析和讨论**　该病为成年女性,T-ALL 患者,符合 *HOX11* 基因阳性好发人群的特点。以出血、感染为首先表现,血常规提示白细胞明显升高、血小板显著降低。骨髓流式细胞免疫分析主要表达 T 细胞,在外周血涂片和骨髓片中可见典型的原始淋巴细胞。影像学检查提示骨髓、肝、脾有浸润,淋巴结肿大。白血病融合基因筛查示 *HOX11* 基因阳性。综合所有检查,患者诊断为 T-ALL 伴 *HOX11* 阳性。该患者采用 VICP 方案化疗,一个疗程后复查血象和骨髓象提示缓解,提示化疗敏感性较好。截至 2017 年 3 月,遵医嘱入院化疗 7 次,每次一个疗程,每次复查血象和骨髓象均提示缓解。该患者目前状态为缓解。因该基因突变预后较好,若在缓解后进行自体造血干细胞移植可使患者获得更大的生存受益。虽然 *HOX11* 基因阳性的 ALL 的成人患者单用化疗好,但有报道显示对于 *HOX11* 基因阳性的 ALL 儿童患者在临床上化疗后早期复发比较常见。因此,对于 *HOX11* 基因阳性的 ALL 儿童患者,要注意其危险度的重新划分。

(周华蓉　付海英　沈建箴)

参 考 文 献

1. 黄晓军,黄河.血液内科学 [M].第 2 版.北京:人民卫生出版社,2014.
2. 葛均波,徐永健.内科学 [M].第 8 版.北京:人民卫生出版社,2014.
3. Kenndy M A, Gonzalez-Sarmiento R, Kess U R, et al, a homeobox-containting T cell oncogene on human chromosome 10q24 [J]. Proc Natl Acad Sci USA, 1991, 88 (20): 8900-8904.
4. 张士恒,刘伶,高晖.急性淋巴细胞性白血病 *HOX11* 基因阳性复发 1 例 [J].中国社区医师(医学专业),2012,14(12): 292-293.
5. kaushansky.威廉姆斯血液学 [M].第 8 版,陈竺,陈赛娟译.北京,人民卫生出版社,2011.
6. 胡彩莲,柴忆环.*HOX11* 原癌基因的活化对儿童急性白血病预后的影响 [J].肿瘤,2007(12): 1006-1007.

第十三章　慢性髓系白血病急性嗜碱性白血病变

【概述】

慢性髓系白血病(chronic myelogenous leukemia,CML)是一种起源于造血干细胞的克隆性增殖性疾病,具有特征性的费城染色体(Philadelohia chromosome,Ph 染色体)。*Bcr/Abl* 融合基因编码的具有异常酪氨酸激酶活性的 p210 BCR-ABL 融合蛋白与 CML 的发病有关。近年来,采用酪氨酸激酶抑制剂治疗,CML 的预后有明显改观,但 80% 以上的患者有 Ph 以外的其他染色体异常,造成 CML 的急性变。CML 可以向髓系和淋巴系急变。急变期患者对各种治疗反应差,预后不佳。

【病因和发病机制】

1. **原始细胞危象的干细胞**　在 CML 的慢性期存在着多克隆正常造血干细胞和 CML 干细胞之间的相互作用,同时在疾病的急性期额外出现了第三个干细胞池(第二个肿瘤干细胞池),启动并维持了 CML 的加速期和原始细胞危象。

2. **分子和遗传学改变**　至少经过以下 7 个分子过程:①成熟停滞;②基因组监测失败;③不能进行有效 DNA 修复;④突变子表型出现;⑤端粒缩短;⑥肿瘤抑制因子功能缺失;⑦未知因素。已经鉴定到约有 50 个基因可能在 CML 加速期和急变期中发挥作用,包括通过基因表达谱分析所确定的与慢性期相比在加速期明显失调的基因,如 WNT/β-catenin 和 JunB 信号通路相关基因。

3. **酪氨酸激酶抑制剂对疾病进展速度的影响**　虽然该药物治疗的进步显著延长了慢性期向加速期和原始细胞危象的发展,但这种转变的风险仍然存在。因为在实验条件下,经 BCR-ABL 酪氨酸激酶抑制剂处理的 CML,干细胞未发生凋亡。临床上如果中断酪氨酸激酶治疗,几乎所有患者的复发风险会明显增加。

【临床表现】

临床表现包括无法解释的发热、骨痛、乏力、盗汗、体重减轻、体力下降、关节痛、与脾大和脾梗死有关的左上腹疼痛。这些特征在加速期实验室证据出现前几周便可出现。可以在淋巴外或髓外部位形成一些含有 *Bcr-Abl* 阳性原始粒细胞或原始淋巴细胞的局限性或弥漫性淋巴结肿大或不断增大的肿块。尽管先前治疗有效,也可出现血细胞计数和脾大对治疗反应不佳。在嗜碱性急变的患者中,则出现由于产组胺过多引起的症状。

以上表现可以相继或同时出现。疾病转化开始的时间、急变的出现时间及其临床表现都无法预测。

【实验室检查】

1. 细胞形态学

(1)血象和骨髓象:在急变期原始细胞达 20%~90%。原始细胞的形态可是髓系或淋系的,中幼粒细胞数量减少,低分叶中性粒细胞和其他的畸形变化会变得更加明显,嗜碱性粒细胞数增加,常占到整个白细胞的 20%~80%,血小板计数减少低至小于 $100 \times 10^9/L$,巨大血小板、小巨核细胞和巨核细胞碎片会进入外周血。骨髓检查的结果差异很大,有一系、二系或三系细胞形态异常改变;原始细胞增至 10% 以上;骨髓细胞形态学类似于亚急性粒-单核细胞白血病;或者,在极端情况下因原始细胞过度转化,使原始细胞计数大于 30%,网状纤维明显增加,少数情况下会发展成严重的网状纤维化和胶原纤维化(图 13-1、图 13-2)。

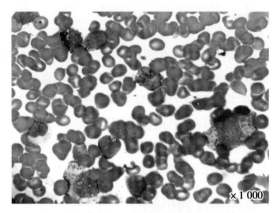

图 13-1　骨髓幼稚嗜碱性粒细胞(瑞士染色)

(2)细胞化学染色:细胞过氧化物酶染色(peroxidase stain,POX)、特异性酯酶均呈阴性,甲苯胺蓝染色、糖原染色(periodic acid-schiff stain,PAS)阳性(图 13-3)。

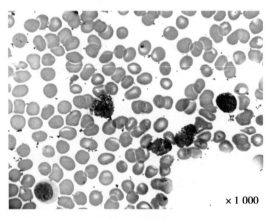

图 13-2　外周幼稚嗜碱性粒细胞(瑞士染色)

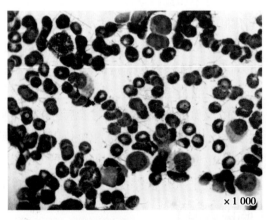

图 13-3　骨髓幼稚嗜碱性粒细胞(POX 染色)

2. 细胞免疫学
可有 CD13、CD68、CD33、MDO、HLA-DR 等髓系表型表达。

3. 遗传学及分子生物学检验
慢性粒细胞白血病急性嗜碱性粒细胞白血病变最常见

的附加染色体异常为 inv(17q)。+8、8 号染色体四体、+19、+20、+21、+22、超二倍体(47~50
条)等附加染色体畸变等也有个案报道。

【诊断和鉴别诊断】

1. 国内分期标准

(1)加速期:具有下列之二者,考虑本期。

1)不明原因的发热、贫血、出血加重和/或骨骼疼痛。

2)脾脏进行性肿大。

3)非药物引起的血小板进行性降低或增高。

4)原始细胞(Ⅰ型 + Ⅱ型)在血和/或骨髓中>10%。

5)外周血嗜碱性粒细胞>20%。

6)骨髓中有显著的胶原纤维增生。

7)出现 Ph 以外的其他染色体异常。

8)对传统的抗 CML 药物治疗无效。

9)CFU-GM 增生和分化缺陷,集簇增多,集簇与集落比值增高。

(2)急变期:具有下列之一者可诊断本期。

1)原始细胞(Ⅰ型 + Ⅱ型)或原淋巴细胞 + 幼淋巴细胞或原单核细胞 + 幼单核细胞在
外周血或骨髓中>20%。

2)外周血原始细胞 + 早幼粒细胞>30%。

3)骨髓中原始粒细胞 + 早幼粒细胞>50%。

4)有髓外浸润。

此期临床症状、体征比加速期更恶化,CFU-GM 培养呈小簇生长或不生长。

2. WHO 分期标准

(1)加速期:具有下列一项或以上者。

1)外周血白细胞和/或骨髓中有核细胞中原始细胞占 10%~19%。

2)外周血嗜碱性粒细胞>20%。

3)与治疗无关的持续性血小板减少($<100 \times 10^9$/L)或治疗无效的持续性血小板增多
($>1\,000 \times 10^9$/L)。

4)治疗无效的进行性白细胞数增加和脾大。

5)细胞遗传学有克隆改变。

病态巨核细胞伴有网硬蛋白或胶原蛋白增加和/或有重度病态粒细胞应考虑加速期。
但此点并未经大量临床研究证明是加速期的独立标准,却往往与上述特点之一或数点共存。

(2)急变期:具有下列一项或以上者。

1)外周血白细胞或骨髓中有核细胞中原始细胞占 20%。约 70% 患者为急性髓细胞白
血病变,可以是中性粒细胞、嗜酸性粒细胞、嗜碱性粒细胞、单核细胞、红细胞或巨核细胞的
原始细胞,20%~30% 为急性淋巴细胞白血病变。

2）髓外浸润：常见的部位是皮肤、淋巴结、脾、骨骼或中枢神经系统。

3）骨髓活检示原始细胞大量聚集或成簇。如果原始细胞在骨髓呈局灶性聚集，即使其余部位的骨髓活检示慢性期，仍可诊断为急变期。

3. 诊断标准　慢性髓系白血病急性嗜碱性白血病变至今无统一的诊断标准，出现以下情况可考虑为嗜碱变：

（1）患者可表现为与骨髓衰竭相关的临床特点，外周血可有或没有原始细胞。另外，可有皮肤累及、器官肿大、溶骨性损害和高组织胺血症相关症状。

（2）外周血和骨髓中的原始细胞中等大小，核质比高，胞核卵圆形、圆形或双叶核，染色质弥漫，有 1~3 个显著的核仁。胞质中度嗜碱性，含有数量不等的粗大嗜碱颗粒。异染性染料染色呈阳性。可有胞质空泡。成熟嗜碱性粒细胞常少见。可有红系细胞发育异常。电镜下显示颗粒含有嗜碱性粒细胞前体细胞的特征性结构。它们含有一种致密电子颗粒物质，内部一分为二，例如呈一个"θ"字母样或含有呈卷形或板层排列的结晶状物质，后者是更典型的肥大细胞特征。在同一不成熟细胞中可观察到嗜碱性粒细胞颗粒和肥大细胞颗粒同时存在。最特征性的细胞化学反应是甲苯胺蓝异染性阳性。另外，原始细胞酸性磷脂酶染色常呈弥散性阳性，有些病例 PAS 反应呈"块状"或"湖状"阳性；光镜下原始细胞 SBB、MPO、CAE 和 NSE 常阴性。骨髓活检示骨髓被弥漫性原始细胞取代。

（3）白血病原始细胞表达髓系标志如 CD13 和 / 或 CD33，并且 CD123、CD203c 和 CD11b 常阳性。但其他单核细胞标志阴性。原始细胞可表达 CD34，且与正常嗜碱性粒细胞不同的是，HLA-DR 可阳性，但 CD117 阴性。免疫表型检测异常肥大细胞表达 CD117，肥大细胞类胰蛋白酶和 CD25 阳性可将肥大细胞白血病与急性嗜碱性粒细胞白血病区别开来。原始细胞常表达 CD9，有的病例胞膜 CD22 和 / 或 TdT 阳性。其他胞膜和胞质淋系细胞相关标志通常阴性。

（4）目前并未被认为是存在特定染色体变化而导致的疾病发生，可有 t（9;22）（q34;q21.2）、t（2;6）（q23.4;p22.3）、del（12）（p11）、单体 7、t（6;22）（q13;p13.3）的常见细胞核型变化。

4. 鉴别诊断

（1）慢性髓细胞白血病急粒变血小板正常更多见，外周血嗜酸性粒细胞及嗜碱性粒细胞比例增高，骨髓增生极度活跃，各期细胞均可见，原始及早幼粒细胞明显升高，NAP 积分多正常。

（2）慢性髓细胞白血病急性淋巴细胞白血病变均可出现 *Bcr-Abl* 融合基因阳性，主要不同在于外周血早幼粒细胞、嗜酸性粒细胞及嗜碱性粒细胞增多，同时结合病史及临床表现相鉴别。

（3）嗜碱性粒细胞白血病可有贫血、血小板减少、脾大，骨髓检查发现未成熟的嗜碱性粒细胞，血片和骨髓中找到畸形细胞，如不典型巨核细胞或畸形肥大细胞。出现可能继发于嗜碱性粒细胞白血病的心脏或肺部的临床表现，并有血清类胰蛋白酶或维生素 B_{12} 的显著升高。

【治疗】

以往 CML 急变期的治疗与急性白血病的诱导方案类似,但缓解率低。自达沙替尼问世以来,其便可以联合米托蒽醌加依托泊苷或阿糖胞苷治疗髓系急变的患者。

骨髓移植仍是目前唯一可治愈的方法,有些患者就此可以获得长期生存,其 3 年无病生存率为 15%~20%。

【典型病例简析】

1. 病历摘要　患者,男,33 岁,以"患慢性髓细胞白血病 8 年,入院化疗"为主诉入院。入院前 8 年无明显诱因出现乏力、四肢酸软,渐有面色苍白,头晕伴体重减轻,无发热、咳嗽、咳痰,无恶心、呕吐,无心悸、胸闷、气促,无腹痛、腹泻、黑便,无尿频、尿急、尿痛,无皮肤青紫、鼻出血,无全身关节疼痛,就诊我院,经血象和骨髓象检查诊断为慢性髓细胞白血病,予干扰素、羟基脲治疗,自述白细胞控制尚可,2 年半前开始规则服用伊马替尼 400mg、每日 1 次治疗,其后定期门诊随诊,并多次复查骨穿提示慢性期,服用半年后查血常规示 WBC 54.69×10⁹/L,骨髓常规示有核细胞增生明显活跃,粒系 68.5%,红系 23%,粒 / 红比例 3:1;原早幼粒细胞占 8.0%,嗜碱性粒细胞占 8.0%;红系增生,以中晚幼红细胞为主;淋巴细胞比例降低,单核细胞大致正常。慢性髓细胞白血病(慢性期),染色体未见分裂象,继续予口服伊马替尼 400mg(每日 1 次)和羟基脲治疗,复查血常规示 WBC 14×10⁹/L,骨髓常规示慢性髓细胞白血病加速期,染色体:46,XY,t(9;22)(q34;q11)[10];46,XY,t(9;22)(q34;q11),13p+,t(11;22)(q13;q11)[7];6,XY,[3]。考虑伊马替尼治疗后出现耐药,血液学未缓解改用达沙替尼治疗。此后规律服用达沙替尼半年,查血常规示 WBC 100×10⁹/L,Hb 81g/L,PLT 36×10⁹/L;免疫分型示 CD13⁺、CD15⁺、CD33⁺、CD117⁺、HLA-DR⁺,胞质 MPO⁺;*Bcr-Abl* 融合基因示 2.26×10⁶copies/ml;骨髓常规示骨髓增生活跃至明显活跃,粒系占 87.5%,红系占 6.5%;粒系增生明显活跃,中性粒系比例减低,嗜碱粒系比例明显增高;红系增生受抑,成熟红细胞大小不等,部分中心淡染区扩大;淋巴细胞比例减低。诊断慢性髓系白血病嗜碱性白血病变,继续予尼洛替尼治疗半年余,复查血象及骨髓象提示未缓解。因经济原因,患者要求自动出院。

2. 分析和讨论　该例患者的特征是:①中年男性,慢性病程;②乏力、贫血、消瘦;③血常规示白细胞升高;④骨髓检查:增生活跃至明显活跃,粒系增生明显活跃,嗜碱粒系比例明显增高,红系增生受抑,淋巴细胞比例减低;⑤免疫分型:CD13、CD33、HLA-DR 阳性;⑥细胞遗传学:除有 Ph⁺ 染色体外,还有附加染色体异常。故可确诊为慢性髓系白血病嗜碱性白血病变。先后应用一代、二代 TKI 治疗 3 年余,仍不能达到缓解说明其疾病的恶性度高,预后差。

(刘庭波)

参 考 文 献

1. Calabretta B, Perrotti D. The biology of CML blast crisis [J]. Blood, 2004, 103 (11): 4010-4022.

2. 李艳红, 应永意, 丁思奇, 等. 慢粒急变的少见类型——嗜碱性粒细胞白血病 3 例 [J]. 白血病, 1998, 7 (2): 120-121.

3. 张之南, 沈悌. 血液病诊断及疗效标准 [M]. 第 3 版. 北京: 科学出版社, 2007.

4. 陈竺. 威廉姆斯血液病学 [M]. 第 8 版. 北京: 人民卫生出版社, 2011.

5. 鞠蕾, 张纯. 嗜碱性粒细胞白血病的诊断与治疗进展 [J]. 国际输血及血液学杂志, 2016,39(2): 154-157.

第十四章　混合表型急性白血病

【概述】

2008年，世界卫生组织（WHO）发布的造血和淋巴组织肿瘤分类标准中，将同时具有两个系列以上免疫表型、不能归为急性髓系白血病（AML）或急性淋巴细胞白血病（ALL）的原发性急性白血病归为一个独立的白血病类型：混合表型急性白血病（mixed phenotype acute leukemia，MPAL）。另外，WHO 2008 参照 AML、B-ALL 诊断标准结合临床和遗传学特征将 MPAL 分为五个亚型：①MPAL 伴 t(9;22)/*Bcr-Abl*；②MPAL 伴 t(v;1lq23)/*MLL* 基因重排；③M/B-MPAL 非特指型；④M/T-MPAL 非特指型；⑤MPAL 非特指型的罕见类型；将既表达 T 细胞相关抗原（如 CD7、CD4 甚至 CyCD3 等）又表达 CD56、CD57 或 CD16 等 NK 细胞抗原的"NK 细胞淋巴母细胞白血病/淋巴瘤"作为"暂定"病种归入 MPAL。每个病种占白血病（AL）的构成比均低于 1%。MPAL 仅指原发性 AL，不包括 CML 急变、MDS 转化和治疗相关的 AL。伴 t(8;21)、t(15;17) 和 inv(16) 及 t(16;16) 等特异细胞遗传学异常的，即使符合 MPAL 的诊断，也不归入 MPAL。

【病因和发病机制】

MPAL 确切病因和发病机制尚未明确，考虑与大多数其他类型的急性白血病相似：①环境因素，如辐射、苯、烷化剂；②遗传方式改变，在大多数病例中可见，常见的改变有 t(9;22)/*Bcr-Abl*、t(v;1 lq23)/MLL。

【临床表现】

1. **发病人群**　成人及儿童均有报道，国内部分医院报道男女发病率比为 3:1。
2. **症状**　贫血、出血、感染、白细胞浸润与其他类型白血病相似，其中发热、贫血症状较明显。部分报道示发病时即伴有脏器肿大、淋巴结肿大或合并中枢神经系统浸润。

【实验室检查】

1. **血象和骨髓象（细胞形态学）**　MPAL 患者均有不同程度贫血，血小板减少，部分外周血可出现原粒及原幼淋细胞。骨髓细胞形态学上增生活跃或明显活跃，可发现大小不等的两群白血病细胞群,表现髓系和淋系增生,原粒＋原幼淋细胞＞20%,可见 Auer 小体(图 14-1、图 14-2)。

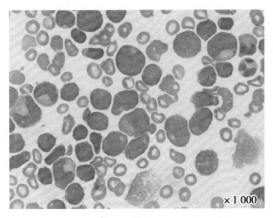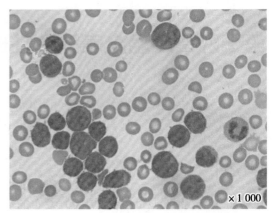

图 14-1　混合表型急性白血病骨髓涂片　　　图 14-2　混合表型急性白血病外周血涂片
（瑞士染色）　　　　　　　　　　　　　　　（瑞士染色）

2. 细胞免疫学

(1) 细胞化学染色:POX、PAS、NAS-D-AE 均有不同程度阳性;加 NaF 后部分可被抑制,少数 NAS-D-CE 阳性(图 14-3、图 14-4)。

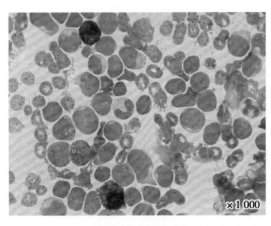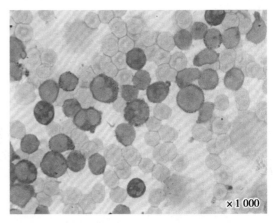

图 14-3　混合表型急性白血病骨髓涂片(POX 染色)　　图 14-4　混合表型急性白血病骨髓涂片(PAS 染色)

(2) 免疫学检验:MPAL 可表达 2~3 个淋系抗原(T 和 B)及 1~2 个髓系抗原,并表达 HLA-DR;且原始细胞中可见 Auer 小体。髓系抗原系列包括:CD13,CD14,CD33,CD64;B 淋系列包括:CD10,CD19,CD20,CD22;T 淋系列包括:CD2,CD5,CD7;祖细胞标志包括:CD34,HLA-DR。

3. 遗传学及分子生物学　MPAL 无特异性染色体异常,常见的改变有 t(9;22)/*Bcr-Abl*、t(v;1 1q23)/MLL,其中伴有 t(9;22)(q34;q11)/*Bcr-Abl* 融合基因的 MPAL 被列为一独立亚型(Ph⁺MPAL)。

【诊断和鉴别诊断】

混合表型急性白血病的幼稚细胞形态不典型,或者同时合并几种不同的细胞;细胞形态异形性大,不易辨认属于哪一类或几类细胞,因而诊断与鉴别诊断不能仅分析形态学的特点,更需要依靠免疫学检查作为诊断证据。表 14-1 是用于混合表型急性白血病诊断的免疫指标及其积分系统。表 14-2 为 WHO 2008 MPAL 诊断标准。

表 14-1　混合表型急性白血病免疫分类的标志积分系统(1998)

积分	B- 淋巴系 *	T- 淋巴细胞系 *	髓系 *
2	Ccd79A CIgM Ccd22	c/m CD3 抗 TCR	MPO
1	CD19 CD20 CD10	CD2 CD6 CD8 CD10	CD117 CD13 CD33 CD65
0.5	TdT CD24	TdT CDT CD1a	CD14 CD15 CD64

注:* 每一系积分>2 分时有意义。

表 14-2　WHO 2008 MPAL 诊断标准

髓系
MPO(检测手段包括:或单核细胞系分化标记流式细胞技术、免疫组织化学、细胞化学)(至少包含以下 2 种:NSE,CD11c,CD14,CD64,溶菌酶)

T 细胞系
胞质 CD3(流式细胞单克隆抗体标记 CD3ε 链;免疫组化多克隆 CD3 抗体因其亦可检测 CD3ζ 链非 T 细胞特有)或表面 CD3(MPA 中少见)

B 细胞系
强表达 CD19+ 强表达 CD79a、胞质 CD22、CD10 其中一个或
弱表达 CD19+ 强表达 CD79a、胞质 CD22、CD10 其中两个

【治疗】

成人 MPAL 对化疗药物反应差,完全缓解率低,生存期短,故主张用较强的化疗方案,甚至异基因骨髓移植。联合 AML+ALL 的方案如米托蒽醌 / 去甲氧柔红霉素 + 长春新碱 + 阿糖胞苷 + 糖皮质激素(MOAP/IOAP)进行诱导,年龄偏大的患者可采用阿克拉霉素 + 低剂量阿糖胞苷(Ara-C)+ 粒细胞集落刺激因子(CAG)方案进行诱导治疗。有合适供体者采用异基因造血干细胞移植(allogeneic hematopoietic stem cell transplantation,allo-HSCT)进行巩

固;无合适供体者则进行巩固化疗,选择原方案或大剂量甲氨蝶呤或 Ara-C 等。部分患者在诱导和巩固阶段联合应用伊马替尼或达沙替尼等酪氨酸激酶抑制剂(TKI)。所有患者建议均按常规进行鞘内注射,防止中枢神经系统白血病。一些研究者建议,根据淋系和髓系细胞的生化(药物反应)形式之间的平衡来调整药物治疗方案。

但是,伴有低分化细胞相关抗原 CD34、HLA 或 CD7 表达的 MPAL 对治疗反应差。特别是 CD7$^+$ 预后不佳,CD14$^+$ 预后也较差,CD14$^+$ CD7$^+$ 预后更差。初诊时高白细胞计数是独立的预后不良因素,而与性别、年龄等因素无关。*IKZF1* 缺失预示生存期短和易复发,也是预后不良的因素之一。

【典型病例简析】

1. 病历摘要 患者,女,33 岁,以"反复面色苍白、乏力 20 天,发热、咳嗽 10 天"为主诉入院。入院前 20 天无明显诱因出现乏力、面色苍白,平素体力活动轻度受限,无发热、畏冷、寒战,无咳嗽、咳痰,无腹痛、腹胀、腹泻,无皮肤青紫、牙龈出血,无全身骨骼疼痛,无脱发、皮疹、光过敏等不适,未予重视,未诊治。症状逐渐加重,10 天前出现发热,体温最高达39.0℃,伴咳嗽、咳黄痰,就诊当地医院,查血常规示白细胞 56.7×10^9/L,血红蛋白 43g/L,血小板计数 67×10^9/L,分类:中性粒细胞占 8%,淋巴细胞占 75%,幼淋细胞占 17%;骨髓常规示幼淋细胞占 67.5%;胸部 CT 示左下肺大片状阴影,考虑炎症;予抗感染后体温较前下降,咳嗽、咳痰稍缓解,自发病以来,精神、食欲、睡眠尚可,大小便正常,体重无明显改变。

入院体检:体温 36.8℃,脉搏 88 次/min,呼吸 20 次/min,血压 105/65mmHg。神志清楚,贫血外观,全身皮肤苍白,全身皮肤散在瘀点、瘀斑,无黄染、皮疹。全身浅表淋巴结未触及肿大。咽无充血,双侧扁桃体无肿大。胸骨中下段压痛。双肺呼吸音粗,未闻及明显干湿啰音。心律齐,各瓣膜区听诊未闻及杂音。全腹软,无压痛、反跳痛,双下肢无水肿。神经系统查体未见阳性体征。

入院后完善骨髓常规示急性混合细胞白血病;骨髓流式细胞免疫分型示 90.1% 细胞(占全部有核细胞)表达 CD10、CD19、CD22、HLA-DR、CD34、CD13、CD33、CD15、CD38、胞质 MPO、胞质 CD79a。考虑混合表型急性白血病;骨髓染色体检查:46 XX(4);骨髓病理 HE 染色及 PAS 染色提示急性淋巴细胞白血病(B 细胞):MF-0 级。免疫组化(immunohistochemical,IHC):CD20^{++}、PAX-5^{+++}、CD99^{+++}、CD10^{+++}、TdT^{+++}、CD3$^±$、CD5$^±$、CD117$^-$;白血病相关融合基因均阴性;该患者诊断为混合表型急性白血病。予以 VICLP 方案化疗(长春地辛 4mg,第 1、8、15、22 日;伊达比星 10mg,第 1~3 日;环磷酰胺 1.2g,每日一次,第 1 日;门冬酰胺酶 1 万 U,第 11、14、17、20、23、26 日;泼尼松 20mg,每日 3 次,第 1~14日),化疗一个疗程后血象较前稍恢复,复查骨髓象缓解,患者继续随访中。

2. 分析和讨论 该患者为中年女性,急性起病,临床表现与其他分型的急性白血病相比并无明显不同,根据 MICM 诊断标准,患者骨髓流式细胞免疫分型有髓系、淋系细胞同时受累,骨髓病理示急性淋巴细胞白血病(B 细胞),可记作 MY+ALL,根据淋系和髓系细胞的生化形式之间的平衡,给予 VICLP 方案化疗,1 个疗程后血象较前稍好转,提示化疗效果可,患者表达 HLA-DR、CD34 低分化细胞相关抗原，对化疗反应较差。

（刘庭波）

参 考 文 献

1. SWERDLOW S H, CAMPO E, HARRIS N L, et al. WHO classification of tumors of haematopoietic and lymphoid tissues [M]. 4th ed. Lyon: IARC, 2008.

2. Catov sky D, Matutes E, Buccheri V, et al. A classification of acute leukaemia for the 1990s [J]. Ann Hematol, 1991, 62: 16.

3. 张诚, 陈幸华. 急性混合细胞白血病诊断及疗效的临床研究 [J]. 第三军医大学学报, 2007, 29 (19): 1896-1899.

4. 张之南, 沈悌. 血液病诊断及疗效标准 [M]. 第 3 版. 北京: 科学出版社, 2007.

5. Martinelli G, Iacobucci I, Storlazzi C T, et al. IKZF1 (Ikaros) deletions in *Bcr-Abl*-positive acute lymphoblastic leukemia are associated with short disease-free survival and high rate of cumulative incidence of relapse: a GIMEMA AL WP report [J]. J Clin Oncol, 2009, 27 (31): 5202-5207.

6. 颜灵芝, 陈苏宁, 平娜娜, 等. 15 例成人 Ph 染色体和 / 或 *Bcr-Abl* 阳性混合表型急性白血病的临床及实验室特征分析 [J]. 中国实验血液学杂志, 2013, 21 (5): 1116-1120.

第二篇
少见出凝血疾病

第十五章　血栓性血小板减少性紫癜

【概述】

血栓性血小板减少性紫癜(thrombotic thrombocytopenic purpura,TTP)是一种罕见的微血管血栓出血综合征,其病理生理特征是:由于血管性血友病因子(vonwillebrand factor,vWF)裂解蛋白酶(a disintegrin and metalloprotease with thrombospondin 1 repeats,ADAMTS13)活性缺乏,导致广泛微血管内血栓形成,引发了机械性微血管病性溶血、血小板消耗性减少、微循环功能障碍,最终造成多器官损害(如中枢神经系统、肾脏等)。临床主要表现为"五联征":微血管病性溶血性贫血、血栓性血小板减少、神经精神症状、肾损害和发热。TTP分为遗传性和获得性两种,后者根据有无原发病分为特发性和继发性。20世纪90年代国外统计的发病率约为3.7/100万,国内尚未见到相关的流行病学统计。本病任何年龄均可发病,多为20~60岁,中位年龄35岁,女性多见,无地域或种族的差异。TTP起病急骤,病情险恶,如不能及时诊治,病死率高达95%。目前通过血浆置换、利妥昔单抗、糖皮质激素治疗,其病死率已逐渐下降到10%~20%。

【病因和发病机制】

TTP患者血浆中ADAMTS13活性下降甚至缺乏是TTP发病的中心环节,不能正常降解大分子vWF多聚体和超大型vWF多聚体(ultra-large vWF,UL-vWF),导致微血管阻塞、内皮细胞受损、血小板异常活化而引起血栓形成、微血管病性溶血、血小板消耗性减少、微循环功能障碍、造成多器官损害。当残存ADAMTS13在阻塞部位聚集,则UL-vWF可能被裂解,在纤溶系统的作用下,血管可再通,临床症状体征可消失。因此神经精神症状、肾脏损害表现为一过性、反复性、多变性、多样性,为血栓性血小板减少性紫癜的临床特点。

1. **血管内皮细胞受损** 致病因素损伤血管内皮细胞,使其发生活化、凋亡、分泌功能异常,如内皮细胞黏附分子表达升高、白细胞介素6(IL-6)、vWF异常释放。最新研究认为内皮细胞受损后常表现为活化,凋亡少见,但两者均参与了TTP的发生发展。

2. **vWF质量异常** vWF是一种主要由内皮细胞分泌的具有参与血小板黏附和运载凝血因子Ⅷ功能的多聚体。血管损伤、多种激动剂(如肾上腺素、凝血酶等)均可刺激内皮细胞产生 UL-vWF,vWF 多聚体越大,介导血小板黏附内皮细胞表面的能力活性越强,甚至可直接介导血小板之间的聚集。

3. **ADAMTS13 缺陷**　vWF 裂解蛋白酶是基质金属蛋白酶家族的第 13 位成员,命名为 ADAMTS13。ADAMTS13 由肝脏星状细胞和内皮细胞合成,除直接酶解 vWF 外,其羧基端还能通过自由巯基化方式直接抑制血小板聚集。

(1)*ADAMTS13* 基因缺陷:遗传性 TTP 是编码 ADAMTS13 的基因突变,先天性 ADAMTS13 活性缺乏所致。

(2)抗 ADAMTS13 自身抗体生成及补体的激活:①原发性 TTP 约占 TTP 患者的 77%,病因不明,多数与自身免疫紊乱有关,94%~97% 患者血浆中可检测出抗 ADAMTS13 自身抗体,多为 IgG,也有 IgM 和 IgA 型。②继发性 TTP 常见病因有自身免疫病(多为系统性红斑狼疮)、感染、药物、恶性肿瘤、妊娠、造血干细胞移植等,目前认为其发病机制多与致病因素诱导抗 ADAMTS13 抗体形成(如噻氯匹定诱导的抗体)或通过多途径损伤内皮细胞(如氯吡格雷导致的内皮损伤)有关。而造血干细胞移植相关 TTP 患者 ADAMTS13 往往不低,可能与内皮细胞损伤或凋亡有关。③多数学者认为抗体的产生与基因易感性和环境共同作用导致机体免疫紊乱有关。④一方面 ADAMTS13 与自身抗体形成抗原抗体复合物、vWF 与血小板形成的巨大多聚体均可沉积于血管壁,激活补体系统;另一方面 TTP 急性发作期患者血管内皮可检测出大量补体沉积、血浆中补体活化成分增多,均提示补体参与了 TTP 发病。

4. **血小板异常活化**　急性 TTP 患者血液中某些异常成分可刺激血小板异常活化,导致血小板黏附、聚集,参与 TTP 的发生发展。

【临床表现】

1. **发热**　90% 以上患者出现发热,其可能原因是:①合并感染;②体温调节中枢功能紊乱;③组织坏死;④溶血产物的释放;⑤免疫反应、抗原抗体复合物等使巨噬细胞、粒细胞受损,释放出内源性致热原。

2. **出血**　血小板减少程度不同,出血表现不一,轻者可仅有瘀点、瘀斑,严重者可并发消化道出血、肺间质出血、颅内出血,预后较差。

3. **微血管病性溶血性贫血**　常为轻中度贫血、黄疸、肝脾大,偶可见雷诺现象。

4. **神经精神症状**　表现为头痛、意识紊乱、失语、惊厥、视觉症状、谵妄、偏瘫、局灶性感觉或运动障碍等,可为首发症状,以发作性、一过性、反复性、多变性为特点,其严重程度与预后相关。

5. **肾脏损害**　肾脏损害程度轻重不一,反复发作蛋白尿、血尿、管型尿,血尿素氮、肌酐升高,甚至急性肾功能衰竭。

【实验室检查】

1. **血常规检查**　贫血、血涂片可见异形红细胞及红细胞碎片(>2%)、网织红细胞计数大多增高、游离血红蛋白增高;血小板计数显著降低,半数以上患者 PLT<20×10⁹/L。

2. **出凝血检查**　出血时间正常、束臂试验阳性,PT、APTT 及纤维蛋白原检测正常,偶有纤维蛋白降解产物轻度升高。

3. **血浆 ADAMTS13 活性及 ADAMTS13 抑制物检查**　遗传性 TTP、特发性 TTP 患者 ADAMTS13 活性均显著下降,常<5%,特发性 TTP 常伴 ADAMTS13 抑制物阳性;继发性 TTP 患者 ADAMTS13 活性多无明显变化,继发性 TTP 常有抗 ADAMTS13 抗体形成。

4. **血生化检查**　间接胆红素和血清乳酸脱氢酶(LDH)增高且与疾病病程和严重程度相平行。血尿素氮及肌酐不同程度升高。

5. **尿常规**　可有蛋白尿,尿中可以出现红细胞、白细胞和各种管型。

6. **溶血检查**　红细胞寿命明显缩短,血清游离血红蛋白升高,血清结合珠蛋白下降,尿胆原阳性,抗球蛋白试验(Coombs test)阴性。

7. **骨髓象**　红系显著增生,巨核细胞数正常或增多,多数为幼稚巨核细胞,伴成熟障碍。

【诊断和鉴别诊断】

血小板减少、微血管病性溶血性贫血、中枢神经系统症状,且神经精神症状、肾脏损害表现为一过性、反复性、多变性、多样性,此为血栓性血小板减少性紫癜的临床特点。外周或骨髓血涂片见大量异形红细胞及碎片(>2%)是微血管病性溶血的有力证据。目前诊断无"金标准",上述 2 个特征强烈提示 TTP。

1. **诊断标准**　一般认为 TTP 诊断需具备以下各点:

(1)具备 TTP 临床表现:如微血管病性溶血性贫血、血小板减少、神经精神症状"三联症",或具备血栓性血小板减少、微血管病性溶血性贫血、神经精神症状、肾损害和发热的"五联症"。

(2)典型的血细胞计数变化和血生化改变:贫血、血小板计数显著降低,外周血涂片破碎红细胞增高;血浆游离血红蛋白增高,血清乳酸脱氢酶明显升高。凝血功能检查基本正常。

(3)血浆 ADAMTS13 活性显著降低,在特发性 TTP 患者中常检出 ADAMTS13 抑制物。继发性 TTP 患者此项可正常。

(4)排除溶血尿毒综合征(hemolytic uremic syndrome,HUS)、弥散性血管内凝血(DIC)、溶血、肝酶升高及血小板减少综合征(syndrome hemohytic anemia,elevated liver function and low platelet count syndrome,HELLP)、Evans 综合征、子痫等疾病。

2. **鉴别诊断**　TTP 主要需与 DIC、HUS、HELLP、Evans 综合征鉴别。HUS 与 TTP 的关系目前仍存在争议。TTP 与 HUS 的鉴别可以通过 ADAMTS13 的活性检测区分,前者 ADAMTS13 活性多有严重缺乏,后者 ADAMTS13 活性只是轻度或中度降低,但有学者主张不必细分二者,因为这两种疾病目前治疗上都采用血浆置换疗法,故常被合称为 TTP-HUS 综合征。DIC、HUS、HELLP、Evans 综合征与本病的鉴别详见表 15-1。

表 15-1　TTP 与其他疾病鉴别

	Evans 综合征	HELLP	DIC	HUS	TTP
发热	−	−	+/−	+/−	+/−
肾损害	−	+/−	+/−	+++	+/−
精神症状	−	+/−	+/−	+/−	+++
高血压	−	+/−	−	+/−	+/−
肝损害	−−	+++	+/−	+/−	+/−
溶血	+	++	+	+++	+++
抗球蛋白试验	+	−	−	−	−
凝血异常	−	+/−	+++	−	−
血小板减少	+	++	+++	++	+++

【治疗】

1. **治疗原则**　本病进展快、病情凶险、死亡率高。怀疑本病时,应尽快开始积极治疗。治疗措施首选血浆置换治疗,其次可选用新鲜冰冻血浆输注和药物治疗。血小板输注可加重病情,无论疑似和确诊病例,输注血小板均应十分谨慎,仅在患者因血小板减少危及生命时才考虑使用。

2. **治疗方案**

(1)血浆置换疗法:为首选治疗,选择新鲜冰冻血浆或新鲜血浆,血浆置换量推荐为40~60ml/(kg·d),或每次 2 000ml,每日 1~2 次,直至症状缓解、血小板及乳酸脱氢酶恢复正常且持续时间超过 2 天后,方可考虑停止或延长置换间隔。遗传性 TTP 或无条件行血浆置换治疗的患者,可选择输注新鲜冰冻血浆或新鲜血浆,参考用量为 20~40ml/(kg·d),需注意液体平衡。继发性 TTP 患者血浆置换疗效较差,需及时加用利妥昔单抗等免疫抑制剂。肾功能衰竭患者可同时联合血液透析治疗。

(2)免疫抑制治疗

1)糖皮质激素:急性期静脉使用地塞米松(10~15mg/d)或甲泼尼龙(200mg/d)维持 3~5日,后过渡至泼尼松 1mg/(kg·d),病情缓解后减量至停用。

2)长春新碱或其他免疫抑制剂:可减少特发性 TTP 患者自身抗体产生。

3)抗 CD20 单克隆抗体:复发和 / 或难治性或高滴度抑制物的特发性 TTP 患者可尝试联合使用利妥昔单抗减少体内抗 ADAMTS13 抗体生成,降低复发率。推荐剂量为每周375mg/m^2,连用 7 周。

(3)免疫球蛋白:免疫球蛋白治疗效果不及血浆置换疗法,适用于血浆置换无效或多次复发的病例。

(4)其他治疗

1)脾切除:血浆置换无效或多次复发可选择。

2)严重贫血可输注浓缩红细胞。

3)抗血小板药物:病情稳定后可选用潘生丁和／或阿司匹林,对减少复发有一定作用。

3. 新药治疗

(1)抗 C5 单克隆抗体(依库珠单抗,Eculizumab):目前已有研究表明该抗体对补体介导的血栓性微血管病疗效明确,而补体系统异常活化在 TTP 发病中扮演了重要角色,理论上对 TTP 治疗也有疗效,但目前尚没有研究直接证实依库珠单抗对获得性 TTP 有效。

(2)N- 乙酰半胱氨酸(N-acetyl-L-cysteine,NAC):NAC 因可降解黏蛋白多聚体而应用于呼吸系统疾病中,vWF 多聚体和黏蛋白多聚体有共同表位,由此可引起交叉反应,可能对 TTP 有疗效,NAC 不良反应较少、费用低廉。

(3)硼替佐米:近期硼替佐米被用于复发／难治 TTP 的治疗,推测其可能机制为抑制合成抗 ADAMTS13 抗体的浆细胞而发挥疗效。具体用法为 1.3mg/m^2 在第 1、4、8、11 日,每 21 日为 1 个疗程。

(4)基因重组 -*ADAMTS13*(R-ADAMTS13):获得性 TTP 的发病机制为 ADAMTS13 活性下降或缺失,使得 R-ADAMTS13 成为有前景的治疗措施。缺点是价格昂贵、疗效有剂量依赖性。

(5)抗 vWF 抗体的应用:TTP 患者微血管血栓形成的关键为 vWF A1 区与血小板膜糖蛋白 Ib(glycoprotein Ib,GPIB)结合,所以阻断 vWF A1 区可阻止微血管血栓形成。目前有针对 vWF A1 区的 3 种药物,即 ARC1779(Archemix)、GBR600、ALX-0681。其中 ALX-0681 为作用于 vWF A1 区的单链抗体,在动物实验显示可阻止血小板减少和溶血性贫血的发生,且无严重出血风险,可作为一种替代疗法应用于临床。

【典型病例简析】

1. **病历摘要** 患者,男,汉族,47 岁,因"头痛发热 10 余天,精神行为异常 3 天"收住入院。入院前 10 余天无明显诱因出现头痛,呈前额部持续性胀痛,伴发热,体温最高达 38.3℃,伴呕吐非血性胃内容物 1 次,曾就诊当地医院,对症治疗,上述症状较前稍缓解,但仍反复发作。3 天前患者开始出现缄默,时有躁狂、胡言乱语,无关节酸痛、皮疹、瘀点,无咳嗽、咳痰,无肢体偏瘫,为进一步诊治,就诊我院,急诊查头颅 CT 未见明显异常;血常规:白细胞计数 6.1×10^9/L,网织红细胞 18.4%,血红蛋白 78g/L,血小板 48.4×10^9/L;凝血功能:出血时间 13.3 秒、D- 二聚体 3.08ng/ml,余正常,遂拟"血小板减少"收住我院。发病以来食欲、睡眠差,精神如上述,大小便如常,体重无明显变化。

入院查体:体温 38.3℃,呼吸 24 次 /min,脉搏 128 次 /min,血压 134/78mmHg,神志谵妄,查体不合作,双侧瞳孔等大等圆,直径 4mm,对光反应灵敏,双侧鼻唇沟等浅,前胸壁可见多处散在瘀斑,浅表淋巴结未触及肿大。双肺呼吸音清,未闻及明显干湿啰音,未闻及胸膜摩擦音,心律齐,腹平软,无压痛、反跳痛,肝脾肋下未触及,双下肢无水肿。脑膜刺激征阴性,双下肢病理征未引出。

辅助检查:高敏 C 反应蛋白 7.52mg/L;铁蛋白 3 000ng/ml;降钙素原 0.957ng/ml;血常

规：白细胞计数 10.1×10^9/L，血红蛋白 61g/L，血小板 12×10^9/L，网织红细胞 15.8%；破碎红细胞 4%；D- 二聚体 6.18ng/ml；凝血功能：PT、APTT、TT 及 Fib 均正常；尿潜血（+++）；尿蛋白（+）；生化：谷草转氨酶 72U/L，总胆红素 89.6μmol/L，间接胆红素 60.2μmol/L，直接胆红素 29.4μmol/L，尿素氮 22.2mmol/L，肌酐 295μmol/L，尿酸 633μmol/L，乳酸脱氢酶（LDH）1 705IU/L，α- 羟丁酸脱氢酶 1 435IU/L；ADAMTS13 活性 <5%；vWF：Ag 143.5%；抗核抗体（antinuclear antibody，ANA）谱、抗中性粒细胞胞质抗体（antineutrophil cytoplasmic antibody，ANCA）、抗心磷脂抗体（anticardiolipin antibody，ACL）、抗球蛋白试验均阴性；骨髓象：三系增生伴颗粒巨核比例增高，易见破碎红细胞；头颅 CT 未见明显异常；肺部 CT 双下肺炎症，消化系及泌尿系彩超未见异常。诊断为："①血栓性血小板减少性紫癜；②肺部感染"。入院后给予美罗培南、万古霉素抗感染，甲基强的松龙 120mg/d 抑制免疫，保肝、保护胃黏膜及小剂量甘露醇降颅压治疗。入院第 1 天因患者因素仅予输注新鲜冰冻血浆 800ml/d，患者症状无好转，神志浅昏迷，入院第 2 天起予血浆置换 2 000ml/d，输注洗涤红细胞纠正贫血，血浆置换后 2 天患者神志清楚，体温正常，血红蛋白及血小板逐步上升，血浆置换后第 7 天血常规恢复正常，继续激素治疗，病情稳定后逐渐减量，至甲基强的松龙 20mg/d 时，患者血常规示血红蛋白及血小板减少，网织红细胞升高，考虑病情反复，再行血浆置换 2 000ml/d，共 3 次，同时应用抗 CD20 单抗，利妥昔单抗每周 375mg/m²，连续应用 4 周。治疗后血红蛋白、血小板、网织红细胞逐渐恢复正常，激素逐步减量到停用。

2. 分析和讨论　该例患者为中年男性，急性起病，表现为发热，一过性、多变性神经精神症状，血常规示贫血、血小板减少，网织红细胞升高，破碎红细胞 >2%，LDH 明显升高，血胆红素升高，并以间接胆红素升高为主，微血管性溶血诊断较明确。生化示尿素氮、肌酐升高，有急性肾功能衰竭表现，且神经精神症状反复多变，并有发热，满足 TTP 典型的"五联症"，且 ADAMTS13 活性 <5%；vWF：Ag 143.5%，"血栓性血小板减少性紫癜"可诊断。临床上每个患者并非所有症状都出现，典型症状并非同时出现，临床症状出现的轻重程度也不一定相同，在诊断时至少应有其中的 3 个临床症状，其中神经精神异常最具有诊断价值，且其表现为一过性、多样性、反复性，需仔细询问病史。TTP 缺乏特异性实验室诊断标准，结合临床表现及实验室检查，并排除其他血栓性微血管性血管病才能作出诊断，外周血涂片红细胞形态检查破碎红细胞常被忽略。该例患者存在溶血及血小板减少，需与 Evans 综合征鉴别，但患者 ANA、ENA 谱、ANCA 及 ACL 等免疫指标均阴性，抗球蛋白试验阴性，且有反复多变的神经精神症状，ADAMTS13 活性 <5%，故可排除。同时需与 DIC 鉴别，患者无凝血异常可排除。血浆置换是 TTP 最有效的治疗措施，如果不能及时行血浆置换，可先输注新鲜冰冻血浆补充 ADAMTS13。血小板输注是治疗禁忌证，因为血小板输注可能会加重微血管血栓病变，导致临床症状加剧。该患者采用血浆置换及激素免疫抑制治疗早期效果显著，但是当激素减少到较少量时病情反复，考虑难治 / 复发，加用抗 CD20 单克隆抗体，清除患者体内抗 ADAMTS13 自身抗体，减少复发。TTP 有较高的复发率，TTP 复发影响其预后，尤其是继发于自身免疫病相关性 TTP 复发患者的治疗比较棘手，可以重新行血浆置换，静脉滴注免疫球蛋白，脾切除，应用其他免疫抑制剂如长春新碱、环磷酰胺、抗 CD20 单克隆

抗体及环孢素 A 等。期待近年来出现的新药如抗 C5 单克隆抗体、NAC、硼替佐米、基因重组 -*ADAMTS13*、抗 vWF 抗体等能早日应用到临床，减少复发，提高生存率。

（钟金发　郭熙哲　潘敬新）

参 考 文 献

1. 张之南 , 郝玉书 , 赵永强 . 血液病学 [M]. 第 2 版 . 北京 : 人民卫生出版社 , 2011.
2. Johanna A, Kremer H, Paul C, et al. Thrombotic thrombocytopenic purpura [J]. Blood, 2017, 3(11): 17-20.
3. 阮长耿 , 余自强 . 2012 版血栓性血小板减少性紫癜诊断与治疗中国专家共识解读 [J]. 临床血液学杂志 , 2013, 26 (3): 145-146.
4. 陈玙 , 王梅芳 , 杨林花 . 复发 / 难治性血栓性血小板减少性紫癜的诊治进展 [J]. 中华全科医师杂志 , 2017, 16 (6): 484-486.
5. 张军 , 顾健 . 血栓性血小板减少性紫癜发病机制及治疗进展 [J]. 临床血液学杂志 , 2016, 29 (01): 73-76.

第十六章　遗传性纤维蛋白原缺陷症

【概述】

遗传性纤维蛋白原缺陷症(hereditary fibrinogen deficiency)是一种少见类型的出血性疾病,包括遗传性无纤维蛋白原血症(hereditary afibrinogenemia)和遗传性低纤维蛋白原血症(hereditary hypofibrinogenemia),是由血浆纤维蛋白原合成数量减少所致。1920年德国学者 Rabe 和 Solomen 首先报道遗传性无纤维蛋白原血症,我国瑞金医院王鸿利教授带领的团队已发现 8 个家系,以纤维蛋白原缺乏(小于 0.2g/L)为特点。1935 年德国学者 Risak 率先报道了遗传性低纤维蛋白原血症,其特点是纤维蛋白原低于正常,因而有学者推测这有可能是无纤维蛋白原血症杂合状态的一种表现形式。根据世界血友病联盟(world federation of haemophilia, WFH)和罕见出血性疾病欧洲网络(European network of the rare bleeding disorders, EN-RBD)统计资料,在世界范围内,遗传性纤维蛋白原缺陷症和遗传性低纤维蛋白原血症占凝血因子缺乏症的 8% 左右,估计发病率约为 1/100 万。该病属常染色体隐性遗传,仅个别病例呈显性遗传。发病无性别差异,但大概有 50% 的患者有父母近亲婚配史。涉及基因包括纤维蛋白原 Aα 链(fibrinogen Aα chain, FGA)、纤维蛋白原 Bβ 链(fibrinogen Bβ chain, FGB)、纤维蛋白原 γ 链(fibrinogen γ chain, FGG),均定位于染色体 4q28。

【病因和发病机制】

因为 FGA、FGB、FGG 等基因缺陷,遗传性纤维蛋白原缺陷症患者中涉及纤维蛋白原基因的转录与翻译、纤维蛋白原分子的加工、装配及分泌等一系列过程中的某个或某些环节可能受到影响,因而出现血浆纤维蛋白原数量减少,部分患者可能出现纤维蛋白原的功能缺陷。

此外,由于血浆纤维蛋白原含量减少或功能缺陷,可影响 ADP 诱导的血小板聚集,从而影响患者的凝血功能。

【临床表现】

遗传性无纤维蛋白原血症患者在创伤或者手术以后存在出血倾向,这种情况可以终生存在。50% 左右的患者可在出生时出现脐带出血难止，并在以后的生活中出现皮肤青紫、瘀点、瘀斑、牙龈出血、鼻出血等，严重者可以出现皮下血肿，甚至有消化道、泌尿系等内脏出血的表现，更甚者可因颅内出血而死亡。成年女性可表现为月经增多。

遗传性低纤维蛋白原血症患者出血倾向较无纤维蛋白原血症患者为轻，亦可无明显出血倾向，部分患者可表现为伤口愈合延迟和不佳。

【实验室检查】

1. **血常规及血小板功能检测**　血常规中白细胞、红细胞的形态和数量基本正常，出血严重者可出现贫血症状。血小板数量一般正常或略低，出血时间可以延长。血小板聚集功能降低，这种异常聚集可被正常血浆或纤维蛋白原部分或完全纠正。

2. **凝血检查**　凝血常规检查中凝血酶原时间（prothrombin time，PT）、活化部分凝血活酶时间（activated partial thromboplastin time，APTT）、凝血酶时间（thrombin time，TT）延长，这些异常可以被正常血浆或纤维蛋白原纠正。此外，纤维蛋白原降低，在遗传性无纤维蛋白原血症患者中，血浆纤维蛋白原含量常为 0.2~0.4g/L，甚至更低，而在遗传性低纤维蛋白原血症患者中，纤维蛋白原含量常为 0.5~0.8g/L。

3. **分子生物学检查**　分子生物学检查可出现大片段缺失、移码突变、错义突变、无义突变、剪接突变等，目前为止，涉及 *FGA*、*FGB*、*FGG* 的基因突变大概有 52 种。

【诊断和鉴别诊断】

在外伤、手术中出现严重出血的患者如出现 PT、APTT、TT 延长，并可被正常人血浆或纤维蛋白原所纠正，一般有纤维蛋白原的降低，伴有常染色体隐性遗传病家族史的患者需要考虑本病的可能，*FGA*、*FGB*、*FGG* 基因检测异常有确诊意义。

1. **诊断标准**　符合下列条件可予以诊断：

（1）通常无临床出血症状，可在外伤、手术中出现严重出血。

（2）对有常染色体隐性遗传家族史的患者，需要采集其直系亲属（至少三代）的血标本，进行凝血常规、凝血功能、血小板功能检测，绘制家系图，进行家系分析。

（3）凝血检查结果符合上述"实验室检查"相关标准。

（4）*FGA*、*FGB*、*FGG* 基因检测异常。

（5）排除其他原因引起的纤维蛋白原减少或缺乏症。

2. **鉴别诊断**　需要鉴别的是获得性纤维蛋白原缺乏症。获得性纤维蛋白原缺乏症比遗传性纤维蛋白原缺陷症更为常见，常与药物（如高剂量的糖皮质激素等）、弥散性血管内凝血、原发性或继发性纤维蛋白溶解亢进、血浆抗凝物质增多、严重的肝脏疾病等有关，没有家族史，除纤维蛋白原含量减少外，尚有原发病的表现，且原发病治疗后纤维蛋白原含量恢复正常，通过基因检测可以鉴别。

【治疗】

替代治疗是遗传性纤维蛋白原缺陷症患者的主要治疗措施。在紧急情况下,例如手术、创伤、严重出血时可以输注纤维蛋白原、新鲜冰冻血浆或冷沉淀。输注新鲜冰冻血浆时,首次 25~30ml/kg,以后每次 10~15ml/kg,每日一次或隔日一次,病情稳定以后可以每 3~4 日输一次,使患者的血浆纤维蛋白原含量达到 1g/L 以上。若输注纤维蛋白原,首次 45~50mg/kg,以后每次 20~25mg/kg,输注间隔及输注目标值同新鲜冰冻血浆。

【典型病例简析】

1. 病历摘要　患者,女,28 岁,以"停经 39^{+3} 周,发现凝血异常 5 个月余"为主诉入院。入院前 39^{+3} 周出现停经,经人绒毛膜促性腺激素(HCG)检查及妇科彩超检查,确诊宫内妊娠,入院 5 个月余前患者产前常规体检发现凝血异常,纤维蛋白原(Fg)0.2g/L,PT、APTT、TT 及血常规正常,转诊我院血液科,行凝血因子检测发现 Fg 0.2g/L,其他内外源途径凝血因子均正常,基因检测提示 *FGA* 基因外显子 2 杂合型错义突变,外显子 5 杂合型错义突变,外显子 3 内含子纯合型突变,*FGG* 外显子 9 3' 非编码区纯合型突变,*FGB* 未见突变,血常规、生化检查、免疫学检查无异常发现,考虑遗传性纤维蛋白原缺陷症,定期在我院门诊随访血常规及凝血功能,随访过程中,Fg 波动于 0.1~0.2g/L 之间,其余检查正常。目前停经 39^{+3} 周,出现腹痛,伴阴道液体流出,遂再就诊我院,门诊拟:"孕 39^{+3} 周宫内妊娠;遗传性纤维蛋白原缺陷症" 收治。发病以来,患者精神、食欲、睡眠尚可,大小便正常,体重无明显减轻。

入院体检:体温 36.3℃,心率 96 次 /min,呼吸 18 次 /min,血压 116/68mmHg。神志清楚,皮肤巩膜无黄染,未见皮肤瘀点、瘀斑及出血点,全身浅表淋巴结未触及异常肿大,胸骨无压痛,双肺呼吸音清,未闻及干湿啰音,心律齐,各瓣膜区未闻及病理性杂音。腹膨隆,无压痛、反跳痛,肝脾肋下未触及,神经系统体征阴性。

入院后患者完善各项检查,提示 Fg 0.2g/L,PT、APTT、TT 及血常规正常,诊断考虑"孕 39 周宫内妊娠;遗传性纤维蛋白原缺陷症"。予备新鲜冰冻血浆及红细胞,入院后给予间断输注纤维蛋白原 8g 后患者凝血功能检查提示纤维蛋白原上升到 1.6g/L,经阴道分娩一女婴,分娩后未再输注纤维蛋白原及其他血制品,分娩过程顺利,无明显出血。分娩 5 天后办理出院手续。出院 1 个月后随访母女平安,无出血表现,凝血功能检查仍为纤维蛋白原降低。

2. 分析和讨论　该例患者为青年女性。无明显出血表现,因妊娠常规体检发现凝血异常,纤维蛋白原降低,其他内外源性途径凝血因子检测正常。基因检测提示 *FGA* 基因外显子 2 杂合型错义突变,外显子 5 杂合型错义突变,外显子 3 内含子纯合型突变,*FGG* 外显子 9 3' 非编码区纯合型突变。血常规、生化检查、免疫学检查无异常发现,遗传性纤维蛋白原缺陷症可确诊。虽然遗传性纤维蛋白缺陷症终生均有创伤和术后出血过多的倾向,但按资料记载,其出血的严重程度和发作频率有随年龄的增长而缓解的倾向。成年女性患者的月经可以增多,但很少被月经过多所困扰。这可能与患者成年后机体各项生理功能成熟,血管期和细胞期止血功能完善,故出血倾向减轻有关。据报道,遗传性无纤维蛋白原血症女性可以正常受孕及胚胎植入,如果没有得到纤维蛋白原替代治疗,经常在妊娠5~8周时产生自发性流产。因此,推荐维持纤维蛋白原的浓度高于0.6g/L以上,最好保持1.0g/L以上。低纤维蛋白原浓度(<0.4g/L)已被证实可以维持妊娠,但不能避免出血合并症。在分娩期通过连续输注纤维蛋白原浓缩物,使纤维蛋白原浓度大于1.5g/L(理想状态下要超过2.0g/L)。然而,因为冷沉淀中包含大量FⅧ因子和vWF,对于输注冷沉淀进行替代治疗的患者,妊娠期高水平的替代治疗要注意监测血栓性事件的发生。遗传性低纤维蛋白原血症的女性流产的风险同样增高,本例患者妊娠过程中没有出血表现,定期监测血常规及凝血常规,分娩过程中间断输注纤维蛋白原8g,使其纤维蛋白原达到1.6g/L,经纤维蛋白原输注后低纤维蛋白原血症得以纠正,没有急诊剖宫产指征,故采取经阴道分娩方式。分娩过程亦未输血浆及红细胞,分娩后未再输注纤维蛋白原及其他血制品,分娩过程顺利,无明显出血。分娩后1个月随访,母女平安,母亲纤维蛋白原仍然降低。

(郭健欣 潘敬新)

参 考 文 献

1. 王振义,李家增,阮长耿.血栓与止血基础理论与临床[M].第3版.上海:上海科学技术出版社,2004.
2. 林果为,欧阳仁荣,陈珊珊.现代临床血液病学[M].上海:复旦大学出版社,2013.
3. 张子彦.遗传性血液病学[M].北京:科学技术文献出版社,2012.
4. 张之南,郝玉书,赵永强.血液病学[M].第2版,北京:人民卫生出版社,2011.
5. Lee Goldman, Andrew I. Schafer. Cecil Textbook of Medicine [M]. 24th ed. New York: Elsevier Pre Ltd: 2012.

第十七章　遗传性凝血因子Ⅶ缺陷症

【概述】

遗传性凝血因子Ⅶ缺陷症(hereditary FⅦ deficiency)是一种少见的出血性疾病,又称外源性凝血因子缺陷症,是由血浆 FⅦ 合成数量减少或缺乏所致。由 Alexander 等于 1951 年首先报道,国内瑞金医院血研所已发现 20 个家系。根据世界血友病联盟和罕见出血性疾病欧洲网络统计资料,在世界范围内遗传性 FⅦ缺陷症占凝血因子缺乏症的 37.5%。估计发病率约为 1/50 万。该病属常染色体隐性遗传,仅个别病例呈显性遗传。男女均可发病,约有 18% 的患者父母有近亲婚配史。FⅦ基因位于染色体 13q34,长度为 12.8kb,由 9 个外显子和 8 个内含子组成。遗传性凝血因子Ⅶ缺陷症可分为 2 种类型:遗传性凝血因子Ⅶ缺乏症:FⅦ抗凝活性(FⅦ:C)降低,FⅦ抗原(FⅦ:Ag)也降低;遗传性凝血因子Ⅶ异常症:FⅦ:C 降低,FⅦ:Ag 正常。

【病因和发病机制】

遗传性凝血因子Ⅶ缺陷症是由于 FⅦ基因缺陷,影响 FⅦ基因的转录、翻译、FⅦ分子的加工、装配及从肝细胞分泌等一系列过程中的某个或某些环节,从而导致血浆 FⅦ含量减少或功能缺陷所致,外源性凝血途径不能激活、凝血酶原酶合成障碍而致凝血功能不全。

【临床表现】

患者的出血表现取决于血浆 FⅦ:C 的水平。杂合子患者,FⅦ:C 常为 40%~60%,一般无出血表现。纯合子患者的 FⅦ:C 往往小于 10%,多数患者小于 5%,可有威胁生命的大出血。新生儿出生时脐带出血常见。此外,按 FⅦ:C 水平可分为轻、中、重型。轻型患者 FⅦ:C 常为 5%~7%,可无出血倾向;中型患者,FⅦ:C 常为 3%~5%,可有出血表现;重型患者,FⅦ:C 常小于 3%,有严重的出血症状。最常见的出血症状为鼻出血、牙龈出血、皮肤紫癜及瘀点、瘀斑、消化道出血、创伤或手术后持续性出血、致命性颅内出血,男性易发生关节和肌肉出血,女性可有月经量增多、产后大出血等。但患者临床出血表现的轻重有很大的差异,出血严重程度与 FⅦ:C 水平不呈比例。偶有血栓形成的报道。

【实验室检查】

1. **血常规** 血细胞形态及数量正常,出血量多者可有红细胞和血红蛋白降低。

2. **凝血检查** 典型纯合子者,凝血酶原时间(PT)往往延长,但可被正常血浆或血清纠正,活化部分凝血活酶时间(APTT)、血浆纤维蛋白原(fibrinogen,Fib/Fg)、凝血酶时间(TT)正常。

3. **血浆FⅦ测定** FⅦ测定可明确诊断。杂合子患者FⅦ:C 40%~60%,纯合子患者的FⅦ:C往往小于10%,多数患者小于5%。对于遗传性凝血因子Ⅶ缺乏症患者:FⅦ:C降低,FⅦ:Ag也降低;而遗传性凝血因子Ⅶ异常症患者:FⅦ:C降低,FⅦ:Ag正常。

4. **分子生物学检查** FⅦ基因缺陷有124种基因突变,涉及小的插入、缺失、错义突变、无义突变、启动子和剪接突变等。

【诊断和鉴别诊断】

根据新生儿出生时脐带出血,此后时常鼻出血、牙龈出血、皮肤紫癜及瘀点、瘀斑、消化道出血病史、家族史以及FⅦ:C、FⅦ:Ag的检测可以诊断。

1. **诊断标准** 目前尚无诊断标准,符合下列条件可予以诊断:

(1)重型患者的临床表现多见自幼以皮肤、黏膜出血为主要表现,在外伤、手术后出血加重。

(2)有常染色体隐性遗传病家族史,对拟诊患者,要进行家系分析,绘制家系图,采集其直系亲属(至少三代)的血标本,进行凝血常规及FⅦ:C、FⅦ:Ag的检测。

(3)APTT正常而PT延长,延长的PT可被正常人血清纠正,但不被正常硫酸钡吸附血浆纠正;FⅦ:C降低,FⅦ:Ag减低或正常。

(4)FⅦ基因检测异常。

(5)排除获得性FⅦ缺乏症。

2. **鉴别诊断** 遗传性FⅦ因子缺陷症需与获得性FⅦ因子缺乏症相鉴别。获得性FⅦ因子缺乏症一般由维生素K缺乏、严重的肝脏疾病、存在FⅦ抑制物等因素所致,没有家族史,除FⅦ含量减少外,尚有原发病的表现,且原发病治疗后FⅦ因子含量恢复正常,通过基因检测可以鉴别。

【治疗】

对于遗传性凝血因子Ⅶ缺陷患者,严重出血时可予新鲜冰冻血浆、凝血酶原复合物、重组FⅦ、FⅦa输注。凝血酶原复合物5~10U/kg,每4~6小时一次;也可应用FⅦa,起始剂量90μg/kg,每4~6小时一次;直到达到止血效果。注射剂量和频率视个体而定。

【典型病例简析】

1. **病历摘要** 患者,女,26岁,以"停经39周,发现凝血功能异常7个月余"为主诉入院。入院前 39 周停经,经 HCG 检查及超声检查确诊宫内妊娠,7 个月余前患者产前常规体检发现凝血异常,PT 33 秒,APTT、Fg、TT 及血常规正常,考虑凝血异常,转诊我院血液科,行凝血因子检测发现 FⅦ:C 12%,其他内外源途径凝血因子均正常,FⅦ因子抗体阴性,*FⅦ*基因外显子 8 杂合型错义突变,生化检查、免疫学检查无异常发现,考虑遗传性凝血因子Ⅶ缺陷症,定期在我院门诊随访血常规及凝血功能,随访过程中,PT 波动于 28~36 秒之间,其余检查正常。目前停经 39 周,出现腹痛,伴下身液体流出,遂再就诊我院,门诊拟:"孕 39 周宫内妊娠;遗传性凝血因子Ⅶ缺陷症" 收治。发病以来,患者精神、食欲、睡眠尚可,大小便正常,体重无明显减轻。

入院体检:体温 36.5℃,心率 92 次 /min,呼吸 20 次 /min,血压 110/72mmHg。神志清楚,皮肤巩膜无黄染,未见皮肤瘀点、瘀斑及出血点,全身浅表淋巴结未触及异常肿大,胸骨无压痛,双肺呼吸音清,未闻及干湿啰音,未闻及胸膜摩擦音。心律齐,各瓣膜听诊区未闻及病理性杂音。腹膨隆,肝脾肋下未触及,神经系统体征阴性。

入院后患者完善各项检查提示 PT 35 秒,APTT、Fg、TT 及血常规正常,诊断考虑 "孕 39 周宫内妊娠;遗传性凝血因子Ⅶ缺陷症"。预备新鲜冰冻血浆及红细胞,经阴道分娩过程中采用 FⅦa 输注 1 次,未输血浆及红细胞,分娩后未再输注 FⅦa 及其他血制品,分娩过程顺利,无明显出血。分娩 3 天后办理出院手续。出院 1 个月后随访母子平安,无出血表现,凝血功能检查仍为 PT 延长。

2. **分析和讨论**　该例患者为青年女性。无明显出血表现,因妊娠常规体检发现凝血异常,凝血因子检测发现 FⅦ:C 降低,FⅦ因子抗体阴性,*FⅦ*基因外显子 8 杂合型错义突变,血常规、生化检查、免疫学检查无异常发现,遗传性凝血因子Ⅶ缺陷症可确诊。据Baumann 等报道,妊娠期间一般无须采取特殊措施预防出血,非复杂性分娩可以不需要替代性治疗预防出血。然而,他们同时也指出所有遗传性凝血因子Ⅶ缺陷症患者产后出血的病例报道均为 FⅦ:C 活性小于 15% 并且未做预防性替代治疗的患者。据此,推荐可以在分娩过程中短期给予替代治疗。该患者妊娠过程中定期监测血常规及凝血功能,分娩前备新鲜冰冻血浆及红细胞,经阴道分娩过程中采用 FⅦa 输注 1 次,未输血浆及红细胞,分娩后未再输注 FⅦa 及其他血制品,分娩过程顺利,无明显出血。随访未见产后大出血,该患者虽然凝血因子检测 FⅦ:C 仅为正常的 12%,但平常并没有出血倾向,经阴道分娩过程及产后均无大出血表现,此观察结果与 Baumann 等报道相似,说明遗传性凝血因子Ⅶ缺陷症的患者可以正常工作、生活,仅在外伤、分娩等特殊情况,才考虑短期给予替代治疗。

(郭健欣　潘敬新)

参 考 文 献

1. 王振义,李家增,阮长耿.血栓与止血基础理论与临床 [M].第 3 版,上海:上海科学技术出版社,2004.
2. 林果为,欧阳仁荣,陈珊珊.现代临床血液病学 [M].上海:复旦大学出版社,2013.

3. 张子彦 . 遗传性血液病学 [M]. 北京 : 科学技术文献出版社 , 2012.

4. 张之南 , 郝玉书 , 赵永强 . 血液病学 [M]. 第 2 版 , 北京 : 人民卫生出版社 , 2011.

5. Lee G, Andrew I S. Cecil Textbook of Medicine [M]. 24th ed. New York: Elsevier Pre Ltd, 2012.

6. Kenneth K. Williams Hematology [M]. 9th ed. New York: Mc Graw Hill Education Press, 2016.

第十八章　获得性血友病 A

【概述】

获得性血友病 A(acquired hemophilia A,AHA)是一种罕见的自身免疫病。在体内产生凝血因子Ⅷ(FⅧ)抗体为其重要特征。AHA 患者既往无出血史和阳性家族史,常以突发的自发性出血或在手术、外伤、侵入性检查时发生异常出血为首发表现。AHA 患者出血常发生于皮下、软组织、肌肉、胃肠道、泌尿道。AHA 年发病率约 1.5/10 万,致命性出血发生率高达 9%~31%,及时的诊断及治疗极其重要。

【病因和发病机制】

AHA 抗体属多克隆抗体,以 IgG1(免疫球蛋白 G1)和 IgG4 为主,少数为 IgM、IgA 或混合型,其中 IgG4 是抑制 FⅧ活性的主要抗体。目前对 FⅧ自身抗体产生的原因尚未完全清楚,可能与机体的免疫功能失调有关。约半数的 AHA 患者既往身体健康,未发现明显病因。另一半的患者多继发于恶性肿瘤、自身免疫病、围生期感染、皮肤疾病及某些药物反应等。但每一种疾病中抗体产生的机制可能不完全相同。

1. **自身免疫病**　抗体产生机制可能是免疫病相关炎性反应。该反应导致急性相反应蛋白[白细胞介素 6(IL-6)、C 反应蛋白(CRP)]被抗原呈递细胞提呈给免疫系统,从而产生自身抗体。FⅧ就是一种急性相反应蛋白,这样可以部分解释获得性凝血因子抗体较常见于FⅧ,其他凝血因子没有该特性。

2. **妊娠后出现 FⅧ自身抗体**　常为初产妇,分娩后 1 个月 ~1 年出现出血症状。抗体滴度多< 5 Bethesda 单位(BU),可自行消失。该组患者预后良好,97% 患者可以治愈。抗体产生机制可能有:胎儿的 FⅧ渗透至母体,导致母体产生针对胎儿 FⅧ的抗体;母体自身免疫病出现的先兆;与胎盘分泌的因子有关。

3. **恶性肿瘤**　约占 10%。见于实体瘤或血液肿瘤,尤其是淋巴增殖性疾病。抗体产生机制:T 细胞对未知抗原或 B 细胞与 T 细胞间相互作用产生异常反应导致免疫功能失调。例如,慢性淋巴细胞白血病(CLL)患者白细胞分化抗原 5 阳性(CD5[+])的 B 细胞亚群扩增导致针对 FⅧ的抗体产生增加。

4. **药物**　如抗生素(青霉素及其衍生物、磺胺类药、喹诺酮类、氯霉素)、抗惊厥药(苯妥英钠)、α- 干扰素,可能诱导机体产生 FⅧ自身抗体。停药后抗体可消失。

5. **皮肤病** 主要见于多型性红斑狼疮、银屑病、大疱性天疱疮、剥削性皮炎、荨麻疹、寻常疣、非特异性皮炎等。

6. **手术** 手术所致的 FⅧ自身抗体产生的原因可能与外伤、组织损伤有关;伴随手术的免疫功能失调而产生自身抗体;来源于对麻醉药或其他药物的反应。

【临床表现】

在老年人中(中位年龄 71 岁)多见。年轻人群中多与妊娠或自身免疫病相关。儿童少见。

既往无出血史的患者(尤其是老年人或者围生期妇女)出现自发性出血,或者在手术、外伤及其他侵入性检查时发生异常出血,伴有不能解释的单纯活化的部分凝血活酶时间(APTT)延长但凝血酶原时间(PT)正常应考虑 AHA。

主要表现为皮下出血(>80%),亦可伴有肌肉出血(>40%)、胃肠道出血(>20%)、泌尿道出血、腹膜后出血及其他深部脏器的出血。颅内出血较少见,一旦发生即可致命。与先天性血友病 A 不同的是,AHA 极少见关节出血。

【实验室检查】

1. **出血和凝血检查** 应首先做部分凝血活酶时间(APTT)、凝血酶原时间(PT)和血小板计数检查,当 APTT 延长、PT 和血小板计数正常时,应考虑有无自身抗体存在,需进一步做自身抗体的筛选试验。

2. **抑制物筛选** 采用 APTT 纠正试验,即正常血浆和患者血浆按 1:1 混合后,分别于即刻和 37℃孵育 2 小时后测定 APTT,与患者本身的 APTT 检测结果进行比较,若不能纠正应考虑可能存在抑制物。抑制物的存在可提示以下几种情况:AHA、狼疮抗凝物(LA)、抗凝剂(肝素等)的存在。若即时纠正试验不能纠正到正常对照值范围,提示存在抗凝物,以狼疮抗凝物(LA)常见,可进一步行狼疮抗凝物检测;若孵育纠正试验不能纠正到正常值范围,提示可能存在时间 / 温度依赖性抗凝物,以Ⅷ因子抗体最常见,可进一步完善凝血因子及其抗体检测。

3. **凝血因子活性检测** APTT 延长或者具有 AHA 典型特征的患者应该检测 FⅧ、FⅨ、FⅪ、FⅫ活性。出现单一 FⅧ抗凝活性(FⅧ:C)降低提示可能为 AHA。少数患者上述所有内源性凝血因子活性均降低,这可能是抑制物消耗底物血浆中 FⅧ所致。将患者血浆进行倍比稀释后再检测相应凝血因子活性水平,FⅧ:C 变化不大,其他凝血因子活性则逐渐升高。

4. **抑制物滴度的定量** 将不同稀释度的患者血浆与正常血浆等量混合,37℃孵育 2 小时,测定残余 FⅧ:C。能使正常血浆 FⅧ:C 减少 50% 时,则定义为 FⅧ抑制物的含量为 1BU,此时患者血浆稀释度的倒数即为抑制物滴度,以 "BU/ml" 血浆表示。2001 年国际血栓与止血学会规定:抑制物滴度>5BU 为高滴度抑制物,≤5BU 为低滴度抑制物。目前可使用 Bethesda 法或基于 Bethesda 法改良的 Nijmegen 法检测抗体滴度。

5. 血管性血友病因子(vWF)相关检测　vWF 抗原(von Willebrand factor antigen,vWF:Ag):定量的 vWF:Ag 检测可以用于鉴别不同血管性血友病(von Willebrand disease,VWD)亚型;瑞斯托霉素辅助因子(von Willebrand factor ristocetin co-factor,vWF:Rco)测定:通过定量测定瑞斯托霉素诱导 vWF 与血小板结合引起的血小板聚集能力来明确诊断。该实验为确诊 VWD 最敏感也是最特异的指标。

【诊断和鉴别诊断】

患者既往无出血史和家族史,突然出现自发性出血或在手术、外伤、侵入性检查时发生异常出血,伴有不能解释的单纯活化的部分凝血活酶时间(APTT)延长但凝血酶原时间(PT)正常,APTT 孵育纠正试验不能纠正,应考虑 AHA 的诊断。

1. 诊断标准

(1)有出血倾向。

(2)既往无出血性疾病史或遗传性血友病史,否认血浆或凝血因子输注史。

(3)凝血功能提示活化部分凝血活酶时间(APTT)延长,APTT 孵育纠正试验不能纠正。

(4)凝血酶原时间、纤维蛋白原、血小板、vWF:Ag 均正常。

(5)凝血因子Ⅷ活性(FⅧ:C)降低,存在 FⅧ抗体。

2. 鉴别诊断　诸多疾病可导致 APTT 延长,其中 FⅧ缺乏(血友病甲、血管性血友病)、FⅨ缺乏(血友病乙)、FⅩ缺乏都可导致出血发生。以上疾病的病史及出血特点都与 AHA 患者存在较大的差异。使用肝素等相关抗凝剂及维生素 K 拮抗剂亦可导致 APTT 延长,而患者的用药史及 PT 同时延长、无 FⅧ抗体产生可助鉴别。

可引起 FⅧ活性下降的疾病有血友病甲、血管性血友病、获得性假血友病综合征,鉴别要点主要靠病史采集及实验室检查(图 18-1)。

另外,本病需与以下两种疾病进行鉴别:

(1)血友病甲伴抑制物产生:血友病患者长期输注 FⅧ,可诱导 FⅧ抗体的产生。患者多有自幼反复发作的同一部位(靶关节)自发性出血史,而 AHA 极少出现关节出血;多有家族出血史,符合 X 连锁隐性遗传规律。血友病甲患者产生的同种抗体可完全灭活 FⅧ,无残余 FⅧ:C。临床上表现为输注相同剂量、既往有效的 FⅧ制剂后,止血效果不佳。

(2)狼疮抗凝物(Lupus anticoagulant,LA):由于对磷脂的抑制作用,LA 可能导致体外实验中 FⅧ活性减低的假象,也会造成 Bethesda 试验假阳性,故需优先鉴别此病(尤其在无出血表现的患者中)。LA 为非时间依赖性,延长的 APTT 不能被正常血浆纠正,而补充外源磷脂能缩短或纠正,可进一步完善依赖磷脂的试验和稀释的蝰蛇毒时间(diluterussel viper venom time,dRVVT)予以鉴别。需注意的是,AHA 患者可能同时合并 LA,可用 ELISA 鉴别 FⅧ抑制物和狼疮抗凝物。临床上,LA 患者多表现为血栓形成,很少发生出血。

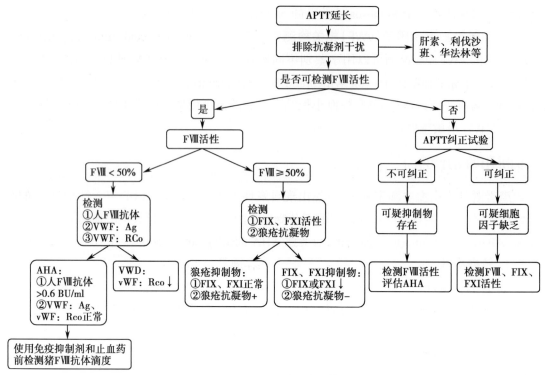

图 18-1　AHA 实验室诊断策略

【治疗】

由于 AHA 起病急,病情凶险,一旦确诊应立即给予恰当的治疗。治疗原则包括:①止血治疗;②清除抑制物治疗;③治疗潜在的原发病。

在先天性血友病甲中,残留的 FⅧ:C 与疾病的出血风险(尤其关节出血)相关,可提示疾病的严重程度,抑制物的水平可用于治疗方式的选择评估。然而在 AHA 中残留的 FⅧ:C 及抑制物水平并不能预测出血的危险性,但抑制物水平可预测患者对免疫抑制治疗的反应。故止血药物的选择主要基于患者的出血情况,而不是残留的 FⅧ:C 及抑制物水平。

1. **止血治疗**　止血治疗遵循图 18-2 策略。

(1)基因重组活化凝血因子Ⅶ(rFⅦa)制品:rFⅦa 制品控制 AHA 出血的有效率为 91.8%。作用机制:超生理剂量的 rFⅦa 可不依赖于组织因子,在损伤部位激活的血小板表面即使无

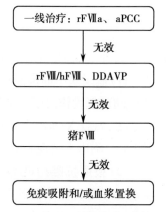

图 18-2　止血的治疗策略

FⅧ、FⅨ存在,也能直接激活 FX 诱导凝血酶大量生成。剂量:90~120μg/kg,每隔 2 小时给药 1 次,可静脉注射或连续输注,直至临床症状改善,后续可连续增至每隔 4 小时、6 小时、8 小时或 12 小时给药。轻微出血仅需用药 2~3 次,而大出血的治疗需持续数天。另外,该药有如下缺点:①无实验室检查可用于监测药物剂量不足或过量;②存在潜在的动静脉血栓形

成风险；③半衰期短（2 小时）；④费用昂贵。

（2）活化人凝血酶原复合物（activated prothrombin complex concentrate，aPCC）：aPCC 控制 AHA 出血的有效率达 93.3%。aPCC 主要成分为 FⅡ、FⅨ、FⅩ 和 FⅦ。起始剂量为 50~100IU/kg 每 8~12 小时，最大剂量不超过 200IU/（kg·d）。因我国尚无 aPCC，可使用凝血酶原复合物（PCC）。该药亦存在以下缺点：①无实验室检查可用于监测药物剂量不足或过量；②存在潜在的动静脉血栓形成风险。

（3）人 FⅧ制品：抗体滴度高（＞5BU）的时候，血源性 FⅧ 或重组的 FⅧ制剂常无效。当出血较轻、无旁路治疗制剂且抗体滴度较低（≤5BU）时，可使用大剂量的人 FⅧ制品以阻断抗体并发挥 FⅧ活性。目前尚无前瞻性、随机、对照的临床研究证实 FⅧ制剂在 AHA 中的有效性。

（4）去氨基 -8-D- 精氨酸加压素（1-deamino-8-D-arginine vasopressin，DDAVP）：DDAVP 仅在一些抗体滴度小于 3BU 的患者中有效。推荐剂量：0.3μg/kg，静脉注射。

（5）猪 FⅧ制品：血液循环中存在的抗人 FⅧ自身抗体能够结合人 FⅧ，而猪 FⅧ不易被抗人 FⅧ自身抗体灭活，因此重组猪 FⅧ可替代 hFⅧ发挥作用。剂量：猪 FⅧ制品初始剂量为 200IU/kg，每隔 4~12 小时给药，间隔时间可根据临床反应和 FⅧ水平调整。

（6）抗纤溶药物：用抗纤溶药物如氨基己酸（4~5g，口服，每 4~6 小时 1 次）或氨甲苯酸（25mg/kg，每 8 小时 1 次），作为辅助治疗应用于口、鼻、局部伤口出血或月经过多的 AHA 患者。抗纤溶治疗与 PCC 和 aPCC 联用，但存在血栓形成的危险。

2. 清除抑制物治疗

（1）免疫抑制剂：抗体滴度 ≤5BU 时，可单用泼尼松龙 1mg/（kg·d），有效率为 30%；抗体滴度＞5BU 可联合用环磷酰胺 1~2mg/（kg·d），有效率达 60%~100%，治疗 4~6 周。若无效，可考虑单用利妥昔单抗（剂量：375mg/m²，4 周）或者联合糖皮质激素治疗。若仍无效，可考虑其他细胞毒药物，如长春新碱、环孢素、硫唑嘌呤、麦考酚酯等。

（2）血浆透析和免疫吸附：当必须迅速清除抗体尤其患者有严重出血时，可应用血浆透析和免疫吸附。但是，该法不能缩短获得完全缓解的时间，应该与其他免疫抑制物联用以获得长期缓解和防止抗体再次出现。

【典型病例简析】

1. **病历摘要**　患者，男，44 岁，汉，已婚，因"发现右上肢体瘀斑 7 天"入院。入院前 7 天无明显诱因出现右上肢体皮肤瘀斑，伴局部肌肉酸痛。就诊当地诊所，予推拿治疗。右上肢皮肤瘀斑较前显著增大，肌肉胀痛加重，活动受限。无牙龈出血、血尿、排黑便，无发热、畏冷，无肢体麻木、言语含糊、口角歪斜等不适，转诊于某三级医院，行血常规提示"WBC 9.79×10⁹/L，Hb 99g/L，PLT 291×10⁹/L"，凝血检查示"PT 11.8 秒，APTT 69.7 秒，Fib 3.2g/L"。遂转诊我院，拟"APTT 延长待查"收住院。否认血友病家族史。

查体：体温 36.5℃，呼吸 20 次 /min，脉搏 98 次 /min，血压 140/92mmHg。右上肢皮肤可见大片瘀斑，最大者约 15cm×10cm，未高出皮面，压之不褪色，余皮肤黏膜无黄染、发绀、水肿、肝掌、溃疡、蜘蛛痣。全身浅表淋巴结未触及肿大。胸骨无压痛,双肺呼吸音清,未闻及啰音。心律齐。肝脾肋下未触及。右上肢皮肤、肌肉间出血、肿胀明显(图18-3),伴局部皮温稍升高,活动受限。右下肢及左侧肢体无红肿及压痛,主动活动正常。

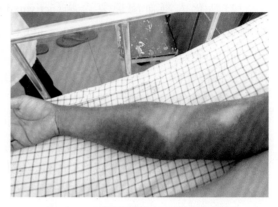

图18-3　AHA 患者右上肢的出血表现

入院后完善相关检查:血常规 WBC 8.3×10^9/L,Hb 83g/L,PLT 307×10^9/L;凝血功能检查:D- 二聚体 2.9μg/ml,PT 12.4 秒,APTT 79.9 秒,Fib 3.64g/L;ANCA、ANA 抗体谱、ENA 谱均(-);抗心磷脂抗体(-);内源性凝血因子活性检测:FⅧ:C 1.0% ↓(70%~150%),FⅨ:C 73%,FⅪ:C 76%,FⅫ:C 65.8%;FⅧ抗体:6.800BU ↑(0~0.6),FIX抗体 0.00;vWF:Ag 173.0%;AFP、CEA、CA19-9、CA125:未见异常;输血前检查组合:ABO 血型:AB 型,Rh(D)阳性;上肢血管彩超示"右上肢静脉未见明显异常";浅表器官彩超(右上肢):肌间隙探及低至无回声——血肿?

入院后先后予以输注新鲜冰冻血浆 9 次(共 2 800ml)。患者右上肢肿胀逐渐消退,疼痛缓解,皮肤瘀斑无再扩大,但 APTT 仍波动于 70~80 秒之间。结合辅助检查结果,确诊"获得性血友病 A"。予以加用"甲强龙 60mg/d"抑制免疫,辅以保胃、补钙治疗,患者 APTT 恢复正常。6 日后好转出院。出院后泼尼松逐渐减量至 10~15mg/d。而后半年时间,患者易出现肢体局部肌肉酸痛、皮肤瘀斑,APTT 波动于 50 秒左右。患者就诊中国医学科学院血液病研究所,查 FⅧ:C 仍低下,予利妥昔单抗 100mg/ 周,共 4 次 + 环磷酰胺 + 泼尼松联合治疗后,皮肤瘀斑症状缓解,多次复查 FⅧ活性、FⅧ抗体均提示正常。

2. 分析和讨论　该例患者为中年男性,急性起病,以皮下肌肉出血为首发症状,无血友病病史及反复血浆输注史,APTT 明显延长,结合 FⅧ:C 明显减低,FⅧ抗体升高,"获得性血友病 A"可诊断。本病可继发于恶性肿瘤、自身免疫病。患者 ANA、ENA、ANCA、抗心磷脂抗体均阴性,不支持免疫系统疾病所致凝血异常;肿瘤标志物未见明显异常,建议患者行 PET/CT 以进一步排除肿瘤性疾病,患者及家属表示拒绝。患者经过糖皮质激素治疗后,症状可控制,APTT 可恢复正常,但出现激素依赖,后联合利妥昔单抗 + 环磷酰胺抑制免疫治疗,疾病得以控制。

AHA 病情凶险,严重的出血常危及生命,故一旦确诊,应立即采取免疫抑制治疗以清除 FⅧ抑制物,尽快恢复正常的止血功能。治疗主要包括两方面:

(1)止血治疗:一线止血药物包括重组活化因子Ⅶ(rFⅦa)和活化人凝血酶原复合物(aPCC)。

(2)抑制物清除:一线方案包括单用皮质类固醇[泼尼松 1.0mg/(kg·d)],或者皮质类固醇和环磷酰胺联合,若 4~6 周后无反应,应考虑单用利妥昔单抗或者联合皮质类固醇作为替代治疗方案;上述治疗方案无效可考虑使用其他细胞毒药物。

（3）当必须迅速清除抗体尤其患者有严重出血时，可应用血浆透析和免疫吸附。

值得一提的是：AHA 患者中残留的 FⅧ:C 及抑制物水平并不能预测出血的危险性；随访指标应包含凝血常规、FⅧ活性、FⅧ抗体，并以后两者为疗效评估重要指标。

（郭雅斐　吴诗馨　潘敬新）

参 考 文 献

1. Baudo F, Collins P, Huth-Kuhne A, et al. Management of bleeding in acquired hemophilia A: results from the European Acquired Haemophilia (EACH2) Registry [J]. Blood, 2012, 120(1): 39-46.
2. Kruse-Jarres R, Kempton C L, Baudo F, et al. Acquired hemophilia A: Updated review of evidence and treatment guidance [J]. AM J HEMATOL, 2017, 92(7): 695-705.
3. Franchini M, Vaglio S, Marano G, et al. Acquired hemophilia A: a review of recent data and new therapeutic options [J]. Hemotology, 2017, 22(9): 514-20.
4. 中华医学会血液学分会血栓与止血学组, 中国血友病协作组. 获得性血友病 A 诊断与治疗中国专家共识 [J]. 中华血液学杂志, 2014, 35(6): 575-576.
5. Collins P, Baudo F, Huth-Kuhne A, et al. Consensus recommendations for the diagnosis and treatment of acquired hemophilia A [J]. BMC Res Notes, 2010, 3(9): 161.

第十九章　遗传性凝血因子Ⅷ缺乏症

【概述】

遗传性凝血因子Ⅷ缺乏症（hereditary Ⅷ deficiency）是由血浆 FⅧ合成数量减少或缺乏所致。瑞士 Dukert 于 1960 年首次报道此病，其系常染色体隐性遗传病，发病率约为 1/300 万，男性略多于女性，约 1/3 病例其双亲有血缘关系。凝血因子Ⅷ又称纤维蛋白稳定因子，血浆Ⅷ因子合成数量减少或缺乏，常出现自幼出血、伤口延迟愈合、习惯性流产等临床表现，新鲜冰冻血浆、冷沉淀、Ⅷ因子浓缩剂或Ⅷ因子重组制剂进行治疗效果显著。

【病因和发病机制】

血浆凝血因子Ⅷ是由两条具有酶活性的 α 亚单位与两条具有载体功能的 β 亚单位组成的 α2β2 四聚体糖蛋白，凝血酶可裂解 α 链上精氨酸 37- 甘氨酸 38 肽键，暴露其半胱氨酸活性位点，从而激活凝血因子Ⅷ。活化的因子Ⅷ（Ⅷa）可通过催化相邻纤维蛋白单体形成 r-r、r-α、a-α 肽键，从而提高纤维蛋白凝块的稳定性，FⅧa 又可使 α2- 抗纤溶酶与纤维蛋白互相交联，进而增强纤维蛋白对纤溶酶降解作用的抵抗性。因此，凝血因子Ⅷ严重缺乏可使纤维蛋白不稳固，且易被纤溶酶溶解，从而容易引起出血。

【临床表现】

1. 症状和体征

（1）出血：凝血因子Ⅷ缺乏症患者出现出血者多为纯合子或复杂杂合子，因子Ⅷ严重缺乏（低于 1%）方出现临床出血。较常见新生儿出生后几天内脐带断端出血，还可出现创伤后出血不止、皮肤瘀斑、肌肉血肿等，较少见的为消化道出血、月经增多、血尿、关节腔内自发性出血。颅内出血的发生率高于其他遗传性出血性疾病。

（2）伤口愈合延迟：活化因子Ⅷ具有促血管生长活性，因子Ⅷ缺乏时，伤口血管形成减少，可导致伤口修复延迟。

（3）习惯性流产：因子Ⅷ缺乏使女性滋养层细胞形成受损，胚胎着床需要胚胎植入部位的纤维蛋白和纤维连接蛋白形成交联，而因子Ⅷ缺乏无法形成此交联，故易致习惯性流产。

2. 分型　遗传性凝血因子Ⅷ缺乏症主要由于因子 *ⅧA* 和因子 *ⅧB* 基因突变所导致，遗传性凝血因子XⅢA 缺乏症可分为Ⅰ型和Ⅱ型,前者主要为基因量的改变,后者为质的改变,遗传性凝血因子XⅢB 缺乏症更为罕见,至今仅有 3 例报道。

【实验室检查】

1. **实验室检查**　血常规正常,出血量多者可出现血红蛋白下降。常规凝血检测如凝血酶原时间(PT)、出血时间(TT)、活化部分凝血活酶时间(APTT)等大多正常。

2. **因子 XⅢ 活性测定**　凝块稳定性试验为常用因子XⅢ缺乏筛查试验,阳性表明因子XⅢ严重缺乏(<1%)。尿素释放试验或生物素标记法进行定量检测,测定因子XⅢ活性和浓度。

3. **因子 XⅢ 抗原测定**　可采用双抗体夹心法测定因子XⅢ各亚基抗原,以确定因子XⅢ缺乏症的类型。

4. **分子生物学检查**　因子*XⅢ*基因已有 112 处突变报道,其中位于*XⅢA*基因有 96 处,位于*XⅢB*基因的有 16 处,故基因筛查对于遗传性凝血因子XⅢ缺乏症有明确的诊断价值。

【诊断和鉴别诊断】

对出现自幼出血、创伤后发生出血不止、伤口延迟愈合、习惯性流产等临床表现的患者,应进行因子XⅢ的相关检测。

1. **诊断标准**　目前无统一的诊断标准,符合下列条件可诊断:

(1)临床表现为自幼易出现皮肤黏膜、肌肉等出血,创伤后出血不易止,伤口延迟愈合。

(2)可有常染色体隐性遗传家族史。

(3)凝块稳定性试验阳性,因子XⅢ活性测定下降。

(4)因子*XⅢ*基因检测异常。

(5)排除获得性凝血因子XⅢ缺乏症。

2. **鉴别诊断**　须注意与 α2- 抗纤溶酶缺乏症作鉴别,α2- 抗纤溶酶缺乏症也表现为具有出血倾向及凝块稳定性试验阳性,但此病患者出血症状较轻,一般不出现脐带出血及颅内出血,可检测 α2- 抗纤溶酶以助鉴别。另家族史及伴随的终生出血史、突变基因检测可与获得性凝血因子XⅢ缺乏症做鉴别。

【治疗】

在止血过程中凝血因子XⅢ的需求量少,且其半衰期长(9~14 天),因此替代治疗对凝血因子XⅢ效果很好,可用新鲜冰冻血浆或冷沉淀及凝血因子XⅢ浓缩剂或凝血因子XⅢ重组制剂进行治疗。每 5~6 周使用 10~20IU/kg 凝血因子XⅢ浓缩制剂作为预防性治疗可确保正常止血。孕期患者需要增加替代治疗的次数以防止流产。建议孕妇在妊娠早期凝血因子XⅢ浓缩制剂注射剂量为每周 250IU,妊娠 23 周时每周 500IU,并在分娩时注射 1 000IU。对于伤口延迟愈合患者,一次性输注 10~20IU/kg 凝血因子XⅢ浓缩制剂。对于手术患者,凝血因子XⅢ活性水平至少在 20% 以上,故推荐凝血因子XⅢ制剂每天 20~30IU/kg,连续使用 3 天。

【典型病例简析】

1. 病历摘要 患者,男,14岁,以"反复脐带渗血、皮肤瘀斑10余年,右大腿肿痛4天"入院。患者出生后出现脐带反复渗血,处理后好转。10余年来于轻碰伤可出现皮肤瘀点瘀斑,外伤后出血不易止,并伤口愈合较慢。此次入院前4天外伤后右大腿出现肿痛,并渐加重,活动受限,予静脉滴注止血药物无好转。父母无血缘关系,否认家族中出血性疾病史。入院体检:体温37℃,心率90次/min,呼吸20次/min,血压100/66mmHg。神志清楚,皮肤巩膜稍苍白,浅表淋巴结未触及异常肿大,胸骨无压痛,双肺呼吸音清,未闻及干湿啰音,心律齐,未闻及病理性杂音,肝脾肋下未触及,右侧大腿肿胀明显,局部可见瘀斑,压痛明显,神经系统体征阴性。辅助检查:血常规白细胞计数8.9×10^9/L,中性粒比例76%,红细胞计数4.20×10^{12}/L,血红蛋白104g/L,血小板计数140×10^9/L,凝血功能检查:PT 14秒,APTT 39秒,Fib(纤维蛋白原)、TT正常,血块收缩试验良好,XIII因子测定:30分钟内纤维蛋白凝块溶解(对照组24小时纤维蛋白凝块未溶解)。凝血活酶生成试验正常。入院后给予输新鲜冰冻血浆、止血等处理,1周后症状好转出院。

2. 分析和讨论 该例患者为14岁男性,出生后有脐带断端出血,平素易皮肤青紫,本次外伤后右大腿深部出血,查PT、APTT、Fib、PLT正常,凝块稳定性试验阳性,故考虑"遗传性凝血因子XIII缺乏症",予输新鲜冰冻血浆后效果良好。但此患者尚须排除α2-抗纤溶酶缺乏症,但实验条件限制未检测α2-抗纤溶酶,亦未行基因筛查。对于临床上表现为自幼反复易出血、伤口延迟愈合等,常规凝血功能正常,应该考虑"凝血因子XIII缺乏症",可行凝块稳定性试验做筛查。目前临床上常用的凝块稳定性试验为定性的尿素释放试验,虽快速简便,但仅在凝血因子XIII极低时为阳性,只能用于诊断严重凝血因子XIII缺乏,容易造成漏诊,疑诊该病时应检测血浆凝血因子XIII各亚基抗原及因子XIII活性以明确诊断,有条件则行基因筛查,对遗传性凝血因子XIII缺乏症有重要诊断价值。

(黄月琴 潘敬新)

参 考 文 献

1. 林果为,欧阳仁荣,陈珊珊.现代临床血液病学.上海:复旦大学出版社,2013.
2. 张子彦.遗传性血液病学.北京:科学技术文献出版社,2012.
3. 张之南,郝玉书,赵永强.血液病学.第2版.北京:人民卫生出版社,2011.
4. Biswas A, Ivaskevicius V, Seitz R, et al. An update of the mutation profile of Factor 13 A and B genes [J]. Blood Rev, 2011, 25 (5): 193-204.
5. Muszbek L, Bereezky Z, Bagoly z, et al. Factor XIII: a coagulation factor with multiple plasmatic and cellular functions [J]. Physiol Rev, 2011, 91 (3): 931-972.
6. Williams M, Will A, Stenmo C, et al. Pharmacokinetics of recombinant factor XIII in young children with congenital factor XIII deficiency and comparison with older patients [J]. Haemophilia, 2014, 20 (1): 99-105.

第二十章　血友病 B

【概述】

血友病 B 是一种遗传性出血性疾病,系 X 染色体连锁的隐性遗传,由于凝血因子Ⅸ基因突变使凝血因子Ⅸ产生减少甚至缺乏所致。血友病的发病率没有种族或地区差异,占血友病的 15%~20%。临床主要表现为关节、肌肉和深部组织出血,也可有胃肠道、泌尿道、中枢神经系统出血以及拔牙后出血不止等。反复出血者可致关节畸形和假肿瘤形成,严重者可危及生命。

【病因和发病机制】

因体内产生抗因子Ⅸ抗体或交叉反应物,或因基因突变、基因缺失、基因插入导致位于X 染色体长臂末端(Xq27)的凝血因子Ⅸ基因丧失或功能缺失、凝血因子Ⅸ活性水平下降、凝血酶原合成障碍而致凝血功能不全。

遗传特点:血友病 B 遗传特点与血友病 A 相同,患者的所有女儿均为肯定携带者,儿子均为正常人。携带者的女儿有 50% 的概率是携带者,儿子有 50% 的概率是血友病 B 患者。携带者平均凝血因子Ⅸ:C 水平约为正常女性平均水平的一半。根据 Lyon 随机灭活的假设,携带者的凝血因子Ⅸ:C 理论上可从 0 到最高值,但一般在 12%~100%。携带者一般无出血症状,凝血因子Ⅸ:C 低于 25% 者可有异常出血。

【临床表现】

1. **出血诱因**　轻微的外伤、小手术、静脉穿刺以及自发性。

2. **出血部位**　关节、肌肉和深部组织出血,也可胃肠道、泌尿系统和中枢神经系统出血。其中,以关节出血最常见(占所有出血部位的 70%~80%),是血友病 B 最常见、最具特征性的出血表现,是导致血友病 B 患者致残的主要原因。多表现为关节肿胀、活动障碍。

3. **出血并发症**　反复出血者易导致关节畸形。出血所导致的压迫及周围神经受累可引起麻木、肌肉萎缩;压迫血管可发生组织坏死;压迫上呼吸道可引起窒息。

4. **临床分型**　根据凝血因子Ⅸ的活性水平,分为亚临床型、轻型、中型、重型(表 20-1)。

表 20-1　血友病 B 的临床分型

临床分型	凝血因子Ⅸ活性水平 /（U/dl）	出血症状
亚临床型	26~45	仅在严重外伤或手术后出血
轻型	6~25	大的手术或外伤可致严重出血
中型	2~5	小手术或外伤后可有严重出血
重型	<1	肌肉或关节自发性出血

【实验室检查】

1. 初筛试验

（1）血小板计数正常。

（2）凝血酶原时间（PT）、凝血酶时间（TT）均正常；凝血酶原消耗试验（PCT）、部分凝血活酶时间（APTT）延长、出血时间正常；血块收缩试验正常，纤维蛋白原定量正常。

2. 确诊试验

（1）凝血因子Ⅸ活性测定：凝血因子Ⅸ活性（FⅨ:C）明显减低或缺乏。

（2）基因诊断：血友病 B 分子水平存在着显著的遗传异质性，基因诊断是一种有效、精确、快速的方法，目前主要采用 PCR（聚合酶链反应）方法来进行基因分析，针对血友病 B 患者及携带者应进行基因筛查和产前诊断。

【诊断和鉴别诊断】

根据自幼关节、肌肉和深部组织出血的病史、有类似出血性疾病的家族史和实验室检查，典型病例诊断并不困难。凝血因子Ⅸ:C 测定具有诊断意义。一些轻型病例或亚临床型病例由于无明显出血病史容易漏诊，常在外伤、拔牙和手术后出现异常出血而得以诊断。

1. 诊断标准

（1）多为男性患者（女性纯合子极少见），有或无家族史，有家族史者符合性连锁隐性遗传规律。女性纯合子型可发病，但极少见。

（2）关节、肌肉和深部组织可自发出血，一般有行走时间过久和活动用力过强、创伤或手术（包括拔牙等小手术）后异常出血史，关节反复出血严重者可见关节畸形（图 20-1），深部组织反复出血可引起假肿瘤（图 20-2）。

（3）实验室检查

1）血小板计数、出血时间、血块收缩试验及凝血酶原时间正常。

2）凝血时间：重型患者常延长，中型可正常，轻型、亚临床型正常。

3）活化部分凝血活酶时间：重型患者明显延长，能被正常血清纠正，但不能被吸附血浆纠正，轻型可正常，亚临床型也正常。

4）血浆凝血因子Ⅸ:C 测定：减少或缺乏。

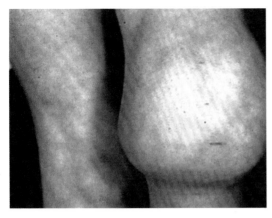

图 20-1 血友病 B 患者关节反复严重出血致关节畸形

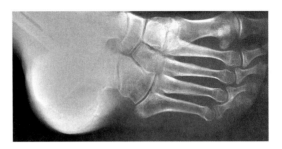

图 20-2 血友病 B 患者深部组织反复出血致假肿瘤

2. 鉴别诊断

(1)血友病 A：两者具有同样的遗传类型和出血症状，但血浆凝血因子Ⅸ:C 测定可助鉴别。

(2)其他出血性疾病：如血管性血友病和其他凝血因子缺乏症可以根据临床特点、遗传类型以及实验室检查如血浆凝血因子Ⅸ:C 测定加以鉴别。

(3)获得性维生素 K 依赖性凝血因子缺乏：肝病、双香豆素类药物以及长期使用抗生素可引起维生素 K 缺乏，但这些情况下一般有多个维生素 K 依赖因子而不是仅凝血因子Ⅸ缺乏。发生于非血友病的获得性凝血因子Ⅸ抑制物非常罕见。

【治疗】

血友病 B 治疗包括：替代治疗补充凝血因子、并发症的处理、预防出血和其他的辅助治疗等。

1. **替代治疗的药物选择** 血友病 B 的替代治疗首选基因重组凝血因子Ⅸ制剂或者病毒灭活的血源性凝血酶原复合物，在无上述条件时可选用新鲜冰冻血浆等。每输注 1IU/kg 体重的凝血因子Ⅸ可使体内凝血因子Ⅸ:C 提高 1IU/dl，凝血因子Ⅸ在体内的半衰期约为 24 小时，要使体内凝血因子Ⅸ保持在一定水平需每天输注 1 次。但是，凝血酶原复合物有可能引发静脉血栓症。使用凝血酶原复合物治疗血友病已有 20 多年，绝大多数患者无静脉血栓症，但在短时间大量使用就有可能发生静脉血栓。外科手术及术后，为避免大出血，往往使用大量凝血酶原复合物，术后患者常规卧床休息，血流缓慢，此时静脉形成血栓的可能性就会增大。

2. **如何实施替代治疗** 根据替代治疗的频次可以分为按需治疗和预防治疗（规律性替代治疗）。预防治疗是血友病 B 规范治疗的重要组成部分，是以维持正常关节和肌肉功能为目标的治疗。预防治疗可分为 3 种：

一级预防治疗：规律性持续替代治疗，开始于第 2 次关节出血前及年龄小于 3 岁且无明确的关节病变证据（查体/影像学检查）。

二级预防治疗:规律性持续替代治疗,开始于发生 2 次或多次关节出血后,但查体/影像学检查没有发现关节病变。

三级预防治疗:查体和影像学检查证实存在关节病变后才开始规律性持续替代治疗。

建议在发生第 1 次关节出血或者严重的肌肉出血后立即开始预防治疗。如果发生颅内出血,也应该立即开始预防治疗。值得注意的是,目前对于血友病 B 最佳预防治疗方案并无定论,应根据患者年龄、出血状况及日常活动量和凝血因子制剂的供应情况等制定个体化方案。

近年来随着上述条件的不断改善,我国已经具备在血友病 B 患者中开展预防治疗的各种条件,故建议积极开展预防治疗,以便降低我国血友病 B 患者的致残率,进而提高生活质量。

3. 并发症的处理

(1)血友病性关节病的处理:血友病性关节病是指由于反复关节出血导致关节功能受损或关节畸形。考虑到现实情况,除非患者及其家庭经济能够承受,否则不宜积极推广关节置换等矫形手术。如果要进行手术,必须要由有经验的血液科医生、骨科医生、出凝血实验室技术人员以及康复科医师等组成综合关怀团队,以保障患者围手术期的各项指标评估、手术方案的确定与顺利实施以及术后的康复等。慢性关节滑膜炎伴反复关节出血的患者可以采用放射性核素滑膜切除术,但须在有条件的医院并由有经验的医生进行操作。

(2)血友病性假肿瘤的处理:血友病性假肿瘤为反复出血形成的进行性增大囊腔,局部肌肉常受累,影像学证据提示有累及骨的表现。通常是血友病患者发生出血后凝血因子替代治疗不充分而长期慢性出血的结果。多见于凝血因子严重缺乏的患者。目前根据假肿瘤发生部位包含两类不同的病理类型:第一类发生在周围长骨,尤其是生长发育中的儿童长骨,主要是在骨内形成并扩展,可以突破骨皮质扩展;第二类是发生于骨盆周围区域,通常是由软组织血肿逐渐发展而来,可以变得巨大,侵蚀破坏邻近的骨骼及脏器。通过必要的影像学检查,容易了解假肿瘤的位置、大小、生长速度及对周围组织的影响,从而制定合适的治疗方案。假肿瘤治疗的目标应该是彻底清除假肿瘤,尽可能重建正常解剖结构。清除假肿瘤最理想的方法是完整切除,通常从囊壁的周围开始,但是某些重要的器官(如输尿管等)往往会包含在假肿瘤之内,因此很容易造成损伤。为了减少重要脏器的损伤,可以将邻近重要器官的囊壁保留。在进行任何侵入性检查或者手术时,应该由血液科医师进行评估,需要检测凝血因子抗体及术前补充足量的凝血因子替代治疗。围手术期及术后需要综合关怀团队合作,以防止并发症的发生和假肿瘤复发。

(3)血液传播性病毒感染:目前常见的血液传播性病毒为人类免疫缺陷病毒、丙型肝炎病毒、乙型肝炎病毒等。这些病毒感染后,可导致免疫缺陷和肝硬化,还可增加肿瘤的发生率。因此,一旦罹患相关感染,建议患者在血友病综合关怀团队的指导下进行相应抗病毒治疗。

4. 预防出血的治疗 常用抗纤溶药物有氨甲环酸和 6- 氨基己酸等。泌尿系统出血时禁用此类药物,同时避免与凝血酶原复合物合用。

5. 物理治疗和康复训练　可以促进肌肉、关节积血吸收,消炎消肿,维持正常肌纤维长度,维持和增强肌肉力量,维持和改善关节活动范围。在非出血期积极、适当的运动对维持身体肌肉的正常功能并保持身体平衡以预防出血极为重要。物理治疗和康复训练应该在有经验的专业医师指导下进行。

6. 血友病关节功能评估　定期对血友病患者进行关节功能评估可为其制定或调整预防治疗方案和处理关节并发症提供重要的依据。目前对于血友病关节功能评估主要借助于X 线、CT、磁共振成像(MRI)和超声等技术方法来进行。其中,超声检查经济、简便和实时,能够检测血友病性关节病的关节积液、滑膜增生和关节浅表部位软骨破坏,多普勒超声能够显示急性期滑膜血流信号增加,适合筛查和疾病进展监测。由于超声检查的准确性依赖于操作者的个人技术,未经过规范培训的操作者间一致性差,不能全面观察骨和软骨的病变,故需建议普及血友病性关节病的超声检查并制定具体的检查操作规范。MRI 由于具有多参数、多序列、多方位成像和软组织分辨率高的特点,是目前公认的诊断血友病性关节病的最敏感方法,其不仅能显示关节积液不同时期的出血改变、滑膜增生和含铁血黄素沉积,而且能早期显示软骨异常。但 MRI 存在着检查费用高、设备不普及、检查时间长、疾病本身的因素如含铁血黄素大量沉积时 MRI 图像会产生磁敏感伪影、年幼儿检查需要镇静剂等缺点。近年来开发的各种评估量表为关节功能评估和生活质量提供了可以量化的工具,建议采用经过验证的量表如 HJHS(Hemophilia Joint Health Score)中文版、加拿大血友病儿童生活质量评估工具(the Canadian Hemophilia Outcome-Kids Life Assessment Tool,CHO-KLAT)中文版等进行评估。

【典型病例简析】

1. 病历摘要　患者,男,14 岁,因反复皮肤青紫、鼻出血 10 年余,加重伴左膝关节肿痛2 周,于 2016 年 9 月 29 日入院。患者自幼就易出血,主要是皮肤青紫,碰撞后较为明显,家人及自己均不注意,从未因此就医。10 年余间多次反复出现皮肤青紫,碰撞后更为明显,并开始出现无原因的鼻出血,量时多时少,多时可达 10ml,少时仅 2ml,曾就诊于当地医院,行新鲜血浆输注治疗,皮肤青紫、鼻出血得到改善,未行进一步诊治,皮肤青紫和鼻出血反复出现。2 周前皮肤青紫较前加重,于四肢肢体碰撞出瘀斑面积明显大(图 20-3),伴鼻出血量增多,左侧膝关节肿痛,行走困难,无牙龈出血、血尿、黑便,无发热,无头痛,无胸闷、胸痛,无关节骨痛,遂前来我院就诊,门诊行血常规检查提示白细胞计数(WBC)6.9×10^9/L,血红蛋白(Hb)108g/L,血小板计数(PLT)233×10^9/L。凝血功能检查提示 PT58 秒,APTT 94 秒,纤维蛋白原(Fib)2.2g/L,

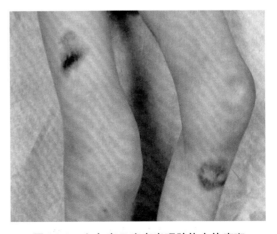

图 20-3　血友病 B 患者出现肢体大片瘀斑

拟诊"凝血功能障碍"收治入院。

既往史：无肝病、结核病、手术及外伤史，否认药物及食物过敏史。

个人史：无挑食、偏食史。

家族史：父母无出血史，父母否认近亲婚配，否认肝病等家族性病史。

入院查体：体温36.8℃，呼吸20次/min，脉搏84次/min，血压116/72mmHg。全身皮肤可见散在瘀斑，于四肢多见，左侧膝关节部位有4.5cm×5.0cm大块瘀斑，左侧膝关节肿痛，局部皮肤隆起，行走障碍，余全身关节未见血肿，无压痛，活动自如。左侧上臂针刺处可见1.0cm×1.5cm瘀斑，无瘙痒、压痛，全身皮肤黏膜未见黄染，全身浅表淋巴结未触及肿大。双眼巩膜无黄染，胸骨无压痛，双肺呼吸音清，未闻及干湿啰音，心律齐，各瓣膜区未闻及病理性杂音。腹部平软，无压痛、反跳痛，肝脾未触及肿大，肠鸣音4次/min。四肢关节无畸形，肌肉未触及肿块，活动自如。神经系统查体无异常。束臂试验阴性。

实验室检查：血常规 WBC $7.7×10^9$/L，Hb 106g/L，PLT $253×10^9$/L。尿常规：蛋白（-），红细胞（+），无管型。粪便常规：正常，粪便潜血试验阴性。凝血功能：PT 42秒（正常9~14秒），APTT 88秒（正常18~40秒），Fib 2.42g/L（正常1.8~4.0g/L），TT 15.2秒（正常12~17秒），D-二聚体4.28μg/L（正常<5μg/L）。生化检查：正常。

免疫学检查：类风湿因子（RF）、抗"O"、抗核抗体（ANA）、抗双链DNA（dsDNA）抗体、抗SM、SSA、SSB、SCL-70、SNP、JO-1抗体（均为抗核抗体谱里的项目）均阴性。免疫球蛋白IgG、IgA、IgM、补体C3、C4均正常。狼疮抗凝物未检出。肝炎病毒检查正常。凝血因子检查：FⅨ:C 0.5%（正常60%~150%），FⅨ抗体0 BU，FⅧ抗体0BU，FⅧ:C 76%（正常70%~150%），FⅪ:C 75%（正常70%~120%），FⅫ:C 67%（正常60%~150%），FⅡ:C 98%（正常70%~120%），FⅤ:C 86%（正常70%~120%），FⅦ:C 59%（正常55%~170%），FⅩ:C 96%（正常70%~120%）。X线检查：心肺未见异常。腹部超声：肝胆胰脾肾均未见异常。常规心电图检查：正常。左侧膝关节超声：可见混杂回声病变，未见滑膜增生和关节软骨破坏。

诊治经过：患者入院后积极完善检查寻找病因，诊断为"血友病B、左侧膝关节血肿形成"。治疗上予以输注病毒灭活新鲜冰冻血浆和凝血酶原复合物替代治疗，配合氨甲环酸止血，同时，辅助左侧膝关节物理治疗及功能训练。治疗2周后，复查凝血功能提示PT 11秒，APTT 28秒。皮肤瘀斑消散，无再次鼻出血，左侧膝关节肿痛好转，患者及家属要求出院。医嘱避免碰撞及门诊随访，可预防性输注凝血酶原复合物提升凝血因子Ⅸ活性水平。

2. 分析与讨论 本例患者以皮肤出血伴鼻出血、左侧膝关节血肿为主要症状和表现，首先应排除血管性疾病及血小板性疾病，由于患者无明显过敏性疾病病史，且临床表现无四肢对称性瘀斑，也无瘙痒感，而是反复皮肤出血及鼻出血表现，伴有左侧膝关节血肿，我院行束臂试验阴性，故不考虑为血管性疾病所致的出血。同时，由于患者血小板计数正常，虽然未行血小板功能检测，但暂不考虑血小板功能异常所致的出血。患者凝血功能检查提示PT、APTT明显延长，显示凝血功能存在障碍，但Fib、D二聚体正常，无感染及肿瘤等其他基础性疾病，故弥散性血管内凝血功能障碍可除外。

一般认为，PT和APTT延长而血小板计数正常，血管功能检测也正常，常见病因考虑维

生素 K_1 缺乏、肝病、华法林及肝素治疗。其他少见病因有凝血因子先天性缺乏及存在抑制物、狼疮抗凝物等获得性因素。患者免疫学检测均正常，狼疮抗凝物未检出，未能提供系统性红斑狼疮等结缔组织病的证据，故可除外狼疮抗凝物所致。通过凝血因子及抑制物的检测，证实凝血因子Ⅸ活性水平显著降低，经过新鲜冰冻血浆和凝血酶原复合物等替代治疗，凝血功能得到纠正，出血症状缓解，故本例可明确诊断为"血友病 B"。该患者反复发生出血，但由于没能及时就诊，进一步查明出血病因，单纯进行对症处理，延误诊治，导致并发了血友病型关节病，严重影响了生活质量。为预防出血反复以及血友病关节病的发生，提高生活质量，有条件者可定期行凝血酶原复合物的预防输注治疗。目前凝血因子Ⅸ的基因替代疗法处于临床前研究阶段，有望根治血友病 B。

（张学亚　潘敬新）

参 考 文 献

1. 中华医学会血液学分会血栓与止血学组，中国血友病协作组. 血友病诊断与治疗中国专家共识(2017版)[J]. 中华血液学杂志, 2016, 37 (5): 364-370.

2. 沈悌，赵永强. 血液病诊断与疗效标准 [M]. 第 4 版. 北京：科学出版社, 2018.

3. Srivastava A, Brewer A K, Mauser-Bunschoten E P, et al. Guidelines for the management of hemophilia [J]. Haemophilia, 2013, 19 (1): e1-e47.

4. Neufeld E J, Solimeno L, Quon D, et al. Perioperative management of haemophilia B: A critical appraisal of the evidence and current practices [J]. Haemophilia, 2017, 23 (6): 821-831.

5. Soliman M, Daruge P, Dertkigil S S J, et al. Imaging of haemophilic arthropathy in growing joints: pitfalls in ultrasound and MRI [J]. Haemophilia, 2017, 23 (5): 660-672.

第二十一章　遗传性凝血因子V缺乏症

【概述】

遗传性凝血因子V缺乏症,又称为Owren病或副血友病,是一种罕见遗传性出凝血障碍性疾病,最早于1947年在挪威发现,由Owren等人首先报道。现全世界累计200多例。发病率约为1/100万。F V基因定位于常染色体1q21-25上,其结构与FⅧ很相似,FV是一种辅助因子,FVa与FXa、Ca^{2+}于磷脂表面形成凝血酶原酶,从而激活凝血酶原,生成凝血酶。当F V基因缺陷时,致使FV水平减低或者功能异常,发生凝血障碍,患者可有出血症状。此病呈常染色体隐性遗传,但也有显性遗传的报道,男女均可患病。少数患者的父母为近亲婚配。部分患者可合并其他先天性异常(如FⅡ和FⅧ缺陷)。

【病因和发病机制】

FV,又称为易变因子或前加速素,由肝细胞和巨核细胞合成,是人体内最不稳定的凝血因子,血浆浓度为5~10μg/ml,半衰期约12小时。FV除存在于血浆外,也存在于巨核细胞和血小板α-颗粒中,血小板α-颗粒中FV约占总FV的25%。由于FV在血小板内的局部高浓度(比血浆高100倍)可以保证血小板FV免受抑制性抗体的攻击。而且,正常人血小板释放的FV参与催化凝血酶原的速率能达到最大速率的35%~85%。所以,血小板FV对凝血途径更为重要。因而,与血浆FV水平相比,血小板FV含量与出血症状的相关性更好。

在生理条件下,FV处于促凝血途径和抗凝血途径的交叉点,对维持凝血平衡起着重要作用。在凝血过程中,其活化形式与钙离子、磷脂和FXa形成的复合物是凝血酶原最主要的激活物,是凝血过程中十分重要的辅因子。另外,蛋白C可将FV水解为具有抗凝活性而缺乏促凝活性的分子,后者可作为蛋白C的辅因子,在蛋白S的协同作用下,灭活FⅧa,间接参与生理性抗凝旁路途径。FV这种促凝、抗凝的双重作用,使得F V基因缺陷既可能导致出血,也可能导致血栓,形成两种完全相反的表型。

F V基因位于人类第1对染色体长臂(1q21-25)上,全长为80kb,由25个外显子和24个内含子组成,分为A1、A2、B、A3、C1、C2六个结构域。其编码的蛋白质为分子量330kD、由2 196个氨基酸残基所组成的单链糖蛋白。其结构与FⅧ很相似,排列方式也为氨基端-A1-

A2-B-A3-C1-C2- 羧基端,并有 35 个重复复制的 17 肽。在凝血过程中,FV 被凝血酶激活,在精氨酸 709- 丝氨酸 710、精氨酸 1018- 丝氨酸 1019 和精氨酸 1545- 丝氨酸 1 546 处肽键裂解,切去结构中的 B 区域,形成 A1-A2 结构域组成的重链和 A3-C1-C2 结构域组成的轻链,共同组成活化的 FV(FVa)。FVa 与 FXa、Ca^{2+} 于磷脂表面形成凝血酶原酶,从而激活凝血酶原,生成凝血酶。

FV Leiden 是由于 *FV* 基因发生点突变(G → A)导致氨基酸变异(Arg506Gln)产生对活化蛋白 C(activated protein C,APC)的抵抗。正常情况下,APC 的灭活位点主要在 FVa Arg506 和 Arg306,前者属快速相反应,后者属慢速相反应。APC 裂解 Arg506 和 Arg306 的顺序是随机的,FVa 的灭活可通过一条主要途径和一条次要途径进行。在主要途径里,FVa 在 Arg506 处被快速裂解,形成一个中间产物。当 FXa 浓度高时,该产物所表达的活性可达到未裂解前的 40%~50%。该中间产物接着便在 Arg306 处被缓慢但完全的灭活。在次要途径里,FV 也可直接在 Arg306 处被完全灭活,但速度则更慢些。因为 FV Leiden 丧失了 Arg506 处的灭活位点,其灭活只能通过次要途径进行,因而导致其灭活速度减慢,形成了所谓的 "APCR" 现象。而 FV Cambridge 是可导致 APCR 的另类突变 FV(Arg306Thr),该突变同样也影响了凝血酶的激活作用。这证实了 FV 的 Arg306 是 APC 作用的重要位点,同时也表明一系列能影响关键位点的基因突变都有可能引起 APCR 及静脉血栓。

【临床表现】

一般仅纯合子患者有出血表现,其 FV:C 常小于 10%。杂合子者通常无出血症状。纯合子者出血症状也可轻微,与血浆中 FV 的水平无关,其出血严重性与血小板 FV 的相关性比血浆 FV 更密切。皮肤瘀斑、鼻出血、月经过多、产后出血过多、创伤或拔牙后出血为常见的临床表现。手术后可有严重出血。血尿和消化道出血也有发生,肌肉和关节出血少见,颅内出血罕见。部分患者的出血症状随着年龄增长而减轻。此外,有 FV Leiden 突变的患者有血栓形成倾向。

【实验室检查】

1. **常规凝血试验**　纯合子患者全血凝固时间延长,活化部分凝血活酶时间(APTT)和凝血酶原时间(PT)均延长,少数患者可有出血时间(bleeding time,BT)延长,凝血酶时间(TT)一般正常。杂合子者除 FV 测定异常外,其他各项检查均正常。遗传性凝血因子Ⅴ缺乏症的实验室检查特点见表 21-1。

2. **血浆 FV 测定**　纯合子者,FV:C 小于 10%,多数患者小于 5%。杂合子者 FV:C 常为 30%~60%,应用抗体中和试验发现 FV:Ag 也可下降,但尚未发现 FV 结构异常所致的出血。

3. **分子生物学检查**　利用分子生物学方法,迄今为止共检出 24 种 *FV* 基因突变,50% 发生于外显子 13,均引起终止密码子的出现,其次分别为外显子 7、10、15。大多突变为纯合子,双杂合型突变仅有 2 例报告。常见的 *FV* 基因缺陷如外显子 13 中 C2491T

和 C3571T,分别引起谷氨酰胺 773 →终止密码及精氨酸 1133 →终止密码;外显子 7 中 A1090G 和 G1091C,分别引起精氨酸 306 →甘氨酸和精氨酸 306 →苏氨酸;外显子 10 中 G1691A 引起精氨酸 506 →谷氨酰胺;外显子 15 中 A5279G 引起酪氨酸→半胱氨酸等。

表 21-1　遗传性凝血因子 V 缺乏症的实验室检查特点

实验室检查	纯合子	杂合子
APTT	延长	正常
PT	延长	正常
TT	正常	正常
FV:C	降低	降低
FV:Ag	减少	减少
BT	正常,偶尔可延长	正常
血小板功能	正常	正常
纤溶活性	正常	正常
其他因子测定	正常	正常

【诊断和鉴别诊断】

无特征性临床出血表现,诊断主要依据血浆 FV 测定、分子生物学检测 FV 基因突变。

1. 诊断标准

(1)表型诊断:通过家族史的调查以及血浆 FV 的检测,并排除其他原因所致的获得性 FV 缺乏症,可以在表型上诊断遗传性凝血因子 V 缺乏症。通常采用一期法测定 FV:C,用免疫法检测 FV:Ag,血浆 FV:C 的正常值为 50%~150%,FV:Ag 的正常值为 5~10mg/L。遗传性 FV 缺乏症患者 FV:C 和 / 或 FV:Ag 降低。

(2)家系分析:经过上述的实验室检查,对拟诊断为遗传性凝血因子 V 缺乏症的患者,要绘制家系图,采集其直系亲属(至少三代)的血标本,除进行常规凝血试验外,还需检测血浆 FV:C 和 FV:Ag。提取先证者及家系成员的基因组 DNA 标本,进行基因诊断。

(3)基因诊断:FV 基因的缺陷多发生于外显子,发生在内含子的较少,一般通过 FV 基因的多态性连锁分析结合序列测定进行基因诊断。

1)依赖于 FV 基因多态性连锁分析的基因诊断:利用 PCR 结合限制性片段长度多态性聚合酶链反应(restriction fragment length polymorphism polymerase chain reaction,RFLP)、变性梯度凝胶电泳(denaturing gradient gel electrophoresis,DGGE)以及单链构象多态性(single strand conformation polymorphism,SSCP)分析等对 FV 基因进行多态性连锁分析,常用的限制性核酸内切酶的酶切位点有位于外显子 7 的 BstN I 和 Mbo II 位点、外显子 10 的 Hind III、Mnl I 和 Pst I 位点、外显子 12 的 Bsl I 位点、外显子 13 的 Rsa I 和 Hph I 位点,以及位于内含子 8 的 3' 端剪接位点 AG、外显子 15 的 Cac8 I 位点等。

2)*FV*基因序列测定：经过 RFLP、DGGE 以及 SSCP 分析之后，PCR 扩增 *FV* 的相应基因片段，尤其是外显子两端的紧邻内含子序列，进行序列测定，找出基因缺陷的确切位点。

2. 鉴别诊断　遗传性凝血因子Ⅴ缺乏症需要与获得性凝血因子Ⅴ缺乏症鉴别。获得性凝血因子Ⅴ缺乏症多见于严重肝脏疾病、原发性纤溶亢进、弥散性血管内凝血（DIC）等继发性纤溶亢进，血循环中存在 FV 抑制物以及输注大量库存血时，表现为血浆 FV 水平减低，重型患者的血浆 FV 不足正常人的 1%，PT 及 APTT 均延长，FV 抑制物存在时，延长的 PT 和 APTT 均不能被正常血浆所纠正。获得性凝血因子Ⅴ缺乏症患者没有家族史，且均有原发病的表现，常伴随其他凝血因子缺乏，治疗原发病后复查显示 FV 水平恢复正常。对 FV 的基因及表达情况进行检测，可与遗传性凝血因子Ⅴ缺乏症相鉴别。

【治疗】

遗传性凝血因子Ⅴ缺乏症出血时可输新鲜血浆或新鲜冰冻血浆进行替代治疗。FV 的生物半衰期为 12~36 小时，但欲达到正常止血目的，需将 FV 提高到多少水平目前尚不明确，一般认为 25% 即可。FV 在 4℃不稳定，应输新鲜冰冻血浆或冰冻血浆。冷沉淀中 FV 不能浓缩，故输冷沉淀效果不理想。遗传性凝血因子Ⅴ缺乏症者手术前应输血浆 15~25ml/kg（可提高 FV 水平 15%~30%），手术后 15~20ml/kg，共 5~10 日直至伤口愈合。在急性出血时也可以输注浓缩血小板，因为血小板中含大量的 FV，但需注意血小板同种抗体的产生。FV 半衰期约 12 小时，每天输注 1~2 次即可。除进行手术外，一般不需要预防治疗。鼻出血、牙龈出血等轻微出血可用氨基己酸等抗纤溶治疗和局部止血处理，效果良好。

【典型病例简析】

1. 病历摘要　患者，女，23 岁，以"呕血 1 天"为主诉入院。入院前 1 天无明显诱因出现呕吐，呕鲜红色胃内容物 4 次，每次量少，不含血凝块，呕吐后出现剑突下闷痛，程度中，未向他处放射，感头晕，无腹泻、排黑便，无乏力，无出冷汗，无四肢湿冷，无黑矇，无反酸、嗳气，无畏冷、发热，发病前无进食动物血、铁剂、铋剂史，否认服用非甾体类抗炎药物史，无尿黄、眼黄，无尿频、尿急、尿痛、尿少，无牙龈出血等不适，遂就诊于当地医院，完善血常规提示血红蛋白 113g/L，凝血检查：PT 33.1 秒、APTT 131.5 秒，其余指标正常。予对症处理（具体不详）。为求明确诊断转诊收住某三甲医院消化内科。发病以来，患者精神、食欲、睡眠尚可，排黑便，小便正常，体重无明显减轻。

家族史：其父亲因"急性消化道大出血"去世。其父母非近亲婚配。

入院体检：体温 36.7℃，心率 129 次 /min，呼吸 21 次 /min，血压 111/80mmHg。神志清楚，正常面容，全身皮肤黏膜无黄染、苍白、发绀、出血点、水肿，未见肝掌、蜘蛛痣。全身浅表淋巴结未触及肿大。胸骨无压痛，双肺呼吸音清，未闻及干湿啰音及胸膜摩擦音。心律齐，无杂音。腹软，肝脾肋下未触及，神经系统体征阴性。

入院后患者完善相关辅助检查，凝血检查：PT 23.9 秒，APTT 53.4 秒，Fib、TT、D- 二聚体均正常。血常规:WBC 7.2×10^9/L,中性粒细胞 71.8%,Hb 111g/L,PLT 351×10^9/L。大小便常规大致正常。生化检查正常。乙肝相关检查、肝炎系列、HIV、梅毒、丙肝抗体均阴性。肿瘤标志物正常。ANA、ENA 抗体谱均阴性。ANCA 阴性。抗磷脂综合征抗体阴性。抗 β_2GPI 糖蛋白阴性。甲状腺功能检查:FT_4 23.83pmol/L、TSH 0.388mIU/L、aTPO 106.4IU/ml、TGA 1228.8IU/ml、TRAB 167.6IU/L。心电图示窦性心律不齐。妇科彩超示①右侧附件区含液性病变——囊肿? ②子宫、左附件区未见明显异常。甲状腺彩超:①双侧甲状腺实质回声不均、上动脉血流速度增高(请结合甲状腺功能检查);②双侧颈部及颈前区多发实性病变——淋巴结? 消化系、泌尿系、腹部超声检查未见异常。胃镜检查示①贲门黏膜撕裂并出血;②慢性非萎缩性胃炎;③内镜下止血术。该患者入院予抑酸、保护胃黏膜、补液及营养支持等处理后无再呕血,但多次监测凝血功能异常,予输注新鲜冰冻血浆及补充维生素 K_1 治疗后凝血指标改善不明显,请血液科会诊后患者转至血液科进一步诊治。转科后患者进一步行 1:1 正常血浆纠正试验:即刻和 2 小时均能被纠正。凝血因子活性测定:V:C 5%、Ⅷ:C 44%、Ⅸ:C 95%、Ⅺ:C 75%、Ⅻ:C 67%、Ⅱ:C 98%、Ⅶ:C 59%、X:C 72%。血管性血友病因子抗原(VWF:Ag)176.70%;蛋白 S 活性 28.7%,蛋白 C 活性 78%。狼疮抗凝物检测正常。二代基因测序(NGS)共发现 2 处杂合突变:分别为外显子 6 区的 G829T(来自母亲,提前出现终止密码)和外显子 3 区的 G286C(来自父亲,错义突变)。明确诊断为:遗传性凝血因子 V 缺乏症。现患者无再出血,一般情况可,病情好转出院,予随访观察。

2. 分析和讨论 该例患者为青年女性,有家族史。急性起病,以消化道出血为首先表现,凝血检查:PT 及 APTT 均显著延长,FV:C 仅 5%,FⅧ:C 44%,而其他凝血因子均正常,1:1 正常血浆纠正试验提示凝血因子缺乏,因而表型诊断为遗传性凝血因子 V 缺乏症。二代基因测序表明,该患者 *FV* 基因共发现 2 处杂合突变:分别为外显子 6 区的 G829T(提前出现终止密码)和外显子 3 区的 G286C(错义突变)。家系分析证明这 2 处突变为双杂合子型,前者遗传于母亲,后者遗传于父亲,因而诊断为遗传性凝血因子 V 缺乏症。该患者经输注新鲜冰冻血浆等治疗后凝血指标改善不明显,可能与输注量不足以及检测时间差有关。由于 FV 在血小板内的局部高浓度(比血浆高 100 倍),因此,在急性出血时输注单采血小板,可能对迅速控制出血更为有益。

(庄伟煌 潘敬新)

参 考 文 献

1. Liu Q, Feng J, Sommer S S. Bi-directional dideoxy fingerprinting (Bi-ddF): a rapid method for quantitative detection of mutations in genomic regions of 300-600 bp [J]. Hum Mol Genet, 1996, 5 (1): 107-114.

2. Martincic D, Zimmerman S A, Ware R E, et al. Identification of mutations and polymorphisms in the factor XI genes of an African American family by dideoxyfingerprinting [J]. Blood, 1998, 92 (9): 3309-3317.

3. Enayat M S, Guilliatt A M, Surdhar G K, et al. Aberrant dimerization of von Willebrand factor as the result of mutations in the carboxy-terminal region: identification of 3 mutations in members of 3 different families with type 2A (phenotype IID) von Willebrand disease [J]. Blood, 2001, 98(3): 674-680.

4. Habart D, Kalabova D, Novotny M, et al. Thirty-four novel mutations detected in factor Ⅷ gene by multiplex CSGE: modeling of 13 novel amino acid substitutions [J]. J Thromb Haemost, 2003, 1(4): 773-781.

5. Jayandharan G, Shaji R V, Chandy M, et al. Identification of factor Ⅸ gene defects using a multiplex PCR and CSGE strategy-a first report [J]. J Thromb Haemost, 2003, 1(9): 2051-2054.

第二十二章　抗凝血灭鼠药中毒

【概述】

抗凝血灭鼠药是目前灭鼠效果最好,较安全的一类慢性灭鼠药。此类灭鼠药共有30余种,按化学结构分为香豆素类和茚满二酮类。香豆素类有杀鼠灵、杀鼠迷、溴鼠隆等,茚满二酮类有敌鼠钠盐和氯敌鼠等。目前香豆素类抗凝血灭鼠药应用较广泛。香豆素毒力比茚满二酮小,人误服茚满二酮后中毒快、症状重,常抢救困难。溴敌隆属香豆素类第二代抗凝血毒鼠药,它急性毒性强,具有第一代抗凝血毒鼠药作用缓慢,不易引起鼠类警觉的特点,还能杀灭对第一代抗凝血毒鼠药产生抗性的老鼠,已成为目前应用最广的灭鼠剂。人服用该药后有出血倾向,临床上表现为身体不同部位出血相对应症状。抗凝血灭鼠药中毒容易被误诊为出血性疾病而未及时采取有效措施导致患者病情延误或死亡。

【病因和发病机制】

抗凝血灭鼠药中毒的发病机制经动物实验证实的有两方面,一是通过竞争性抑制维生素 K 的作用,使维生素 K 生成受阻,相关凝血因子无法合成,导致机体凝血功能障碍。维生素 K 是合成凝血因子 II、VII、IX、X、蛋白 C 和蛋白 S 的必需物质。该类抗凝血灭鼠药对已经生成的维生素 K 和凝血因子无影响,其抗凝作用程度主要与这些凝血因子在体内的生物半衰期有关,因子 VII 的半衰期 4~6 小时,故首先受影响,因子 IX 和 X 次之。凝血酶原的半衰期为 36~72 小时,一般在中毒后 5~10 日浓度最低。该类灭鼠药中毒潜伏期可长达一周左右,第二代抗凝血灭鼠药亲脂性强、分布容积大、血浆清除慢,体内半衰期长达 16~69 天,有研究表明其抗凝作用导致的出血可持续 51 天至 13 个月不等。第二代抗凝血灭鼠药可直接作用于血管壁,其分解产物亚苄基丙酮还可进一步损害毛细血管壁,使血管壁脆性及通透性增强,血液易渗出,导致黏膜、内脏、皮下出血。

【临床表现】

低剂量中毒可无症状,或仅表现为中毒的一般症状如恶心、呕吐、纳差、腹痛、精神不振等。出血是抗凝血灭鼠药中毒最常见的症状,与灭鼠药剂量有关。出血症状多出现在中毒48~72 小时后。出血可发生在多部位,皮肤出现瘀斑,身上若有伤口会渗血不止。呼吸道、消化道、泌尿生殖道等黏膜出血,如鼻出血、咯血、呕血、黑便、肉眼血尿、月经过多,化验可提示大便隐血阳性,尿红细胞升高。肌肉软组织血肿、血尿、关节内出血。重者可出现脑出血和重要脏器出血并发出血性休克,甚至死亡。

【实验室检查】

1. **凝血功能检查**　凝血酶原时间(PT)、活化部分凝血活酶时间(APTT)明显延长,凝血酶时间(TT)、纤维蛋白原(fibrinogen,Fbg)可在正常范围,维生素 K 依赖凝血因子 Ⅱ、Ⅶ、Ⅸ、Ⅹ活性下降。

2. **毒物检测**　抗凝血灭鼠药中毒一般应提取胃内容物、血液以及肝组织等进行检测,因极少从尿液中排出,故尿液不做常规毒物检测。

该类毒物的检测方法主要有高效液相色谱法、分光光度法、薄层色谱法。

【诊断和鉴别诊断】

根据明确的灭鼠药误服史,广泛性多部位出血表现,PT、APTT 延长可以诊断抗凝血灭鼠药中毒。

1. 诊断标准

(1)临床有广泛性多部位出血表现。

(2)明确或可疑灭鼠药接触史。

(3)PT、APTT 延长,纤维蛋白原、肝功能、血小板、D- 二聚体正常。

(4)维生素 K_1 治疗有效。

(5)凝血因子 Ⅱ、Ⅶ、Ⅸ、Ⅹ 的活性减低。

(6)血液、呕吐物和 / 或食物等样品中检出抗凝血灭鼠药。

满足(1)~(3)条标准即可以拟诊,符合(4)可临床诊断,符合(5)和 / 或(6)可确诊。

2. 鉴别诊断

(1)血友病:大部分患者幼年起病,多有关节损害,PT 正常,可予以鉴别。

(2)肝病所致凝血功能障碍:多有肝病病史和体征,肝功能检查异常,可有血小板减少和纤维蛋白原减少。

(3)弥散性血管内凝血:多有感染、肿瘤或外伤手术病史,伴有微循环障碍和微血栓形成,PT、TT 延长,纤维蛋白原和血小板减少,较易鉴别。

【治疗】

1. **毒物清除**　该类中毒患者一般病史隐匿,待发现中毒时,常已失去洗胃的最佳时期;只有极少数病史明确的急性中毒者,可使用活性炭、白陶土进行洗胃。

2. **维生素 K_1**　是抗凝血灭鼠药中毒的特效剂,在治疗过程中应关注患者的个体差异性。轻度血尿及 PT 延长,可予维生素 K_1 10~20mg/ 次,静脉滴注,每日 3~4 次。严重出血者,首次 10~20mg,静脉注射,继而 30~80mg,静脉滴注,一日总量可达 120mg,甚至更高。连续用药 10~14 日,至出血症状消失、PT 正常方可停药。对于服毒量大、临床症状明显、由急性失血导致晕厥,且血液不凝固的重症患者,在常规使用维生素 K₁ 的前提下,可输注凝血酶原复合物及新鲜冰冻血浆补充凝血因子。地塞米松或甲泼尼龙、大剂量维生素 C 可减少毛细血管通透性。停用维生素 K₁ 后应每周复查 PT,因第二代抗凝血灭鼠剂半衰期长,治疗时间需维持 2~3 个月,个别甚至长达 1 年。

【典型病例简析】

1. 病历摘要　患者,男,67 岁,以"突发左上肢肿胀、疼痛 1 天"为主诉入院。患者于 1 天前无明显诱因出现左上肢肿胀,伴疼痛、麻木感,无胸闷、胸痛,无心悸、呼吸困难等,否认有毒物质接触史,就诊于当地县医院行彩超检查示"左侧腋静脉及肱静脉血栓形成",为进一步治疗转诊我院,以"左上肢腋静脉、肱静脉血栓形成"收入急诊外科。

既往有"高血压"病史 10 年,不规则服用降压药物。

入院查体:T 36.6℃,P 74 次/min,R 20 次/min,P 130/77mmHg,神志清楚,左上肢肿胀明显,呈非凹陷性,未见浅表静脉迂曲,表面皮肤无明显发红、苍白、发绀,无皮肤发黑、溃烂,无色素沉着,皮温稍增高。右上肢无肿胀,双上肢末梢血运尚好,动脉搏动可。双上肢周径:肘窝上缘 10cm 处周径分别为左 42cm、右 30cm。左背部触及 10cm × 12cm 包块,边界不清,轻压痛,表面大片瘀斑。双肺呼吸音清晰,未闻及干湿啰音。心律齐。腹平软,全腹无压痛、反跳痛,肝脾肋下未触及。叩诊呈鼓音,无移动性浊音,肠鸣音正常。

入院后因凝血功能异常转入血液科。经多次追问病史患者诉入院前 10 天自服鼠药"溴鼠隆"50ml 左右。

辅助检查:凝血功能示凝血酶原时间>120 秒,凝血酶原活动度 2.0%,凝血酶原国际比值 21.20,部分凝血活酶时间>120 秒。血常规五分类:白细胞 10.0 × 10⁹/L,中性细胞绝对值 6.72 × 10⁹/L,单核细胞绝对值 0.89 × 10⁹/L,血红蛋白 57g/L,血小板 128 × 10⁹/L。尿常规:红细胞 170.5/HP。生化:总蛋白 52.3g/L,白蛋白 33.1g/L,球蛋白 19.2g/L,总胆红素 61.4μmol/L,直接胆红素 28.5μmol/L,间接胆红素 32.9μmol/L。粪便常规:隐血弱阳性。乙肝相关检查结果:HBsAb 弱阳性,HBcAb 阳性,余阴性。RPR、TPPA、HIV 抗体阴性。颈部、胸部 CT:未见明显异常。肺动脉 CTA:未见明显异常。彩超示:①肝实质回声较密集;②脾脏稍增厚。左上肢血管彩超:①左上肢动脉超声未见明显异常;②左上肢深静脉未见明显血栓形成。

入院后诊断:①灭鼠药(溴鼠隆)中毒;②继发性凝血功能障碍;③左上肢、左肩背部血肿。予补充维生素 K₁、卡络磺钠止血、碳酸氢钠碱化尿液,并予输新鲜冰冻血浆 1 200ml,红细胞 3U 纠正贫血治疗。经上述治疗后患者左上肢肿胀及皮肤青紫情况改善,5 天后复查凝血功能示 PT、APTT 基本正常,继续使用维生素 K₁ 治疗半个月出院。出院后多次查 PT 延长,嘱在当地继续给予维生素 K₁ 静脉滴注,随访至出院 3 个月,多次复查 PT 正常。

2. 分析和讨论　患者为老年男性,以突发左上肢和背部血肿、血尿等严重出血症状为主要临床表现。实验室检查示 PT、APTT 明显延长,血小板、纤维蛋白原在正常参考值范围,考虑凝血功能异常原因待查、抗凝血灭鼠药中毒可能性大。但患者在我院急诊科就诊时未诉灭鼠药中毒史，当地彩超误诊左上肢深静脉血栓，以致灭鼠药中毒未及时诊断。后经多次追问病史，患者才承认 10 天前有服灭鼠药史，结合具有严重的出血表现，PT、APTT 明显延长诊断得以明确。对此类急性出血患者，无基础疾病，既往无出血病史，出现凝血功能障碍，一定要注意华法林类药物或抗凝血灭鼠药中毒的可能，应重点询问流行病史和药物、毒物接触史，避免误诊。维生素 K_1 是此类药物中毒的特效治疗药物，应尽早使用，必要时可输注凝血酶原复合物及新鲜冰冻血浆补充凝血因子。

（周建耀　刘　佳）

参 考 文 献

1. Vanessa Mh Lo, Ck Ching, Albert YW Chan. Bromadiolonetoxicokinetics: Diagnosis and treatment implications [J]. Clinical Toxicology, 2008,46(8): 703-710.
2. 邱泽武，彭晓波．重视抗凝血杀鼠剂中毒全面提高临床诊治水平 [J]. 中华急诊医学杂志 2014, 23 (11): 1189-1191.
3. 刘杰．抗凝血灭鼠药中毒的诊断与治疗 [J]. 中国临床医生，2012, 40(8): 11-13.

第二十三章　抗心磷脂抗体综合征

【概述】

抗心磷脂抗体综合征（antiphospholipid syndrome，APS）是一种非器官特异自身免疫病，以反复动脉或静脉血栓形成、习惯性流产和血小板减少为主要特征。APS 多发生于年轻女性，男女发病率之比为 1:6~1:3，女性中位发病年龄 37 岁，原发性 APS 占 38%，继发性 APS 占 62%。实验室检查可发现抗心磷脂抗体（antiphosphoipid antibody，APL）阳性。APS 临床上可分为原发性 APS、继发性 APS 及恶性 APS。原发性 APS 的病因不明，继发性 APS 常继发于自身免疫病如系统性红斑狼疮、皮肌炎、恶性肿瘤等。恶性 APS 是一种短期内出现进行性广泛血栓形成，造成多器官功能衰竭甚至死亡的疾病。

【病因和发病机制】

APS 基本病理改变是血管内血栓形成。APL 相关心磷脂本身是正常抗凝系统中的成分之一，因 APL 与抗凝系统中某些蛋白有交叉反应而造成了凝血异常。β_2 糖蛋白 I（β_2-glycoprotein I，β_2-GPI）是一种载脂蛋白，通过抑制凝血酶原的激活而发挥抗凝作用，当它和 APL 或抗 β_2-GPI 抗体结合后则发挥促凝作用。血小板减少可能是 IgG 型 APL 对血小板的磷脂酰丝氨酸（phosphatidylserine，PS）的作用。当血小板被激活时 PS 就被暴露并与 APL 抗体结合而使血小板破坏、聚集，APL 抗体与红细胞的 PS 结合而引起溶血性贫血。此外，APL 对血管内皮细胞的损伤、激活血小板、抑制纤溶系统和抑制蛋白 C（protein C，PC）的活化也可能是发病机制的一部分。现有的研究显示，APS 的致血栓效应可能是多因素作用的结果。

【临床表现】

1. **血栓形成**　血栓形成是 APS 最主要的症状，表现为多部位、反复动静脉栓塞，原发性 APS 的血栓发生率高于继发性 APS，静脉血栓多见，依次为下肢深静脉血栓、肺栓塞、腹腔脏器静脉血栓，约 1/3 发生动脉血栓，依次为脑卒中、冠状动脉血栓、下肢动脉血栓。

2. **习惯性流产**　流产可发生于妊娠的任何时期，典型的 APS 流产常发生于妊娠 10 周以后，但亦可发生得更早，与抗心磷脂抗体的滴度无关。目前认为胎盘血管的血栓导致胎盘功能不全,引起习惯性流产、胎儿宫内窘迫、宫内发育迟滞或死胎。

3. 血小板减少 APS 表现中度血小板减少,出血症状少见,常伴有 Coombs 试验阳性的溶血性贫血。

4. 非典型表现 可出现皮肤损害,网状青斑、下肢溃疡、指(趾)红斑、指(趾)甲下片状出血,肺部常见损害有肺动脉高压、肺泡内出血,心脏受累常见瓣膜损害。

【实验室检查】

1. 狼疮抗凝物(lupus anticoagulant,LA) LA 一般为免疫球蛋白 G/免疫球蛋白 M (immunoglobulin G/immunoglobulin M,IgG/IgM),作用于凝血酶原复合物(Xa、Va、Ca^{2+} 及磷脂)以及 Tenase 复合体(因子IXa、VIIIa、Ca^{2+} 及磷脂),在体外能延长磷脂依赖的凝血试验的时间。因此检测 LA 是一种功能试验,有凝血酶原时间、活化部分凝血活酶时间、白陶土部分凝血活酶时间(partial thromboplastin time in kaolin,KPTT)和蛇毒因子溶血试验,其中以 KPTT 和蛇毒因子溶血试验较敏感。

2. 抗心磷脂抗体 抗心磷脂抗体(APL 抗体)阳性具有诊断意义,其滴度高时,临床意义更大。国际标准化专题研讨会制订了统一的 ELISA 检测 APL 的程序,对 APL 的 IgG、IgA、IgM 进行定量或半定量测定。以此提高各实验室检测结果的一致性和重复性。

3. 抗 β_2-GPI 抗体 当血浆 APL 存在时,β_2-GPI 可介导 APL 与细胞膜/磷脂膜的结合。近年来许多研究表明抗 β_2-GPI 抗体与 APS 的关系密切。联合检测抗 β_2-GPI 抗体和 IgG 型 APL 是诊断 APS 的最佳方案。

【诊断和鉴别诊断】

1. 诊断 2006 年悉尼国际 APS 会议修订的分类标准:诊断 APS 必须具备下列至少 1 项临床标准和 1 项实验室标准。

(1)临床标准

1)血管栓塞:任何器官或组织发生 1 次以上的动脉、静脉或小血管血栓,血栓必须被客观的影像学或组织学证实。组织学还必须证实血管壁附有血栓,但没有显著炎症反应。

2)病态妊娠:①发生 1 次以上的在 10 周或 10 周以上不可解释的形态学正常的死胎,正常形态学的依据必须被超声或被直接检查所证实;②在妊娠 34 周之前因严重的子痫或先兆子痫或严重的胎盘功能不全所致 1 次以上的形态学正常的新生儿早产;③在妊娠 10 周以前发生 3 次以上的不可解释的自发性流产,必须排除母亲解剖、激素异常及双亲染色体异常。

(2)实验室标准

1)血浆中出现 LA,至少发现 2 次,每次间隔至少 12 周。

2)用标准 ELISA 在血清中检测到中~高滴度的 lgG/IgM 型 ACL 抗体(IgG 型 ACL>40 GPL;lgM 型 ACL>40 MPL;或滴度>99%);至少 2 次,间隔至少 12 周。

3)用标准 ELISA 在血清中检测到 IgG/lgM 型抗 β_2-GPI 抗体,至少 2 次,间隔至少 12 周 (滴度>99%)。

2. 鉴别诊断　静脉血栓需与蛋白 C 缺乏症、蛋白 S 缺乏症、抗凝血酶Ⅲ缺陷症、血栓性血小板减少性紫癜鉴别。

动脉血栓需与高脂血症、糖尿病血管病变、血栓闭塞性脉管炎鉴别。

【治疗】

原发性 APS 的治疗原则是防止血栓、对症治疗、控制出血、治疗并发症和改善预后。一般不需用激素或免疫抑制剂治疗。继发性 APS［如继发于 SLE、伴有严重血小板减少（<30×10⁹/L）或溶血性贫血等特殊情况)］需要治疗。

抗血小板治疗：对血小板正常、有高危因素的患者可长期使用阿司匹林、氯比格雷等。

抗凝治疗：已出现血栓形成者应使用低分子量肝素、华法林以及新型抗凝血药物（利伐沙班、达比加群等)。抗凝疗程依血栓事件严重度、有无高凝复发因素及出血风险权衡，推荐长期抗凝治疗。

羟氯喹：可以减少 APL 的生成，有抗血小板聚集作用，近期有研究提示它可以保护患者不发生血栓。不良反应有头晕、肝功能损害、心脏传导系统抑制、眼底药物沉着等，但不良反应比氯喹轻。

急性期血栓（72 小时内的静脉血栓、8~12 小时内的动脉血栓）可行取栓术或血管旁路手术。

【典型病例简析】

1. 病历摘要　患者，男，31 岁，以"右下肢肿痛胀半个月，胸痛半天伴晕厥 1 次"为主诉入院。入院前半个月无诱因出现右下肢肿胀，活动后明显，无明显皮肤发红、溃疡、皮温增高，无畏冷、发热、消瘦等症状，未诊治。入院前半天出现心前区闷痛、呈持续性，1 小时前出现晕厥，呼之不应，伴抽搐，无二便失禁、口角歪斜，无全身发绀等，持续 10 余秒后自行缓解，急诊入院，体检：心率 110 次/min，血压 90/60mmHg，神清，对答切题。皮肤未见瘀斑、颈静脉无怒张，心律齐，无杂音。腹平软，肝脾未触及，四肢肌力、肌张力正常。右下肢明显肿胀，可见浅表静脉怒张，双侧足背动脉搏动正常。入院后查心电图示 V_1~V_3 呈 QS 型、V_2、V_3 ST 段呈弓背向上抬高、心肌酶升高、肌钙蛋白阳性。抗核抗体、抗 ENA 抗体：均阴性。补体 C3 1.320g/L，补体 C4 0.283g/L，抗凝血酶-Ⅲ122.0%。直接 Coombs 试验阴性。抗dsDNA 阴性。胆固醇 5.90mmol/L，甘油三酯 3.41mol/L，抗心磷脂抗体 18.6RU/ml。抗 $β_2$-GPI 抗体强阳性。骨髓象：有核细胞增生活跃；粒系、红系增生，形态、比例正常；全片巨核细胞 48 个，伴成熟障碍。右下肢血管彩超示右下肢股静脉血栓形成，右下肢静脉造影示右股静脉血栓形成伴静脉闭塞，腘静脉、胫前、胫后、腓静脉不全性血栓形成。诊断抗心磷脂综合征，急性前间壁心肌梗死，右下肢深静脉血栓，予低分子肝素抗凝、硝酸甘油扩张血管、倍他乐克控制心率减少心肌耗氧等治疗后症状缓解，其间多次复查血常规示血小板波动在12×10⁹~30×10⁹/L，予加用泼尼松 40mg/d 治疗，2 周后复查血常规示血小板升至 50×10⁹/L，出院。出院后继续规则服用"华法林、单硝酸异山梨酯、倍他乐克"，泼尼松逐渐减量，血小

板波动在 $30 \times 10^9 \sim 80 \times 10^9/L$ 之间,于服药 2 年余后自行停药。停药半年后再次出现左下肢肿胀,彩超示左下肢深静脉血栓,后转诊上海某医院,完善相关检查后诊断 "抗心磷脂抗体综合征",继续予华法林和泼尼松维持治疗。目前已随访 13 年,无明显胸闷、胸痛症状,复查抗心磷脂抗体转阴,血小板维持在 $30 \times 10^9/L$ 以上,冠脉 CTA 示冠脉钙化总积分为 0;左前降支动脉硬化性改变,余未见明显异常。

2. **分析与讨论** 该病例为青年男性,出现冠状动脉及双下肢深静脉血栓,伴血小板减少,多次检测抗心磷脂抗体和 β_2-GPI 抗体阳性,排除结缔组织病和恶性肿瘤,符合原发性抗心磷脂抗体综合征诊断标准,经抗凝和泼尼松治疗,症状稳定,随访 10 多年,未再出现新发血栓。对年轻患者出现血栓相关症状,在排除遗传性易栓症等疾病后要高度重视抗心磷脂抗体综合征可能,早期诊断能极大改善预后。

(刘 佳 周建耀)

参 考 文 献

1. 冯莹,抗磷脂综合征的临床管理 [J]. 临床血液学杂志,2017,30(1): 8-10.
2. Miyakis S, Lockshin M D, Atsugi T, et al. International consensus statement on an update of the classification criteria for definite antiphospholipid syndrome (APS)[J]. J Thromb Harmony, 2006, 4(2): 295-306.

第三篇

少见骨髓衰竭性疾病

第二十四章　纯红再生障碍性贫血

【概述】

纯红再生障碍性贫血(pure red cell aplasia,PRCA)是一种较少见的以骨髓中单纯红系造血障碍为表现的异质性综合征,而粒细胞系和巨核细胞系无明显受累。1922年Kaznelson首次将纯红再生障碍性贫血从再生障碍性贫血分离出来。20世纪30年代,纯红再生障碍性贫血与胸腺瘤的关系引起医生的关注,最终实验室研究发现纯红再生障碍性贫血与免疫机制相关。20世纪40年代,研究者认识到特异性病毒是急慢性红系造血衰竭的原因,尤其是微小病毒B19。任何年龄组及性别均可发病,分为先天性和获得性两类。先天性PRCA又称Diamond-Blackfan贫血,病因为基因突变所致的核糖体功能障碍。

【病因和发病机制】

PRCA发病机制尚未完全阐明。

1. **免疫介导**　包括体液免疫异常和细胞免疫异常。最早提示PRCA与免疫相关的是本病与胸腺瘤的密切联系,其与自身免疫病、伴有免疫紊乱的淋巴系统增殖性疾病的相关性也都提示疾病与免疫异常的联系。

2. **红系造血细胞直接损伤**　最常见于某些病毒感染,以微小病毒B19感染为典型代表。某些药物也可能通过直接损伤红系造血细胞引起PRCA。这一机制介导的PRCA多呈急性自限性经过。

【临床表现】

贫血症状差别明显,可表现为一过性急性自限性贫血,也可以表现为慢性持续性贫血。因红细胞寿命较长,许多急性自限性者呈亚临床表现,从而未获得诊断。原发性纯红再生障碍性贫血没有特异性的临床表现,症状体征只与贫血相关。继发性纯红再生障碍性贫血的表现还与相关疾病有关。

【实验室检查】

1. **血象**　大细胞或正细胞正色素性贫血,网织红细胞绝对计数小于10 000/ml。白细胞分类正常,计数正常或轻度下降。血小板计数正常或轻度改变。血涂片不见嗜多色细胞。

2. **骨髓象**　原发性获得性纯红再生障碍性贫血骨髓增生程度、髓系和巨核细胞成熟情况正常,无病态造血现象。原始红细胞缺乏(正常时的 1%),有时可看到早幼红细胞和 / 或胞质嗜碱原始红细胞,但分类计数不应超过 5%。大的早幼红细胞且有胞质空泡和伪足时提示微小病毒 B19 感染,但不具有诊断作用。淋巴细胞、浆细胞聚集可能轻度增多。铁染色通常正常,因为缺少红细胞前体,环形铁幼粒细胞难见到,如果存在,提示骨髓增生异常综合征。急性自限者常在骨髓恢复期表现为红系造血活跃,有时可见到巨大原始红细胞(图 24-1)。

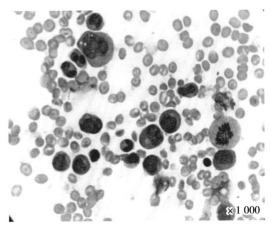

图 24-1　纯红细胞再生障碍性贫血(瑞士染色)

×1 000

3. **其他贫血检查指标**　溶血性贫血试验如抗球蛋白试验(Coombs test)及酸化血清溶血试验(Ham test)阴性。乳酸脱氢酶和间接胆红素等指标正常。铁代谢无缺铁证据,相反铁饱和度及铁蛋白水平升高。

4. **病毒及抗体**　有条件可检测 PRCA 相关的病毒及其抗体滴度,尤其是微小病毒 B19。

5. **影像学检查**　慢性者常规行胸腺影像学检查(X 线或 CT)。

【诊断和鉴别诊断】

根据临床表现和典型实验室检查,特别是骨髓幼红细胞明显减少而其他细胞系正常,不难做出诊断。但是需要注意病因的查找,特别是有无胸腺瘤、淋巴增殖性疾病和自身免疫病等。

PRCA 典型的骨髓象特征不难与其他类型的贫血相鉴别。有时 MDS 的难治性贫血阶段也仅表现为贫血,但后者的病态造血、染色体异常等特征可鉴别。

【治疗】

1. **一般治疗**　纯红再生障碍性贫血(PRCA)的治疗亦应根据类型的不同有不同的侧重,首先是基础治疗,若患者重度贫血,可予输血支持治疗。先天性纯红再生障碍性贫血应给予糖皮质激素治疗,通常是泼尼松,造血干细胞移植可用于激素治疗无反应的患者;伴骨髓增生异常的原发性 PRCA 可按照骨髓增生异常综合征治疗;如正使用与 PRCA 有关药物,实验性停药;存在 PRCA 相关的感染性疾病,抗感染治疗;如为慢性淋巴细胞白血病、霍奇金或非霍奇金淋巴瘤或是其他淋巴增殖性疾病引起的 PRCA,应治疗这些疾病。对于获得性自身免疫 PRCA、大颗粒淋巴细胞白血病(large granular lymphocytic leukemia,LGLL)相关 PRCA、实体瘤相关 PRCA 或其他治疗疗效欠佳的继发性 PRCA,应给予免疫抑制治疗。通常继发于自身免疫/胶原血管疾病的 PRCA 对免疫治疗有反应。

2. 免疫抑制/免疫调节 传统的免疫抑制治疗是先使用糖皮质激素,多为泼尼松 1mg/(kg·d),剂量与免疫性血小板减少性紫癜相似,大约 40% 的缓解率,缓解后逐渐减量,如未获得缓解减量后需联合其他药物。最有效的免疫抑制剂是环孢素 A,总反应率大于 75%,通常作为激素治疗后的二线治疗,开始剂量 6mg/(kg·d),有时可合用 30mg 泼尼松,环孢素 A 浓度 150~250ng/ml。硫唑嘌呤或环磷酰胺、他克莫司亦可。利妥昔单抗对于原发性自身免疫性 PRCA 有效,但主要用于继发于淋巴增殖性疾病引起的 PRCA;抗胸腺细胞球蛋白,可使 50% 的原发性自身免疫性 PRCA 缓解。原发性难治性 PRCA 可试用静脉丙种球蛋白、血浆置换、脾切除、骨髓移植等。

3. 特殊类型 PRCA 的治疗

(1)微小病毒 B19 相关 PRCA:一旦发现感染证据,应给予丙种球蛋白 2g/kg 静脉治疗,分 5 天使用。

(2)胸腺瘤相关的 PRCA:通常需要切除胸腺瘤,但 1/3 左右的患者可能出现复发。此外 PRCA 可在胸腺瘤切除后才出现,需要进一步研究。

(3)ABO 不相容干细胞移植相关 PRCA:自发缓解率很高,但可能需要输血支持。如果移植后血凝素持续存在超过 2 个月,自然缓解的可能性很低。减少这种情况的发生可通过调整免疫抑制方案、供者白细胞输注、血浆置换和利妥昔单抗等治疗。

(4)重组人促红细胞生成素诱导的抗体介导:识别了诱发抗促红细胞生成素(EPO)抗体发生的危险因素并予以改善后,大大降低了 PRCA 的发生率。对于已经出现 PRCA 的患者应给予环孢素 A 治疗联合或不联合泼尼松首选,还可以考虑肾移植。

(5)妊娠相关 PRCA:多数妊娠结束可缓解,可予输血治疗,泼尼松可用于免疫抑制治疗,其他免疫抑制剂应避免使用。

【典型病例简析】

1. 病历摘要 患者,男,54 岁,以"头晕乏力 2 个月"为主诉入院。入院前 2 个月患者无明显诱因出现头晕乏力,伴胸闷、气促,双下肢酸软无力,无眼黄、尿黄、皮肤黄,无酱油色尿,无呕血、黑便,无关节疼痛、口腔溃疡、异常脱发,无发热、咳嗽、咳痰等不适,症状逐渐加剧,就诊我院门诊,查血常规:白细胞 8.39×10^9/L,血红蛋白 58g/L,平均红细胞体积 92.4fl,血小板 312×10^9/L;白细胞分类:淋巴细胞 23%,单核细胞 10%,中性分叶核细胞 65%,嗜酸性分叶核细胞 1%,嗜碱性分叶核细胞 1%;Coombs 试验阴性;生化:总胆红素 18.9μmol/L,直接胆红素 6.6μmol/L,间接胆红素 12.3μmol/L,钠 133.2mmol/L,乳酸脱氢酶 125IU/L,门诊拟"贫血待查"收住院。

入院查体:T 36.6℃,P 100 次/min,R 20 次/min,BP 112/71mmHg。神志清楚,面色苍白,全身皮肤未见瘀点、瘀斑。全身浅表淋巴结无肿大。巩膜无黄染,睑结膜苍白。胸骨无压痛,双肺呼吸音清,未闻及干湿啰音。心律齐,无杂音。腹软,无压痛、反跳痛,肝脾肋下未触及。双下肢无水肿,四肢肌力肌张力正常。辅助检查:血常规白细胞 5.05×10^9/L,血红蛋白 65g/L,平均红细胞体积 92.4fl,血小板 307×10^9/L,网织红细胞比例 0.25%,网织红细胞绝对值 0.005 6;血清铁蛋白 566μg/L;叶酸、维生素 B_{12} 正常;EPO>750IU/L;肿瘤标志物正常;BNP 252ng/ml,TNI 阴性;G6PD 正常;Coombs 试验阴性;ANA、dsDNA、ENA 系列、ANCA 均阴性;免疫球蛋白、补体正常;酸化血清溶血试验、庶糖溶血试验阴性;乙型肝炎表面抗原、丙型肝炎病毒抗体、人类免疫缺陷病毒抗体、梅毒螺旋体抗体均阴性;EB 病毒 IGM 阴性;微小病毒 B19 检测阴性;CMV-DNA 阴性;甲状腺功能正常;流式细胞免疫分型示 CD55、CD59 正常;骨髓常规:骨髓增生活跃,粒系 75.5%,红系 4.5%,粒红比 16.7:1,粒系明显增生,中性中幼粒细胞比例增高,红系比例明显减低,原早幼红 4.5%,巨核系大致正常,淋巴细胞比例大致正常,单核细胞比例大致正常,铁染色细胞外铁 4+,考虑纯红再生障碍性贫血形态学改变。染色体检查正常核型。心电图正常。胸部 CT:双肺未见明显异常。心脏彩超:左心室舒张功能减退,收缩功能正常。上腹部彩超:肝右后叶实性结节,血管瘤可能性大,余未见明显异常。诊断纯红再生障碍性贫血,予输血支持、糖皮质激素甲泼尼龙 40mg/d 静脉滴注联合司坦唑醇刺激骨髓造血治疗。出院后改为泼尼松 50mg/d 口服,后规律门诊随诊,调整药物,血红蛋白逐渐上升至 120g/L,泼尼松 5mg/d 维持。

2. 分析和讨论　该患者中年发病,先天性贫血可能性小。单纯红系受累为主要表现,呈正细胞正色素性贫血。实验室检查未发现溶血相关依据,无造血原料缺乏,网织红细胞极度减低,同时骨髓红细胞前体明显减少。支持纯红再生障碍性贫血诊断。询问病史,未有服用苯妥英、磺胺类药物、硫唑嘌呤、异烟肼、普鲁卡因、噻氯吡啶、利巴韦林及青霉胺等可能引起纯红再生障碍性贫血的药物。同时行相关病因筛查,未发现明显诱因。予糖皮质激素治疗,同时加用促造血药物治疗。本例患者经过治疗,血红蛋白逐渐上升,治疗有效。若无效,可考虑应用环孢素 A、硫唑嘌呤、环磷酰胺或他克莫司等药物。如果血象出现淋巴细胞和浆细胞增加,应行 T 细胞受体克隆型分析,若为获得性免疫性 PRCA,应当是多克隆的,如果存在克隆型淋巴细胞,提示继发于某种淋巴增殖性疾病,应积极治疗原发疾病。

(田　畔　余　莲)

参 考 文 献

1. Kaushansky, Kenneth. Williams Hematology [M]. 8th ed. USA: McGraw-Hill Medical Publishing. 2011.

2. 王辰、王建安. 内科学 [M]. 第 3 版. 北京:人民卫生出版社, 2015.

3. 葛均波、徐永健. 内科学 [M]. 第 8 版. 北京:人民卫生出版社, 2013.

4. 中华医学会血液学分会红细胞疾病(贫血)学组. 获得性纯红再生障碍性贫血诊断与治疗中国专家共识 [J]. 中华血液学杂志, 2015, 36(5): 11-12.

5. Lim S K, Bee P C, Keng T C. Resolution of epoetin-induced pure red cell aplasia 2 years later, successful re-challenge with continuous erythropoiesis receptor stimulator [J]. Clin Nephrol, 2013, 80 (3): 227-230.

6. Aung F M, Lichtiger B, Bassett R. Incidence and natural history of pure red cell aplasia in major ABO-mismatched haematopoietic cell transplantation [J]. Br J Haematol, 2013, 160 (6): 798-805.

第二十五章　再生障碍性贫血合并遗传学异常

【概述】

再生障碍性贫血（aplastic anemia，AA）是一种骨髓造血衰竭综合征（bone marrow failure，BMF）。其年发病率在我国为 0.74/10 万，可发生于各年龄组，老年人发病率较高，男、女发病率无明显差异。AA 分为遗传性及获得性，本章重点讲述获得性 AA，AA 初诊时染色体通常表现为正常核型，4%~15% 的初诊细胞遗传学检查显示存在异常克隆造血。–7 染色体异常预后不良，疾病易进展为典型骨髓增生异常综合征（myelodysplastic syndrome，MDS）和急性髓系白血病（acute myeloid leukemia，AML）。

【发病机制】

目前认为 T 淋巴细胞异常活化、功能亢进造成骨髓损伤在获得性 AA 发病机制中占主要地位，新近研究显示遗传背景在 AA 发病及进展中也可能发挥一定作用，如端粒酶基因突变，也有部分病例发现体细胞突变。

【临床表现】

1. **贫血**　有苍白、乏力、头晕、心悸和气短等症状。重型多呈进行性加重，而非重型呈慢性过程。

2. **感染**　以呼吸道感染最常见，其次有消化道、泌尿生殖道及皮肤黏膜感染等。感染菌种以革兰氏阴性杆菌、葡萄球菌和真菌为主，常合并败血症。重型多有发热，体温在 39℃以上。非重者高热比重型少见，感染相对易控制，很少持续 1 周以上。热型多为稽留热、弛张热或不规则热。

3. **出血**　重型患者有不同程度皮肤黏膜及内脏出血。皮肤表现为出血点或大片瘀斑，口腔黏膜有血泡，有鼻出血、牙龈出血、眼结膜出血等。深部脏器可见呕血、咯血、便血、尿血，女性有阴道出血，其次为眼底出血和颅内出血，后者常危及患者生命。非重型患者出血倾向较轻，以皮肤黏膜出血为主，内脏出血少见。

【实验室检查】

1. 必需检测项目

（1）血常规检查：白细胞计数及分类、红细胞计数及形态、血红蛋白水平、网织红细胞百分比和绝对值、血小板计数和形态。

（2）多部位骨髓穿刺：至少包括髂骨和胸骨。骨髓涂片分析：造血细胞增生程度；粒、红、淋巴系细胞形态和阶段百分比；巨核细胞数目和形态；小粒造血细胞面积；是否有异常细胞等。

（3）骨髓活检：至少取 2cm 骨髓组织（髂骨）标本用以评估骨髓增生程度、各系细胞比例、造血组织分布（有无灶性 $CD34^+$ 细胞分布等）情况，以及是否存在骨髓浸润、骨髓纤维化等。

（4）流式细胞术检测骨髓 $CD34^+$ 细胞数量。

（5）肝、肾、甲状腺功能，其他生化、病毒学（包括肝炎病毒、EBV、CMV 等）及免疫固定电泳检查。

（6）血清铁蛋白、叶酸和维生素 B_{12} 水平。

（7）流式细胞术检测阵发性睡眠性血红蛋白尿症（paroxysmal nocturnal hemoglobinuria，PNH）克隆（CD55、CD59、Flaer 检测）。

（8）免疫相关指标检测：T 细胞亚群（如 $CD4^+$、$CD8^+$、Th1、Th2、Treg 等）及细胞因子（如 IFN-γ、IL-4、IL-10 等）、自身抗体和风湿抗体、造血干细胞及大颗粒淋巴细胞白血病相关标志检测。

（9）细胞遗传学：常规核型分析、荧光原位杂交［ del(5q33)、del(20q) 等 ］以及遗传病筛查（儿童或有家族史者推荐做染色体断裂试验），胎儿血红蛋白检测。

（10）其他：心电图、肺功能、腹部超声、超声心动图及其他影像学检查（如胸部 X 线或 CT 等），以评价其他原因导致的造血异常。

2. 可选检测项目

（1）骨髓造血细胞膜自身抗体检测。

（2）端粒长度及端粒酶活性检测、端粒酶基因突变检测、体细胞基因突变检测。

【诊断和鉴别诊断】

1. 诊断标准

（1）血常规检查：全血细胞（包括网织红细胞）减少，淋巴细胞比例增高。至少符合以下三项中两项：$Hb<100g/L$；$PLT<50 \times 10^9/L$；中性粒细胞绝对值（absolute neutrophil count，ANC）$<1.5 \times 10^9/L$。

（2）骨髓穿刺：多部位骨髓增生减低或重度减低；骨髓小粒空虚，非造血细胞（淋巴细胞、网状细胞、浆细胞、肥大细胞等）比例增高；巨核细胞明显减少或缺如；红系、粒系细胞均明显减少。

（3）骨髓活检（髂骨）：全涂片增生减低，造血组织减少，脂肪组织和／或非造血细胞增多，网硬蛋白不增加，无异常细胞。

（4）遗传学提示克隆异常。

（5）除外检查：必须除外先天性和其他获得性、继发性 BMF，35 岁以下患者常规进行丝裂霉素（mitomycin，MMC）试验、彗星试验等除外先天骨髓造血衰竭。

2.（Camitta 标准）AA 严重程度确定

（1）重型 AA 诊断标准：①骨髓细胞增生程度＜正常的 25%；如≥正常的 25% 但＜50%，则残存的造血细胞应＜30%。②血常规需具备下列三项中的两项：ANC＜0.5×10^9/L；网织红细胞绝对值＜20×10^9/L；PLT＜20×10^9/L。③若 ANC＜0.2×10^9/L 为极重型 AA。

（2）非重型 AA 诊断标准：未达到重型标准的 AA。

3. 鉴别诊断 AA 应与其他引起全血细胞减少的疾病相鉴别。

（1）PNH 相关（AA/PNH）：依据疾病及 PNH 向 AA 转化的阶段不同，患者的临床表现不同。检测外周血红细胞和白细胞表面 GPI 锚链蛋白可以鉴别。

（2）低增生性 MDS/AML：低增生性 MDS 具备粒系、巨核系增生减低，外周血、骨髓涂片和骨髓活检中存在幼稚细胞等特点。骨髓活检标本中，网状纤维、CD34$^+$ 细胞增加以及较多的残存造血面积提示为低增生性 MDS 而非 AA。若存在幼稚前体细胞异常定位（ALIP）则更加提示 MDS。红系病态造血在 AA 中非常常见，不能据此鉴别 MDS 和 AA。

（3）分枝杆菌感染：有时表现为全血细胞减少和骨髓增生减低，可见肉芽肿、纤维化、骨髓坏死和嗜血征象。结核分枝杆菌一般没有特征性肉芽肿。抗酸杆菌属于不典型分枝杆菌感染，其常被泡沫样巨噬细胞吞噬。如果考虑结核，应进行骨髓抗酸染色和培养。

（4）原发免疫性血小板减少：部分 AA 患者初期仅表现为血小板减少，后期出现全血细胞减少，需与 ITP 相鉴别。这类 AA 患者骨髓增生减低、巨核细胞减少或消失。这种表现在 ITP 中并不常见。可用于鉴别早期 AA 及 ITP。

（5）MonoMac 综合征：骨髓增生减低同时外周血单核细胞减低或极度减低可能提示该诊断。

（6）神经性厌食及长期饥饿：可表现为全血细胞减少、骨髓增生减低、脂肪细胞和造血细胞丢失，骨髓涂片背景物质增多，HE 染色为浅粉色，吉姆萨染色亦可观察到。

【治疗】

1. 支持治疗

（1）成分血输注：红细胞输注指征一般为 Hb＜60g/L。老年（≥60 岁），代偿反应能力低（如伴有心、肺疾病）、需氧量增加（如感染、发热、疼痛等）、氧气供应缺乏加重（如失血、肺炎等）时红细胞输注指征可放宽为 Hb≤80g/L，尽量输注红细胞悬液。拟行异基因造血干细胞移植者应输注辐照或过滤后的红细胞和血小板悬液。存在血小板消耗危险因素者［感染、出血、使用抗生素或抗胸腺／淋巴细胞球蛋白（ATG/ALG）等］或重型 AA 预防性血小板输注指征为 PLT＜20×10^9/L，病情稳定者为 PLT＜10×10^9/L。发生严重出血者则不受上述标准限制,应积极输注单采浓缩血小板悬液。因产生抗血小板抗体而导致无效输注者应输注HLA 配型相合的血小板。

(2)其他保护措施:重型 AA 患者应予保护性隔离,有条件者应入住层流病房;避免出血,防止外伤及剧烈活动;给予必要的心理护理。需注意饮食卫生,可预防性应用抗真菌药物。欲进行移植及 ATG/ALG 治疗者建议给予预防性应用抗细菌、抗病毒及抗真菌治疗。造血干细胞移植后需预防卡氏肺孢子菌感染,如用复方磺胺噁唑(SMZco)ATG/ALG 治疗者不必常规应用。

(3)感染的治疗:AA 患者发热应按"中性粒细胞减少伴发热"的治疗原则来处理。

(4)祛铁治疗:长期反复输血超过 20U 和 / 或血清铁蛋白水平增高达铁过载标准的患者,可酌情予祛铁治疗。

(5)疫苗接种:已有一些报道提示接种疫苗可导致 BMF 或 AA 复发,除非绝对需要否则不主张接种疫苗。

2. AA 治疗　一旦确诊 AA,应明确疾病严重程度,尽早治疗。重型 AA 的标准治疗:对年龄 >35 岁或年龄虽 ≤35 岁但无 HLA 相合同胞供者的患者首选 ATG/ALG 和环孢素 A(cyclosporin A,CsA)的免疫抑制治疗(immunosuppression treatment,IST);对年龄 ≤35 岁且有 HLA 相合同胞供者的重型 AA 患者,如无活动性感染和出血,首选 HLA 相合同胞供者造血干细胞移植。HLA 相合无关供者造血干细胞移植仅用于 ATG/ALG 和 CsA 治疗无效的年轻重型 AA 患者。造血干细胞移植前必须控制出血和感染。输血依赖的非重型 AA 可采用 CsA 联合促造血(雄激素、造血生长因子)治疗,如治疗 6 个月无效则按重型 AA 治疗。非输血依赖的非重型 AA,可应用 CsA 和 / 或促造血治疗。

(1)IST

1)ATG/ALG 联合 CsA 的 IST 适用范围:无 HLA 相合同胞供者的重型或极重型 AA 患者;输血依赖的非重型 AA 患者;CsA 治疗 6 个月无效患者。

2)ATG/ALG:兔源 ATG/ALG 剂量为 3~4mg/(kg·d),猪源 ALG 剂量为 20~30mg/(kg·d)。ATG/ALG 需连用 5 日,每日静脉输注 12~18 小时。

3)CsA:CsA 联合 ATG/ALG 用于重型 AA 时,CsA 口服剂量为 3~5mg/(kg·d),可以与ATG/ALG 同时应用,或在停用糖皮质激素后,即 ATG/ALG 开始后 4 周始用。

(2)HLA 相合同胞供者造血干细胞移植适用条件:年龄 ≤35 岁、有 HLA 相合同胞供者的重型或极重型 AA 患者;年龄超过 35 岁的重型 AA 患者,在 ATG/ALG 联合 CsA 治疗失败后,也可采用 HLA 相合同胞供者造血干细胞移植。

(3)HLA 相合的无关供者造血干细胞移植适用条件:①有 HLA 完全相合(在 DNA 水平Ⅰ类抗原和Ⅱ类抗原)供者;②年龄 <50 岁(50~60 岁间,需一般状况良好);③重型或极重型AA 患者;④无 HLA 相合的同胞供者;⑤至少 1 次 ATG/ALG 和 CsA 治疗失败;⑥造血干细胞移植时无活动性感染和出血。

(4)其他免疫抑制剂:大剂量环磷酰胺、霉酚酸酯(mycophenolate mofetil,MMF)、他克莫司胶囊(普乐可复,FK506)、雷帕霉素、抗 CD52 单抗。

3. 出现异常克隆 AA 患者的处理　少部分 AA 患者在诊断时存在细胞遗传学克隆异常,常见有 +8、+6、13 号染色体异常。一般异常克隆仅占总分裂象的很小部分,可能为一过性,可以自行消失。有异常核型的 AA 患者应该每隔 3~6 个月行 1 次骨髓细胞遗传学分析,异常分裂象增多提示疾病转化。

【典型病例简析】

1. 病历摘要　患者,男,31 岁,以"活动后气喘伴皮肤青紫 10 天,肉眼血尿 2 天"为主诉入院。入院前 10 天因无明显诱因出现活动后气喘,体力明显下降,伴有心悸,无胸闷,无咳嗽、咳痰,无发热,无下肢水肿,无少尿等不适,伴有皮肤青紫,无咯血、呕血,无牙龈出血,未予重视,2 天前出现全程肉眼血尿,无尿痛,无腹痛,就诊我院门诊,查血常规:白细胞 2.13×10^9/L,中性粒细胞 27.3%,淋巴细胞 71.4%,血红蛋白 59g/L,血小板 26×10^9/L,尿常规:红细胞 21 个 /HP,门诊拟"三系减少待查"收入院。自发病以来,患者精神、睡眠、食欲可,大便如常,体重减轻 3kg 左右。

入院查体:T 36.8℃,P 80 次 /min,R 20 次 /min,BP 118/79mmHg,神志清醒,重度贫血貌,双下肢可见皮肤瘀斑,全身浅表淋巴结未及肿大。胸骨无压痛,双肺呼吸音清,未闻及干湿啰音,心律齐,各瓣膜听诊区未闻及病理性杂音,腹软,无压痛,无反跳痛。肝脾未触及。肝肾区无叩击痛。脊柱及四肢无畸形,双下肢无水肿。

入院后查骨髓细胞学示骨髓增生重度减低;骨髓小粒空虚,非造血细胞比例增高;巨核细胞明显减少,考虑再生障碍性贫血。骨髓活检病理示全切片增生减低,造血组织减少,脂肪组织和非造血细胞增多,考虑再生障碍性贫血。ANA、ENA 及风湿抗体阴性;网织红细胞 15.6×10^9/L,生化检查、甲状腺功能、铁蛋白、叶酸、维生素 B_{12} 均正常;PNH 筛查正常;胸部 CT 未见异常;肝胆胰脾彩超未见异常;丝裂霉素(MMC)试验阴性;彗星试验阴性;骨髓染色体 47,XY,+8［8］/46,XY［12］,诊断重型 AA 伴细胞遗传学异常,入院后给予输注红细胞、血小板、升高白细胞、止血等处理;并给予 ATG 3.50mg/(kg·d),静脉滴注,连续 5 日;及环孢素 A 3~5mg/(kg·d) 免疫调节治疗。出院后患者自行停药,改服中药治疗,具体过程不详。4 年后于我院复查骨穿,结果回报:急性髓系白血病(M_5b),骨髓细胞学如图 25-1。复查染色体 46,XY［20］,于 2017 年 3 月 29 日予"柔红霉素 80mg,第 1~3 日;阿糖胞苷 170mg,第 1~7 日"化疗未缓解,于 2017 年 5 月 15 日予"阿糖胞苷(2.0g 每 12 小时,第 1、3、5 日)"化疗,化疗后出现肺部感染,发生感染性休克,给予抗感染等处理后,复查骨髓细胞学提示骨髓完全缓解出院,出院后门诊检测血常规:白细胞 4.71×10^9/L,中性粒细胞 65.2%,淋巴细胞 32.3%,血红蛋白 126g/L,血小板 117×10^9/L;患者及家属拒绝进一步治疗,2017 年 7 月 22 日

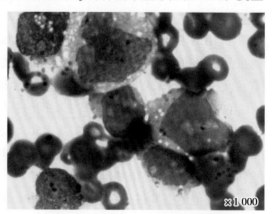

×1 000

图 25-1　骨髓细胞学(瑞士染色)

因皮肤出血、发热再次入院,血常规:白细胞 2.72×10^9/L,中性粒细胞 15.1%,淋巴细胞 56.4%,未染色大细胞 29.2%,血红蛋白 45g/L,血小板 11×10^9/L;骨髓细胞学示原幼单核细胞占 82%,患者出院,失访。

2. 分析和讨论　多项研究显示,初诊伴细胞遗传学异常的 AA 总体治疗反应差,恶性转化率相对高,AA 继发克隆改变患者随访 29 个月,死亡率达 27%,其中 45% 进展为 MDS 和 AML,15% 异常克隆能自行消失。7 号染色体异常占 AA-MDS 的 6.5%~11%,随访中位时间 44 个月,-7 预后较差,55% 进展为难治性贫血伴原始细胞增多转变型(refractory anemia with excess blasts in transformation,RAEB-T)/AML,死亡率高达 50%;+8 预后良好,无一进展为 AL。多项报道显示伴 +8 染色体异常患者免疫抑制治疗获得血液学反应者异常克隆消失,伴有 +8 染色体异常初诊 AA 预后良好。研究显示伴有细胞遗传学异常 AA 患者的免疫抑制总体疗效达 75%,这与大多数关于 AA 免疫抑制治疗研究的疗效相当。

该患者为青年男性,急性起病,以贫血、出血为首要表现,血常规、骨髓象、骨髓病理检查诊断为典型 AA,染色体出现 +8 异常,患者因经济原因未行造血干细胞移植,错过最佳时机,使用 ATG 治疗后未复查骨髓象及染色体等评估疗效,且出院后中断免疫抑制剂治疗,自行服用中药治疗,4 年后进展为 AML,复查染色体提示正常核型,提示既往行免疫抑制治疗有效,两疗程化疗骨髓完全缓解后,因化疗后出现感染性休克,患者及家属拒绝后期巩固及维持治疗,目前病情再发,该患者克隆异常消失,虽然多项报道显示 AA 合并 +8 染色体异常预后良好,多无进展为急性白血病,但该患者后期仍进展为急性白血病,是否存在免疫抑制剂治疗及其他药物如中药治疗相关性仍有待进一步研究。

(肖萍萍　陈旭艳)

参 考 文 献

1. Kearns W G, Sutton J F, Maciejewski J P, et al. Genomic instability in bone marrow failure syndromes [J]. Am J Hematol, 2004, 76(3): 220-224.

2. Yong N S, Kaufman D W. The epidemiology of acquired aplastic anemia [J]. Hematologica, 2008, 93(4): 489-492.

3. Jaroslaw P, Maciejewski A, Antonio R, et al. Distinct clinical outcomes for cytogenetic abnormalities evolving from aplastic anemia [J]. Blood, 2002,99(3): 3129-3135.

4. Guinan E C. Diagnosis and management of aplastic anemia [J]. Hematology Am Soc Hematol Educ Program, 2011,12(1): 76-81.

5. Marsh J C, Ball S E, Cavenagh J, et al. Guidelines for the diagnosis and management of aplastic anemia [J]. Br J Haematol, 2009, 147(1): 43-70.

第二十六章　再生障碍性贫血 - 阵发性睡眠性血红蛋白尿综合征

【概述】

早在 20 世纪 60 年代,研究者就发现再生障碍性贫血(aplastic anemia,AA)和阵发性睡眠性血红蛋白尿(paroxysmal nocturnal hemoglobinuria,PNH)关系密切,AA 有时可伴有 PNH 表现,或 PNH 具有 AA 特征,称之为 AA-PNH 综合征(AA-PNH syndrome)。临床上 AA-PNH 综合征可分 AA-PNH、PNH-AA、PNH 伴有 AA 特征、AA 伴有 PNH 特征。该病可发生于各个年龄阶段,目前认为中老年多见。

【病因和发病机制】

AA 与 PNH 关系密切,30%~60% 的 AA 患者存在 PNH 克隆,且几乎所有 PNH 患者均伴有不同程度的造血功能衰竭,即使骨髓增生活跃者可见,其 $CD34^+$ 细胞水平也可见明显减少。AA 与 PNH 之间转化的病理机制尚不明确,近年研究可能有如下病理机制:

1. **免疫逃逸学说**　大多数 PNH 克隆细胞存在 T 细胞受体 VβCDR3 寡克隆扩张,AA 伴存的 PNH 克隆与其病理免疫机制诱导的 PNH 克隆选择动力密切相关,只有在免疫介导的造血 / 干祖细胞池耗竭的基础上,PNH 克隆才得以逐渐被选择扩张。

2. **继发基因突变**　即所谓 "二次打击",有研究发现,PNH 合并 12 号染色体重排者高迁移率蛋白 A-2 基因表达上调,从而增强 PNH 克隆体内生长优势。

【临床表现】

AA-PNH 综合征的克隆演变是一个缓慢的过程,根据发展阶段不同,所表现的症状体征也不相同,可以同时两者兼有,或者以其中一种为主要临床特征,但一般较典型 AA 或 PNH 临床表现较轻。

1. **贫血、出血、感染**　由于全血细胞减少,临床常表现为贫血、出血、感染。轻重程度取决于血红蛋白、血小板、白细胞的减少程度,及骨髓衰竭及外周血细胞下降缓急。

2. **血红蛋白尿**　典型的血红蛋白尿为酱油或浓茶色,可不加处理自行好转,一般持续

2~3 天,发作时可伴有发热、腰痛、腹痛等不适。

3. 血栓形成　血栓形成一般少见,但是导致患者死亡的主要原因,其中肝静脉血栓是最常见的血栓并发症,其次是脑静脉及静脉窦血栓。对于这类患者,需要时刻注意症状体征变化,及时发现,及时处理。

4. 黄疸与肝脾大　临床上少见,一般以轻度黄疸、轻度肝脾大为主。

【实验室检查】

1. 血象和骨髓象　常呈现全血细胞减少,有时可见一系或者二系减少,贫血较重,呈中重度贫血,可为正细胞正色素贫血或大细胞性贫血,其中网织红细胞比例不低,较典型 AA 高,骨髓象增生减低,可见骨髓小粒空虚,造血细胞减少,但骨髓红系比例不低,部分病例可见病态造血(图 26-1)。

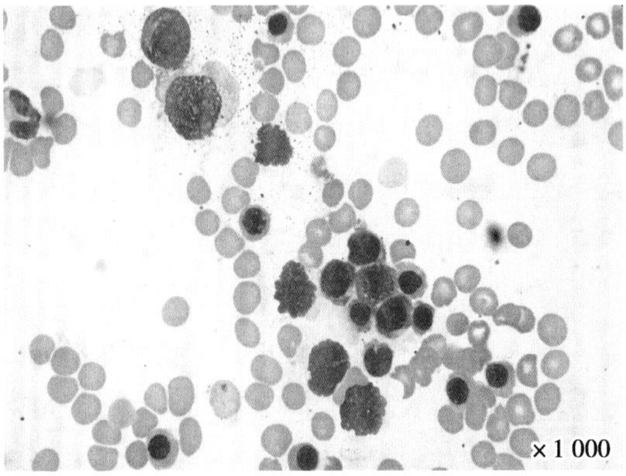

×1 000

图 26-1　AA-PNH 综合征患者骨髓象(瑞士染色)

2. 溶血试验

(1)酸化血清溶血试验:PNH 病态红细胞易被 pH 6.4 条件下替代途径激活的补体溶破,本试验有较强的特异性,但敏感性稍差,它可以提示存在 PNH 异常细胞。

(2)蔗糖溶血试验:依据是 PNH 异常细胞在低渗离子强度下易被补体破坏,试验的敏感度较高,但易出现假阳性。

(3)蛇毒因子溶血试验:是一种眼镜蛇毒因子,在血清成分的协同下,通过替代途径激活补体使 PNH 异常细胞溶解,正常细胞不溶解,具有较高的特异性,敏感性较蔗糖溶血试验差。

3. PNH 异常细胞的检测　PNH 细胞膜上缺乏糖基磷脂酰肌醇(glycosylated phosphatidy-linositol,GPI)锚连蛋白,与 PNH 临床表现关系密切,通过流式细胞仪检测出细胞膜上缺乏 GPI 锚连蛋白,即 CD55、CD59 的异常细胞,敏感性及特异性均较高,是检测 PNH 异常细胞的重要手段。

4. 其他　AA-PNH 综合征患者可合并血管内溶血,可见胆红素高、LDH 等生化指标异常。

【诊断和鉴别诊断】

AA-PNH 综合征克隆演变是一个缓慢过程,临床表现多样,尚无统一的诊断标准,主要依靠典型 AA 及典型 PNH 诊断标准协助诊断,主要分为以下四种情况:

1. AA-PNH　已经确诊再障,后转变为 PNH,而 AA 的表型已不存在。

2. PNH-AA　原有的 PNH 转变为 AA,而 PNH 的临床表现及实验室检查阳性结果已不存在。

3. PNH 伴有 AA 特征　临床及实验室检查均说明病情仍以 PNH 为主,但伴一处或者一处以上骨髓增生低下,巨核细胞减少,网织红细胞数目不高等 AA 表现。

4. AA 伴 PNH 特征　临床及实验室检查均说明病情仍以再障为主,但出现 PNH 异常细胞,可伴有或不伴有明显的溶血临床或生化指标改变。

鉴别诊断主要与典型 AA 及 PNH 鉴别,根据患者临床表现及检测外周血红细胞和白细胞 GPI 锚连蛋白可以鉴别。

【治疗】

对于 AA-PNH 综合征的治疗,应该根据疾病的进展情况而定。

1. AA-PNH　对于该类患者的治疗,主要针对 PNH,目前使用最多的就是对症治疗,糖皮质激素仍是治疗的主要药物,但骨髓移植是唯一能够治愈该病的方法。骨髓移植有一定风险,是否进行骨髓移植,需要考虑多方面因素。

2. PNH-AA　治疗参照典型 AA 治疗。

3. PNH 伴有 AA 特征　以治疗 PNH 为主,兼顾 AA,推荐长期监测 PNH 克隆。

4. AA 伴有 PNH 特征　这类患者以全血细胞减少、骨髓增生低下为主要表现,以治疗 AA 为主,兼顾 PNH,对于 PNH 克隆大于 50% 伴有明显溶血表现的患者,慎用 ATG/ALG,推荐对 PNH 克隆长期监测。

【典型病例简析】

1. 病历摘要　患者,女,50 岁,以"反复头晕、乏力 8 年,加剧 1 个月"为主诉入院。入院前 8 年无明显诱因出现反复头晕、乏力,伴皮肤瘀点、瘀斑,外周血全血细胞减少,经骨穿及骨髓病理等相关检查,确诊为再生障碍性贫血。曾用环孢素治疗 1 年,自觉不良反应重予停用,长期达那唑治疗,Hb 86~105g/L,PLT 50×10^9~80×10^9/L,WBC 正常。近 1 个月来头晕、乏力加剧,逐渐出现活动后心悸、气促,解酱油色尿,再次收住入院。

入院体检:体温 36.2℃,心率 102 次/min,呼吸 20 次/min,血压 120/70mmHg。神志清楚,贫血外观,全身皮肤无瘀点、瘀斑,全身浅表淋巴结无肿大。巩膜轻度黄染,胸骨无压痛,双肺呼吸音清,未闻及干湿啰音,心律齐,无杂音。全腹软,无压痛、反跳痛,肝脾肋下未触及,双下肢无水肿。

入院后检查:血常规 WBC 4.1×10^9/L,N 62.8%,L37.2%,Hb 44g/L,PLT 55×10^9/L,网织红细胞 2.8%。血生化:总胆红素 55.5μmol/L,间接胆红 37.50μmol/L,LDH 1 314IU/L。酸化血清溶血试验阳性、蔗糖溶血试验阳性,Coombs 试验阴性,G-6-PD 阴性,ANA、ds-DNA 阴性,维生素 B_{12}、叶酸正常,红细胞 CD55 17.01%,CD59 18.16%。

骨髓常规:骨髓增生减低,粒系比例减低,红系明显增生,巨核细胞减少;骨髓活检病理镜下见骨小梁、脂肪及造血细胞,骨髓增生减低,红系为主,可见粒系细胞、巨核系细胞。染色体:未见克隆性结构及数目异常。诊断:AA-PNH 综合征,给予注射用甲泼尼龙琥珀酸钠(甲强龙)、达那唑及输血等治疗,复查 Hb 88g/L,病情好转出院,出院后继续小剂量激素治疗,病情稳定,门诊随访观察中。

2. 分析和讨论　由于 AA-PNH 综合征的克隆演变是一个缓慢的过程，在疾病发展的不同阶段，临床表现多样，导致不能及时诊断，容易造成漏诊、误诊。虽某些症状类似 AA，如多数患者全血细胞减少、骨髓增生减低、溶血表现轻微或无溶血表现，但网织红细胞、骨髓红细胞比例不低，CD55、CD59 阳性率减低，免疫学指标正常，对糖皮质激素反应良好，具备典型 PNH 的特征，因此 CD55、CD59 的检测，有助于提高 AA-PNH 综合征的检出率。本例患者为中年女性，AA 病程长，溶血反应，对激素治疗敏感，随着病情演变，酸化血清溶血试验阳性、蔗糖溶血试验阳性、CD55、CD59 阳性率减低，具有典型 PNH 特征表现，考虑 AA-PNH 综合征诊断。患者激素治疗效果好，已不需要输血支持。

（陈聪杰　余 莲）

参 考 文 献

1. 张之南 . 血液病学 [M]. 第 2 版 . 北京：人民卫生出版社，2011.

2. 陈竺 . 威廉姆斯血液学 [M]. 第 8 版 . 北京 . 人民卫生出版社，2011.

3. Bagby G C, Meyers C. Bone marrow failure as a risk factor for clonal evolution: prospects for leukemia prevention [J]. Hematology Am Soc Hematol Educ program, 2007,3(15): 40-46.

4. IKeda K, Mason P J, Bessler M. 3'UTR-truncatrdHmga2 cDNA causes MPN-like hematopoiesis by conferring a clonal growth advantage at the level of HSC in mice [J]. Blood, 2011, 117(6): 5860-5869.

第二十七章　免疫相关性血细胞减少症

【概述】

免疫相关性血细胞减少症(immune related hematocytopenia,IRH)是 2001 年邵宗鸿教授团队在鉴别骨髓造血功能衰竭综合征时,发现了一类骨髓单个核细胞库姆试验(bone marrow mononuclear cells Coombs,BMMNC-Coombs)阳性的二系或三系血细胞减少的患者,主要临床表现为贫血、出血和感染,因而从骨髓衰竭性疾病中分离出的一类新的疾病体系。本病较再生障碍性贫血、骨髓增生异常综合征均多见,与 AA 发病率之比为 2~3∶1。

【病因和发病机制】

IRH 是一类由于 T 淋巴细胞调控失衡,致使 B 淋巴细胞数量、亚群、功能异常,进而产生抗骨髓未成熟造血细胞自身抗体,骨髓造血功能低下或无效,最后引起二系或三系血细胞减少的症候群。

【临床表现】

1. **贫血**　90% 以上患者在发病时就有贫血,表现为面色苍白、乏力、气促、心悸等。通常为正细胞性贫血,有时为大细胞性贫血,罕见小细胞性贫血。贫血程度轻重不一,进展速度不一。

2. **出血**　约 60% 患者在发病时即有出血,甚至有些患者以出血为首发表现。出血的主要原因是血小板减少。常为皮肤黏膜出血,如皮肤瘀点、瘀斑、牙龈出血、鼻出血、血尿、便血等。脑出血是 IRH 患者主要死因之一。

3. **感染**　感染常发生于中性粒细胞减少、缺乏者,或用免疫抑制剂治疗的过程中。呼吸道、体表皮肤黏膜是主要感染部位,其次是消化道、泌尿生殖道及中枢神经系统。败血症不少见。严重感染往往伴有呼吸循环衰竭,亦可加重出血,是 IRH 患者主要死因之一。

4. **其他脏器受损表现**　B 淋巴细胞功能亢进,除可产生抗骨髓细胞的自身抗体外,尚可同时产生针对造血系统以外的不同组织自身抗体。因此,有一部分患者可在疾病的不同阶段出现不同组织受累的表现。

【实验室检查】

1. 血象　常呈现全血细胞减少,少数可二系、一系血细胞减少。网织红细胞正常或超过正常的 1.5%;部分可见有核红细胞;成熟红细胞可大、可小、大小不均,有的可见点彩及多嗜性红细胞。中性粒细胞可正常或减少;偶见不成熟粒细胞;成熟粒细胞胞质内有的可见颗粒增多现象。血小板多减少,部分可正常。

2. 骨髓象　常呈现增生活跃或明显活跃,少数可减少或明显减少。红系比例常增高,可见红系增生的表现,如点彩红细胞、多核红细胞、核分裂象等;细胞毒免疫抑制剂使用者或合并内因子抗体者可见红系巨幼改变;部分可见"红系造血岛"和"噬血现象"。粒系比例可正常、增高或减低,可出现核左移、核质发育不平衡、颗粒增多现象。巨核细胞多正常或增多,也可减少,增多者可见血小板形成不良。骨髓活检可见髓系增生或髓系减低表现(髓系增生不均匀)。

3. 骨髓细胞自身抗体检测　骨髓单个核细胞库姆试验阳性者可达约 50%。通过荧光激活细胞分类术及双标单克隆抗体,可测及不同系、阶段骨髓造血细胞膜结合自身抗体者达 90% 以上。此类自身抗体以 IgG 最多见,其次是 IgM,IgA 较少见。

4. 其他　少数患者可见抗核抗体、类风湿因子、补体等其他自身免疫性指标异常;有些患者可有胰腺、肾脏、甲状腺、肝脏、胆道等其他脏器受累的实验室表现,如甲状腺抗体阳性或肝脏功能异常;溶血的特异性实验室指标常阴性;铁代谢指标、叶酸和 / 或维生素 B_{12} 水平大部分患者正常;染色体核型、造血干(祖)细胞体外培养大部分正常;无其他血液病及肿瘤性疾病的实验室证据。

【诊断和鉴别诊断】

IRH 主要依据临床表现和实验室检查结果综合诊断。

1. 拟诊标准

(1)血象一、二系或三系减少,但网织红细胞或 / 和中性粒细胞百分比不低。

(2)骨髓红系或 / 和粒系百分比不低,或巨核细胞不少,易见红系造血岛或噬血现象。

(3)除外其他原发或继发血细胞减少症。

符合以上条件者可拟诊 IRH(一系、二系、三系血细胞少)。

2. 确诊标准

(1)符合拟诊标准者,治疗前确诊:检测骨髓造血细胞膜结合自身抗体阳性后确诊。治疗后确诊:未测及该类自身抗体,但经足量肾上腺皮质激素或 / 和大剂量静脉丙种球蛋白治疗有效(脱离成分输血且血细胞有不同程度恢复)后确诊。

(2)对于骨髓造血细胞膜结合自身抗体的检测,主要采用 BMMNC-Coombs(凝集法)和流式细胞术双标法。后者敏感性更强。

IRH 易与其他骨髓衰竭性疾病混淆,需与 AA、MDS、阵发性睡眠性血红蛋白尿(PNH)、急性造血功能停滞(acute arrest of hemopoiesis,AAH)及 Coombs 试验阴性的 Evans 综合征等鉴别。

【治疗】

1. **对症治疗**　对症治疗在于维持生命，为实施治本治疗创造条件或为治本治疗起效赢得时间。具体为纠正贫血、控制出血和感染、维护重要脏器功能。

2. **治本治疗**　主要为免疫抑制治疗和促造血治疗。

（1）免疫抑制治疗：免疫抑制治疗是关键性治疗，直接针对异常免疫。主要包括非细胞毒免疫抑制剂治疗、细胞毒免疫抑制剂治疗和造血干细胞移植。非细胞毒免疫抑制剂主要有肾上腺皮质激素、环孢素、静脉丙种球蛋白、CD20 单克隆抗体等；细胞毒免疫抑制剂常用药物包括环磷酰胺、长春新碱、硫唑嘌呤、氟达拉宾等；造血干细胞移植一般为自体移植。

（2）促造血治疗：目前包括补充粒细胞集落刺激因子（granulocyte colony-stimulating factor，G-CSF）、促红细胞生成素（erythropoietin，EPO）等造血生长因子；应用雄激素：达那唑、司坦唑醇等；补充叶酸、维生素 B_{12} 等造血原料。

【典型病例简析】

1. **病历摘要**　患者，男，76 岁，以"皮肤青紫、牙龈出血 1 个月余"为主诉入院。1 个月余前无明显诱因出现四肢皮肤青紫，伴牙龈出血，量少，可自行停止，无鼻出血，无呕血、便血，无血尿，无畏冷、发热，无关节疼痛等，外院查血常规：白细胞 2.5×10^9/L，中性粒细胞百分比 70.6%，血红蛋白 95g/L，红细胞平均体积 102fl，红细胞平均血红蛋白量 34.1pg，血小板 41×10^9/L。为进一步诊治转诊我院，门诊拟"全血细胞减少待查"收住入院。

入院查体：T 36.2℃，P 87 次 /min，R 20 次 /min，BP 130/64mmHg。神志清楚，面色稍苍白，四肢皮肤可见散在瘀点、瘀斑，压之不褪色，全身浅表淋巴结未触及肿大。睑结膜稍苍白，巩膜无黄染，胸骨无压痛，双肺呼吸音清，未闻及干湿啰音，心律齐，无杂音。腹软，无压痛、反跳痛，肝脾肋下未触及，双下肢无水肿。神经系统体征阴性。

入院后完善血常规：白细胞 2.4×10^9/L，中性粒细胞百分比 70.3%，血红蛋白 90g/L，红细胞平均体积 101fl，红细胞平均血红蛋白量 34.2pg，血小板 35×10^9/L，网织红细胞百分比 2.24%，网织红细胞绝对值 0.09×10^{12}/L；红细胞形态大致正常；白细胞分类：单核细胞 1%，分叶粒细胞 62%，淋巴细胞 37%；生化：总胆红素 13.0μmol/L，直接胆红素 2.3μmol/L，间接胆红 10.7μmol/L，谷丙转氨酶 15.5IU/L，谷草转氨酶 16IU/L，乳酸脱氢酶 130IU/L；凝血功能正常；叶酸、维生素 B_{12}、铁蛋白均正常；甲状腺功能、肿瘤标志物正常；ANA 1：320 阳性，ds-DNA 阴性；ENA：抗 Ro-52 阳性（+）、抗 SS-A 阳性（+）、抗 SS-B 阳性（+）；Coombs 试验阴性；免疫球蛋白 IgG 21.2g/L；抗甲状腺球蛋白抗体 350.0IU/ml，抗甲状腺过氧化酶抗体 38.56IU/ml；热溶血试验、蔗糖溶血试验、Ham 溶血试验均阴性；红细胞 CD55、CD59 正常；T 细胞亚群正常；骨髓常规：粒系、红系增生减低，粒红比 4：1，巨核细胞 1 个 / 全片，形态学未见异常，提示骨髓有核细胞增生明显减低；骨髓活检：镜下见骨小梁、脂肪组织及无定形胶原样物，骨髓组织增生明显低下，仅见个别造血细胞。染色体核型分析正常；骨髓 BMMNC-Coombs 试验阳性；骨髓 *TCRB* 基因重排、*TCRG* 基因重排、*TCRD* 基因重排阴性；*IgVH*(*V-D-J*)、*IgDH*(*D-J*)、*IgK*、*IgL* 基因重排阴性；5q33/5p15(5q−)、7q31/7p11q11(7q−)、5q31/5p15(5q−)、17p13.1、20q12、8p11q11、X/Y 阴性；*TET2*、*EZH2*、*TP53*、*JAK2*、*ETV6*、*ASXL1*、*RUNX1*、*SRSF2* 阴性；*HLA-DR15* 阳性。唾液腺显像：双侧唾液腺摄取、浓聚及分泌功能正常。角膜染色、泪膜破裂试验正常。考虑为免疫相关性血细胞减少，予丙种球蛋白冲击治疗，糖皮质激素、环孢素免疫抑制，达那唑促造血等治疗好转出院，出院后药物逐渐减少至维持量，3 个月后复查血常规：白细胞 5.9×10^9/L，血红蛋白 100g/L，血小板 69×10^9/L；骨髓常规：粒系增生，红系明显增生，粒红比 2∶1，巨核细胞 9 个 / 全片，形态学未见异常，提示骨髓有核细胞增生活跃。

2. 分析和讨论　该例患者为老年男性，急性起病，以贫血、出血为首发表现。多次查血常规示白细胞、血红蛋白、血小板下降，中性粒细胞百分比正常，网织红细胞百分比、绝对值升高；骨髓常规提示骨髓有核细胞减少，骨髓 BMMNC-Coombs 阳性；免疫球蛋白 IgG 升高，存在抗核抗体、抗甲状腺抗体；Coombs 试验、热溶血试验、酸化血清溶血试验均阴性，红细胞 CD55、CD59 正常；叶酸、维生素 B_{12}、铁蛋白均正常；染色体核型正常，无其他异常克隆造血证据，可排除再生障碍性贫血、阵发性睡眠性血红蛋白尿、骨髓增生异常综合征等其他全血细胞减少疾病。予丙种球蛋白冲击，糖皮质激素、环孢素免疫抑制剂，达那唑促造血等治疗有效，免疫相关性血细胞减少可确诊。患者可表现为一系、二系或三系血细胞减少，常被误诊为不典型 AA 或 MDS，且疗效欠佳，迁延不愈。正确的诊断可提高疗效，减轻患者负担。

（马小美　余　莲）

参 考 文 献

1. 邵宗鸿，杨天楹 . 重视原发性骨髓造血功能衰竭症的鉴别 [J]. 中华血液学杂志 , 2001, 22(10): 509-511.

2. 付蓉，邵宗鸿，刘鸿等 . 免疫相关全血细胞减少患者骨髓造血祖细胞增殖功能及 Th 细胞功能观察 [J]. 中华血液学杂志 , 2004, 25(4): 213-216.

3. Fu R, Shao ZH, Liu H, et al. Role of B lymphocyte and its subpopulations in pathogenesis of immunorelated pancytopenia [J]. Chin Med Sci J, 2007, 22: 199-202.

4. 付蓉 . 免疫相关性全血细胞减少症的诊断及治疗 [J]. 中国实用内科杂志 , 2006, 26(7): 493-496.

5. 刘惠，付蓉，邵宗鸿 . 免疫相关性血细胞减少症的诊断及鉴别诊断 [J]. 临床血液学杂志 , 2013, 26(7): 437-439.

第二十八章 意义未明的特发性血细胞减少

【概述】

意义未明的特发性血细胞减少〔idiopathic cytopenia with uncertain(undetermined) significance,ICUS〕是 Mufti 等在研究血细胞减少症的过程中发现并提出的一种新的疾病,表现为血细胞持续一系或多系减少大于 6 个月,能排除血液系统和非血液系统疾病引起的血细胞减少。它不能诊断为既往已知的任何一种血细胞减少症(意义未明),即 ICUS,并且于 2008 年 WHO 正式将 ICUS 的概念更新到《血液和淋巴系统肿瘤分类》。ICUS 的主要临床表现为血细胞减少导致的贫血、感染和出血等症状。在临床诊断 ICUS 过程中,必须进行多次、多部位的骨髓检查,以全面排除能导致血细胞减少的某种基础血液学或非血液学疾病。

【病因和发病机制】

意义未明的特发性血细胞减少(ICUS)是一组尚不能归类为既往已知的血细胞减少症的疾病,目前发病机制尚不明确。

【临床表现】

1. **贫血** 绝大多数患者有贫血症状,主要表现为乏力、面色苍白、心悸、气促,活动后加重。贫血程度轻重不一,进展速度不一。

2. **出血** 出血亦是 ICUS 的常见症状,主要与血小板低相关。出血部位多为浅表皮肤黏膜(齿龈、鼻腔、睑结膜),少数严重者有深部脏器(消化道、泌尿道、颅内、肌肉等)出血。

3. **感染** 感染常发生于中性粒细胞减少甚至缺乏者或用免疫抑制剂治疗的过程中。感染的主要部位是呼吸道(特别是上呼吸道)、体表皮肤黏膜,其次是消化道、泌尿生殖道及中枢神经系统,败血症亦常见。

【实验室检查】

1. 细胞形态学

(1)血象:血常规检测发现绝大多数为全血细胞减少,贫血轻、中、重度均可见,呈大细胞或正细胞性贫血。大部分患者网织红细胞比例正常或升高。白细胞可正常或减少,以减少占绝大多数。血小板多减少,少数患者可正常。

(2)骨髓象:骨髓增生程度不一,多为增生活跃或明显活跃,少数患者可减低或明显减低。红系比例多为增高,也可减低。粒系比例可正常、增高或减低,嗜酸性粒细胞比例可能增高,巨核细胞多正常或增多,也可减少,可出现成熟障碍。原始细胞小于0.05,骨髓三系细胞形态均无诊断性病态发育异常(图28-1、图28-2)。

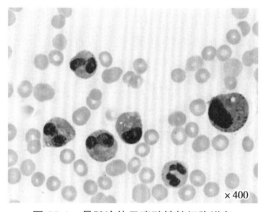

图 28-1　骨髓涂片示嗜酸性粒细胞增多
（瑞士染色）

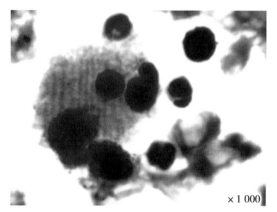

图 28-2　骨髓涂片示巨核细胞成熟障碍
（瑞士染色）

2. 血清免疫学检验　部分患者骨髓单个核细胞抗人球蛋白分型试验(BMMNC-Coombs)阳性,且这些患者中绝大多数可以通过 Western blot 方法检测到骨髓造血细胞自身的人免疫球蛋白抗体(IgG、IgA、IgM),在骨髓涂片的红细胞造血岛中亦可检测到 IgG 抗体。外周血 Coombs 试验、酸化血清溶血试验、血小板抗体检测均阴性。外周血 CD59、CD55 表达正常。

3. 遗传学及分子生物学检验　染色体核型为正常核型,荧光原位杂交(FISH)检测阴性。一般无基因突变,约35%患者亦可出现克隆性基因突变(常见的有 *TET2*、*DNMT3A*、*SF3B1*、*ASXL1*、*TP53*),可诊断为意义未明克隆性血细胞减少症(clonal cytopenias of undetermined significance,CCUS)。

4. 其他　骨髓细胞免疫分型无异常,无造血原料缺乏现象(铁代谢指标、叶酸、维生素B_{12}水平多正常),无肝肾功能异常,无脾功能亢进,无病毒感染性疾病(HCV、HIV、CMV、EBV 及其他)表现,无风湿免疫性疾病,无血液系统疾病家族史。

【诊断和鉴别诊断】

1. 诊断标准　ICUS 的诊断应基于患者临床症状、血象、骨髓象、患病时间,并排除其他血液系统疾病和非血液系统疾病,具体标准如下:①一系或多系髓系血细胞持续减少,至少6个月。②血细胞减少的标准为:血红蛋白 $<110g/L$,中性粒细胞 $<1.5\times10^9/L$,血小板 $<100\times10^9/L$;③不符合骨髓增生异常综合征(MDS)最低诊断标准;④除外其他血液系统和

非血液系统疾病导致的血细胞减少。

2. 鉴别诊断

(1)MDS:MDS 是一组克隆性造血干细胞疾病,其特征是血细胞减少,骨髓细胞一系或多系发育异常,无效造血,以及演变为急性髓系白血病的风险增高。绝大多数 MDS 患者骨髓涂片可见红系、粒系、巨核细胞系中至少一系 10% 以上细胞发育异常或环形铁粒幼细胞 >15%,骨髓涂片中原始细胞数量在 5%~19%,常规核型分析或 FISH 检测到典型染色体异常(+8,-7,5q-,20q- 等),不难与 ICUS 鉴别。但是,部分 MDS 患者骨髓象不典型、染色体核型正常不易与 ICUS 鉴别,需长期随访,并定期检测骨髓象和染色体。

(2)AA:AA 患者早期可表现为一系或二系的减少,随着病情进展,临床表现与 ICUS 相似,在诊断 ICUS 时需排除该病。AA 通常表现为外周血细胞减少,网织红细胞减少,淋巴细胞比例升高。骨髓活检和穿刺显示骨髓增生减低,非造血细胞增多。染色体核型正常。肝脾正常大小。

(3)PNH:PNH 是由于 *PIG-A* 基因突变导致的获得性造血干细胞良性克隆性疾病,细胞糖基磷酯酰肌醇锚连蛋白(GPI-AP)缺陷。如 GPI-AP 中的 CD55、CD59 缺陷导致补体异常激活,产生血管内溶血。典型的 PNH 可通过溶血症状、Ham 试验、蔗糖溶血试验、流式细胞术检测抗人 CD55 及 CD59 单克隆抗体等诊断,不难鉴别。

(4)风湿性疾病:许多风湿性疾病,如系统性红斑狼疮、干燥综合征、抗磷脂综合征、巨噬细胞活化综合征等可累及血液系统,造成血细胞减少。但多数患者可检测到自身抗体,且伴有其他系统累及的表现。个别患者在疾病早期症状不典型、未检测到自身抗体,不能诊断风湿性疾病,可定期随访。

【治疗】

ICUS 是异质性的,病因不清楚,没有特异性治疗。目前主要是根据病情进行危险度分组,再根据危险度分组分层施治。主要治疗包括四个方面:密切观察、对症支持治疗、促造血治疗、免疫抑制治疗等。

危险度分组如下:

(1)低危组:患者无明显症状,血细胞轻度减少(血红蛋白 > 90g/L,中性粒细胞 > 1.0×10^9/L,血小板 >50 × 10^9/L)。

(2)中危组:患者有症状,但无危及生命的重要脏器并发症,血细胞中度减少(血红蛋白 > 60g/L,中性粒细胞 > 0.5 × 10^9/L,血小板 >20 × 10^9/L)。

(3)高危组:患者症状明显,存在危及生命的重要脏器并发症(如重度感染、严重出血、重度贫血和其他重要器官功能衰竭),血细胞重度减少(血红蛋白 <60g/L,中性粒细胞 <0.5 × 10^9/L,血小板 <20 × 10^9/L)。

治疗方案:

(1)密切观察:低危组患者主要采取密切随访、定期随访。

(2)对症治疗:对症治疗旨在维持生命,即维护患者重要器官功能,提高生存质量,减少并发症。具体包括：纠正贫血、控制出血和感染、维护重要器官功能。

（3）免疫抑制治疗：是针对异常免疫导致的 ICUS（包括免疫相关性血细胞减少症），包括非细胞毒免疫抑制剂和细胞毒免疫抑制剂治疗。非细胞毒免疫抑制剂治疗主要有肾上腺皮质激素、静脉丙种球蛋白、环孢素等。细胞毒免疫抑制剂包括长春新碱、环磷酰胺、硫唑嘌呤、氟达拉宾等。

（4）促造血治疗：促造血治疗目前包括补充造血生长因子、雄激素和造血原料。造血生长因子有粒-巨噬细胞集落刺激因子（granulocyte-macrophage colony stimulating factor，GM-CSF）、粒细胞集落刺激因子（granulocyte colony-stimulating factor，G-CSF）、红细胞生成素（erythropoietin，EPO）、血小板生成素（thrombopoietin，TPO）、白介素 11（Interleukin-11，IL-11）等。

【典型病例简析】

1. **病历摘要**　患者，男，39 岁，以"面色苍白、乏力 1 年余，加重伴气促 2 天"为主诉入院。入院前 1 年余无明显诱因出现面色苍白，伴头晕、乏力、心悸，遂就诊当地医院，查血常规示 WBC 2.62×10^9/L，N 45.5%，Hb 68g/L，PLT 260×10^9/L。行骨髓穿刺病理示中性杆状核比例增多，溶血相关检查均阴性，考虑继发性贫血可能性大，给予输血、对症治疗后好转出院。此后多次就诊外院予输血等对症治疗（具体不详），面色苍白、乏力症状稍有好转，但反复出现，监测血常规仍提示白细胞及血红蛋白下降。2 天前出现面色苍白、乏力症状加重，伴有气促，有头晕、乏力，无鼻出血、皮肤青紫、牙龈出血，无咳嗽、咳痰等不适，转诊至我院。发病以来，精神差，食欲及睡眠尚可，大小便正常，体重无明显变化。

入院体检：T 36.8℃，P 94 次 /min，R 20 次 /min，BP 115/60mmHg，神志清楚，贫血面容，全身皮肤黏膜未见散在瘀点、瘀斑。眼睑无水肿，结膜无充血，巩膜无黄染，口唇苍白，双侧扁桃体无肿大，咽部无充血，双肺未闻及干湿啰音，心律齐。腹软，无压痛、反跳痛。肝、脾肋下未触及。

入院后完善骨髓常规示：①红系增生明显减低；②粒系增生明显，嗜酸性粒细胞比例升高；③巨核细胞成熟障碍。骨髓活检：骨髓三系均见，红系增生低落，巨核系正常。全骨髓显示脂肪增多。骨髓染色体：46XY，正常染色体。PNH 检测：CD55、CD59 表达正常。抗球蛋白试验（Coombs 试验）阴性。酸化血清溶血试验阴性；地中海贫血基因监测排除基因缺失。T 亚群：T 辅助细胞（CD3⁺CD4⁺）72.50%↑，T 抑制细胞（CD3⁺CD8⁺）17.60%↓，CD4/CD8 4.12，总 T 淋巴细胞（CD3⁺）92.90%。血常规：网织红细胞 0.64%，白细胞计数 2.33×10^9/L，中性粒细胞数 0.84×10^9/L，血红蛋白 48.00g/L，血细胞比容 13.90%，血小板 177.00×10^9/L，网织红细胞数量 9.00×10^9/L。肝功能：总胆红素 44.56μmol/L，直接胆红素 11.10μmol/L，间接胆红素 33.46μmol/L，总胆汁酸 34.60μmol/L；尿常规：尿胆原 35（+）μmol/L。Fe 及总铁结合力：总铁结合力 94.20μmol/L，铁 41.40μmol/L，不饱和铁结合力 52.80μmol/L；铁蛋白 696.70ng/mL，叶酸 16.82nmol/L，维生素 B₁₂ 542.00pmol/L；ANA 及抗核抗体谱均阴性。拟诊为"意义未明的特发性血细胞减少"，予间断输注红细胞纠正贫血,EPO、G-CSF 促造血,并予激素、环孢素抑制免疫等治疗,患者面色苍白、乏力症状明显好转后出院。出院后门诊长期随访,予间断输血,并继续上述促造血、免疫抑制治疗,治疗 5 个月后患者血象逐渐上升、脱离输血。目前患者口服环孢素、保肝药治疗,复查血象、骨髓象正常,染色体正常,FISH 检测阴性。

2. 分析和讨论 该例患者为中年男性,病程长,以贫血为首发表现,血常规示白细胞、血红蛋白下降,网织红细胞正常,骨髓常规示红系增生明显减低。骨髓活检:骨髓三系均见,红系、粒系增生低下,巨核系正常。染色体检查正常。PNH 检测提示 CD55、CD59 表达正常。抗球蛋白试验(Coombs 试验)阴性。酸化血清溶血试验阴性;铁、叶酸、维生素 B_{12} 等造血原料不缺乏。T 亚群示 T 辅助细胞比例升高,T 抑制细胞比例下降。结合临床表现及辅助检查结果,入院后拟诊为"意义未明的特发性血细胞减少"。患者采用间断输血、促造血及激素联合环孢素免疫抑制等治疗,在治疗 5 个月后患者血象逐渐上升,脱离输血,定期入院复查,目前复查血象及骨髓象恢复正常,染色体正常、FISH 检测阴性。至此可确诊为ICUS。ICUS 分为免疫相关性和非免疫相关性,免疫相关性即 IRH。在 ICUS 疾病诊疗过程中,易与再生障碍性贫血、阵发性睡眠性血红蛋白尿、MDS、范科尼(Fanconi)贫血、获得性溶血性贫血等疾病混淆,尤其是 MDS。基于 ICUS 与 MDS 这两种疾病状态在临床上的复杂性,有时鉴别很困难,需要反复完善细胞学、免疫组化、核型以及 MDS 相关基因的检查及长时间的临床观察才能做出正确的判断。已有文章报道,既往诊断为 ICUS 的患者经过长时间的随访观察,最终大多诊断为 MDS,ICUS 根本上可能只是一个暂时性的诊断,对于起初归类为 ICUS 的疾病,都应该给予足够时间的血液学随访,这也是处理 ICUS 这类疾病的基本原则。关于 ICUS 的研究亟待深入,以最终认识其疾病本质。

(田丽红 董志高 陈旭艳)

参 考 文 献

1. Wimazal F, Fonatsch C, Thalhammer R, et al. Idiopathic cytopenia of undetermined ignificance (ICUS) versus low risk MDS: the diagnostic interface [J]. Leuk Res, 2007: 31(11): 1461-1468.

2. Valent P, Horny H P, Bennett J M, et al. Definitions and standards in the diagnosis and treatment of the myelodysplastic syndromes: Consensus statements and report from a working conference [J]. Leuk Res, 2007: 31(6): 727-736.

3. SWERDLOW S H, CAMPÓ E, HARRIS N L, et al. WHO classification of tumours of haema-topoietic and lymphoid tissues [C]. 4th ed. Lyon: IARC Press, 2008.

4. Fu R, Liu H, Wang Y, et al. Distinguishing immunorelated haemocytopenia from idiopathic cytopenia of undetermined significance (ICUS): a bone marrow abnormality mediated by autoantibodies [J]. Clinical and experimental immunology, 2014: 177(2): 412-418.

5. Kwok B, Hall J M, Witte J S, et al. MDS-associated somatic mutations and clonal hematopoiesis are common in idiopathic cytopenias of undetermined significance [J]. Blood, 2015, 126(21): 2355-2361.

第二十九章　范科尼贫血

【概述】

范科尼贫血（Fanconi anemia，FA）是先天性造血衰竭中最常见的一种，发病率约为 $1/10^9$，大部分属常染色体隐性遗传，少数（FANCB 亚型）为 X 染色体性联遗传。本病发生在各种族人群，在欧洲血统的南非白人及意大利南部发生更多。

【病因和发病机制】

Traute 在对 FA 患者常规染色体分析中首先发现存在染色体自我断裂，之后 Masao 等发现 FA 患者的细胞对 DNA 交联剂如二环氧丁烷（dibutylamine，DEB）和丝裂霉素（mitomycin，MMC）高度敏感，经 DEB 和 MMC 处理的细胞染色体断裂明显增加，因而 DEB 试验成为本病广泛应用的诊断手段，FA 被归为染色体不稳定综合征。1992 年克隆出了第一个 FA 基因——FANC，之后逐步发现了 13 个 FA 基因（FA-A、FA-B、FA-C、FA-D1、FA-D2、FA-E、FA-F、FA-G、FA-I、FA-J、FA-L、FA-M 和 FA-N），它们分别对应 13 个不同的互补群（FANCA、FANCB、FANCC、FANCD1、FANCD2、FANCE、FANCF、FANCG、FANCI、FANCJ、FANCL、FANCM 和 FANCN），A 型占 65%。FA 细胞对交联剂的高度敏感性，使细胞在 S 期被交联剂俘获，出现 DNA 4 倍体的细胞，因此猜想 FA 蛋白的功能在于感应 DNA 损伤并启动修复，而 FA 患者对 DNA 交联损伤存在修复障碍。近年来的研究逐渐阐明了 FA 蛋白的功能及它们之间的相互作用，证实它们在 DNA 损伤修复和维持基因组稳定中起重要作用，任何 FA 基因的突变都将导致 FA 表现，被称为 FA/BRCA 通路。目前 FA/BRCA 通路的功能及各个蛋白的相互或独立作用尚未完全清楚。FA 通路的缺陷，将导致细胞 DNA 损伤修复障碍，细胞周期（G2/M）阻滞，细胞凋亡增加，基因突变增加。FA 患者由于骨髓干、祖细胞凋亡增加，干细胞逐渐耗竭，发生再生障碍性贫血（aplastic anemia，AA），这是目前认为的 FA 发生骨髓衰竭的主要机制。另外，也有研究认为氧化应激是 FA 发病的主要机制。FA 另外的发病机制还有细胞端粒缩短加速、细胞因子生成及表达调控异常。

【临床表现】

FA 的临床表现复杂多样，即使同一基因型患者表现也不一样。75% 的患者在 3~14 岁时诊断,4%的患者在1岁前诊断,10%的患者在16岁后诊断,男女比率1.24:1。主要临床表现有先天性躯体畸形、骨髓造血衰竭和肿瘤易感性。常见的先天畸形有生长迟缓、小头畸形、小眼畸形、皮肤色素沉着、拇指缺如、多指、第一掌骨发育不全、尺骨畸形及脊柱侧凸等。内脏畸形如马蹄肾、生殖器畸形、十二指肠闭锁、心脏和神经系统异常。10%的患者有智力发育迟缓。约三分之一患者无明显躯体畸形。骨髓造血衰竭是FA患者最重要的致病和致死原因,多数患者出生时检查血常规正常,在5~10岁时出现进行性骨髓造血衰竭,多进展为重度全血细胞减少,表现为重型再生障碍性贫血。40岁时发生造血衰竭的实际危险为90%。患者易患血液和非血液系统肿瘤,血液系统肿瘤主要为骨髓增生异常综合征(MDS)/急性髓细胞性白血病(AML),部分患者以MDS/AML起病,发生AML的中位年龄为14岁。常见的染色体异常有7号、3号和1号染色体。FA患者发生的实体瘤有头颈部磷状细胞癌、妇科磷状细胞癌、食管癌、肝脏肿瘤、颅脑肿瘤、皮肤肿瘤及肾脏肿瘤等,中位发生实体肿瘤的时间为26岁。实验室检查有大细胞性贫血,红细胞平均体积(erythrocyte mean corpuscular volume,MCV)大于100fl,HbF增高,i抗原表达增加,骨髓衰竭和脂肪化等。

【实验室检查】

1. 染色体断裂试验　以DEB、MMC处理的FA患者外周血淋巴细胞染色体断裂明显增多,是目前诊断FA的"金标准"。如果MMC/DEB试验阴性,而临床表现高度怀疑FA,需以皮肤成纤维细胞再行MMC/DEB试验。

2. 流式细胞仪检测细胞周期　本方法费时少,无需专门的遗传学专家检测,但在合并有MDS或急性白血病(AL)时结果不可靠。

3. 彗星试验　单细胞凝胶电泳是一种快速、敏感、简便的细胞DNA损伤检测技术,已用于FA患者及携带者的检测。用彗星试验发现FA杂合子淋巴细胞比对照组在X线下有更高的DNA损伤,认为可能杂合子也存在基因组稳定缺陷,但携带者肿瘤发生率并没有明显升高。

4. 免疫印迹法检测FANCD2-L　组成核心复合物的任何一种蛋白缺失,都将检测不到FANCD2-L,因此通过免疫印迹或免疫荧光筛查FANCD2-L,能够快速反映是否核心复合物蛋白缺失。对于FA通路下游蛋白缺失者该方法不适用。

5. 互补群分析　亚型的分析对临床方案的决策很重要,FA-A亚型患者倾向于晚期发生骨髓衰竭,FA-G亚型患者临床更为严重,可能需要较早期进行造血干细胞移植(hematopoietic stem cell transplantation,HSCT)。确定互补群后,最好进行基因突变分析,确定突变位点。

【诊断和鉴别诊断】

1. 诊断标准　FA患者临床表现多种多样,单靠临床特征诊断相对困难,对无躯体畸形的患者尤其如此。所有年轻患者尤其儿童患者,首先要详细询问病史和家族史,近亲结婚史,家族中有无乳腺癌和卵巢癌患者,并仔细查体,尤其是皮肤色素沉着或脱失,小头小眼畸形。可行染色体断裂试验、流式细胞仪检测细胞周期、彗星试验、免疫印迹法检测 FANCD2-L、互补群分析等相关检查协助诊断。

国际范可尼研究基金会总结了以下有关范科尼贫血临床诊断的主要和次要指征：

(1) 主要指征：①同胞是范科尼贫血患者；②骨髓再生障碍；③特征性的先天畸形；④自发性染色体断裂；⑤发生在儿童的原发性骨髓增生异常综合征；⑥发生在儿童的原发性急性髓性白血病；⑦对化疗、放疗治疗异常敏感病例；⑧具有明显乳腺癌、卵巢癌及其他类型肿瘤的范科尼贫血的家族。

(2) 次要指征：①同胞有全血细胞减少；②不能以维生素 B_{12} 和叶酸缺乏解释的大细胞贫血；③非肝炎性及非酒精性肝炎的肝脏肿瘤；④小于 30 岁的卵巢衰竭；⑤5 岁以下的脑肿瘤；⑥5 岁以下的肾母细胞瘤；⑦不能解释的血红蛋白 F 增高；⑧男性不育或女性不孕。

2. **鉴别诊断** 范科尼贫血的鉴别诊断比较复杂。在临床实际工作当中非范科尼贫血性骨髓衰竭综合征、染色体不稳定综合征、伴有先天畸形和智力发育障碍特征的遗传病，以及非范科尼贫血性肿瘤等疾病常需要与范科尼贫血相鉴别。

(1) 非范科尼贫血性骨髓衰竭综合征：各种原因引起的贫血、血少板减小、遗传与非遗传性骨髓衰竭综合征是需与范科尼贫血鉴别的最常见疾病。包括先天性纯红细胞再生障碍性贫血（diamond-blackfan anemia，DBA）、先天性角化不良、Pearson 综合征、严重性先天性中性粒细胞减少、Shwachman-Diamond 综合征、血小板减少症缺席半径等。但是这组疾病当中的形体及智力发育障碍、肿瘤并发少见，并且染色体断裂检测结果为阴性，可以鉴别。

(2) 染色体不稳定综合征：染色体不稳定综合征包括很多种疾病，其中 Bloom 综合征和共济失调毛细血管扩张症常见。尽管这两种疾病会有与范科尼贫血类似的临床表现，偶尔这组患者也可表现有染色体断裂阳性，也可并发特别类型的肿瘤。但是这两组疾病不伴有骨髓衰竭，同时也不并发骨髓增殖异常与急性髓性白血病。

(3) 伴有先天畸形和智力发育障碍特征的遗传病：这组患者表现为先天性畸形，智力发展障碍并可见到单一或多脏器功能障碍，但是这组疾病一般不伴有骨髓衰竭并且染色体断裂检测为阴性。

(4) 非范科尼贫血性青少年白血病及肿瘤：这组患者当中不伴有形体畸形及智力异常，可有骨髓衰竭但一般染色体断裂检测为阴性，但一定是在至少三个月没有放疗与化疗条件下进行，否则会有假阳性。

【治疗】

羟甲烯龙 2~5mg/(kg·d) 与泼尼松 2mg/(kg·d) 联合使用能降低肝脏毒性。副作用为雄性化特征、身材矮小和紫癜，并且可能导致肝腺瘤和肝细胞癌。有些报道雄激素的使用会影响造血干细胞移植。促红细胞生成素（EPO）、粒细胞集落刺激因子（G-CSF）、粒细胞 - 巨噬细胞集落刺激因子（GM-CSF）和白细胞介素 -3（IL-3）等造血细胞生长因子对部分患者可有一过性疗效。G-CSF 有助于粒细胞缺乏患者抗感染治疗。造血干细胞移植是目前唯一能治愈 FA 的疗法。由于 FA 细胞对环磷酰胺（Cyclophosphamide，CY）及放射治疗敏感，早期经典的预处理包含大剂量 CY 和全身照射（total body irradiation，TBI），毒性大，移植物抗宿主病导致的脏器损伤也较非 FA 患者强，因而移植相关死亡率高，2 年生存率仅 20%~40%。近来，减少 CY 剂量及 TBI 照射剂量，或采用胸腹联合照射，甚至取消放疗取得较好结果。自 1997 年开始，以氟达拉滨为基础的预处理方案开始应用，并得到广泛认可，成为 FA 患者干细胞移植（stem cell transplantation，SCT）的标准预处理方案。当患者血红蛋白 <80g/L，血小板 $<30×10^9/L$，中性粒细胞绝对值 $<0.5×10^9/L$，或出现贫血、感染和出血症状时可考虑做移植。如果持续存在克隆异常，如 1 号、3 号、7 号染色体或 MDS/AML 也应该行 SCT。FA 的基因治疗仍处于研究中，迄今，极少数人接受了基因治疗，无一获得长期造血，主要问题是靶细胞的转染率过低。

【典型病例简析】

1. 病历摘要 患儿，男，8 岁，因生长发育迟缓 8 年、面色苍白 1 年，于 2012 年 4 月 6 日入院。患儿自出生后体格发育迟缓，智力正常，一直未重视。1 年前开始出现面色苍白，无发热、黄疸，当地医院查血常规提示 WBC $5.0×10^9/L$，Hb 74g/L，PLT $51×10^9/L$，甲状腺功能提示血清游离 T_3、T_4、TSH 均正常，人生长激素 2.53mg/L，促肾上腺皮质激素 36pg/ml。当地医院考虑 "生长发育迟缓"，予服用 "铁剂、叶酸" 等药物，无明显好转。患儿出生史无异常，父母非近亲婚配，家族中无贫血及智力障碍等病史。

入院体检：体温 36.2℃，脉搏 88 次 /min，呼吸 20 次 /min，体重 16kg，身高 106cm，生长发育落后，贫血貌，颜面皮肤、口唇苍白，躯干、四肢皮肤未见黄染，无皮疹及出血点，浅表淋巴结未触及肿大，心肺（-），腹平软，肝脾肋下未触及，右侧拇指并指畸形。

入院查血常规示 WBC $3.14×10^9/L$，RBC $1.26×10^{12}/L$，Hb 30g/L，PLT $22×10^9/L$，乙肝相关标志物（-），血电解质正常，谷丙转氨酶（ALT）22U/L，TBIL 14.4μmol/L，ALP 171U/L，GLU 5.6mmol/L，CK-MB 14U/L，hs-CRP 0.67mg/L，Fe^{2+} 46.2μmol/L，TIBC 57.0μmol/L，UIBC 11.2μmol/L，Tf 2.70g/L，SOD 140U/ml。血红蛋白电泳 HbF 无升高。骨髓细胞形态示有核细胞增生低下，易见组织嗜碱性粒细胞及以非造血细胞为主的骨髓小粒。泌尿系彩超：右肾发育不良，左肾代偿性增大，左肾、输尿管、膀胱未见明显异常。消化系彩超未见明显异常。外周血染色体丝裂霉素（MMC）断裂试验（+）。确诊为 Fanconi 贫血。予输注浓缩红细胞改善贫血，同时口服羟甲烯龙 3mg/（kg·d）和泼尼松 2mg/（kg·d）。随诊 1 年，血 WBC（4.32~6.86）× $10^9/L$，Hb 78~96g/L，PLT（76~88）× $10^9/L$，体重 17kg，身高 108cm，未输注红细胞。

2. 分析与讨论 该患者生长发育迟缓 8 年、面色苍白 1 年，查体可见生长发育落后、右侧拇指并指畸形，骨髓细胞形态示有核细胞增生低下，易见组织嗜碱性细胞及以非造血细胞为主的骨髓小粒，外周血染色体丝裂霉素（MMC）断裂试验（+），范科尼贫血可诊断，予口服羟甲烯龙 3mg/（kg·d）和泼尼松 2mg/（kg·d）治疗后好转。范科尼贫血的许多病例被漏诊、误诊，也有许多病例是以晚期肿瘤而就诊，导致严重后果。我们需要增加对本病的认识，非血液科医生及基层医院应该懂得范科尼贫血的基本临床表现及并发症，并懂得怎样将可疑的患者介绍到具有经验的医生与医院去诊治，不至于误诊及漏诊。增加不同学科、院校、研究所的协作以及国际间的联系，尽可能地将诊断与治疗提前到本病的临床并发症发生之前，以期早期诊断、早期治疗。与其他疾病诊断有所不同的是，范科尼贫血诊断需有完整的策略，并且需具备设备条件及丰富分析经验的实验室。同时也亟待在流行病学方面的调查，统计范科尼贫血在我国不同人群的确切发病率、分布及特点。对携带者的筛选及对其预防有着极其重要的意义。

（黄金梅　陈旭艳）

参 考 文 献

1. Wang W. Emergence of a DNA-damage response network consisting of Fanconi anaemia and BRCA proteins [J]. Nat Rev Genet, 2007, 8(10): 735-748.
2. 张之南，郝玉书，赵永强．血液病学 [M]．第 2 版．北京：人民卫生出版社，2011.
3. Alter B P. Fanconi's anaemia and its variability [J]. Br J Haematol, 1993, 85(1): 9-14.
4. Auerbach A D. Fanconi anemia diagnosis and the diepoxybutane (DEB) test [J]. Exp Hematol, 1993, 21(6): 731-733.
5. 吴占河，葛志红．范可尼贫血的研究进展与国际诊断标准 [J]．现代检验医学杂志，2013, 28 (6): 1-6.
6. Pavlatos A M, Fultz O, Monberg M J, et al. Review of oxymetholone. a 17alpha-alkylated anabolic-androgenic steroid [J]. Clin Ther, 2001, 23(6): 789-801.

第三十章　急性白血病合并骨髓坏死

【概述】

骨髓坏死主要是指造血细胞和骨髓基质出现面积不等的坏死,主要临床表现为发热、骨痛等。对于疑有骨髓坏死的病例在骨髓穿刺时应特别注意抽出液的外观以辅助明确诊断;其外观可呈棕红色碘酒样、果酱样或深红色稀薄液体。骨髓涂片染色后镜下可见有核细胞轮廓不清,胞膜及胞核结构模糊,成熟红细胞呈溶解状,细胞之间常有均匀分布的粉红色嗜酸性物质。可能是有核细胞胞质溶解后释放的蛋白质成分,可大片亦可局灶性坏死,甚至同一张涂片部分细胞形态完好,而部分区域形态被破坏不能辨认。

【病因和发病机制】

白血病引起骨髓坏死的原因可能是髓内白血病细胞的过度生长,压迫血窦致血窦扭曲、破裂,导致髓内微血管血供减少,引起骨髓组织变性和坏死。

【临床表现】

1. **贫血**　患者表现为乏力、面色苍白、心悸、气促,活动后加重;除白血病本身引起贫血外,骨髓坏死可也可引起进行性贫血,且为主要表现。

2. **发热和感染**　发热不仅由白血病引起,也可与感染相关,以呼吸道感染和消化道感染常见,严重者还可发生败血症、脓毒血症等。另外骨髓坏死本身也可引起发热。

3. **出血**　出血部位可累及全身皮肤黏膜和内脏。血小板低下是常见主要原因,凝血异常、大量白血病细胞在血管中瘀滞及浸润等也是出血的原因。

4. **骨痛**　骨痛是骨髓坏死的主要临床表现,通常呈多部位、全身性、持续性;主要累及腰背部、胸骨、双下肢等部位。

【实验室检查】

1. **血象和骨髓象**　贫血较严重,血小板通常减低;白细胞总数可高、可低。骨髓坏死涂片显微镜下可见有核红细胞溶解、结构不清,可辨认的结构特征消失,无法分类鉴别,其间充满嗜酸性物质。骨髓活检病理主要表现为正常骨髓结构被破坏,细胞边缘模糊,出现嗜酸性、结构不清的无定形物。

2. **免疫学**

(1)细胞化学染色：骨髓细胞化学染色，根据不同白血病类型表现不同。

(2)免疫学检验：根据白血病类型，细胞表面抗原表型不同。

3. **遗传学及分子生物学检验**　不同白血病表现不同染色体及基因异常。

【诊断和鉴别诊断】

1. **急性白血病诊断标准**　根据临床表现、实验室检查(包括血象、骨髓象及免疫表型、融合基因、染色体等)，诊断急性白血病一般不难。

2. **骨髓坏死诊断标准**　临床表现：发热及骨痛，发热的原因除原发病因素外，主要由坏死组织释放的致热原引起；骨痛主要发生在造血组织活跃的部位，如胸骨、肋骨、骶骨、髂骨、脊柱及四肢骨等，骨痛通常是多部位持续性剧烈疼痛。

实验室检查：骨髓涂片显微镜下见有核红细胞溶解、结构模糊不清，可辨认的特征消失，无法分类鉴别，其间充满嗜酸性物质。骨髓活检病理主要表现为正常骨髓组织被破坏，细胞边缘模糊，出现嗜酸性、结构不清的无定形物。

【治疗】

根据患者的细胞形态学、免疫学、细胞遗传学和分子生物学结果及临床特点进行预后危险分层，选择最佳完整、系统的治疗方案。建议留置深静脉导管，可减少患者反复穿刺的痛苦；适合行异基因造血干细胞移植者应做人类白细胞抗原(HLA)配型。本病治疗包括基础治疗及抗白血病治疗。基础治疗包括处理高白细胞血症、预防及治疗感染、成分输血支持、防治高尿酸血症引起的肾病及维持营养。抗白血病治疗的第一阶段是诱导缓解治疗，主要方法是联合化疗，目标是迅速获得完全缓解。达到缓解后进入缓解后治疗，主要方法为化疗和造血干细胞移植(HSCT)。

骨髓坏死治疗应在积极控制原发病的同时，应用维生素 D_3、糖皮质激素和抗贫血以及对症、支持治疗，才能使坏死骨髓得以修复。

【典型病例简析】

1. **病历摘要**　患者，男，28 岁，以"反复头晕、乏力 1 年，背部、臀部疼痛 2 天"为主诉入院。入院前 1 年无明显诱因出现乏力，伴头晕、纳差，中等体力活动即感心悸，偶有咳嗽，咳少量白痰，无发热，无恶心、呕吐、腹痛，无尿频、尿急、尿痛，无皮肤青紫、红点等，就诊当地医院查血常规：白细胞 1.46×10^9/L，血红蛋白 64g/L，血小板 160×10^9/L；白细胞分类：原始幼稚细胞 38%，淋巴细胞 59%，分叶粒细胞 3%。

入院体检：T 36.0℃，P 76 次/min，R 18 次/min，BP 157/96mmHg。神志清楚，急性面容，痛苦表情，皮肤无瘀点、瘀斑，浅表淋巴结未触及。胸骨无压痛，双肺呼吸音清，未闻及干湿啰音，未闻及胸膜摩擦音。心律齐，无杂音。腹软，肝脾肋下未触及，腰背部及臀部压痛明显,神经系统体征阴性。

骨髓常规示骨髓增生极度活跃,其中粒系占 0.00%,红系占 0.00%,粒:红 =0:0;粒系及红系增生极度受抑;淋巴细胞比例明显减少;原、幼单核细胞占 96%。此类细胞胞体大,呈圆、类圆、椭圆形;胞质丰富,灰蓝,易见灰尘样颗粒;核大,圆、类圆、椭圆,染色质粗网状,核仁 1~4 个,大而明显;细胞化学染色:POX 积分 0 分,AS-DCE 积分 0 分,α-NAE 积分 344 分,阳性率 100%(+2++10+++30++++58),α-NAE+NAF 积分 162 分,阳性率 82%(+2+80)、抑制率 52.9%,符合急性单核细胞白血病(M_5b)形态学改变。骨髓流式细胞免疫分型:CD4 97.43%,CD15 89.83%,CD33 65.66%,CD64 99.50%,HLA-DR 98.38%,CD117 84.8%。骨髓染色体:46,XY,t(9;11;15)(p22;q23;q22)。骨髓基因检测:*MLL-AF9* 阳性。该患者诊断为"急性单核细胞白血病(M_5b)",予 IA 方案化疗 1 个疗程,复查血象和骨髓象提示缓解。再次予 IA 方案化疗 1 疗程。予 HD-Arac 巩固化疗 4 次后复查骨髓微量残留病及染色体均正常。2 天前因背部、臀部疼痛再次就诊,查血常规:白细胞 1.14×10^9/L,血红蛋白 109g/L,血小板 5×10^9/L;白细胞分类:杆状粒细胞 2%,淋巴细胞 86%,分叶粒细胞 12%;骨髓常规:骨髓有核细胞形态均模糊不清,大量有核细胞溶解,胞质模糊,外形不整,胞核溶解成紫色云雾状,在坏死细胞之间可见粉红色不定性物质,易见形态尚好的有核红细胞,成熟红细胞及少量分叶核粒细胞;提示骨髓坏死形态学改变(图 30-1)。骨髓病理亦提示骨髓坏死。予糖皮质激素治疗疼痛缓解后出院;未再返院复诊。

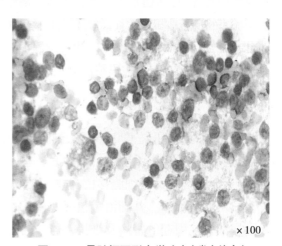

×100

图 30-1　骨髓坏死形态学改变(瑞士染色)

2. **分析和讨论**　骨髓坏死不是一种独立性疾病,最早由 Graham 于 1924 年在镰状细胞贫血患者尸检中发现,Ranaghan 等报道骨髓坏死主要与白血病、恶性肿瘤相关,也见于严重感染及镰状细胞贫血。有学者报道分析骨髓坏死的主要原发病是恶性肿瘤,血液肿瘤中急性白血病和恶性淋巴瘤是发病的首要原因。骨髓坏死发病的第二大原因是实体肿瘤骨髓转移,多数患者无法明确原发部位。感染是非恶性疾病的首要病因。骨髓坏死发病机制不明,目前普遍认为的机制可能和以下因素相关:①恶性肿瘤细胞在局部压迫、浸润;破坏骨髓微血管、白血病细胞阻塞而导致骨髓坏死;②化疗药物、干扰素等应用引起骨髓血管损伤;③细菌毒性物质的作用导致骨髓毛细血管损伤;④大量白血病细胞或恶性肿瘤栓子阻塞骨髓毛细血管及血窦导致微循环障碍。本例患者主要表现为化疗后出现骨髓坏死,主要表现骨痛明显,骨髓涂片提示有核细胞形态均模糊不清,大量有核细胞溶解,胞质模糊,外形不整,胞核溶解成紫色云雾状,在坏死细胞之间可见粉红色不定性物质,较典型骨髓变化,经激素抗炎止痛后好转。骨髓坏死病情危重、死亡率高、预后不良,短时间内死于感染、出血或各种栓塞，多数学者认为骨髓坏死是可逆的，主要取决于原发病及骨髓坏死诊治是否及时。

（上官晓辉 余 莲）

参 考 文 献

1. Ranaghan L, Morris T C, Desai Z R, et al. Bone marrow necrosis [J]. Am J Hernatol, 1994, 47: 225-228.

2. 邢宏远，卞铁荣，景丽，等. 骨髓坏死 68 例临床分析 [J]. 实用医学杂志，2012, 28(17); 2988-2989.

3. Badar, Shetty A, Bueso-Ramos C, et al. Bone marrow necrosis in acute leukemia: clinical characteristic can doutcome [J]. Am J Hematol, 2015, 90(9): 769-773.

4. Chambers I, Truong P, Kallail K, et al. Extensive bone marrow necrosis and osteolytic lesions in a case of acute myeloid leukemia transformed from polycythemia vera [J]. Cureus, 2016, 8(6): 639.

5. Shapiro R, Rizkalla K, Lam S. Extensive bone marrow necrosis in a case of acute myeloid leukemia transformed from amyeloproliferative neoplasm [J]. Case Rep Oncol, 2015, 8 (2): 345-348.

6. Choudhary S, Jayaprakash H T, Shiva Kumar B R, et al. Bone marrow necrosis: a case report [J]. Int J Sci Stud, 2015, 2(10): 163-165.

第三十一章 急性造血功能停滞

【概述】

急性造血功能停滞（acute arrest of hematopoiesis）在临床上不常见，表现为骨髓造血突然停止，多见于慢性溶血性贫血的患者，也称为再障危象，无溶血性贫血史的患者也可出现。感染和药物是其主要的发病因素。急性造血功能停滞多急性起病，迅速发生贫血或贫血加剧，网织红细胞极度减少甚至缺如，部分白细胞、血小板减少，与急性再障表现相类似。骨髓增生可活跃或者减低，但红系减少明显，巨大原始红细胞的出现具有特征性。本病具有自限性，大多1个月内恢复。

【病因和发病机制】

病因为多方面，其中感染和药物是常见的致病因素。目前认为人微小病毒B19（HPVB19）、风疹病毒、肝炎病毒、EB病毒等感染可引起骨髓造血功能抑制和停滞。

经研究证实人微小病毒B19对骨髓红细胞克隆形成有抑制作用，并能被含有特异性IgG抗体的恢复期血清中和，其抑制作用不是由补体和抗体介导，而是人微小病毒对骨髓红系祖细胞的细胞毒作用。

抑制骨髓造血细胞合成DNA，直接损伤祖细胞是药物引起急性造血停滞的机制。

【临床表现】

临床经过各异，但多为急性起病，呈自限性经过。前驱症状为轻度上呼吸道感染、腮腺炎或胃肠炎等，症状一般较轻，部分患者可出现高热。原有溶血性贫血患者急性造血功能停滞时贫血急进性加重。因血小板减少出现皮肤黏膜出血、鼻出血、牙龈出血、血尿及月经过多等，颅内出血是其危重表现。

【实验室检查】

1. **血象** 红细胞减少，多为重度贫血，网织红细胞极度减低甚至缺如，恢复期上升。白细胞数可正常或减低，淋巴比例增高，可见异淋，中性粒有中毒颗粒和空泡变性。血小板一般正常。解除诱因后，血象逐渐恢复，网织红细胞和粒细胞恢复较快，红细胞较慢恢复。

2. 骨髓象　增生可活跃或者减低。红系增生极度低下,幼红细胞罕见甚至缺失,粒红比增大,巨大原红细胞的出现具有特征性,该胞体呈圆形或椭圆形,20~50μm,有少量灰蓝色胞质,内含蓝色颗粒,周边出现钝伪足,染色质细致网点状,核仁1~2个,隐显不一。粒系相对性增多,核左移、中毒颗粒、核空泡变性可见。巨核系大致正常。

3. 其他检查　病毒学检查:可检测微小病毒B19等与急性造血功能停滞相关的病毒及抗体滴度。血清学检查:血清铁、血清铁蛋白及总铁结合力增加,IgG可增高。血清中可检出多种抗体,如冷凝集素、嗜异性抗体等,抗人球蛋白试验阳性。

【诊断和鉴别诊断】

1. 诊断

(1)多数有慢性或急性溶血性贫血的原发性疾病。

(2)常有反复的病毒感染、细菌感染、药物服用史等诱因。

(3)突然出现发热、贫血、乏力、贫血迅速加剧的临床症状。

(4)血红细胞(血红蛋白)有不同程度减少,或红细胞和血小板或红细胞和白细胞或全血细胞减少,网织红细胞减少或消失。

(5)骨髓中幼红细胞在早期几近缺如,但在恢复期迅速出现。易见或不易见巨大原红细胞。

(6)去除诱因后造血功能可恢复。

2. 鉴别诊断　急性造血功能停滞与再生障碍性贫血容易混淆,应注意区分。再生障碍性贫血也可表现为全血细胞减少,但骨髓增生不良,骨髓象特点是脂肪滴增多,骨髓颗粒减少,三系造血有核细胞均减少,非造血细胞增多,短期内不易恢复。急性造血功能停滞骨髓象表现为增生低下,偶见重度减低,粒系、红系比例减低,但可见早期阶段细胞。

【治疗】

由于急性造血功能停滞呈自限性经过,多数病程2~6周,该病治疗原则是治疗原发病,去除诱因,对症和支持治疗,帮助患者度过危险期。根除诱因是治疗的根本。

【典型病例简析】

1. 病历摘要　患者,女,54岁,以"发热、咳嗽7天,头晕、乏力3天"为主诉入院。7天前无明显诱因出现发热、畏冷、寒战,体温最高39℃,伴咳嗽、咳痰,痰黄色,3天前出现头晕、乏力,无皮肤紫斑,无血尿、血便、黑便,无恶心、呕吐,无腹痛、腹胀,无多关节疼痛等。3年来因"视神经脊髓炎"多次就诊神经内科,予糖皮质激素冲击等处理,目前每日口服糖皮质激素10mg维持治疗。

入院体检:T 38.6℃,P 91次/min,R 21次/min,BP 112/68mmHg。神志清楚,贫血面容,全身皮肤未见明显瘀点、瘀斑,全身浅表淋巴结未触及肿大,双侧巩膜无黄染,双眼视力正常,咽充血,胸骨无压痛,双肺呼吸音粗,可闻及干湿啰音,未闻及胸膜摩擦音,心律齐,无杂音,腹软,无压痛、反跳痛,肝脾肋下未触及,双下肢无水肿,四肢肌力、肌张力正常,病理征阴性。

入院后查血常规:白细胞 0.24×10^9/L,中性粒细胞绝对值 0.01×10^9/L,红细胞 2.14×10^{12}/L,血红蛋白 64g/L,血小板 24×10^9/L,分叶粒细胞 4%,淋巴细胞 96%;生化:总胆红素 9.2μmol/L,直接胆红素 3.3μmol/L,间接胆红素 5.9μmol/L,谷丙转氨酶 39IU/L,谷草转氨酶 23IU/L,肌酐 43μmol/L,尿素 8.17mmol/L;C- 反应蛋白 90.04mg/L;降钙素原 2.59ng/ml;凝血功能正常;肿瘤标志物正常;ANA、ds-DNA 及 ENA 系列均阴性;免疫球蛋白、补体 C3 及补体 C4 均正常;抗人球蛋白试验阴性;蔗糖溶血试验、热溶血试验及血清酸化溶血试验均阴性;血清铁蛋白测定 1 005μg/L;微小病毒 B19 IgM 阳性;血培养:无需氧、厌氧菌生长;骨髓常规:红系增生减低,可见早幼红细胞、双核大早幼红细胞,粒系增生减低,早幼粒占 2.5%,淋巴细胞比例占 75%,巨核细胞 5 个 / 片,血小板罕见,提示有核细胞增生极度减低,骨髓小粒中非造血细胞明显增生(图 31-1);骨髓病理:骨髓增生低下,红系、粒系增生减低,巨核细胞可见,可见个别嗜酸性粒细胞及浆细胞;骨髓液培养:无需氧、厌氧菌生长。肺部 CT 平扫:双肺炎症。诊断为“急性造血功能停滞、肺部感染、视神经脊髓炎”,予重组人粒细胞刺激因子、糖皮质激素、美罗培南等治疗 10 天后好转出院,出院时复查血常规:白细胞 3.15×10^9/L,中性粒细胞绝对值 1.83×10^9/L,血红蛋白 74g/L,血小板 90×10^9/L;C- 反应蛋白 9.45mg/L;降钙素原 <0.2ng/ml。出院后停用重组人粒细胞刺激因子,1 个月后门诊复查血常规:白细胞 6.97×10^9/L,中性粒细胞绝对值 4.73×10^9/L,血红蛋白 111g/L,血小板 131×10^9/L。

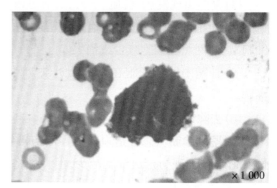

图 31-1　急性造血功能停滞骨髓象(瑞士染色)

2. **分析和讨论**　急性造血功能停滞是一组异质性的综合征,可由多种诱因引起,发病机制各有不同,其特征是骨髓片尾可以看到巨大的原始红细胞。本病为自限性疾病,预后一般良好,其临床表现、末梢血象和骨髓象相似,但因其发病机制的不同,在治疗措施的选择上也应个体化治疗。治疗的重点为对症与支持。

本例患者因视神经脊髓炎,长期使用激素,免疫力、抵抗力下降,出现肺部感染,实验室检测出微小病毒 B19 感染,其对骨髓造血功能有抑制作用,使患者在短期内出现全血细胞减少。从中得出的经验是:长期使用激素患者应注意预防感染,提高其免疫功能,定期复查血常规,以免出现严重不良反应和后果。

(袁跃兴　余 莲)

参 考 文 献

1. 王吉耀 . 内科学 [M]. 第 2 版 . 北京 : 人民卫生出版社 , 2011.

2. 吴晓芝 . 血液病诊断与鉴别诊断图谱 [M]. 北京 : 人民卫生出版社 , 2009.

3. March J C, Ball S E, Cavenagh J, et al. Guidelines for the diagnosis and management of aplastic anemia [J]. Br j Haematol, 2009, 47(1): 43-70.

4. Sawada K, Fujishima N, Hirokawa. Acquired pure red cell aplasia: updated review of treatment [J]. Br J Haematol, 2008, 142(3): 505-514.

5. Migliaccio G, Migliaccio A R. Getting personal with B 19 Parvovirus [J]. Blood, 2010, 115(5): 922-923.

第三十二章　先天性中性粒细胞减少症

【概述】

先天性中性粒细胞减少症（congenital neutropenia，CN）是以外周血循环中性粒细胞绝对值减少为特征的一组遗传异质性综合征，是由瑞典的儿科医生 Kostmann 首先报道的罕见疾病，在人群中发病率极低，约百万分之一，无性别差异。根据临床表现可分为非综合征性先天性中性粒细胞减少症和综合征性先天性中性粒细胞减少症，前者仅血液系统单独受累，后者包括一些伴有中性粒细胞减少的先天性疾病，可有血液系统以外其他系统或免疫学异常，如糖原累积病 Ⅰ b 型、白细胞异常色素减退综合征（Chediak-Higashi 综合征）、Shwachman-Diamond 综合征、网状组织发育不全等一系列疾病；根据外周血中性粒细胞绝对值变化规律，可将先天性中性粒细胞减少症分为重型先天性中性粒细胞减少症（severe congenital neutropenia，SCN）和周期性中性粒细胞减少症（cyclic neutropenia，CyN），SCN 患者外周血中性粒细胞计数通常低于 0.5×10^9/L。CyN 患者外周血中性粒细胞绝对值（ANC）通常以 21 天左右为周期发生波动，ANC 降至最低持续 4~10 天后逐渐升至正常或稍低于正常值。

【病因和发病机制】

先天性中性粒细胞减少症是与多个基因突变相关的异质性遗传综合征，可为常染色体隐性遗传、常染色体显性遗传、X 连锁隐性遗传等多种遗传方式，目前发现的无症候群表现的 CN 常见致病基因主要有 *ELANE*、*HAX1*、*GFI1*、*WAS*、*GSF3R* 等，综合征性 CN 常见控制葡萄糖代谢的基因 *SLC37A4*、*G6PC3* 或影响溶酶体功能的基因 *LYST*、*RAB27A*、*ROBLD3/p14* 等突变，此外，编码核糖体蛋白的基因 *SBDS* 和影响线粒体能量代谢异常的基因 *AK2* 缺陷均与 CN 相关。这些基因的突变，共同的特点是导致中性粒细胞及其前体凋亡增加，然而细胞凋亡的机制是非常复杂的，如 *HAX1* 和 *AK2* 缺陷的细胞，主要是线粒体功能障碍，而 *ELANE* 及 *G6PC3* 的突变，则主要是来自内质网的凋亡诱导信号通路，此外，一些基因的突变可引起髓系成熟障碍如 *GFI1* 基因，而 SCN 患者中骨髓祖细胞淋巴增强子结合因子的表达减少，使髓细胞的发育分化途径发生改变也是引起 CN 的重要原因。

【临床表现】

1. 发病人群 患儿多于出生后 2 个月 ~1 岁起病,甚至从新生儿期起即反复发生细菌性感染,该病无明显性别差异,我国尚缺乏相关的流行病学资料。

2. 临床表现 由于中性粒细胞绝对值的减少,易反复出现发热,呼吸道、皮肤软组织、中耳、口腔、胃肠道及泌尿系统等感染,长期中性粒细胞缺乏患者容易发生侵袭性真菌感染,严重者出现骨髓炎、败血症、脓毒血症危及生命。部分患者同时合并皮肤、大脑、心脏、胰腺、泌尿生殖系统的病变。一部分患者可转变为骨髓增生异常综合征(MDS)/急性髓系白血病(AML)。

【实验室检查】

1. 血象和骨髓象 1 岁以上、儿童和成人 ANC<1.5×10^9/L,2 周至 1 岁的婴儿则<1×10^9/L。如果 ANC<0.5×10^9/L 则为重型先天性中性粒细胞减少症(SCN)。骨髓象多增生活跃,骨髓中性粒细胞存在发育成熟障碍,较多中性粒细胞停滞在早、中、晚幼粒细胞阶段,杆状、分叶核比例明显减低,红系增生活跃,比例形态大致正常;淋巴细胞比例增高(图 32-1)。

2. 遗传学及分子生物学检测 目前已发现 20 种以上致病基因突变,如 *ELANE*、*HAX1*、*G6PC3*、*WAS*、*GFI1*、*SLC37A4*、*SBDS*、*CSF3R*、*AK2*、*LYST* 等,每个基因突变类型有不同的发病机制和临床表现,通过对目标基因的测序筛查出致病基因(表 32-1)。

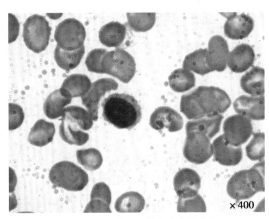

图 32-1 骨髓涂片(瑞士染色)

表 32-1 常见的 CN 致病基因

致病基因	基因定位	遗传方式	临床诊断(特征)
ELANE	19p13.3	显性或散发	SCN 或 CyN
HAX1	1q21.3	隐性	Kostmann 综合征(伴骨质疏松、神经系统损害)
G6PC3	17q21.31	隐性	SCN(伴有心血管、泌尿生殖系育发育异常)
WAS	Xp11.4-p11.21	X 连锁隐性	SCN
GFI1	1p22	显性或散发	SCN
SLC37A4	11q23.3	隐性	糖原累积症 1b
SBDS	7q11.21	隐性	Shwachman-Diamond 综合征(伴胰腺外分泌功能不全、骨髓造血功能衰竭和骨骼畸形)
CSF3R	1p35-p34.3	散发	SCN(易进展为 MDS/AML)

续表

致病基因	基因定位	遗传方式	临床诊断（特征）
AK2	1p34	隐性	网状系统发育不全
LYST	1q42.1-q42.2	隐性	Chediak-Higashi 综合征（伴色素减退、神经系统损害、出血倾向）

【诊断和鉴别诊断】

目前先天性粒细胞减少症暂无统一的分类标准，2000 年重型慢性粒细胞减少症国际登记处（Severe Chronic Neutropenia International Registry，SCNIR）提出 SCN 诊断标准：

1. 出生至少 3 个月后，患者外周血细胞计数重复至少 3 次均显示中性粒细胞计数低于 0.5×10^9/L。

2. 具有相应的临床表现，如频繁出现的发热、感染、慢性牙龈炎、感染处无脓性分泌物等。

3. 骨髓涂片显示粒细胞成熟障碍，多停滞在早幼粒细胞阶段，其他系细胞无异常。

4. 骨髓细胞染色体核型分析显示正常核型。

5. 此外，需排除感染、免疫、化疗等干扰因素所致的中性粒细胞减少。

正如诊断标准中所示，本病应注意与感染性疾病（如某些病毒感染）、免疫性疾病（如系统性红斑狼疮、干燥综合征等）以及化放疗与药物等因素引起的中性粒细胞减少相鉴别，此外，还应注意与其他常见的血液系统疾病如白血病、MDS、再生障碍性贫血等相鉴别。

【治疗】

先天性中性粒细胞减少症婴幼儿期曾经仅通过常规使用抗生素预防和治疗感染，因此病死率高，自 20 世纪 80 年代粒细胞集落刺激因子（G-CSF）用于该类疾病的治疗以来，患者的生活质量及预后有了巨大的改善，90% 以上的患者对 G-CSF 有反应，使 ANC 升高至正常范围，感染率降低，抗生素用量减少。推荐的 G-CSF 长期疗法分为诱导阶段和维持阶段：诱导阶段通常起始剂量为 5μg/（kg·d）皮下注射，10~15d 后评估中性粒细胞计数（>1.5×10^9/L）、临床改善情况及不良反应，若效果不佳，则剂量按 5μg/（kg·d）递增，使外周血中性粒细胞绝对值维持在最低目标水平 1.0×10^9/L~1.5×10^9/L 以上，以减少或消除反复感染，若中性粒细胞迅速达到 5.0×10^9/L 以上，则剂量需要减半，当个体化剂量确定后，则可以进入维持治疗阶段，后者旨在以最小剂量和给药频率达到临床效果。对 G-CSF 治疗无反应的或对于治疗剂量超过 100μg/（kg·d）才有反应的患者，建议尽早行造血干细胞移植，目前认为 HLA 相合同胞供者来源的骨髓移植对于 G-CSF 反应不佳的 SCN 患者是优选，特别是对于 G-CSF 受体基因突变的 SCN 患者，成功移植后，患者的 ANC 恢复至正常水平，不再需要进一步的 G-CSF 治疗。

【典型病例简析】

1. **病历摘要**　患儿，女，9 岁，因"发现中性粒细胞减少伴反复发热 8 年余"入院。于

2016年9月就诊于我院，入院前8年余无明显诱因反复出现发热，伴咳嗽、咳痰，无腹痛、腹泻，无皮疹、关节痛，体温波动于38~40℃，就诊于当地医院，其母亲诉当时查血常规示白细胞计数明显减少（具体不详），诊断为"肺炎"予抗感染治疗后好转，此后，患儿反复因感染住院，先后多次诊断"支气管炎""肺炎""胃肠炎""中耳炎"以及皮肤、黏膜多发性细菌性感染，抗感染治疗均有效，但易反复，无规律性，期间多次复查中性粒细胞波动在$(0.5~0.8)\times10^9$/L。1个月余前患儿因出现牙龈肿痛、口腔溃疡、咳嗽，就诊于我院儿科查血常规示白细胞$(5.0~6.5)\times10^9$/L，中性粒细胞$(0.32~0.55)\times10^9$/L，血红蛋白108~118g/L，血小板$(228~329)\times10^9$/L，入院后予抗感染治疗后好转，出院前复查中性粒细胞为0.45×10^9/L，为进一步明确中性粒细胞减少原因转入我科，患儿平素无关节疼痛，无脱发，无口干、眼干等不适，精神、食欲、睡眠可，体力、智力发育同同龄儿童。家族史：患儿祖父母、外祖父母、父母均体健，体检查血常规正常。

入院体检：体温36.6℃，心率90次/min，呼吸20次/min，血压108/72mmHg。神志清楚，正常面容，口腔黏膜破溃处基本愈合，咽稍充血，浅表淋巴结未触及肿大。胸骨无压痛，双肺呼吸音清，未闻及干湿啰音，未闻及胸膜摩擦音。心律齐，无杂音。腹软，肝脾肋下未触及，神经系统体征阴性。

入院查血常规：白细胞4.2×10^9/L，中性粒细胞0.43×10^9/L，血红蛋白105g/L，血小板363×10^9/L；尿粪常规、生化检查、凝血功能正常，抗核抗体谱阴性，免疫球蛋白IgA、IgG、IgM正常；血淋巴细胞亚群比值正常；心电图及彩超均未见明显异常；外周血涂片：中性粒细胞15%，淋巴细胞82%，嗜碱性粒细胞3%，胸部CT示双肺少许炎症；骨髓细胞学：增生活跃，粒系增生，早幼粒细胞比例（3.2%）增高，杆状（15.8%）、分叶核（2.0%）比例明显减低，提示粒系成熟障碍；红系增生活跃，比例形态大致正常；淋巴细胞比例增高；余未见明显异常。染色体核型分析正常核型，46，XX。骨髓细胞免疫分型表达未见异常。征得患者及家属同意后，外送第三方检测机构行基因筛查，未检测出相关基因突变。排除药物、感染、免疫等因素，根据病史、查体及辅助检查诊断为"先天性中性粒细胞减少症"，治疗上予重组G-CSF促进骨髓造血，复查血常规示中性粒细胞较前明显上升，最高可达1.42×10^9/L。

2. 分析和讨论　该例患者为儿童，婴儿时期起病，存在反复发热、感染等临床表现，多次查中性粒细胞明显下降低于0.5×10^9/L，骨髓细胞学检查提示粒系细胞成熟障碍，染色体核型分析正常，予重组G-CSF治疗后，中性粒细胞恢复正常，符合大多数CN患者治疗的反应，参考SCNIR诊断标准可予诊断SCN。因该患者体格智力发育均正常，除血液系统受累外，无其他系统病变的临床表现，从遗传学上进行基因筛查，该患者未检出致病基因，无明确家族遗传背景，故认为系散发非综合征性CN病例，据报道CN中无已知致病突变基因存的病例亦占有一定比例。

CN虽然发病率不高，但由于其造成机体的免疫缺陷状态，患者极易出现发热合并各类严重感染，生活质量受到影响，因此临床上对高度怀疑CN的患者应尽早行骨髓细胞学、染色体核型及基因检测，同时注重对患者家系及遗传背景进行基因筛查，将有利于发现更多的致病基因。目前专家认为某些类型的先天性中性粒细胞减少症具有向MDS或AML转化的风险，被认为是一种癌前状态，所以，重视对CN患者的及时诊断、基因检测、合理治疗及监测,对改善患者预后有重要意义。需要特别强调的是,对 CSF 治疗无效或反应欠佳的 SCN 患者建议尽早进行造血干细胞移植治疗。

(范 薇 陈旭艳)

参 考 文 献

1. Kostmann R. Infantile genetic agranulocytosis; agranulocytosis infantilis hereditaria [J]. Acta Paediatr Suppl, 1956, 45(105): 1-78.
2. Welte K, Zeidler C, Dale D C. Severe congenital neutropenia [J]. Semin Hematol, 2006, 43(3): 189-195.
3. Donadieu J, Beaupain B, Mahlaoui N, et al. Epidemiology of congenital neutropenia [J]. Hematol Oncol Clin North Am, 2013, 27(1): 1-17.
4. Alter B P. Diagnosis, genetics and management of inherited bone marrow failure syndromes [J]. Hematology Am Soc Hematol Educ Program, 2007,19(3): 29-39.
5. 胡亚美 . 褚福棠实用儿科学 [M]. 北京 : 人民卫生出版社 , 2002: 1785-1789.
6. Dale D C, Person R E, Bolyard A A, et al. Mutations in the gene encoding neutrophil elastase in congenital and cyclic neutropenia [J]. Blood, 2000, 96 (7): 2317-2322.

第三十三章 HELLP 综合征

【概述】

HELLP 综 合 征（hemolysis，elevated liver enzymes，and low platelets syndrome，HELLP）是妊娠高血压疾病的严重并发症，以溶血、肝酶升高和血小板减少为特点。HELLP 综合征在临床上可分为完全型和部分型，其临床表现多样，典型的临床表现为全身不适、右上腹疼痛及恶心呕吐、体重骤增、脉压增高，少数患者可有恶心、呕吐等消化系统表现，但高血压、蛋白尿临床表现不典型。HELLP 综合征患者的病情凶险，进展迅速，严重者危及母婴生命，孕产妇可出现 DIC、胎盘早剥、急性肾衰、呼吸衰竭、肝破裂等并发症，病死率高，胎儿可出现生长受限、死胎、早产等。该疾病发生率低，国外报道在妊娠女性中发生率为 0.2%~0.8%，在子痫前期中占 4%~12%。国内报道重度妊娠高血压患者该病的发生率约 2.7%。可发生于妊娠中、晚期及产后数日。

【病因和发病机制】

HELLP 综合征的主要病理改变与妊娠高血压相似。目前认为 HELLP 综合征是在妊娠高血压基本病理变化——全身小血管痉挛的基础上，引发微血管内皮细胞损伤，造成血管内血小板激活、血小板减少和微血管病性溶血，血管痉挛收缩，导致组织缺血、缺氧，使肝脏、心脏、胎盘血管床等多脏器受损和凝血系统激活。HELLP 综合征的发生可能与自身免疫机制有关，研究表明，该病患者血中补体被激活，过敏毒素、C3a、C5a 及终末 C5b-9 补体复合物水平升高，可刺激巨噬细胞、白细胞及血小板合成血管活性物质，使血管痉挛收缩，内皮细胞损伤引起血小板聚集、消耗，导致血小板减少、溶血及肝酶升高。免疫因素与 HELLP 综合征的关系近年来愈来愈受到重视，认为母胎免疫耐受机制的破坏导致母体对胎儿的免疫排斥反应是 HELLP 综合征发病的主要原因。

【临床表现】

1. **发病人群** HELLP 综合征多数发生在产前（妊娠中、晚期），少数发生在产后。

2. **临床表现** 乏力、腹部不适是 HELLP 综合征的典型临床表现，占 90%。还可表现为高血压、蛋白尿，多数患者有重度子痫前期的基本特征（高血压和蛋白尿），约 20% 的患者血压正常或轻微升高,15% 可既无高血压也无明显的蛋白尿。另外也可因黄疸、视力模糊就诊。少数凝血功能障碍严重的,因血尿或消化道出血就诊。

3. **体征** 查体可发现右上腹或上腹肌紧张,体重骤增、水肿表现等。

【实验室检查】

1. **溶血**

(1)血红蛋白 60~90g/L,网织红细胞百分比 0.5%~1.5%,红细胞变形、破碎,可见三角形、头盔形红细胞等。

(2)乳酸脱氢酶(lactate dehydrogenase,LDH)升高。

(3)血总胆红素(total bilirubin,TBIL)升高,以间接胆红素为主。

(4)血清结合珠蛋白的测定,在 85%~97% 的 HELLP 综合征患者中均有明显下降。血清结合珠蛋白的快速下降与该病临床表现的严重程度有明显的相关性。常出现在血小板减少之前。其水平一般在产后 24~30h 内恢复正常。

2. **肝酶升高** ALT 和谷草转氨酶(AST)升高最为明显,多出现在血小板下降之前,与血小板减少的程度有关。肝酶一般于产后 3~5d 恢复正常。

3. **血小板(platelets,PLT)减少** 按照 1991 年 Martin 提出的分类情况,根据血小板下降程度将本病分为 3 类(表 33-1)。

表 33-1 血小板减少分级

程度	血小板计数	孕产妇严重并发症发生率
轻度	$(100{\sim}150) \times 10^9/L$	约 20%
中度	$(50{\sim}100) \times 10^9/L$	20%~40%
重度	$<50 \times 10^9/L$	40%~60%

注:血小板减少的程度与妊娠并发症、围生期发病率及病死率、产科出血、再次妊娠时发生 HELLP 综合征的危险性有关。

4. **肾功能及凝血功能检测** 部分可合并肾功能及凝血功能异常,病情严重者可合并弥散性血管内凝血(DIC)。

【诊断和鉴别诊断】

1. **诊断标准** 采用美国 Tennesse 大学的 HELLP 综合征的诊断标准:

(1)血管内溶血:外周血涂片见破碎红细胞、球形红细胞或 / 和 TBIL>20.5μmol/L(即 1.2mg/dl)或 / 和 LDH>240U/L。

(2)肝酶升高:ALT ≥ 70U/L 或 AST ≥ 40U/L。

(3)血小板计数减少:PLT<100 × 10⁹/L。

Tennesse 分型:

完全型:ALT ≥ 70U/L、LDH>600U/L、PLT<100 × 10⁹/L。

部分型：上述一项异常或两项异常。

2. 鉴别诊断　诊断 HELLP 综合征时,应注意与血栓性疾病、血栓性血小板减少性紫癜、溶血性尿毒症性综合征、妊娠期急性脂肪肝、抗磷脂综合征、系统性红斑狼疮等疾病相鉴别。注意 HELLP 综合征伴有抗磷脂综合征时,易发展为灾难性抗磷脂综合征,需要多学科管理和积极的抗凝治疗。当针对 HELLP 综合征的处理和终止妊娠后仍无明显的临床效果时,应注意再次仔细排查上述可能情况。

【治疗】

HELLP 综合征的治疗需多学科合作,包括产科、新生儿科、手术麻醉科、血液科等。其治疗原则包括：①积极治疗妊娠高血压,镇静、解痉、降压及有指征的扩容,必要时利尿；②积极糖皮质激素治疗；③控制出血,输注血小板；④血浆置换；⑤及时终止妊娠。国外有病例研究提出,孕妇年龄小、有头痛表现、总胆红素 >34.2μmol/L（即 2mg/dl）、LDH>1 290U/L、PLT<50×10⁹/L 是影响 HELLP 综合征患者结局的独立预后不良因素。早期应用糖皮质激素有利于控制病情,糖皮质激素具有抗炎和免疫调节作用,能够阻止血小板继续下降,降低LDH 及转氨酶,同时还促胎肺成熟。当孕 34 周以上或胎儿、母体情况恶化时应立即终止妊娠；对于妊娠 24~34 周的孕妇,建议终止妊娠后 48h,应用糖皮质激素。在必要情况下,给予输注血小板,如 PLT<50×10⁹/L 且迅速下降或者存在凝血功能障碍,在阴道分娩前或剖宫产前 PLT<20×10⁹/L；以及必要时给予新鲜冰冻血浆和 / 或血浆置换,可改善孕产妇的预后。HELLP 综合征不是剖宫产指征,分娩方式依产科因素而定。对于麻醉方式的选择,因血小板减少,有局部出血危险,故阴部神经阻滞和硬膜外麻醉为禁忌,阴道分娩宜采用局部浸润麻醉,剖宫产宜采用局部或全身麻醉。

【典型病例简析】

1. 病历摘要　患者,女,37 岁,以"停经 30⁺⁶ 周,发现血压高 8 天"为主诉入院。患者平时月经规律,G₅P₁,2009 年剖宫分娩 1 女婴,末次月经 2016-11-24,停经后 40 余天自测尿HCG 阳性。停经后恶心、呕吐等早孕反应轻,停经 8⁺⁵ 周,B 超示孕 7⁺⁵ 周,故预产期推后一周,为 2017-09-07。停经 4⁺ 个月自觉胎动,逐渐明显并持续至今。孕早期无发热,无用药史。孕期产检 6 次,于 2017-05-22 行糖耐量检查提示"空腹血糖 5.50mmol/L,1 小时、2 小时血糖分别为 9.14mmol/L、7.88mmol/L",诊断"妊娠糖尿病",指导饮食、运动控制后血糖控制尚可。孕期偶有头痛,无头昏、眼花,无胸闷、心慌,无腹痛,无眼黄、尿黄,无皮肤黏膜出血、牙龈出血、鼻出血,无阴道流血、流水病史。入院前 8 天于门诊产检查血压 135/98mmHg,予24 小时动态血压监测示收缩压最高 156mmHg,舒张压最高 105mmHg,收缩压 ≥140mmHg23 次,舒张压 ≥90mmHg 28 次,24 小时尿蛋白 335.96mg。以"G₅P₁ 孕 29⁺⁶ 周左骶前胎位,妊娠糖尿病,瘢痕子宫,子痫前期,HELLP 综合征？"收住院,自发病以来,患者精神、睡眠尚可,饮食较差,大便正常。体重增加不详。

入院体检：体温 36.9℃,心率 95 次 /min,呼吸 20 次 /min,血压 140/99mmHg。神志清

楚,轻度贫血面容,全身皮肤黏膜色泽稍苍白,未见瘀点、瘀斑,无黄染、皮疹,全身浅表淋巴结未触及肿大。胸骨无压痛,双肺呼吸音清,双肺未闻及干湿啰音,未闻及胸膜摩擦音,心律齐,各瓣膜区未闻及病理性杂音。妊娠腹软,肝脾触诊不满意,双下肢轻度水肿。神经系统查体无特殊。产科情况:腹围 104cm,宫高 26cm,胎位 LOA 位,胎心 136 次 /min,先露臀。

入院后患者完善血常规示白细胞 12.06×10^9/L,中性粒细胞 9.50×10^9/L,中性粒细胞百分比 78.80%,红细胞计数 3.02×10^{12}/L,血红蛋白 90.00g/L,平均血红蛋白浓度 363.00g/L,红细胞体积分布宽度 17.00%,血红蛋白含量分布宽度 36.00g/L,血小板 54.00×10^9/L;生化检查:谷草转氨酶 64IU/L,谷丙转氨酶 118IU/L,乳酸脱氢酶 684IU/L,总胆红素 12.02μmol/L;D- 二聚体 1 301.00ng/ml,其余凝血指标正常。尿蛋白定量:微量总蛋白 474.09mg/L,24h 尿量 4.98L,24h 尿微量总蛋白 2 360.97mg/24h。血管炎相关检查(ANCA):阴性。ANA+ENA:阴性;自身免疫肝病抗体谱:阴性。外周血涂片:可见破碎红细胞。治疗上予"硝苯地平联合拉贝洛尔控制血压、还原型谷胱甘肽联合腺苷蛋氨酸保肝以及肾上腺皮质激素治疗"等积极处理,彩超提示大脑中动脉 CRI/URI 值稍低于正常,生物物理评分 7 分,胎心监护示无应激试验(+−),不排除胎儿窘迫可能,诊断为 HELLP 综合征。予输注血小板预防出血后及时终止妊娠,手术过程顺利。术后予缩宫素促宫缩、预防性抗感染、硫酸镁解痉治疗,另外续予控制血压、保肝、激素治疗等。复查血常规示白细胞计数 8.93×10^9/L,中性粒细胞数 5.90×10^9/L,中性粒细胞百分比 66.10%,红细胞计数 3.29×10^{12}/L,血红蛋白 97.00g/L,血小板 250.00×10^9/L。生化检查:谷草转氨酶 12IU/L,谷丙转氨酶 44IU/L,乳酸脱氢酶 285IU/L。同时监测血压情况正常,予办理出院,嘱患者出院后继续监测血压及口服降压药,12 周后门诊复查血压,注意避孕 2 年以上。

2. 分析及讨论 该例患者为中年女性,本例患者起病急,发展快,表现血压升高和蛋白尿等重度子痫前期症状,同时具有 HELLP 综合征的三大特征:溶血、肝酶升高和血小板减少。合并 HELLP 综合征的产妇可进行性发展为多器官功能衰竭,进而危及母婴安危。在对该例患者的诊治过程中,所采取的各项措施均较及时,包括积极治疗妊娠高血压:镇静、解痉、降压等,使用糖皮质激素治疗,以及适时终止妊娠等。产后密切监测各项指标均逐渐恢复正常,治疗效果较好。由于该病患病率不高,临床表现多变,缺乏特异性,易延误诊断。临床如漏诊和 / 或误诊对母婴的预后可产生严重影响,病死率高,故早期识别及诊断 HELLP 综合征显得尤为重要。诊断的关键是对产前诊断为妊娠高血压的孕妇,如在妊娠第 24~34 周伴有右上腹或上腹部疼痛、恶心、呕吐、视物模糊、牙龈出血应高度警惕该病可能,需密切监测血常规、肝肾功、乳酸脱氢酶;必要时结合 CT/MRI 影像学检查,对于 HELLP 综合征病情危重的评估,尤其是对于其并发症的诊断极其重要。在临床实验室检查中,以 LDH 升高出现最早,是早期诊断的敏感指标,AST 和 ALT 升高多出现在血小板下降之前,溶血往往在疾病的后期出现,血细胞比容可正常或降低,在血细胞比容正常时,结合珠蛋白降低可提示溶血的发生。作为临床医生,应该熟练并准确地掌握 HELLP 综合征的特点,做到早诊断、早治疗,及时在多学科的合作下,较短时间内作出正确诊断,及时采取相关措施,控制疾病进展。

(王青青　陈旭艳)

参 考 文 献

1. Baxter J K, Weinstein L. HELLP syndrome: the state of the art [J]. Obstet Gynecol Surv, 2004, 59,(2): 838-845.

2. Sadaf N, Haq G, Shukaruddin S. Maternal and foetal outcome in HELLP Syndrome at tertiary care hospital [J]. Journal of the Pakistan Medical Association, 2013, 63(12): 1500-1503.

3. Erkilinc S, Eyi E G Y. Factors contributing to adverse maternal outcomes in patients tith HELLP syndrome [J]. J Matern Fetal Neonatal Med, 2017, 8(2): 1-7.

4. Haram K, Svendsen E, Abildgaard U. The HELLP syndrome: Clinical issues and management. A Review [J]. BMC Pregnancy and Childbirth, 2009, 9(1): 8.

5. Fitzpatrick K E, Hinshaw K, Kurinczuk J J, et al. Risk factors, management, and outcomes of hemolysis, elevated liver enzymes, and low platelets syndrome and elevated liver enzymes, low platelets Syndrome [J]. Obstet Gynecol, 2014, 123(3): 618-627.

第四篇

少见骨髓增殖性疾病

第三十四章　慢性中性粒细胞白血病

【概述】

慢性中性粒细胞白血病（chronic neutrophilic leukemia，CNL）是一种罕见的具有潜在进展性的骨髓增殖性肿瘤（myeloproliferative neoplasm，MPN）。其临床特点为持续的中性粒细胞增多，肝脾大，骨髓粒系显著增生，可向急性白血病转变。研究证实，CNL 的发病机制与 *CSF3R* T618I 突变相关，后者是其特异性突变。*ASXL1* 与 *SETBP1* 基因突变也常有报道。本病起初由 Tuohy 在 1920 年提出，根据 2008 年 WHO 对 CNL 的诊断分型标准，其在老年人群中发病率高，中位发病年龄约为 66（15~86）岁，男性多于女性。本病预后不良，生存期短，中位生存期仅 23.5（1~106）个月，向急性髓系白血病转化的中位时间是 21（3~94）个月，最常见的死亡原因是颅内出血、疾病进展、白血病转化、治疗或移植相关的不良反应和感染。

【病因和发病机制】

CNL 发病机制的认识，主要是源于 2013 年对 *CSF3R*（即 *GCSFR*）突变的发现，该突变可见于约 80% 的 CNL 患者。*CSF3R* 在同其配体粒细胞集落刺激因子（colony-stimulating factor 3/granulocyte colony-stimulating factor，CSF3/GCSF）结合后，可促进成熟中性粒细胞生成以及粒细胞的生成量增加。*CSF3R* 对粒系前体细胞的成熟和分化至关重要。*CSF3R* 突变（以 T618I 突变为主）可活化其受体，通过激活下游 JAK/STAT 或 SRC 家族激酶信号通路，促进中性粒细胞增殖和分化，并导致成熟中性粒细胞过度增殖和分化，同时影响 CNL 疾病表型。

【临床表现】

大部分患者在起病时无症状，初诊时常发现白细胞增多、乏力，少数患者表现为体重下降、皮肤易擦伤、骨痛及盗汗。部分患者伴有脾大。

【实验室检查】

1. **细胞形态学**　CNL 患者血常规多数表现为白细胞增多，以中性粒细胞为主，轻度贫血，血小板计数往往正常或轻度减少（尤其是疾病晚期或脾大时）。

　　骨髓检查为显著的骨髓增生(>90%),粒系为主,粒红比升高,可超过 20∶1,多为中晚幼粒细胞和杆状核细胞增生,原始粒细胞 <5%;无增生异常或 Auer 小体;与 CML 不同的是嗜碱性粒细胞和嗜酸性粒细胞常缺如;幼稚红细胞相对少,但各阶段分化成熟正常;巨核细胞形态和数量正常,或有轻度增多。同其他 MPN 亚型相比,CNL 既无巨核细胞增生,又无成簇的大而不规则的巨核细胞。骨髓纤维化少见(图 34-1)。

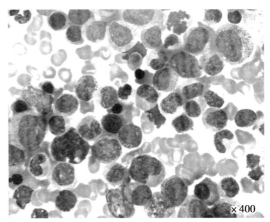

×400

图 34-1　慢性中性粒细胞白血病细胞

　　2. 细胞遗传学　大部分 CNL 患者的细胞遗传学检查正常。文献报道约 23% 患者伴有细胞遗传学异常,而在 25% 不伴遗传学异常患者中发现,克隆演变可出现于疾病进程中。常见细胞遗传学异常包括 del(20q)、+21、+8、+9、del(11q)、del(12p) 和 X 染色体的异常等。

　　3. 分子生物学　在约 80%CNL 患者中均发现 *CSF3R* 突变,T618I 为最常见点突变。该类突变可活化 CSF3R,进而促进中性粒细胞的分化和成熟,导致中性粒细胞过度增殖。此外,其他涉及调控细胞增殖,生长因子和激酶信号通路的基因突变均有报道,如 *SETBP1*、*U2AF1*、*ASXL1*、*JAK2*V617F 等。

　　4. 其他检查　血清维生素 B_{12} 结合蛋白与维生素 B_{12} 水平增高,血尿酸和乳酸脱氢酶水平高于正常,血清 G-CSF 浓度减低。几乎所有患者中性粒细胞碱性磷酸酶均增高。

【诊断和鉴别诊断】

　　1. WHO 诊断标准　2016 年 WHO 关于 CNL 诊断标准如下:

　　(1)外周血白细胞 $\geq 25 \times 10^9$/L:中性分叶核和杆状核细胞 $\geq 80\%$;幼稚细胞(早、中、晚幼粒细胞)<10%;原始粒细胞罕见;单核细胞绝对值 $<1 \times 10^9$/L;无粒系异常发育。

　　(2)骨髓增生显著:中性粒细胞百分比及数量均升高;成熟中性粒细胞形态正常;骨髓有核细胞中原始粒细胞 <5%。

　　(3)不符合 WHO 诊断标准的 *Bcr-Abl 1*⁺ 慢性髓性白血病、真性红细胞增多症、原发性血小板增多症或原发性骨髓纤维化。

　　(4)无 *PDGFRα*、*PDGFRβ*、*FGFR1* 基因重组或 *PCM1-JAK2* 证据。

　　(5)存在 *CSF3R* T618I 或其他活化的 *CSF3R* 突变;或在无 *CSF3R* 突变情况下,中性粒细胞计数持续增多(至少 3 个月)、脾大,且缺乏反应性中性粒细胞增多的证据(包括浆细胞增殖性疾病);或如果存在,需经细胞遗传学或分子生物学证明有髓系细胞克隆。

　　2. 鉴别诊断

　　(1)不典型慢性粒细胞白血病:是一种罕见的 MPN,以中性粒细胞增生为主,表现为外周血中性粒细胞,早、中、晚幼粒细胞 ≥10% 的白细胞,无或罕见嗜碱性粒细胞增多、单核细胞增多,幼稚细胞 <20%;骨髓增生伴粒系增殖和发育异常;不符合其他 MPN 亚型,无 *PDGFRα*、*PDGFRβ*、*FGFR1* 基因重组或 *PCM1-JAK2* 证据。

(2)慢性粒单核细胞白血病:也是 MPN 的一种罕见亚型,以单核细胞增生为主;表现为外周血单核细胞计数 $>1×10^9/L$,且 ≥10% 白细胞计数,不成熟粒细胞 <10%,兼有骨髓增生异常综合征和骨髓增殖性肿瘤的特点。髓系细胞伴一系或多系发育异常,无特异的分子生物学的标志,诊断需除外其他 MPN 亚型。

【治疗】

本病治疗以控制过高的白细胞或脾大、维持疾病慢性期为主,羟基脲及干扰素可有较好疗效;脾大患者不推荐脾切除,因其可加剧白细胞增多;对疾病加速期或急变期的患者,可行诱导化疗,但疗效多数不佳,异基因造血干细胞移植是唯一有望根治的措施。其他新的治疗手段包括伊马替尼、JAK 或 SRC 激酶抑制剂等已经有报告获得一定疗效,但其他合并或新演变的亚克隆突变(如 *ASXL1*、*SETBP1* 等突变)可能影响疾病疗效及预后。

【典型病例简析】

1. **病历摘要** 患者,男,57 岁,以"体检发现白细胞增多 22 天"为主诉入院。入院前 22 天体检发现"血常规:白细胞计数 $48.7×10^9/L$,分叶核粒细胞 81%,中幼粒细胞 1%,嗜酸性粒细胞 2%,成熟单核细胞 8%,成熟淋巴细胞 8%,血红蛋白 103.0g/L,血小板计数 $63×10^9/L$",无发热、畏冷、寒战,无头晕、乏力,无胸闷、气急,无皮肤青紫、鼻出血、牙龈出血,无腹胀、腹痛,无全身骨骼疼痛,无消瘦、盗汗等不适。遂就诊于当地医院,查骨髓常规示粒系明显增生,巨核细胞增生成熟障碍,血小板减少,偶见环形,请结合临床;NAP 强阳性,积分 98 分;*Bcr-Abl*、*P210*、*P190*、*P230* 基因均阴性;*JAK2* V617F 突变阴性;贫血三项:维生素 B$_{12}$ >2 000ng/L,叶酸 2.86μg/L,铁蛋白 1 056μg/L;考虑"慢性中性粒细胞白血病",予参芎改善循环、补充叶酸等对症处理后,为进一步诊治,就诊我院,门诊拟"MPN:慢性中性粒细胞白血病"收治入院。发病以来,精神、睡眠、食欲尚可,大小便如常,体重未见明显改变。

入院体检:T 36.5℃,P 80 次 /min,R 18 次 /min,BP 110/70mmHg。神志清楚,轻度贫血外观。全身皮肤无皮疹、黄染,未见瘀点、瘀斑。浅表淋巴结未触及肿大。颈软,胸骨无压痛。双肺呼吸音清,未闻及干湿啰音。心律齐,未闻及病理性杂音。腹平软,无压痛、反跳痛,肝肋下未触及,脾脏肋下 3cm 可触及,质地软,无压痛,胃泡鼓音区存在。双下肢无水肿。

入院检查血常规:白细胞计数 $40.00×10^9/L$,杆状核 2%,分叶核 79%,未见幼稚细胞,血红蛋白 109.0g/L,血小板计数 $104×10^9/L$;生化:尿酸 334μmmol/L,乳酸脱氢酶 124IU/L;*Bcr-Abl* 定量(骨髓):<500 copies/ml;*JAK2* V617F 突变阴性;复查骨髓常规:粒系增生明显,请结合 *Bcr-Abl* 及染色体。MDS FISH:阴性。染色体:47,XY,del(7)(p12),+14 [20]。腹部 CT:①肝脏点状高密度影,考虑结石或钙化;②慢性胆囊炎;③脾大;骨髓病理:骨髓增生明显活跃,粒红比例增高,粒系原始细胞增多成簇,未见不成熟前体细胞异常定位(abnormal localization of immature precursor，AILP）现象，余细胞未见异常，结论：粒系原始细胞增多。结合上述检查结果，考虑诊断"慢性中性粒细胞白血病"，予羟基脲（0.5g，每日 2 次）降白细胞治疗，同时水化、利尿治疗，并带药出院治疗。半个月后复查血常规：白细胞计数 34.00×10^9/L，分叶核 62%，幼稚细胞 7%，血红蛋白 107.0g/L，血小板计数 63×10^9/L；提示疾病进展可能。患者染色体异常，考虑预后较差，建议患者行造血干细胞移植治疗白血病，患者表示需进一步考虑，现无明显不适，继续随访。

2. 分析和讨论 患者为中年男性，无不适症状，仅有脾大。外周血白细胞计数高，中性分叶核及杆状核百分比升高，中幼粒细胞 <10%；骨髓常规提示粒系增生明显，骨髓病理提示骨髓增生明显活跃，粒系原始细胞增多；查 *Bcr-Abl* 及 *JAK2* V617F 均阴性，染色体：47，XY，del（7）（p12），+14［20］；排除经典型 MPN，也缺乏反应性中性粒细胞增多的证据，虽然缺少 *CSF3R* 基因筛查，但诊断慢性中性粒细胞白血病可明确。羟基脲（0.5g，每日 2 次）降白细胞治疗后，白细胞有一定下降，但幼稚细胞有增加，提示疾病进展可能；结合患者异常染色体核型，考虑其预后差，行造血干细胞移植治疗可能是其唯一可能治愈的手段。

（吴 勇）

参 考 文 献

1. 张之南 . 血液病学 [M]. 第 2 版 . 北京：人民卫生出版社，2011.

2. Arber D A, Orazi A, Hasserjian R, et al. The 2016 revision to the World Health Organization classification of myeloid neoplasms and acute leukemia [J]. Blood, 2016, 127(3): 2391-2405.

3. Elliott M A, Tefferi A. Chronic neutrophilic leukemia 2016: Update on diagnosis, molecular genetics, prognosis, and management [J]. Am J Hematol, 2016, 91(10): 341-349.

4. Nooruddin Z, Miltgen N, Wei Q, et al. Changes in allele frequencies of CSF3R and SETBP1 mutations and evidence of clonal evolution in a chronic neutrophilic leukemia patient treated with ruxolitinib [J]. Haematologica, 2017, 102(7): 207-209.

5. Maxson J E, Tyner J W. Genomics of chronic neutrophilic leukemia [J]. Blood, 2017, 129(6): 715-722.

6. Maxson J E, Gotlib J, Pollyea D A, et al. Oncogenic CSF3R mutations in chronic neutrophilic leukemia and atypical CML [J]. N Engl J Med, 2013, 368(8): 1781-1790.

第三十五章 慢性嗜酸粒细胞白血病

【概述】

慢性嗜酸粒细胞白血病(chronic eosinophilic leukemia，CEL)，是一种原发性高嗜酸粒细胞增多症(hypereosinophilia，HE)。2001 年 WHO 造血和淋巴组织肿瘤分类中，慢性嗜酸粒细胞白血病(CEL)/高嗜酸粒细胞增多综合征(hypereosinophilic syndrome，HES)划入骨髓增殖性肿瘤(MPN)范畴。2008 年，WHO 进一步仅将 CEL 非特指型(not otherwise specified，NOS)归入 MPN 分类中。CEL 表现为外周血 2 次检查(间隔时间 >1 个月)嗜酸粒细胞绝对计数 >1.5×10^9/L，和/或骨髓有核细胞计数嗜酸性粒细胞比例 ≥20%，和/或病理证实组织嗜酸性粒细胞广泛浸润，和/或发现嗜酸性粒细胞颗粒蛋白显著沉积(在有或没有较明显的组织嗜酸性粒细胞浸润情况下)。国外文献报道，以器官受累为特点的 HES 包括 CEL 的发病率约为 0.036/10 万，发病年龄常为 20~50 岁，但可发生于所有年龄段，男性明显多于女性(9∶1)。

【临床表现】

本病常见症状为乏力、咳嗽、呼吸困难、肌肉疼痛、血管性水肿、皮疹、发热等，易发生贫血和血小板减少。全身器官均易受累，主要累及皮肤、肺、胃肠道及循环系统。脾大为常见体征。

【病因和发病机制】

CEL 的嗜酸性粒细胞增多因恶性克隆性细胞释放 IL-5、IL-3 和其他细胞因子刺激嗜酸性粒细胞生长，或者嗜酸性粒细胞本身为恶性克隆。

【实验室检查】

1. **细胞形态学** 外周血表现为白细胞增多，一般为$(20~30) \times 10^9$/L，嗜酸性粒细胞占 30%~70%；可有贫血，血小板减少比血小板增多常见。骨髓增生活跃，嗜酸性颗粒增多，伴不同程度的胞质嗜碱性颗粒及空泡；中性粒细胞及嗜碱性粒细胞增多，髓系细胞发育不成熟，成熟和不成熟嗜酸性粒细胞不同程度发育不良。部分可见幼稚细胞，骨髓纤维化、夏科 -

莱登结晶（Charcot-Leyden crystal）（图35-1）。

2. **免疫学及细胞化学**　嗜酸性粒细胞可呈活化的免疫表型,如表达CD23、CD25、CD69。细胞化学染色并非诊断必需。嗜酸性粒细胞胞质颗粒减少能导致过氧化物酶活性减低。

3. **细胞遗传学**　通常核型分析正常,可见非特异性的细胞遗传学异常如+8、i(17q)。无 4q12（*PDGFRα*）、5q31-33（*PDGFRβ*）、8p11-13（*FGFR1*）、9p24（*JAK2*）、13q12（*FLT3*）或其他酪氨酸激酶基因位点的染色体易位。

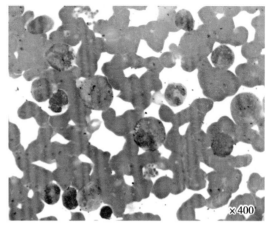

图35-1　可见典型嗜酸性粒细胞

4. **分子生物学**　无特异性的基因突变,报道的突变包括 *TET2*、*ASXL1*、*IDH2*、*JAK2*、*SETBP1*、*SF3B1*、*EZH2* 及 *CBL*。此外,部分可见 *JAK2*、*ABL1*、*FLT3* 重排。无髓系和淋系肿瘤的 *PDGFRα*、*PDGFRβ*、*FGFR1* 重排或 *PCM1-JAK2*、*ETV6-JAK2* 和 *Bcr-JAK2* 融合基因。

【诊断和鉴别诊断】

1. **诊断标准**　CEL-NOS 诊断标准（WHO 2016）需满足以下 5 条:

（1）有嗜酸性粒细胞增多（嗜酸性粒细胞绝对计数 $>1.5 \times 10^9/\text{L}$）。

（2）不符合 *Bcr-Abl*$^+$ 慢性髓性白血病、真性红细胞增多症、原发性血小板增多症、原发性骨髓纤维化、慢性中性粒细胞白血病、慢性粒单核细胞白血病和不典型慢性粒细胞白血病的 WHO 诊断标准。

（3）无 *PDGFRα*、*PDGFRβ* 和 *FGFR1* 重排,无 *PCM1-JAK2*、*ETV6-JAK2* 或 *Bcr-JAK2* 融合基因。

（4）外周和骨髓原始细胞比例 <20%、无 inv(16)（p13.1q22）/t(16;16)（p13;q22）、无其他 AML 的诊断特征。

（5）有克隆性染色体或分子遗传学异常或原始细胞外周血原始细胞 ≥2% 或骨髓原始细胞 ≥5%。

2. **鉴别诊断**

（1）慢性粒细胞白血病:起病缓慢,主要表现为乏力、腹胀不适,巨脾常见,外周血以白细胞增多为主;骨髓粒系增生为主,多为较成熟粒细胞,可伴嗜酸/碱性粒细胞增多,幼稚细胞 <20%;可检测到 Ph 染色体及 *Bcr-Abl* 融合基因;嗜酸性粒细胞增多常见于疾病加速期或急变期。

（2）伴嗜酸性粒细胞增多及 *PDGFRα/β* 重排的髓系肿瘤:本病与染色体转位相关,可导致 *PDGFRα*、*PDGFRβ* 基因重组,表现为皮肤、呼吸道、心脏或胃肠道症状,伴有显著的嗜酸性粒细胞增多,有时可伴单核细胞增多及骨髓发育异常,对伊马替尼治疗敏感。

（3）继发性嗜酸性粒细胞增多:常见于感染（如寄生虫感染）、过敏（如哮喘）、呼吸道疾病

(如肺嗜酸细胞增多症)、结缔组织病(如类风湿性关节炎)及淋巴瘤等,嗜酸性粒细胞增多为非克隆性,伴器官损害,均有各自的特点,易于鉴别。

【治疗】

CEL-NOS 尚无统一的治疗方案。

1. **紧急处理**　当有严重的或致命性器官受累,特别是心脏和肺,应进行紧急处理。首选静脉输注甲泼尼龙 1mg/(kg·d)或口服泼尼松(0.5~1.0)mg/(kg·d)。如果嗜酸性粒细胞极度增多,应同时给予别嘌呤。1~2 周后逐渐缓慢减量,2~3 个月减量至最小维持量。

2. **羟基脲**　0.5~3.0g/d,可用于控制白细胞增多、嗜酸性粒细胞增多及脾大。

3. **干扰素**　对泼尼松及羟基脲治疗无效的 CEL 患者,行干扰素可达到血液学或细胞遗传学缓解。剂量选择尚无共识,一般为(100~500)IU/(m²·d),需数周后方可起效。

4. **造血干细胞移植**　本病预后差,造血干细胞移植可能是维持患者长期生存的最佳治疗。

【典型病例简析】

1. **病历摘要**　患者,男,26 岁,以"下肢麻木 2 个月余,腹泻 2 个月"为主诉入院。入院前 2 个月余无明显诱因出现双下肢麻木,以肢体远端为明显,无其他不适,就诊当地医院,诊断"末梢神经炎",药物治疗(具体不详)后,上述症状仍反复;2 个月前无明显诱因出现腹泻,为黄色糊状或稀水样便,4~10 次/d,无腹痛、发热等其他不适。于当地医院予以对症治疗(具体不详),腹泻无好转。1 个半月前伴发腹痛,为阵发性闷痛,以脐周和下腹部为主,无黑便等不适,对症治疗(具体不详)无效。半个月前伴发恶心、呕吐,为胃内容物,非喷射性,无咖啡色物,至上级医院查肠镜示"回肠末端溃疡,结肠炎症,间质少量慢性炎症细胞及嗜酸性粒细胞浸润",转诊我院查骨髓常规示"嗜酸性粒细胞比例增高",血常规:白细胞计数 20.2×10^9/L,嗜酸性粒细胞计数 8.16×10^9/L,嗜酸性粒细胞 43.4%,血红蛋白 143.0g/L,血小板计数 340×10^9/L;为进一步诊治,门诊拟"嗜酸粒细胞增多症"收治入院。发病以来,患者精神、睡眠、食欲尚可,大、小便正常,体重无明显增减。

入院体检:T 36.8℃,P 85 次/min,R 22 次/min,BP 110/60mmHg。神志清楚,无贫血外观,全身皮肤未见瘀点、瘀斑。浅表淋巴结未触及肿大。咽无充血,双扁桃体无肿大。双肺呼吸音清,双下肺闻及少许干啰音。心律齐,未闻及杂音,腹部平坦,腹肌紧张,右上腹轻压痛,无反跳痛,肝脾肋下未及,讨贝氏区存在,肠鸣音 4~6 次/min。双下肢无水肿。

入院后查腹部彩超提示脾轻度肿大;AFP、CA125、CA19-9 及 CEA 均正常;粪蠕虫卵、血吸虫抗体、肺吸虫病抗体、广州圆线虫病抗体均阴性;*FIP1L1-PDGFRα* 融合基因阴性。诊断:慢性嗜酸粒细胞增多症。予以泼尼松(25mg,每日一次)口服,替硝唑抗感染治疗,3 天后腹痛改善,复查血常规:白细胞计数 12.90×10^9/L,嗜酸性粒细胞计数 3.97×10^9/L,血红蛋白 123.0g/L,血小板计数 379×10^9/L。出院后继续口服泼尼松(25mg,每日一次)。5 个月后,患者再次出现四肢麻木,无其他不适,查血常规:白细胞计数 21.1×10^9/L,嗜酸性粒细胞计

数 4.92×10^9/L，血红蛋白 133.0g/L，血小板计数 255×10^9/L。3 周后再次出现腹痛，为持续性，伴全身骨骼疼痛，伴气促、咳血痰，于我院查血常规：白细胞计数 25.89×10^9/L，中性粒细胞94.1%，嗜酸性粒细胞计数 0.05×10^9/L，血红蛋白 119.0g/L，血小板计数 481×10^9/L。肺部CT 提示肺部感染（真菌感染可能）；腹部 CT 提示肠道感染，动力性肠梗阻。予以伏立康唑、两性霉素抗真菌，注射用头孢哌酮钠舒巴坦钠、利奈唑胺抗细菌及对症支持治疗，上述症状仍继续加重，伴呕咖啡色样物质，粪及呕吐物隐血均阳性，考虑消化道出血。经相关科室会诊，考虑患者肺部、胃肠道病变与重症感染：嗜酸性粒细胞浸润相关，继续抗感染，并予制酸止血，甲泼尼龙（80mg，2 次 /d）抗炎等治疗，复查血常规：白细胞计数 20.16×10^9/L，嗜酸性粒细胞计数 0.09×10^9/L，血红蛋白 54.0g/L，血小板计数 94×10^9/L。患者病情无改善，家属要求放弃治疗，自动出院。

2. 分析和讨论　患者青年男性，慢性起病，以下肢麻木、腹泻症状为主就诊。一般对症支持治疗无效，进一步查肠镜提示肠道炎症伴嗜酸性粒细胞浸润。血常规示白细胞计数 20.2×10^9/L，嗜酸性粒细胞计数 8.16×10^9/L；骨髓常规示嗜酸性粒细胞比例增高，*FIP1L1/PDGFRα* 融合基因阴性；腹部彩超提示脾轻度肿大；排除寄生虫感染所致嗜酸性粒细胞增高等继发因素；诊断性嗜酸粒细胞增多症。予以泼尼松治疗后，嗜酸性粒细胞显著下降，腹痛不适有缓解，提示治疗有效，进一步支持诊断。5 个月后，患者出现肺部感染、肠道感染及消化道出血，可能与长期服用激素治疗及嗜酸性粒细胞浸润相关。予甲泼尼龙紧急治疗及抗感染、对症支持治疗后，病情继续恶化，提示本病累及多个脏器时，病情进展快，预后差。对泼尼松治疗无效的患者，行干扰素可达到血液学或细胞遗传学缓解，或者对预后差的患者行造血干细胞移植可维持患者长期生存。

（吴　勇）

参 考 文 献

1. 张之南 . 血液病学 [M]. 第 2 版 , 北京 : 人民卫生出版社 , 2011.
2. Butt N M, Lambert J, Ali S, et al. Guideline for the investigation and management of eosinophilia [J]. Br J Haematol, 2017, 176(10): 553-572.
3. 中华医学会血液学分会白血病淋巴瘤学组 . 嗜酸粒细胞增多症诊断与治疗中国专家共识 (2017 年版) [J]. 中华血液学杂志 , 2017, 38(7): 561-565.
4. Arber D A, Orazi A, Hasserjian R, et al. The 2016 revision to the World Health Organization classification of myeloid neoplasms and acute leukemia [J]. Blood, 2016, 127(3): 2391-2405.
5. Gotlib J. World Health Organization-defined eosinophilic disorders: 2015 update on diagnosis, risk stratification, and management [J]. Am J Hematol, 2015, 90(6): 1077-1089.
6. Wang S A, Hasserjian R P, Tam W, et al. Bone marrow morphology is a strong discriminator between chronic eosinophilic leukemia, not otherwise specified and reactive idiopathic hypereosinophilic syndrome [J]. Haematologica, 2017, 102(13): 1352-1360.
7. Reiter A, Gotlib J. Myeloid neoplasms with eosinophilia [J]. Blood, 2017, 129(7): 704-714.

第三十六章　原发性骨髓纤维化

【概述】

原发性骨髓纤维化（primary myelofibrosis，PMF）是一种骨髓增殖性肿瘤（MPN），主要表现为干细胞源性克隆性骨髓增殖、异常细胞因子表达、骨髓纤维化、贫血、脾大、髓外造血及全身性症状，多数伴有 *JAK2*、*MPL* 或 *CALR* 突变，可向白血病转化，不同患者预后差异大。按照动态国际预后积分系统 -plus（dynamic international prognostic scoring system-plus，DIPSS-plus），可分为低危、中危 -1、中危 -2 和高危，对应的中位生存期分别为 15.4 年、6.5 年、2.9 年和 1.3 年。PMF 发病率为（0.3~1.5）/10 万人，主要发生在中老年人，无显著性别差异。

【病因和发病机制】

研究发现，JAK-STAT 信号通路的活化是 MPN 发生的核心机制，可见于 MPN 各个亚型。*JAK2*、*CALR* 及 *MPL* 基因突变均与该信号通路激活相关，且协同其他基因突变如 *TET*2 共同影响 MPN 各个亚型的表型。此外，染色体异常、骨髓微环境、细胞因子（尤其是促纤维化因子）及炎症反应均可能参与 PMF 的发生。

【临床表现】

约 30% 患者初诊时无任何症状，临床表现主要为严重贫血、显著肝脾大、骨痛、瘙痒、全身性症状（如乏力、发热、盗汗）、恶病质、脾脏梗死、血栓和出血等。脾大是本病最突出体征，多为巨脾。50% 患者可见肝大，部分患者继发门静脉高压，引起腹水、静脉曲张出血、胸腔积液等。

【实验室检查】

1. **细胞形态学**　30%~50% 患者有轻中度正细胞正色素性贫血；10%~20% 患者白细胞增多，少数患者确诊时白细胞减少；血小板计数早期增多，随着疾病进展，血小板计数表现为减少。外周血涂片见未成熟粒细胞、幼红细胞、泪滴状红细胞是 PMF 患者典型特点（图 36-1）。

多数患者骨髓干抽,骨髓涂片可见巨核细胞与粒细胞增生,但骨髓涂片不是 PMF 确诊的依据。骨髓活检表现为骨髓增生活跃,以粒细胞及巨核细胞增生为主。巨核细胞为多形性,形态欠成熟,体积小至巨大,成簇分布,巨核细胞细胞核体积的增大超过胞质,细胞核折叠、深染,低分叶呈云朵状;红系造血减低,有核红细胞成熟障碍;常伴有网状纤维或胶原纤维,或无显著的网状纤维增多(≤MF-1 级)。

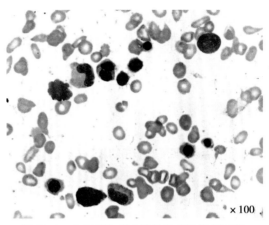

图 36-1 血象见外周血涂片不成熟幼红细胞、幼白细胞和泪滴状红细胞

2. **细胞遗传学** PMF 患者可伴预后不良染色体核型,常见为 +8、-7/7q-、i(17q)、inv(3)、-5/5q-、12p- 或 11q23 重排。

3. **分子生物学** 随着分子测序技术的发展和推广,PMF 患者中常发现一系列体细胞突变,包括驱动基因突变及其他基因突变,前者包括 JAK2、CALR 及 MPL,后者包括 LNK、CBL、TET2、ASXL1、IDH、IKZF1、EZH2、DNMT3A、TP53、SF3B1、SRSF2 和 U2AF1 等突变。驱动基因突变可决定 MPN 表型,而其他基因突变可能影响疾病预后。

4. **其他检查** PMF 患者血清碱性磷酸酶、尿酸、维生素 B_{12} 和乳酸脱氢酶水平常高于正常基线水平。

【诊断和鉴别诊断】

2016 年 WHO 修订的 PMF 诊断标准如下:

1. **PMF 前期诊断标准**

主要标准:

(1)有巨核细胞增生和异型巨核细胞,无显著的网状纤维增多(≤MF-1 级),伴有以粒细胞增生且常有红系造血减低为特征的年龄调整后的骨髓增生程度增高。

(2)不能满足 Bcr-Abl1$^+$CML、真性红细胞增多症(polycythemia vera,PV)、原发性血小板增多症(essential thrombocythemia,ET)、骨髓增生异常综合征或其他髓系肿瘤的 WHO 诊断标准。

(3)有 JAK2 V617F、CALR、MPL 基因突变,或无这些基因突变而伴其他克隆性标志,或无轻度反应性骨髓网状纤维化。

次要标准:①贫血,非其他疾病引起;②白细胞 ≥ 11×10⁹/L;③可触及的脾大;④血清乳酸脱氢水平增高。

2. **PMF 明显期诊断标准**

主要标准:

(1)有巨核细胞增生和异型巨核细胞,伴网状纤维和 / 或胶原纤维化(MF-2 或 3 级),伴有以粒细胞增生且常有红系造血减低为特征的按年龄调整后的骨髓增生程度增高。

(2) 不能满足 *Bcr-Abl*1⁺ CML、PV、ET、骨髓增生异常综合征或其他髓系肿瘤的 WHO 诊断标准。

(3) 有 *JAK2* V617F、*CALR*、*MPL* 基因突变，或无这些基因突变而伴其他克隆性标志，或无反应性骨髓纤维化。

次要标准：①贫血，非其他疾病引起；②白细胞 $\geq 11 \times 10^9$/L；③可触及的脾大；④血清乳酸脱氢酶水平增高；⑤幼粒、幼红细胞增多。

诊断 PMF 前期或 PMF 明显期，均需符合 3 条主要标准及至少 1 条次要标准。

3. 鉴别诊断

(1) 慢性粒细胞白血病：起病缓慢，主要表现为乏力、腹胀不适，巨脾常见，外周血以白细胞增多为主；骨髓粒系增生为主，多为较成熟粒细胞，可伴嗜酸/碱性粒细胞增多，幼稚细胞 <20%；可检测到 Ph 染色体及 *Bcr-Abl* 融合基因；不符合其他 MPN 亚型。

(2) 原发性血小板增多症：起病多无症状，脾大常见，三系减少表现少见，以血小板增多为主，骨髓增生程度无或轻微增高，髓系和红系造血无显著增生，巨核细胞胞质和细胞核同步增大，体积大至巨大，细胞核高度分叶（鹿角状），嗜银染色纤维化分级常为 MF-0。

(3) 骨髓增生异常综合征：多有贫血症状，部分可见脾脏大，巨脾少见，外周血表现为全血细胞减少，骨髓可见高增生或低增生的病态造血，幼稚细胞 <20%，伴染色体异常，病理可见不成熟前体细胞异常定位现象。

4. 危险分层 国际预后积分系统(IPSS)和动态国际预后积分系统(dynamic IPSS，DIPSS)均包括 5 个危险因素：年龄 >65 岁、体质性症状、Hb<100g/L、WBC>25 × 10⁹/L 和外周血原始细胞 $\geq 1\%$。其中 Hb<100g/L 在 IPSS 中为 1 分，在 DIPSS 中为 2 分，其他均为 1 分。除上述危险因素外，有 3 个独立的预后危险因素被纳入 DIPSS-plus，包括 PLT<100 × 10⁹/L、红细胞输注需要、预后不良染色体核型，均为 1 分。此外，DIPSS 中危 -1(1 分)，DIPSS 中危 -2(2 分)，DIPSS 高危(3 分) 也被纳入 DIPSS-plus。基于上述积分，IPSS 分层：低危(0 分)、中危 -1(1 分)、中危 -2(2 分)、高危(≥ 3 分)。DIPSS 分层：低危(0 分)、中危 -1(1 或 2 分)、中危 -2(3 或 4 分)、高危(5 或 6 分)。DIPSS-Plus 分层：低危(0 分)、中危 -1(1 分)、中危 -2(2 或 3 分)、高危(4~6 分)。

【治疗】

PMF 患者行异基因造血干细胞移植(allo-HSCT)是目前唯一有治愈可能的手段。而药物治疗主要是姑息治疗。

1. 对症处理 Hb<100g/L 时应开始输血治疗，此时常用药物有泼尼松、雄激素、EPO 和免疫调节剂等。血小板增多和 / 或白细胞增多时，可首选羟基脲治疗。

2. 脾大处理 对有症状的脾大患者，羟基脲缩脾的有效率约为 40%。脾区照射只能暂时获益。脾切除术的指征包括有症状的门静脉高压(如静脉曲张出血、腹水)、药物难治的显著脾大伴疼痛或合并严重恶病质，以及依赖红细胞输注的患者。脾切除术要求患者体能状态良好,且无弥散性血管内凝血的临床或实验室证据。

3. **非肝脾性髓外造血**　PMF 患者非肝脾性髓外造血的最常见部位是胸椎椎体。此外包括淋巴结、肺、胸膜、小肠、腹膜、泌尿生殖道和心脏。对有症状患者,可采用低剂量病灶局部放疗(0.1~1.0Gy,分为 5~10 次照射)。

4. **靶向治疗**　芦可替尼作为一种 JAK2 的强效靶向抑制剂,可改善患者症状,使脾脏缩小。2011 年,美国 FDA 批准其用于治疗 MF 患者。英国骨髓纤维化研究和诊治指南(2014)推荐 MF 患者适应证为:①症状性脾大;②影响生活质量的 MF 相关症状;③ MF 导致的肝大和门静脉高压。治疗前 PLT>200×10⁹/L 患者推荐起始剂量为 20mg,每日 2 次;PLT(100~200)×10⁹/L 患者推荐起始剂量为 15mg,每日 2 次;PLT(50~100)×10⁹/L 患者推荐起始剂量为 5mg 每日 2 次。前 4 周不应增加剂量,调整剂量间隔至少 2 周,最大用量为 25mg 每日 2 次。治疗过程中 PLT<100×10⁹/L 应考虑减量;6 个月后治疗无反应或症状无缓解,或 PLT<50×10⁹/L 或中性粒细胞绝对值 <0.5×10⁹/L 应停药。停药应在 7~10 日内逐渐减停,推荐停药过程中加用泼尼松 20~30mg/d。芦可替尼最常见的血液学不良反应为 3/4 级的贫血、血小板减少以及中性粒细胞减少,但极少导致治疗中断。治疗过程中出现贫血的患者可加用 EPO 或达那唑。

5. **异基因造血干细胞移植(allo-HSCT)**　按 IPSS、DIPSS、DIPSS-plus 分期为中危 -2 及高危组的患者,中位总生存(OS)时间 <5 年,如有合适供者,应尽早行 allo-HSCT。但约有 50% 移植相关死亡率和严重患病率。患者存在 *JAK2*、*CALR* 突变移植后预后良好,且可用于移植后微量残留病监测,预示早期复发。

6. **急变期的治疗**　PMF 患者转白血病发生率约为 1.09%,中位 OS 为 2.6 个月左右。该期患者的任何治疗效果都很差,应考虑试验性或姑息性治疗。对有选择的患者可行强烈诱导化疗,然后行 allo-HSCT 进行巩固。对于拟行 HSCT 的患者,HSCT 前只要疾病逆转至慢性期,可以不需达完全缓解。

7. **危险分层治疗**　2018 版 NCCN 指南推荐基于 PMF 患者症状评估及危险分层的治疗。

低危或中危 -1 级 PMF:无症状的低危或中危 -1 级 PMF 患者可随访观察,而有症状的患者可予干扰素 -α 或芦可替尼治疗。中危 -1 级 PMF 患者伴血小板减少及高危的基因突变(如 *ASXL1* 突变或 *JAK2/CALR/MPL* 突变阴性)时可行 allo-HSCT 治疗,由于移植相关风险,该治疗决定需个体化。

中危 -2 级和高危 PMF:此类患者均推荐 allo-HSCT 治疗,但需考虑患者年龄、体能情况、主要共患病、心理状态、患者选择及健康护理的配备。对于不适宜移植患者,治疗选择主要依据血小板计数而定。患者 PLT≤50×10⁹/L 时,推荐加入临床试验;PLT>50×10⁹/L 时,推荐芦可替尼治疗或临床试验。

【典型病例简析】

1. **病历摘要**　患者,男,48 岁,以“发现血小板低 6 年余,面色苍白、乏力 3 年余”为主诉入院。入院前 6 年余体检时始发现血小板低,无鼻出血、牙龈出血、皮肤青紫、肉眼血尿、黑便等不适。未重视及诊治,并逐年呈进行性下降趋势,血小板计数波动于(50~90)×10⁹/L。渐出现面色苍白、乏力,伴皮肤轻碰后易青紫,刷牙时偶有牙龈出血。3 年前面色苍白加重伴黑便,就诊某医院,查血象示血红蛋白、血小板低,胃镜示"十二指肠球部溃疡、糜烂性胃炎",骨穿示免疫性血小板减少性紫癜,予相应治疗后(具体不详),黑便症状消失,但血小板仍低。为进一步诊治,转诊我院,考虑"免疫性血小板减少性紫癜",给予"泼尼松 20mg/d"免疫抑制及"达那唑"刺激造血治疗,血小板波动于(25~50)×10⁹/L。后自行停用激素等药物治疗,未再门诊随访。1 年半前无明显诱因再发面色苍白,心悸伴活动后气促明显,休息后可稍缓解,偶有耳鸣,我院查"血常规示血红蛋白 64g/L;贫血测定示叶酸 3.55ng/ml,铁蛋白 15.49ng/ml;铁代谢示血清铁 6.1μmol/L,运铁蛋白饱和度 9.7%"。考虑"缺铁性贫血、特发性血小板减少性紫癜",先后给予"叶酸、多糖铁复合物胶囊、蔗糖铁及泼尼松 80mg/d 免疫抑制及重组人白介素 -11 升血小板等"治疗,复查血常规示血小板波动于(18~49)×10⁹/L,血红蛋白升高至 94g/L。未再随访及诊治。1 周前查"血常规示 WBC 3.58×10⁹/L,Hb 32.0g/L,PLT 10×10⁹/L;贫血测定:叶酸 3.58ng/ml,铁蛋白 1.42ng/ml";给予止血敏止血、输血等支持治疗,复查血象血小板仍低,今为进一步诊治,拟"贫血、血小板减少待查"收治入院。自发病以来,精神、睡眠、食欲尚可,大小便如常,体重未见明显变化。

入院查体:T 36.8℃,P 80 次 /min,R 19 次 /min,BP 110/70mmHg。神志清楚,重度贫血外观。双下肢可见散在出血点,无高出皮面,压之不褪色。全身浅表淋巴结未触及肿大。口腔可见遗留陈旧性血迹,咽部无充血,胸骨无压痛。双肺呼吸音清,未闻及明显干湿啰音。心律齐,未闻及杂音。腹平软,无压痛、反跳痛,未触及包块,肝左肋下未扪及,脾左肋下 3 横指,肠鸣音正常,4 次 /min。双下肢无水肿。

入院查血清乳酸脱氢酶:261IU/L,骨髓常规示:①增生性贫血;②巨核细胞及血小板较少。染色体示未见异常染色体克隆。FISH MDS:正常。肺部 CT 示:①双肺下叶斑片索条影,考虑炎症,建议治疗后复查;②双侧胸膜增厚、粘连;③心脏增大,心包少量积液;④脾脏明显增大。2 次查骨髓病理示骨髓增生极度活跃(85%);粒红比例降低,粒系原始细胞轻度增多成簇,未见 ALIP 现象,红系各阶段可见,原早阶段轻度增多;巨核细胞不少,大小不等;淋巴细胞、浆细胞、组织细胞散在,网状纤维 +++。骨髓纤维化,倾向原发性,请结合基因检测。免疫组化:MPO⁺⁺、GPA⁺⁺、CD117⁻、CD34⁻、CD61⁺、CD138⁺、CD56⁻、CD20⁺、CD3⁺/⁻。增生性贫血;巨核细胞成熟障碍。查 *JAK2*、*CALR*、*MPL* 基因突变均阴性,*EZH₂* 突变阳性。诊断为"原发性骨髓纤维化",予达那唑刺激造血,泼尼松抑制免疫,补铁及相关支持治疗。病情好转出院后开始服用"芦可替尼 10mg,2 次 /d",2 个月后复查"血常规:WBC 1.95×10⁹/L,Hb 18.0g/L,RBC 0.8×10⁹/L,PLT 4×10⁹/L",复查血清乳酸脱氢酶:166IU/L,腹部彩超提示肝脾大较前缩小。暂停芦可替尼治疗,予维持达那唑及泼尼松治疗。

2. 分析和讨论　患者中年男性,慢性病程,以贫血、出血表现为主,伴脾大。起初考虑 ITP,予泼尼松抑制免疫及达那唑刺激造血,多糖铁复合物补铁治疗后,血红蛋白有上升,血小板低无明显改变,仍反复出现贫血、出血。复查骨髓常规及病理考虑原发性骨髓纤维化

（PMF），对症支持治疗后病情反复，出现三系均低，病情有加重表现。结合 *JAK2*、*CALR*、*MPL* 突变均阴性，*EZH2* 突变阳性，提示患者预后不良，原发性骨髓纤维化（DIPSS-PLUS 危险分层 - 高危）诊断明确。鉴于患者脾大明显，一般对症支持治疗后，病情控制不佳，开始以芦可替尼（10mg，2 次 /d）治疗，但患者未监测血常规，2 个月后复查腹部彩超提示肝脾大较前缩小，血清乳酸脱氢酶有下降，但血常规提示贫血加重，考虑芦可替尼血液学不良反应，故予以暂停，继续达那唑、泼尼松及输血等支持治疗。患者为 PMF 高危人群，一般支持治疗病情控制不佳，芦可替尼靶向治疗有一定疗效，但患者血小板极低，考虑出血风险不能长期使用。造血干细胞移植是目前唯一可能治愈的手段。

（吴 勇）

参 考 文 献

1. 张之南 . 血液病学 [M]. 第 2 版 . 北京 : 人民卫生出版社 , 2011.

2. Mesa R, Jamieson C, Bhatia R, et al. Myeloproliferative Neoplasms, Version 2. 2017, NCCN Clinical Practice Guidelines in Oncology [J]. J Natl ComprCancNetw, 2016, 14(3): 1572-1611.

3. 中华医学会血液学分会白血病淋巴瘤学组 . 原发性骨髓纤维化诊断与治疗中国专家共识 (2015 年版) [J]. 中华血液学杂志 , 2015, 36(9): 721-725.

4. 张利宁 , 陈欣 , 冯四洲 . 异基因造血干细胞移植治疗骨髓纤维化研究进展 [J]. 中华血液学杂志 , 2017, 38(4): 352-356.

5. 金洁 , 杜欣 , 周道斌 , 等 . JAK 抑制剂芦可替尼治疗中国骨髓纤维化患者的疗效和安全性 : A2202 随访一年结果 [J]. 中华血液学杂志 , 2016, 37(10): 858-863.

6. Arber D A, Orazi A, Hasserjian R, et al. The 2016 revision to the World Health Organization classification of myeloid neoplasms and acute leukemia [J]. Blood, 2016, 127(7): 2391-2405.

第三十七章 慢性粒 - 单核细胞白血病

【概述】

慢性粒 - 单核细胞白血病（chronic myelomonocytic leukemia，CMML）是一种罕见的骨髓造血干细胞的克隆性疾病，表现为外周血单核细胞计数 $\geqslant 1 \times 10^9/L$，兼有 MDS 和 MPN 的特点。本病在国外报道其年发病率约为 4/10 万，好发于老年人，中位发病年龄为 71~74 岁，男性多于女性，为（1.5~3）∶1。本病预后较差，中位生存期仅为 12~18 个月，15%~20% 患者转化为急性白血病。

【病因和发病机制】

CMML 病因及发病机制尚不明确。职业环境、电离辐射及某些细胞毒性药物可能与本病相关。细胞因子如肿瘤坏死因子（TNF）、白介素 3/4（IL-3/4）可能参与粒 - 单核系细胞过度增殖。克隆性染色体异常及 *RAS* 基因突变常见，但无特异性。

【临床表现】

本病患者临床表现不一，可如 MDS 表型包括外周血细胞减少、不耐受体力活动、皮肤易擦伤、反复感染及输血依赖，也可如 MPN 表型包括白细胞增多、单核细胞增多、肝脾大、乏力、脏器肿大不适、盗汗、骨痛、体重下降及恶病质；少数患者首先出现白血病的特异性皮肤表现，或直接出现急变期表现。患者淋巴结肿大少见，一旦出现，可能是向急性期转化的信号。肝脾大为常见体征。

【实验室检查】

1. **细胞形态学** 外周血单核细胞计数 $\geqslant 1 \times 10^9/L$ 且占白细胞总数的 10% 及以上。约 50% CMML 患者白细胞正常或轻度减少，伴中性粒细胞减少，而其他血液学特点与 MDS 相似；白细胞增多也可见于约 50% 的患者，伴中性粒细胞增多，出现的不成熟粒细胞 <10%，原始细胞多 <5%。

75% 以上患者骨髓有核细胞增多，粒系细胞增多最显著，也可见有核红细胞增多，骨髓中单核细胞可能难以辨认，需借助细胞化学和免疫组化的方法。大多数患者粒系和巨核系发育异常,可见小巨核细胞和核分叶异常的巨核细胞。约30%患者可伴有轻至中度网状纤维增加。20%患者骨髓活检可见成熟浆细胞样树突状细胞结节。这些细胞核呈圆形,染色质细致分散,核仁不明显,极少量嗜酸性胞质,胞膜常清楚。浸润的细胞呈紧密聚集的外观,常见星空样分布的组织细胞中的凋亡小体(图37-1)。

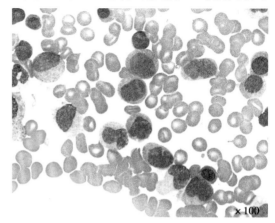

图 37-1　骨髓象可见不成熟单核细胞 /
粒细胞和发育不良的中性粒细胞

2. 免疫学及细胞化学　CMML 患者常表达粒单核细胞抗原 CD13、CD33,不同程度表达 CD14、CD68、CD64 及 CD163。免疫组化最可靠的标志为 CD68R 及 CD163。CD2、CD15 及 CD56 异常表达不少见。细胞化学染色中,单核细胞非特异性酯酶(如丁酸酯酶)及溶菌酶染色均阳性,而前体粒细胞溶菌酶及氯乙酸酯酶均阳性;CMML 的上述两种酯酶染色常同时为阳性。

3. 细胞遗传学　20%~40% CMML 患者可发现克隆性细胞遗传学异常,常见的有 +8、−7/7q−、+21、12p− 及复杂核型。上述异常可作为细胞遗传学危险分层的主要依据。

4. 分子生物学检验　二代测序的运用,发现约 90% CMML 患者可伴有分子生物学异常。可分为如下几类:

(1)调控表观遗传学基因突变,如组蛋白修饰相关的(*EZH2*、*ASXL1*、*UTX*、DNA)、甲基化相关的(*TET2*、*DNMT3A*),或与两者均相关的(*IDH1*、*IDH2*)。

(2)调控剪接体组分相关基因突变,如 *SF3B1*、*SRSF2*、*U2AF1*、*ZRSR2*。

(3)调控细胞信号通路相关基因突变,如 *JAK2*、*KRAS*、*NRAS*、*CBL*、*FLT3*。

(4)调控转录因子及核小体组装相关基因突变,如 *RUNX1*、*SETBP1*。

(5)调控 DNA 损伤反应相关突变,如 *TP53*、*PHF6*。

其中,*TET2*、*SRSF2*、*ASXL1*、*RAS* 通路基因突变最常见。而且发生无义突变和框移突变的 *ASXL1* 被认为是影响疾病生存期的独立预后因素。

【诊断和鉴别诊断】

1. 诊断标准　2016 年 WHO 修订的 CMML 诊断标准如下:

(1)外周血单核细胞计数 $\geq 1 \times 10^9/L$,且 $\geq 10\%$ 白细胞数。

(2)不符合 WHO 诊断标准的 *Bcr-Abl1*⁺ 慢性髓性白血病、真性红细胞增多症、原发性血小板增多症、原发性骨髓纤维化。

(3)无 *PDGFRα*、*PDGFRβ*、*FGFR1* 基因重组或 *PCM1-JAK2* 证据(尤其在伴嗜酸性粒细胞增多病例中需排除)。

(4)外周血和骨髓幼稚细胞 <20%。

（5）髓系细胞一系或多系发育异常。

如无骨髓细胞发育异常，但其他条件符合且有下述情况者，仍可诊断为 CMML。

（1）造血细胞有获得性克隆性细胞遗传学或分子基因异常。

（2）单核细胞增多至少持续 3 个月。

（3）除外其他已知能引起单核细胞增多的原因。

基于 CMML 原始细胞对预后的影响，可进一步分类如下：

CMML-0：外周血原始细胞 <2% 和骨髓中原始细胞 <5%。

CMML-1：外周血原始细胞 <2%~4% 和骨髓中原始细胞 <5%~9%。

CMML-2：外周血原始细胞 5%~19%，或骨髓中原始细胞 10%~19%，和 / 或只要出现 Auer 小体即可诊断。

2. 鉴别诊断

（1）慢性粒细胞白血病：起病缓慢，主要表现为乏力、腹胀不适，巨脾常见，外周血以白细胞增多为主；骨髓粒系增生为主，多为较成熟粒细胞，可伴嗜酸 / 碱性粒细胞增多，幼稚细胞 <20%；可检测到 Ph 染色体及 *Bcr-Abl* 融合基因；不符合其他 MPN 亚型。

（2）急性单核细胞白血病：急性单核细胞白血病表现为起病急，除贫血、出血、感染外，患者多伴牙龈增生肿胀，外周血及骨髓幼稚细胞 ≥20%，幼稚单核细胞为主，粒细胞发育异常罕见。

（3）伴嗜酸性粒细胞增多及 PDGFR*α/β* 重排的髓系肿瘤：本病与染色体转位相关，可导致 *PDGFRα*、*PDGFRβ* 基因重组，表现为皮肤、呼吸道、心脏或胃肠道症状，伴有显著的嗜酸性粒细胞增多，有时可伴单核细胞增多及骨髓发育异常，对伊马替尼治疗敏感。

【治疗】

羟基脲仍是治疗具有骨髓增殖特点的 CMML 患者的基石。一般的支持治疗包括促红细胞生成素类似物纠正贫血，抗生素预防性用于中性粒细胞缺乏患者，严重输血依赖者行去铁治疗。对急变期患者，需行急性白血病标准化疗。以去甲基化药物（地西他滨、5- 阿扎胞苷）治疗为主，但疗效欠佳，故可推荐临床试验治疗。异基因造血干细胞移植（allo-HSCT）是唯一有可能根治 CMML 的方法，年轻且预后差的患者，应首先考虑 allo-HSCT。而老年患者具有较高的移植合并症指数，移植获益不大，最适宜临床试验。

【典型病例简析】

1. 病历摘要　患者，男，73 岁，以"体检发现白细胞增高 3 周"为主诉入院。入院前 3 周体检查血常规示白细胞计数 22.7×10^9/L，无特殊不适，未诊治。7 天前就诊我院门诊，查血常规 + 手工分类：白细胞计数 22.45×10^9/L，中性粒细胞计数 14.26×10^9/L，单核细胞计数 5.59×10^9/L，血红蛋白 124.0g/L，血小板计数 91×10^9/L，分叶核细胞 64%，淋巴细胞 13%，单核细胞 23%，血小板分布少见；骨髓常规提示慢性粒 - 单核细胞白血病（CMML）。病理：骨髓增生极度活跃（90%）；粒红比例增大，中幼以下阶段为主；巨核细胞可见，分叶核为主；

淋巴细胞、浆细胞、组织细胞散在；MF-0级。门诊拟"慢性粒-单核细胞白血病"收住入院。自发病以来，精神、食欲、睡眠尚可，大小便正常，3个月体重减轻4kg。

入院查体：T 36.7℃，P 78次/min，R 20次/min，BP 120/70mmHg。神志清楚，全身皮肤黏膜无发绀、黄染，未见瘀点、瘀斑。浅表淋巴结未及肿大。胸骨无压痛，双肺呼吸音清，未闻及散在干湿啰音。心律整齐，各瓣膜听诊区未闻及病理性杂音。腹平软，无压痛、反跳痛，肝脾肋下未触及，讨贝氏区消失，肠鸣音正常，约4次/min。双下肢无水肿。神经系统体征阴性。

入院检查：全腹彩超示肝囊肿，胆囊壁局限性增厚（腺肌症?），慢性胆囊炎伴胆囊息肉样病变，脾大，副脾。免疫分型：27.9% 细胞（占全部有核细胞），表达 HLA-DR、CD4、CD38、CD13、CD14、CD15、CD33、CD64、CD56、CyMPO、CD16，为单核细胞，其中幼稚单核细胞（CD14$^-$CD64$^+$）为 5.5%，成熟单核细胞（CD14$^+$CD64$^+$）为 18.7%，可疑为 CMML 或 AML-M$_5$。FISH MDS：正常。骨髓常规：与前片相比无明显改变。骨髓病理：（髂后）骨髓增生活跃（50%）；粒红比例大致正常，中幼以下阶段为主；巨核细胞可见，分叶核为主；淋巴细胞、浆细胞、组织细胞散在；MF-0至1级。免疫组化：MPO^{++}、CD15^{++}、CD117$^\pm$、CD34$^-$、CD99$^\pm$、CD163$^+$、CD68$^+$、CD56$^-$、CD20$^-$、CD38$^+$、CD138$^+$；该患者诊断"慢性粒-单核细胞白血病"明确，口服羟基脲降白细胞治疗。出院后规律服用羟基脲，于门诊随诊。1个月后复查血常规示白细胞计数 19.16×10^9/L，单核细胞计数 4.43×10^9/L，血红蛋白 74.0g/L，血小板计数 95×10^9/L，中性粒细胞百分比 61.00%，单核细胞百分比 23.10%，中性粒细胞百分比 36.6%；手工分类：晚幼粒细胞 1%，分叶核细胞 72%，单核细胞 15%。考虑疾病进展，予地西他滨（35mg，每日1次，共5日）化疗，化疗后骨髓抑制明显，考虑对化疗药物较敏感，且患者高龄，调整为地西他滨（25mg，每日1次，第1~5日）方案继续化疗3个疗程。患者化疗3个疗程后复查血常规：白细胞计数 8.82×10^9/L，单核细胞计数 1.13×10^9/L，血红蛋白 126.0g/L，血小板计数 164×10^9/L，中性粒细胞百分比 36.6%，单核细胞百分比 12.8%。1个月余后复查血常规：白细胞计数 32.88×10^9/L，单核细胞计数 3.21×10^9/L，血红蛋白 122.0g/L，血小板计数 29×10^9/L，单核细胞百分比 9.8%；手工分类：晚幼粒细胞 4%，中幼粒细胞 5%，单核细胞 16%。CMML基因突变检测：ASXL1 及 TET2 突变。复查骨髓常规：骨髓象结合细胞化学染色提示慢性粒-单核细胞白血病急性单核细胞变。骨髓染色体：未见分裂象。骨髓病理：（髂后）HE 及 PAS 染色示骨髓增生较活跃（75%）；见一类异常细胞弥漫增生，胞体中等大，胞质量少，核卵圆形或不规则，核染色质细，部分可见核仁；粒、红、巨核三系细胞显著受抑；淋巴细胞、浆细胞、组织细胞散在；MF-1至2级。免疫组化：MPO$^+$、CD117$^+$、CD34$^-$、CD99$^-$、CD56^{+++}、CD38$^\pm$、CD4$^+$、CD123$^-$。结合病史，符合慢性粒-单核细胞白血病急性变（急性髓系白血病）。诊断：慢性粒-单核细胞白血病急单变；行 IA 方案（伊达比星 10mg，每日1次，第1~3日；阿糖胞苷 0.1g，每12小时一次，第1~7日），化疗期间患者出现"肠道真菌感染、肺部感染、败血症"，中断化疗。积极予抗细菌及抗真菌感染治疗后，患者康复出院。

2. 分析和讨论　患者老年男性，以体检发现白细胞增高就诊，伴脾大，结合患者外周血单核细胞计数及百分比增高、骨髓幼稚单核细胞＜20%、免疫分型、骨髓常规、骨髓病理结果

符合慢性粒 - 单核细胞白血病,伴 *ASXL1* 及 *TET2* 基因突变,故诊断明确。予口服羟基脲治疗 1 个月后,复查血常规提示疾病进展,予地西他滨(35mg,每日 1 次,第 1~5 日)化疗,但化疗后骨髓抑制明显,鉴于患者高龄耐受性差,予地西他滨(25mg,每日 1 次,第 1~5 日)方案继续化疗 3 个疗程。末次化疗 1 个月后再复查血常规提示疾病再次进展,复查骨髓常规提示慢性粒单核细胞白血病急单变;行 IA 方案,并发败血症,提示患者化疗耐受性差,即中断化疗,积极治疗后病情恢复。但患者为 CMML 急变期,合并预后不良基因突变、高龄且对化疗耐受性差,故患者预后差,后期治疗应以对症支持治疗为主,必要时行挽救性移植。

(吴 勇)

参 考 文 献

1. 张之南 . 血液病学 [M]. 第 2 版 . 北京:人民卫生出版社 , 2011.

2. Patnaik M M, Wassie E A, Lasho T L, et al. Blast transformation in chronic myelomonocytic leukemia: Risk factors, genetic features, survival, and treatment outcome [J]. Am J Hematol, 2015, 90(10): 411-416.

3. Arber D A, Orazi A, Hasserjian R, et al. The 2016 revision to the World Health Organization classification of myeloid neoplasms and acute leukemia [J]. Blood, 2016, 127(3): 2391-2405.

4. Patnaik M M, Tefferi A. Chronic myelomonocytic leukemia: 2016 update on diagnosis, risk stratification, and management. Am J Hematol [J], 2016, 91(6): 631-642.

5. Patnaik M M, Parikh S A, Hanson C A, et al. Chronic myelomonocytic leukaemia: a concise clinical and pathophysiological review [J]. Br J Haematol, 2014, 165(11): 273-286.

第五篇
少见淋巴瘤

第三十八章　原发乳腺淋巴瘤

【概述】

原发乳腺淋巴瘤（primary breast lymphoma，PBL）是原发于乳腺，伴或不伴有同侧腋窝淋巴结侵袭的一种独特而少见的非霍奇金淋巴瘤类型，约占结外非霍奇金淋巴瘤的 2.2%，占乳腺恶性肿瘤的 0.5%~1.0%。

【病因和发病机制】

目前，PBL 的病因和发病机制并不明了。PBL 主要发生在女性，说明雌激素水平在 PBL 发病中可能扮演着重要角色。近年一项大样本研究发现使用雌激素替代治疗的女性患者与不使用者相比，其发生非霍奇金淋巴瘤的风险增加 29%，因此认为雌激素受体异常表达可能是 PBL 患者发生淋巴瘤的致病因素之一。

研究发现，PBL 复发部位大多在同侧乳腺组织或乳腺内淋巴结。PBL 这种器官局限性复发反映其局部病变难以控制，并且可能存在淋巴瘤细胞向乳腺组织归巢现象。

【临床表现】

PBL 无特异的临床表现，患者多表现为乳腺无痛性包块，且孤立性包块多见，在临床上与乳腺癌难以区别，因此 PBL 患者初诊时大多以乳腺癌收治。PBL 患者双侧乳腺均可发病，以单侧受累为主，右侧多见，临床上常无乳腺皮肤橘皮样改变、乳头内陷和流液症状；4%~16.7% 的 PBL 患者可出现 B 组症状（发热、体重减轻、盗汗等全身症状）。

【病理类型】

PBL 绝大多数为 B 细胞来源，弥漫大 B 细胞型（diffuse large B cell lymphoma，DLBCL）为主 50%~70%，以非生发中心 B 细胞型（non-germinal center B-cell-like，Non-GCB）多见，易出现结外复发，以乳腺复发及中枢神经系统复发多见，预后不良。其他病理类型有边缘区淋巴瘤、滤泡淋巴瘤、伯基特淋巴瘤、间变大细胞淋巴瘤、外周 T 细胞淋巴瘤、小淋巴细胞淋巴瘤、皮下脂膜炎样 T 细胞淋巴瘤等。原发性乳腺弥漫大 B 细胞淋巴瘤以活化 B 细胞来源多见，常伴有 *Bcl-2* 和 *MYC* 基因异常，即双打击。

【影像特点】

乳腺 X 线检查中,PBL 的肿块中位直径为 1.2cm,肿块边界清楚,无钙化灶,周围不成毛刺状,组织结构改变少见;超声图像可显示无边界的弥漫性低回声(弥漫型)或边界清楚的低回声团块(肿块型),血供丰富;PET/CT 上出现乳腺区域境界清晰、边缘光滑的软组织结节或肿块伴 ^{18}F-FDG 代谢增高者高度提示 PBL 可能性。

【诊断和鉴别诊断】

1. **诊断**　其诊断需满足下列 4 条:

(1)病理诊断能满足诊断的需要

(2)病理组织来自乳腺

(3)没有前期的淋巴瘤病史

(4)除同侧腋窝淋巴结以外没有其他部位淋巴结累及

也有学者将那些侵犯同侧锁骨上窝及乳腺内的淋巴结患者,以及同时侵犯双侧乳腺、而没有超过局部淋巴结外远处转移的乳腺淋巴瘤也划归为 PBL 的范畴。

2. **分期**　目前仍采取 Ann arbor 分期系统对 PBL 进行分期。目前对双侧乳腺淋巴瘤的分期存在争议,有 ⅡE 期和 Ⅳ 期两种分期之说。支持将其划分至 Ⅳ 期的原因是双侧乳腺淋巴瘤较单侧乳腺淋巴瘤侵袭性更强,预后更差。

【治疗】

1. **化疗**　全身化疗是 PBL 患者最主要和有效的治疗方法,目前在国际上尚无统一的标准,一般参考原发结内 DLBCL 治疗。CHOP(或 R-CHOP)(利妥昔单抗＋环磷酰胺＋阿霉素＋长春新碱＋泼尼松)常被应用于临床作为 PB-DLBCL 的一线方案,约 89% 的患者完全缓解,但利妥昔单抗的加入是否改善 PB-DLBCL 患者的预后,是否能为 PB-DLBCL 患者带来更长的生存期尚存争议。

Aviles 等报道 6 个周期 CHOP 联合放疗(放疗部位包括同侧乳腺和局部淋巴结)用来治疗 PB-DLBCL,疗效显著,其 EFS 和 OS 均优于单纯化疗或单纯放疗者,建议化疗联合巩固性放射治疗作为 PB-DLBCL 的标准治疗。

2. **中枢神经系统预防**　PBL 易发生中枢神经系统(CNS)复发,因此治疗时需进行 CNS 预防性治疗。目前建议采用腰椎穿刺加鞘内注射预防 CNS 复发的方法,即进行 R-CHOP 方案化疗时,每疗程同时给予鞘内注射甲氨蝶呤,并且在疗程结束后 2 周开始给予静脉滴注大剂量甲氨蝶呤化疗。

【典型病例简析】

1. **病历摘要**　患者,女,68 岁,以"发现右乳肿物 1 周"为主诉于 2013 年 5 月首诊乳腺外科,拟诊"乳腺癌"收住入院。入院前 1 周无意中发现右乳肿物,约鸭蛋大小,无触痛。

于乳腺外科行"右乳肿物空芯针穿刺活检术"。术后病理提示"非霍奇金弥漫大 B 细胞淋巴瘤,活化 B 细胞样"。免疫组化结果:CD20、Bcl-2、Bcl-6、MuM1、LCA、CD38 阳性,CK、CD56、Syn、CgA、E-cad、P120、CD10、ALKP80、CD5、cyclinD$_1$、EMA、CD138 阴性。骨髓常规及骨髓病理均未检出淋巴瘤细胞。骨髓 TCR、IgH 重排:阴性。PET/CT:右乳外上象限肿瘤？右侧胸廓内乳旁淋巴结转移,右腋窝淋巴结转移待排。诊断:原发乳腺弥漫大 B 细胞淋巴瘤(活化 B 细胞样,Ⅱ$_E$A)。诊断明确后,患者接受 6 个疗程的 R-CHOP 方案化疗及 4 次甲氨蝶呤＋地塞米松的鞘内注射。患者 2 个疗程后即获得完全缓解。目前结束化疗已 9 年,处于持续缓解状态。

2. 分析和讨论　PBL 以乳腺无痛性包块为最常见临床表现,大多以乳腺癌收治,手术切除包块及空芯针活检有助于疾病诊断。该例患者为老年女性,右乳肿物经病理及影像学检查确诊:原发乳腺弥漫大 B 细胞淋巴瘤,给予标准剂量 R-CHOP 方案化疗,获得满意疗效。由于 PBL 易出现中枢神经系统复发,应常规进行鞘内注射预防。

(陈鑫基　付丹晖)

参 考 文 献

1. Freeman C, Berg J W, Cutler S J. Occurrence and prognosis ofextranodal lymphomas [J]. Cancer, 1972, 29 (1): 252-260.

2. Lamovec J, Jancar J. Primary malignant lymphoma of the breast. Lymphoma of the mucosa-associated lymphoid tissue [J]. Cancer, 1987, 60 (12): 3033-3041.

3. 段明辉, 曹欣欣, 蔡华聪, 等. 14 例原发乳腺淋巴瘤患者临床分析 [J]. 中华血液学杂志, 2014, 35 (10): 918-921.

4. Teras L R , Patel A V, Hildebrand J S, et al. Postmenopausal unopposed estrogen and estrogen plus progestin use and risk of nonHodgkin lymphoma in the American Cancer Society Cancer Prevention Study-II Cohort [J]. Leuk Lymphoma, 2013, 54(4): 720-725.

5. Wiseman C, andLiao K T. Primary lymphoma of the breast [J]. Cancer, 1972, 29(6): 1705-1712.

6. Aviles A, Delgado S, Nambo M J, et al. Primary breast lymphoma: results of a controlled clinical trial [J]. Oncology, 2005, 69(3): 256-260.

第三十九章　原发中枢神经系统淋巴瘤

【概述】

原发中枢神经系统淋巴瘤（primary central nervous system lymphoma，PCNSL）是指原发于脑、脊髓、眼或软脑膜的淋巴瘤，多发于老年人，中位年龄60岁，男性居多。PCNSL占脑肿瘤的3%，WHO（2008）造血与淋巴组织肿瘤分类已经将原发于中枢神经系统（CNS）的DLBCL归类为一个独立类型。

【病因和发病机制】

由于CNS中不存在淋巴组织，因此PCNSL的确切发病机制尚不明确，目前比较流行的有两种假说，第一种假说认为PCNSL来源于外周淋巴细胞的恶性转化，依据是CNS原发和外周发生的淋巴瘤细胞免疫表型并无明显差别。另一个假说认为由于血脑屏障（blood-brain barrier，BBB）的存在，免疫细胞不能进入CNS，颅内环境成为肿瘤逃逸的"庇护所"，从而易于发生PCNSL。

【临床表现】

PCNSL患者主要表现为精神状态的改变、颅内压增高，如头痛、恶心呕吐及视盘水肿以及局部压迫症状，包括癫痫、记忆力减退、行走不稳、视野障碍、言语模糊以及轻度偏瘫等。除了脑部受累，还有10%~20%患者有眼部受累，表现为视物模糊或者诉有"漂浮物"。另外，由于PCNSL病程较短，因此临床上若患者一旦出现症状，则发展迅速。

【病理类型】

原发性中枢神经系统淋巴瘤（PCNSL）是一种少见的非霍奇金淋巴瘤（Non-Hodgkin's lymphoma，NHL），该病的病理特征为90%的弥漫大B细胞淋巴瘤（DLBCL），其余10%包括低度恶性表型淋巴瘤、伯基特淋巴瘤和T细胞淋巴瘤。

【影像特点】

PCNSL 的 MRI 特征是在 T_1WI 呈等或稍低信号,T_2WI 呈稍低、等或高信号,单个或多个同质病变,较局限,边缘不规则,90% 病变周围伴有不同程度的水肿,通常能够接触到脑脊液表面,增强后肿瘤明显均匀一致增强是本病的特点,为血脑屏障破坏使对比剂渗透到细胞外间隙的结果。

^{18}F-FDG-PET 对典型的 PCNSL 组织的摄取比正常脑白质高 2.5 倍,通常能够肉眼识别肿瘤组织。通过 FDG 摄取量能够鉴别 PCNSL 及其他恶性脑肿瘤,尤其是胶质母细胞瘤,然而 ^{18}F-FDG-PET 对于不典型 PCNSL 如弥散性损害则敏感性较低。^{18}F-FDG-PET 对患者早期初始治疗后评价治疗反应有帮助。

【诊断和鉴别诊断】

PCNSL 诊断的确立须依靠病理学而非单一影像学诊断。立体定向活检是明确诊断最有效的方法,值得注意的是,检查前尽量避免使用糖皮质激素以免降低检出率,若出现可能危及生命的颅内高压等情况,可在活检前使用激素。若肿瘤病灶原发于眼部或脑脊液累及,则可通过眼玻璃体切割术或脑脊液细胞学确立诊断。

【治疗】

由于 PCNSL 对化疗和放疗均敏感,因此阶段性的完全缓解是可能的。然而与其他淋巴瘤相比,效果仍不尽如人意。

1. **外科手术**　对于单纯手术而言,主要用于诊断性穿刺活检或急诊开颅减压,其切除疗效不佳,并且会快速复发。

2. **放射治疗**　PCNSL 对放疗敏感。然而,全颅放射后的神经毒性难以避免,尤其对于年龄 >60 岁的老年患者,主要表现为痴呆、共济失调、失禁等。所以,目前尚未研究出更有效的局部放疗方案。

3. **化疗**　化疗在治疗 PCNSL 中具有重要地位,以大剂量甲氨蝶呤(high dose Methotrexate,HD-MTX)为基础的化疗是目前治疗 PCNSL 的标准方案,目前比较得到公认的剂量是为 $3.5g/m^2$,每 10~21 日使用一次,能够获得较好的临床疗效和高浓度的脑脊液浓度。大剂量化疗过程中要注意患者血液学不良反应和其他脏器功能损伤,定期检测肝、肾功能及血清乳酸脱氢酶水平。目前一些靶向药物如利妥昔单抗,虽然与化疗联合一线治疗 PCNSL 表现出较好的疗效,但其实际价值并不肯定,因此仍需进一步研究。目前,鞘内治疗 PCNSL 还未达成共识,并且相关研究也较少,所以并不推荐用于常规治疗。但是,对于脑膜浸润或脊髓侵犯患者,该方法可推荐使用。治疗后疾病进展或复发的 PCNSL 患者应考虑进一步化疗(全身或鞘内)、再次放疗或给予最佳支持治疗,也可考虑大剂量化疗序贯造血干细胞移植。总的来说,HD-MTX 和 / 或大剂量阿糖胞苷(high dose Cytosine Arabinoside,HD-Ara-C)为PCNSL 患者的主要治疗手段,全脑放疗可作为补充和解救方案,造血干细胞移植及生物靶向治疗需要积累更多资料。

【典型病例简析】

1. 病历摘要　患者,女,40岁,以"右侧肢体无力、麻木18天,加重5天"为主诉于2017年5月就诊。入院前18天无明显诱因出现右侧肢体无力、麻木感,5天前肢体无力加重,并出现意识模糊、言语含糊、口齿不清。颅脑CT及MR提示"左侧基底节区巨大占位,淋巴瘤可能"。在神经外科行立体定向脑活检术后转入血液科。体检:神志清楚,口齿不清,右鼻唇沟变浅,伸舌右偏,右侧肢体肌力4-级,双侧病理征未引出。病理结果回报:(左基底节)弥漫大B细胞淋巴瘤(非生发中心来源)。免疫组化:CD20^{+++},CD10^{+++},Bcl-6^{++},MUM-1^{++},Ki67 95%,CD3、CD5、CD15、CD30、EBER阴性。骨髓涂片、病理未见淋巴瘤侵犯。骨髓TCR、IgH重排阴性。PET/CT(2017-05-16):左基底节区高代谢病灶(5.4cm×4.1cm),考虑淋巴瘤;全身其他部位^{18}F-FDG PET/CT显像未见明显异常。HBV-DNA>10^8/ml,肝功能正常。诊断:原发性中枢神经系统淋巴瘤,乙肝病毒携带。由于患者高拷贝乙肝病毒,无法使用利妥昔单抗,予大剂量甲氨蝶呤(3.5g/m^2,第1日)联合替莫唑胺(第7~11日)化疗,辅以水化、碱化、降颅压等处理后患者肌力恢复正常,麻木感消失。化疗结束后复查颅脑CT:肿物缩小至2.9cm×2.5cm,周围可见低密度水肿带,左侧侧脑室受压,中线结构轻度右移。患者于化疗结束后2周再次出现剧烈头痛,无肢体无力,颅脑CT(2017-06-10):左基底节区肿物较前明显增大,约3.6cm×4.6cm,周围可见片状低密度水肿带,左侧侧脑室受压,中线结构右移,较前加重。再予大剂量甲氨蝶呤(3.5g/m^2,第1日)+阿糖胞苷(2g/m^2,第2日)+替莫唑胺(第1~11日)化疗,患者症状迅速控制,复查颅脑CT左基底节区肿物较前减小,约2.5cm×1.9cm,周围水肿带、左侧侧脑室受压、中线结构右移情况均较前好转。随后头痛症状未再发作,按计划完成第三疗程化疗(方案同第二疗程)。化疗前常规复查CT:"左基底节区可见多发高密度结节影,大者约2.0cm×1.6cm,较前略缩小,周围水肿带范围较前缩小,中线结构右移",提示病灶新增,病变进展。但在化疗结束后第5天复查CT:左基底节区结节较前明显缩小,瘤周水肿减轻。血象恢复后患者转放疗科行全颅放射(2017-08-24开始,总剂量30Gy)。放疗后评估颅脑CT:基底节区结节影消失。之后再次转回血液科继续化疗。目前一般情况好,无头痛、肢体无力、麻木等不适。从化疗开始即联合恩替卡韦持续抗乙肝病毒治疗。

2. 分析和讨论　PCNSL病程较短,临床上一旦出现症状,则发展迅速。本病例从肢体无力症状发展到颅内高压、神志改变仅十余天的时间,病情十分凶险。PCNSL首选化疗,以HD-MTX为基础的化疗是目前治疗PCNSL的标准方案。本病例为年轻患者,对化疗十分敏感,但持续时间短。在化疗无法完全控制病情的情况下,辅以全颅放疗,取得较好疗效。可以预见该患者预后差,拟择期行造血干细胞移植以进一步提高疗效,改善预后。

由于该患者高拷贝数的乙肝病毒携带,限制了利妥昔单抗的应用。在化疗期间给予恩替卡韦持续抗乙肝病毒治疗,患者病毒滴度呈持续下降趋势,当拷贝数小于10^4/ml时可以开始应用利妥昔单抗。当然,应用过程应密切监测乙肝拷贝数及肝功能的变化。

（陈鑫基　付丹晖）

参 考 文 献

1. 李扬, 刘福生, 刘元波, 等. 原发性中枢神经系统淋巴瘤的诊断与治疗 [J]. 中华血液学杂志, 2014, 35,(5): 771-773.

2. Qian L, Tomuleasa C, Florian I A, et al. Advances in the treatment of newly diagnosed primary central nervous system lymphomas [J]. Blood Res, 2017, 52(3): 159-166.

3. Atilla P A, Atilla E, Bozdag S C, et al. Treatment with methotrexate, rituximab, and cytosine arabinoside followed by autologous stem cell transplantation in primary central nervous system lymphoma: A single-center experience [J]. Hematol Oncol Stem Cell Ther, 2018, 11(3): 13-17.

第四十章　血管内大 B 细胞淋巴瘤

【概述】

血管内大 B 细胞淋巴瘤(intravascular large B-cell lymphoma, IVLBCL)是一种罕见的结外弥漫大 B 细胞淋巴瘤亚型,淋巴瘤细胞几乎全部存在于小血管管腔内,很少或几乎不累及周围组织或器官实质。该病于 1956 由德国人 Pfleger 和 Tappenier 最早报道,好发于中、老年人(60 岁以上者占 80%),男性比例较高,临床上可分为亚洲变异型、欧洲变异型,起病急,死亡率高,临床特征不典型,平均生存期仅 9~13 个月。

【病因和发病机制】

IVLBCL 的发病可能与位于血管外的、促使细胞迁移入血管的黏附分子及归巢因子密切相关。目前有部分文献报道了黏附分子参与 IVLBCL 发病。研究者通过对 IVLBCL 患者的肿瘤细胞进行免疫组化研究发现,IVLBCL 的肿瘤细胞不表达 CD29(β-1 整合素)或 CD54(细胞内黏附分子, ICAM-1)。其他研究发现, CD11a 的表达与肿瘤细胞能出现在血管内皮上有关。但 IVLBCL 肿瘤细胞如何黏附于血管内皮尚不明确。发病机制研究的难点在于病例少,同时缺乏黏附分子相关的免疫组化染色技术。

【临床表现】

由于肿瘤细胞可阻塞不同器官的小血管,因此 IVLBCL 临床表现复杂多样。大体上可以分为亚洲变异型及欧洲变异型。亚洲变异型的临床表现多为噬血细胞综合征、血细胞减少、肝脾大,但较少累及皮肤和中枢。欧洲变异型患者更多见于皮肤和中枢受累。

1. **神经系统**　14%~100% IVLBCL 患者具有神经系统表现,主要表现为局灶性感觉或运动异常、神志改变等。2016 年 Fonkem 等人发表的荟萃(meta)分析评估了 1957—2012 年间的 654 例血管内大 B 细胞淋巴瘤。338 例(52%)累及神经系统,其中累及中枢神经 276 例(82%),累及外周神经系统 62 例(18%)。累及中枢神经系统者,主要表现为认知障碍、瘫痪及癫痫等;而累及外周神经系统者,其主要表现为肌无力、神经源性膀胱及感觉异常。

2. **不明原因发热**　发热是 IVLBCL 常见的症状之一,部分患者可合并盗汗、体重下降或体能下降等症状。

3. 皮肤表现 15%~40% 患者可出现皮肤表现,可以表现为红斑疹,"橘皮样变",蜂窝织炎,触痛的结节性色斑及脱屑性斑等。

4. 噬血细胞综合征 亚洲变异型患者容易伴发噬血细胞综合征,临床表现为发热、全血细胞减少、肝脾大、铁蛋白升高等,骨髓形态可见噬血现象。

【实验室检查】

1. 病理检查 IVLBCL 的病理学表现为小血管的管腔内充满大的淋巴细胞,核大,核仁明显。典型的免疫表型为 CD19⁺、CD20⁺、CD22⁺、CD79a⁺,部分病例 CD5⁺(图40-1)。

2. 血常规及生化检验 IVLBCL 常见贫血、血清 LDH 水平升高及血沉加快。

3. 遗传学及分子生物学检验 大多数病例有 *Ig* 基因重排。IVLBCL 常见染色体异常包括 6 单体、6q⁻、18⁺ 等。

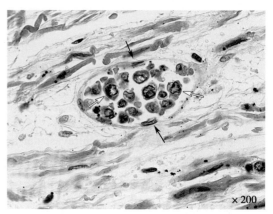

图 40-1 血管内大 B 细胞淋巴瘤(HE 染色)

4. 其他 IVLBCL 患者合并噬血细胞综合征时,可有铁蛋白升高、血脂升高、纤维蛋白原下降,骨髓可见噬血现象,以及 sCD25 升高、NK 细胞活性下降等。

【诊断和鉴别诊断】

WHO 诊断标准:血管内大 B 细胞淋巴瘤属于弥漫大 B 细胞淋巴瘤亚型。

1. 定义 血管内大 B 细胞淋巴瘤作为罕见的结外 DLBCL 亚型,其主要病理特点为瘤细胞仅存在于小血管,尤其是毛细血管内。

2. 形态学 肿瘤细胞阻塞多种器官的小血管腔形成癌栓,部分病例可见纤维素性血栓。肿瘤细胞体积大,核呈空泡状,核仁明显,常见核分裂象。极少数病例有间变细胞的特征。CD45、CD20 染色有助于确定毛细血管内的肿瘤细胞,脑脊液和血液中极少见恶性细胞。另外肺脏、骨髓受累可以非常轻微。

3. 免疫表型 瘤细胞通常表达 B 细胞抗原,如 CD19、CD20、CD79a。有文献报道部分病例可表达 CD5,极少数病例表达 T 细胞抗原。

4. 遗传学 大多数病例有 *Ig* 基因重排。罕见病例可出现 T 细胞受体基因重排。还有一些零星病例报道肿瘤患者可出现核型异常。

【治疗】

IVLBCL 患者由于发病罕见,疾病迅速进展,病死率高,预后极差。目前的主要治疗经验来自个案报道。根据 2018 年的 NCCN 指南建议,IVLBCL 应依据弥漫大 B 细胞淋巴瘤的治疗方案进行治疗。一项包括 22 例患者的 IELSG 研究显示,19 例接受过基于蒽环类药物的联合化疗方案的患者中,10 例完全缓解(complete response,CR),3 例部分缓解(partial remission,PR)。2009 年,Shimada K 发表的回顾性分析对比 R-CHOP 与 CHOP 治疗 IVLBCL 的疗效。结果显示,利妥昔单抗加蒽环类的治疗方案,可以显著延长患者的无进展生存时间(progression-free survival,PFS)及总生存期(overall survival,OS)。另外,因部分 IVLBCL 患者可以出现中枢受累,但研究显示,甲氨蝶呤并不能改善对患者的治疗效果。另外,还有一些自体移植后可以长期存活的病案报道。2008 年,*JCO* 发表了一篇关于 IVLBCL 患者接受自体移植治疗的回顾性研究结果。研究显示,14 例处于 CR1 阶段的 IVLBCL 患者中有 10 例接受了自体造血干细胞移植。这 10 例患者中,有 7 例在研究截止时,仍无复发存活。但由于 IVLBCL 发病年龄大,疾病进展快,极少数患者有机会接受自体移植,目前尚无自体移植治疗 IVLBCL 的大宗数据研究。

【典型病例简析】

1. **病历摘要** 患者,女,69 岁,以"反复发热 9 个月,双下肢水肿 4 个月"为主诉入院。入院前 9 个月(2015 年 6 月)无明显诱因出现发热,午后为主,体温波动于 37.5~38.3℃,外院骨穿未见明显异常,予经验性抗感染效果不佳。4 月余前(2015 年 11 月)出现双小腿肌肉疼痛,后逐渐出现口干、活动后感气喘,休息后好转,体温波动于 38.5℃,抗感染效果不佳,间断予吲哚美辛退热。骨穿提示"造血组织反应性增生",全身 PET/CT 提示"双肺炎症及陈旧灶,双肺多发慢性炎性结节,双侧胸腔少量积液,脾大,肝脏左叶小囊肿,双肾囊肿,甲状腺密度不均匀"。2016 年 3 月就诊我院风湿科,肌电图提示右侧股内侧肌可疑肌损害。肌肉活检病理显示血管内大 B 细胞淋巴瘤。遂转入我科。发病以来,患者精神、食欲、睡眠尚可,大小便正常,体重无变化。

入院体检:体温 38.0℃,心率 104 次/min,呼吸 20 次/min,血压 106/70mmHg。神志清楚,正常面容,全身浅表淋巴结未触及肿大。胸骨无压痛,双肺呼吸音清,未闻及干湿啰音。心律齐,无杂音。腹软,肝脾肋下未触及,神经系统体征阴性。

入院后患者完善检查,血常规:WBC $3.31×10^9$/L,Hb 78g/L,PLT $103×10^9$/L,生化:AST、ALT、TBIL 正常,TP 47g/L,ALB 28.9g/L,LDH 1 262U/L,K^+ 3.18mmol/L,CRE 61μmol/L,CHO 3.5mmol/L,TG 4.11mmol/L,凝血相关检查:纤维蛋白原 1.28g/L,铁蛋白 >1 650μg/L;HBV-DNA<1 000IU/L;乙肝相关检查:HBsAb(+);骨髓活检未见肿瘤细胞累及,sCD25 阳性。诊断:①弥漫大 B 细胞淋巴瘤(血管内大 B 细胞淋巴瘤Ⅳ期 B,IPI 5 分);②噬血细胞综合征。2016 年 3 月 16 日凌晨出现一过性双眼上翻,四肢抽动,持续约数分钟缓解。查体:神志模糊,查体不配合,双侧瞳孔对光反射存在,病理征未引出。考虑癫痫发作。予镇静、解痉治疗后好转。MRI 可见双侧枕叶病灶(图 40-2)。2016 年 3 月 16 日予 R-CDOP 方案联合依托泊苷(VP16)治疗,化疗后神志逐渐转清。完善腰穿鞘注未见明显异常。续予 R-CDOP+替莫唑胺方案化疗,序贯鞘内注射治疗。共化疗 6 疗程,颅内病灶消失,一般情况好。目前序贯口服来那度胺维持治疗。

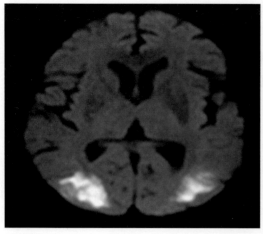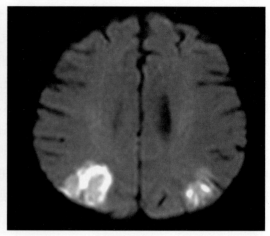

图 40-2　血管内大 B 细胞淋巴瘤,头颅 MRI 可见双侧枕叶病灶

2. 分析和讨论　该例患者为老年女性,起病隐匿不典型,以长期发热、肌痛为首发表现,肌肉活检提示血管内大 B 细胞淋巴瘤,合并发热,血细胞减少、脾大,铁蛋白升高,纤维蛋白原下降,考虑诊断①血管内大 B 细胞淋巴瘤(Ⅳ期 B,IPI 5 分);②噬血细胞综合征。该患者的疾病过程符合典型血管内大 B 细胞淋巴瘤的临床表现。同时患者合并了该淋巴瘤的常见并发症,即噬血细胞综合征以及神经系统表现,病情隐匿且凶险。

根据 NCCN 指南推荐,我们针对该患者采用 R-CDOP 方案化疗治疗淋巴瘤,同时联合 VP16 治疗噬血细胞综合征。目前认为,该类淋巴瘤中枢累及不必要立即采用透过血脑屏障的药物,原因在于该患者的血管通透性增强,可使药物渗入中枢。经过治疗,患者一个疗程临床症状立即得到改善,提示化疗敏感性好。但因患者年龄大,无法耐受自体造血干细胞移植。因来那度胺可透过血脑屏障且口服剂型易于操作,目前予来那度胺续贯维持治疗。

(林志娟　徐　兵)

参 考 文 献

1. 沈志祥,朱雄增.恶性淋巴瘤 [M].北京:人民卫生出版社,2008.

2. Fonkem E, Dayawansa S, Stroberg E, et al. Neurological presentations of intravascular lymphoma (IVL): meta-analysis of 654 patients [J]. BMC neurology, 2016, 16(3): 9.

3. Shimada K, Kinoshita T, Naoe T, et al. Presentation and management of intravascular large B-cell lymphoma. The Lancet Oncology [J]. 2009, 10(9): 895-902.

4. Shimada K, Matsue K, Yamamoto K, et al. Retrospective analysis of intravascular large B-cell lymphoma treated with rituximab-containing chemotherapy as reported by the IVL study group in Japan. Journal of clinical oncology: official journal of the American Society of Clinical Oncology [J]. 2008, 26(19): 3189-3195.

5. Ferreri A J, Campo E, Seymour J F, et al. Intravascular lymphoma: clinical presentation, natural history, management and prognostic factors in a series of 38 cases, with special emphasis on the 'cutaneous variant'[J]. British journal of haematology, 2014, 127(17): 173-183.

第四十一章　脾边缘区淋巴瘤

【概述】

脾边缘区淋巴瘤（splenic marginal zone lymphoma，SMZL）是一种少见的 B 细胞慢性淋巴增殖性疾病（B cell chronic lymphoproliferative diseases，B-CLPD）。本病主要累及脾、脾门淋巴结，也常累及骨髓、外周血和肝脏。临床主要表现为脾大，脾门淋巴结常受累，而浅表淋巴结和结外组织常不累及，大多数存在外周血和骨髓累及，可伴有自身免疫性血小板减少和贫血。SMZL 约占所有非霍奇金淋巴瘤的 2%，中位发病年龄为 65 岁，发病无明显性别差异。SMZL 临床疾病进展缓慢，大多表现为惰性过程，可迁延数年甚至更长时间，10%~20% 的患者在疾病过程中出现大细胞转化，进展为侵袭性大 B 细胞淋巴瘤。

【病因和发病机制】

SMZL 与慢性感染的关系密切，尤其是丙型肝炎病毒（hepatitis C virus，HCV）感染人体后，可通过细胞内复制产生致癌作用，或诱导原癌基因和癌基因发生改变以及慢性抗原刺激激活和诱导 B 细胞增殖。这些机制在 SMZL 的发生发展中起重要作用。此外复杂的遗传学改变（如 7q31-q32 缺失、3q 扩增、12q 扩增、6q 缺失、14 易位等）、分子遗传学异常（如 *NOTCH2* 和 *KLF2* 基因的突变）与 NF-κB、BCR、TRL 信号通路协同作用可导致 SMZL 的发生。因此推测 SMZL 可能是病毒抗原刺激和遗传学改变共同作用的结果。还有研究发现抑癌基因的表观遗传学修饰在 SMZL 中也起一定作用，基因启动子高甲基化状态往往与 7q31-q32 缺失、*NOTCH2* 突变和 DLBCL 转化密切相关，去甲基化治疗可以使得这种趋势缓解，证实甲基化水平可能与 SMZL 发生有一定关系。

【临床表现】

1. **发病人群**　SMZL 多发病于老年人，尤其是大于 70 岁的老年人群。近年在白种人中发病率有所上升。

2. **症状和体征**　SMZL 患者缺乏特异性临床表现，大多数初诊时仅有轻度或者无明显临床症状，主要表现为如下几个方面。

（1）脾大：由于中到重度的脾大，几乎所有患者都会伴有脾区不适。部分患者可无任何症状,多在常规体检时发现脾大而就诊。

(2)肝大:近 1/3 的患者可出现肝大,因而临床Ⅳ期患者多见。

(3)淋巴结肿大:浅表淋巴结明显肿大及淋巴结外受累较为少见。

(4)B 症状:多数患者不伴有 B 症状,但当疾病向大细胞转化时,半数患者可出现发热、盗汗、消瘦等表现。

【实验室检查】

1. **细胞形态学** 外周血可见淋巴细胞增多,以成熟的小淋巴细胞为主,以及脾功能亢进导致的血细胞减少。伴有血细胞减少的 SMZL 中骨髓累及和自身免疫性血细胞减少的比例较高,以免疫性溶血、免疫性血小板减少为主。骨髓可见成熟小淋巴细胞,形态学为圆形核内存在浓缩的染色质,细胞质呈嗜碱性(图 41-1)。SMZL 细胞周边可见分布不均或者集中在细胞两端的短绒毛(图 41-2),与毛细胞白血病(HCL)分布在细胞周边的长绒毛不同,同时骨髓组织病理可见结节样间质性浸润,该特征有助于排除 HCL。

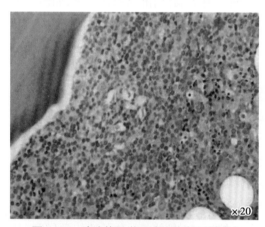
图 41-1 脾边缘区淋巴瘤细胞(HE 染色)

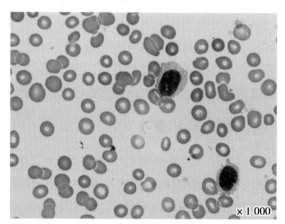
图 41-2 脾边缘区淋巴瘤细胞(瑞士染色)

2. **脾脏组织病理学** SMZL 的脾脏病理组织活检是确诊疾病的"金标准",病理通常可见脾脏典型多发结节,白髓和红髓浸润,脾脏白髓结节的中心暗区被小淋巴细胞包绕,有时周围可见残留的生发中心,淋巴细胞聚集处可能出现上皮样组织细胞,某些情况下可能出现一群较大的边缘区样细胞,浆细胞出现及分化少见。

3. **细胞免疫表型** 典型的 SMZL 细胞表达 B 淋巴细胞标记:CD19[+]、CD20[+]、CD22[+]、CD79a[+],多数表达膜表面免疫球蛋白 IgM 和 IgD;不表达 CD10、cyclin D1、annexin A1、CD103、CD23、CD5、CD43,但有 15%~25% 的患者表现为 CD5[+],约 30% 的患者表现为 CD23[+],但是两者共表达的情况较为少见;CD11c 大约在 50% 的患者中表达,CD103 在大多数 SMZL 中不表达,只有 10% 患者表达。按照 CLL 积分系统,通常为 0~2 分,且其 CD20、CD79b 及 SIg 表达往往比 CLL 强。

4. 细胞遗传学　80% 的 SMZL 存在有细胞遗传学异常,染色体 7q31-q32 缺失或易位被认为是 SMZL 所特有的,存在于 30%~40% 的患者,可作为 SMZL 的诊断指标之一。20%的患者存在 3q 三体。

5. 分子生物学　全外显子组测序和基因拷贝数分析发现 SMZL 特有的包括 *CREBBP*、*CBFA2T3*、*AMOTL1*、*FAT4* 等在内的突变基因,这些分子学异常在其他低级别 B 细胞淋巴瘤中都很罕见,可通过对这些基因突变的检测来进行鉴别诊断。SMZL 涉及的基因突变或信号通路异常还包括 *TP53*、*IGHV1-2* 家族、NF-κB 信号通路,但是不涉及 *BCL2* 基因和 *CCND1* 基因,但以上的基因异常并非 SMZL 特有。全基因组 DNA 测序技术发现在大约 25% 的 SMZL 患者中存在 *NOTCH2* 基因突变。

6. 其他　乳酸脱氢酶(lactate dehydrogenase,LDH)增高等一般少见,但是一旦出现疾病进展,LDH 能提示疾病由惰性淋巴瘤向侵袭性淋巴瘤转变。10%~15% 的 SMZL 患者中可出现直接抗人球蛋白试验阳性及冷凝集综合征。约 1/3 患者呈现单克隆免疫球蛋白表达。部分患者可以出现 ANA 抗体阳性和 ENA 谱异常。HCV 与疾病的发生发展有关,实验室检查必须包括 HCV 的检测,单纯抗 HCV 治疗大多数患者可以获得缓解。

【诊断和鉴别诊断】

目前 SMZL 诊断的"金标准"仍然是脾脏组织病理活检,但是由于 SMZL 中位发病年龄超过 65 岁以及脾脏切除术本身存在一定风险,因此有相当一部分患者无法获得脾脏病理标本。因此 2008 年欧洲 B 细胞淋巴瘤协作组在回顾以往文献和兼顾临床实践的基础上提出了 SMZL 的诊断标准:①脾脏组织学病理及免疫表型提示 SMZL,同时慢性淋巴细胞白血病免疫表型积分 ≤ 2 分;或者②如不能获得脾脏组织学标本,但是具有典型血液和骨髓细胞形态学、免疫表型和骨髓窦内 CD20 阳性细胞浸润,即脾大者,如不能获得脾组织学,依据典型的血液和骨髓表现也可以确诊 SMZL。

由于 SMZL 和其他 B-CLPD 在细胞形态学特征、临床表现和免疫表型等方面存在相似之处,容易造成误诊,因此在确诊 SMZL 时需要与如下其他 B-CLPD 进行鉴别:

慢性淋巴细胞白血病/小淋巴细胞淋巴瘤(chronic lymphocytic leukemia/small lymphocytic lymphoma,CLL/SLL):是一种最常见的 B-CLPD,以小淋巴细胞在外周血、骨髓、脾脏和淋巴结聚集为特征,细胞周围一般没有绒毛样突起。骨髓活检可见间质、结节或弥漫性浸润,细胞核小、圆形,染色质呈颗粒状。免疫表型特点为 CD5 和 CD23 与 CD19 共表达。CD200 在 CLL/SLL 细胞中高表达,而在 SMZL 中表达阴性或低表达。常见的遗传学异常包括 del(13q14)、+12、del(11q22.3)、del(17p13)、del(6q23)等。

毛细胞白血病(hairy cell leukemia,HCL):也是一种少见的 B-CLPD,多数患者淋巴结无肿大,最突出的特点是脾大和全血细胞减少,外周血、骨髓或肝脾中可见较长绒毛样突起的"毛细胞"。细胞中等大小,染色质略显疏松,核仁缺少或模糊,大量浅蓝色胞质,呈现为特征性的煎鸡蛋样。骨髓穿刺常为"干抽"。骨髓活检显示间质浸润,大面积的弥漫性骨髓侵犯少见,网硬蛋白纤维可增加。免疫表型主要表达成熟 B 细胞相关抗原,且 CD20 和 CD22 均是高表达。Annexin A1 在 HCL 特异性表达。CD5、CD10、CD23 和 CD43 阴性。多数 HCL 患者存在 *BRAF* V600E 突变,可用于鉴别。

滤泡性淋巴瘤(follicular lymphoma,FL):主要以有裂细胞核的小淋巴细胞为主。骨髓活检可见诊断性的形态学特征:骨小梁旁浸润。免疫表型表达成熟 B 细胞相关抗原,生发中心抗原 CD10、Bcl-2 和 Bcl-6 阳性,部分患者 FMC7 和 CD23 阳性。主要的细胞遗传学异常为 t(14;18),见于 85%~90%FL。

套细胞淋巴瘤(mantle cell lymphoma,MCL):常表现为淋巴细胞增多,且脾大,淋巴结可以无明显肿大,肿瘤细胞中等大小,核边缘明显不规则或有切迹,类似于生发中心的中心细胞。免疫表型可同时表达 CD5 和 cyclinD$_1$,CD10、CD23 和 Bcl-6 常阴性。t(11;14)是特征性的染色体异常。

【治疗】

由于 SMZL 属于惰性淋巴瘤,因此在治疗前需要全面评估治疗指征,如果患者不存在肿瘤相关症状、脾大以及进行性的血细胞减少可以暂时观察,定期随访。若患者出现明显脾大,伴或不伴有脾功能亢进引起的全血细胞减少,外周血淋巴细胞快速上升,LDH 升高,表浅淋巴结肿大等肿瘤相关症状时需考虑接受进一步治疗。

部分 SMZL 伴有 HCV 感染,且 HCV 在 SMZL 发生发展中具有重要作用,因此对于具有明显脾大的 HCV 感染患者,无治疗禁忌的情况下首先建议单纯针对 HCV 进行治疗,如果疾病缓解则进入随访流程,如果对于抗 HCV 治疗没有反应或者存在治疗禁忌则建议针对 SMZL 进行治疗。

针对 SMZL 治疗,目前临床可选择利妥昔单抗单药或脾脏切除术进行一线治疗,并推荐利妥昔单抗维持治疗,而不推荐首选联合化疗的策略。单药利妥昔单抗一线治疗 SMZL 疗效确切且治疗相关不良反应小,诱导治疗后的利妥昔单抗维持治疗可以进一步提高治疗反应和患者生存时间。脾切除既往是开展最为广泛的一线治疗方法,但随着利妥昔单抗的全面应用并考虑脾切除手术本身存在的风险,目前仅推荐用于脾大、血细胞明显减少,利妥昔单抗治疗后脾脏缩小不理想且能够耐受手术的患者。在单药利妥昔单抗治疗的基础上加上化疗药物可以提高疗效,但存在治疗相关不良反应,因此在临床实践中需要根据患者的一般状况和耐受能力选择使用。

【典型病例简析】

1. **病历摘要**　患者,男,70 岁,以"全身乏力 1 年"为主诉入院。1 年前无明显诱因出现全身乏力,休息后可缓解,时有夜间盗汗。无畏冷发热、咳嗽咳痰、腹痛腹泻、尿急尿痛;无巩膜、皮肤黄染、酱油样尿、皮疹瘙痒;无皮肤青紫块、鼻出血、齿龈出血、呕血黑便、肉眼血尿;无骨痛、关节痛,未重视未诊治。入院前 1 周上述症状加重,伴有皮肤及巩膜黄染,遂入我院门诊查血常规提示白细胞 9.5×10^9/L,血红蛋白 82.0g/L,血小板 157.0×10^9/L,网织红细胞比例 2.58%。直接抗球蛋白试验(Coombs 试验)阳性(抗 IgG 和抗 C3)。门诊拟"自身免疫性溶血性贫血"收入住院。发病以来精神状态一般、食欲、睡眠尚可，大便 1 次 /d，成形色黄，量中，小便正常，近 1 年体重下降 5kg。

入院体检：体温 36.7℃，脉搏 103 次 /min，呼吸 19 次 /min，血压 112/71mmHg。神志清楚，贫血面容。全身皮肤黏膜苍黄，结膜苍黄，口唇苍白，未见肝掌、蜘蛛痣。全身浅表淋巴结未扪及肿大。胸骨无压痛，双肺呼吸音清，未闻及干湿啰音，未闻及胸膜摩擦音。心律齐，无杂音。腹软，左肋下 2cm 处可触及脾脏，边界清，表面光滑，质地较硬，无压痛，肝肋下未触及。肠鸣音 4 次 /min。双下肢无水肿。神经系统体征阴性。

入院后患者完善血生化：LDH 291.3U/L，ALB 39.8g/L。血 β_2 微球蛋白 8.50mg/L。乙肝相关检查：乙肝病毒核心抗体阳性，余阴性。丙肝抗体阴性。ANA+dsDNA+ENA：均为阴性。血清蛋白电泳：发现 M 蛋白条带。血清免疫固定电泳：单克隆免疫球蛋白类型为 IgM-κ 型。尿蛋白电泳：发现异常单克隆条带。尿本周蛋白电泳：尿本周氏蛋白阳类型为 κ 游离轻链型。血清蛋白定量：IgA 0.15g/L，IgG 7.29g/L，IgM 17.85g/L，κ 轻链 4.23g/L，λ 轻链 1.09g/L。骨髓常规：淋巴细胞比例增高，其中可见 30% 的异形淋巴细胞，细胞胞体较小，胞质量丰富，可见少许颗粒，细胞两端可见伪足状突起绒毛，染色质稍疏松，部分可见核仁 1~2 个。外周血形态：可见上述异形淋巴细胞占 6%。骨髓病理及免疫组化：骨髓增生极度活跃，淋巴细胞显著增生，呈弥漫性分布，网状纤维染色 (-)；CD19$^+$、CD20$^+$、PAX5 片状 (+)、CD5$^-$、CD10$^-$、CD23$^-$、CD38$^-$、BCL2$^-$、BCL6$^-$、cyclinD$_1^-$、TdT$^-$、Ki-67（5%)；形态考虑淋巴细胞增殖性肿瘤，免疫组化提示 B 细胞淋巴瘤（边缘区淋巴瘤)。骨髓流式细胞免疫分型：可见 41.9%的成熟淋巴细胞，其免疫表型为 CD19$^+$、CD20$^+$、CD5$^-$、CD10$^-$、CD34$^-$、CD117$^-$、CD13$^-$、CD7$^-$，膜表面免疫球蛋白 Kappa 轻链限制性表达。骨髓染色体：46，XY［20］。骨髓 IGH 基因 V区、D 区、IGK 基因、IGL 基因均检测到单克隆重排；TCRB、TCRD、TCRG 基因未检测到单克隆重排。颈部、双侧腋窝、双侧腹股沟区淋巴结彩超：均未见明显异常肿大淋巴结声像。电子胃镜：反流性食管炎（B 级)、隆起糜烂性胃炎。胃镜病理："胃窦" 黏膜中度慢性炎，轻度肠化。电子结肠镜检查：结肠多发息肉，内镜下息肉钳除术。肠镜病理："乙状结肠、直肠"增生性息肉。肺部 CT 平扫：右肺上叶结节影，建议随访；脾大，请结合临床。全腹部 CT 平扫：肝 Ⅰ、Ⅶ段小囊肿；脾大；左肾向前移位，左肾结石；前列腺增生。结合患者的症状和体征，骨髓组织学检查，骨髓细胞免疫表型和分子遗传学结果，诊断为脾边缘区淋巴瘤（IVB期)，IPI 评分：3 分，中高危。予 R-CHOP 方案化疗 1 个疗程。现仍在继续随访治疗中。

2. 分析和讨论 脾边缘区淋巴瘤（SMZL）是一种罕见的惰性 B 细胞淋巴瘤，慢性抗原刺激是主要发病机制。脾边缘区淋巴瘤的诊断基于临床表现、淋巴细胞的形态学检查、骨髓的组织学检查、细胞遗传学、免疫表型和脾脏组织学检查，通过脾组织活检、外周血象、骨髓象和临床表现可同其他淋巴瘤鉴别。

该例患者为老年男性，为 SMZL 的好发年龄，慢性起病，以免疫性溶血、脾大为首发表现，外周血和骨髓细胞学中可见典型的淋巴细胞，结合流式细胞学免疫表型，可诊断为SMZL。同时患者还有异常的单克隆 IgM-κ 型免疫球蛋白，以及 IGH 基因重排等分子遗传学异常均符合本病的临床特征，虽患者没有获得脾脏组织病理学，但依据以上实验室检查本病诊断是明确的。参照 NCCN 指南,一般认为,同绝大多数惰性非霍奇金淋巴瘤一样,SMZL 早期可观察等待至疾病进展再采取治疗。该患者临床评估为ⅣB 期,IPI 评分为 3 分,HCV 为阴性,由于患者 LDH 明显升高,并伴有 B 症状,因此具有治疗指征。患者一般情况尚可,考虑其能耐受化学治疗,以及利妥昔单抗联合化疗在 ORR 及 CR 率上具有优势,也可以在 PFS 上获得延长,故采用了利妥昔单克隆抗体联合 R-CHOP 方案治疗 1 疗程,化疗后患者贫血较前有所改善,拟继续下阶段治疗和随访。

(徐成波 廖 斌)

参 考 文 献

1. Swerdlow S H, Campo E, Harris N L, et al. WHO classification of tumours of haematopoietic and lymphoid yissues [M]. Lyon: IARC Press, 2008.
2. B 细胞慢性淋巴增殖性疾病诊断与鉴别诊断中国专家共识 (2018 年版)[J]. 中华血液学杂志 , 2018, 39 (5): 359-366.
3. 卢锦波 , 范磊 , 徐卫 , 等 . 脾边缘区淋巴瘤诊断和治疗进展 [J]. 临床血液学杂志 , 2015, 28(11): 1002-1006.
4. 沈悌 , 赵永强 . 血液病诊断与疗效标准 [M]. 第 4 版 . 北京 : 科学出版社 , 2018.

第四十二章　浆母细胞淋巴瘤

【概述】

浆母细胞淋巴瘤(plasmablastic lymphoma,PBL)是一种临床罕见的具有浆母细胞形态和免疫表型特征的 B 淋巴细胞增殖性疾病,最早由 Delecluse 等于 1997 年在人类免疫缺陷病毒阳性的弥漫大 B 细胞淋巴瘤中发现,该肿瘤细胞为弥漫性增殖的大 B 细胞,同时表达浆细胞相关抗原、缺乏成熟 B 细胞标记。鉴于本病高度侵袭的本质和浆细胞分化的特点,2008 年、2016 年版 WHO 淋巴及造血系统肿瘤分类均将其划归为弥漫大 B 细胞淋巴瘤中的一种罕见亚型。此肿瘤最初在口腔中发现,与 HIV 感染高度相关,后来也发现于其他部位,多为结外组织,并与其他原因导致的免疫功能低下也有关。

【病因和发病机制】

PBL 的发病机制尚不明确,可能与病毒感染、染色体畸变有关。有报道提出 69% 的 PBL 患者 HIV 阳性,有学者进一步发现 HIV 阳性的 PBL 患者存在 74% EBV 阳性。在机体免疫低下时,EBV 可通过 NF-κB 等途径抑制 B 细胞凋亡、恶变。*MYC* 基因及免疫球蛋白基因重排在 PBL 患者中较常见,同时 *p16* 基因过甲基化也可能与本病有关。

【临床表现】

1. **发病人群**　PBL 主要发病于成年人,中位发病年龄 38 岁,男性高于女性,本病好发于口腔,其他常见部位有上颌窦、鼻咽、胃肠道、皮肤、肺、胃肠道、软组织等;淋巴结少见。原发口腔患者男女比例为 5.7:1,其他发病部位则为 4:1。69% PBL 发生于 HIV 感染人群,33% 的 HIV 阴性 PBL 患者存在免疫抑制治疗史。

2. **症状和体征**　主要表现为结外肿块,其中 HIV 阳性 PBL 常见累及部位为口腔或下颚(48%),其次为胃肠道(12%)及皮肤(6%),40% 伴有骨髓累及,65% 以上处于 Ⅲ 或 Ⅳ 期,常伴有发热、盗汗、体重下降等 B 症状,HIV 阴性 PBL 合并 B 症状者相对较少(25%),累及部位更为广泛,但最主要仍为口腔或下颚,其次为胃肠道、鼻副窦、骨髓、皮肤及肺等。

【实验室检查】

1. **细胞形态学**　呈大型异型淋巴样细胞弥漫浸润,类似免疫母细胞或浆细胞,肿瘤细胞呈圆形或卵圆形,胞质丰富,核偏位,核仁明显。偶见核周空晕肿瘤细胞,核分裂象常见,浸润背景中含成熟小淋巴细胞及吞噬有核碎片的巨噬细胞,形成"满天星"样细胞。

2. **免疫学**　VS38c、CD38、MUM1 及 CD138 阳性,EBER 阳性,Ki67>80%,PAX5、CD20阴性或弱阳性。

3. **遗传学及分子生物学检验**　*MYC* 基因及免疫球蛋白基因重排是 PBL 常见的遗传学异常。

【诊断和鉴别诊断】

1. **诊断要点**

(1)中位发病年龄 38 岁,男性为主。最常见为口腔肿块,绝大多数(90%)与 HIV 感染有关,初诊时多为早期局限性病变;其他发病部位患者(多为结外)与 HIV 关系较小,但初诊时多为肿瘤扩散晚期。

(2)肿瘤细胞呈现弥漫生长,常见"星空"现象和大量凋亡小体,有丝分裂活跃,可有大片坏死。

(3)形态单一的大肿瘤细胞,常呈黏附性生长,胞质嗜碱深染。可表现为免疫母细胞样形态,具有明显的中央核仁,多见于 HIV(+)患者;也可表现为浆母细胞样形态,具有更丰富的胞质和偏位核,多见于 HIV(−)患者。

(4)免疫表型与浆细胞相似:$CD138^+$,$CD38^+$,$MUM1^+$,$CD79a^{+/-}$,单型胞浆轻链$^+$,$CD20^-$,$PAX5^-$,$CD45^-$;分裂指数高(Ki67);有的病例可表达 T 细胞抗原。

(5)75% 病例 $EBV(EBER)^+$,人类疱疹病毒 8 型$(HHV-8)^-$。

(6)少数病例有 Bcl-2/IgH 或 *MYC* 重组。

(7)Ig 重链和轻链基因呈克隆性重排。

2. **鉴别诊断**

(1)免疫母细胞型弥漫大 B 淋巴瘤:与 PBL 在形态学上有重叠,但免疫表型不同,通常$CD20^+$,$PAX5^+$,$CD45^+$,$BCL-6^{+/-}$,$CD10^{+/-}$,$EBER^-$;而 PBL 则 LCA^-,$CD20^-$,$CD138^+$,$EBER^+$。

(2)浆母细胞骨髓瘤(plasmablastic plasma cell myeloma):与 PBL 在形态学和免疫学上均重叠,但 EBER−。此外,以下证据有利于浆母细胞骨髓瘤的诊断:无免疫抑制病史,血清电泳发现单克隆免疫球蛋白,尿液含克隆轻链(本 - 周氏蛋白),影像学有溶骨性破坏。对于无法鉴别的病例,可以描述性诊断为:浆母细胞肿瘤,符合浆母细胞性淋巴瘤或间变性浆细胞瘤。

(3)$HHV-8^+$ 大 B 细胞淋巴瘤:发生在淋巴结和脾脏,细胞形态类似 PBL,但组织学背景和临床病史提示多中心 Castleman 病特征。免疫表型也与 PBL 不同:$HHV-8^+$,$cIgM^+$,$lambda^+$,$CD20^{+/-}$,$CD79a^-$,$CD138^-$,$EBER^-$。

（4）ALK⁺ 弥漫大 B 淋巴瘤：细胞形态和部分免疫表型（如 CD138⁺，CD20⁻）与 PBL 相似或一致，但所有病例 ALK⁺。

【治疗】

本病恶性度高，自然病程短，未接受治疗患者中位生存期为 3 个月，目前尚无统一治疗方案，主要以化疗为主，总体反应率为 77%，其中完全缓解率为 46%，部分解率为 31%。CHOP、CODOX-M/IVAC 是目前常用的方案。HIV 阳性患者联合高效抗逆转录病毒治疗（HAART）能够延长生存期，部分患者只接受抗病毒治疗也能取得缓解。化疗后进行自体造血干细胞移植被证实有利于延长 PFS、OS。

【典型病例简析】

1. **病历摘要** 患者，男，61 岁，以"反复左面颊部肿痛 2 个月余"为主诉入院。2 个月余前无明显诱因出现左面颊部肿痛，伴流脓涕、面部麻木，无眼部肿痛，无畏冷寒战，无头痛、头晕，无口腔牙龈出血，无鼻出血、排洗肉水样小便、排黑便，无骨骼关节酸痛，无巩膜黄染、尿黄。入院查体：T 36.0℃，P 61 次/min，R 20 次/min，BP 111/56mmHg，神志清楚、慢性病容，全身皮肤无黄染、瘀点、瘀斑，全身浅表淋巴结未触及肿大。左面颊部肿胀明显，皮肤无溃烂，左侧鼻腔不通畅，见少许血渗出。咽部无充血，双侧扁桃体无肿大。胸骨无压痛。双肺呼吸音清，未闻及干、湿啰音。心律齐，各瓣膜听诊区未闻及病理性杂音。腹平软，无压痛、反跳痛，肝脾肋下未及，移动性浊音阴性，肠鸣音 4 次/min。双下肢无水肿。神经系统未见异常。

入院后进一步检查。血常规：白细胞 5.10×10⁹/L，红细胞 3.36×10¹²/L，血小板 263×10⁹/L，中性粒细胞 51.20%，血红蛋白 101g/L。生化：低密度脂蛋白 4.90mmol/L，乳酸脱氢酶 256U/L，总胆固醇 6.83mmol/L，载脂蛋白 B 1.27g/L，载脂蛋白 A1 1.84g/L，余正常。艾滋病（抗原/抗体）：0.09（阴性）S/CO。腹部彩超：左肾可见一直径约 2cm×2cm 占位，未见明显血流信号，脾、胆、胰、右肾未见占位，胸腹部 CT：扫描层面双肺弥漫性病变，硅沉着病（矽肺）可能；肝右叶钙化灶，前列腺增生、钙化；腹主动脉及双侧髂总动脉硬化。行鼻窦 MRI 示左侧上颌窦占位，病灶向后外侧浸润至颞下窝、腭翼窝，向前侵犯至面部皮下，内缘侵犯至中后鼻道，向上侵及左侧筛窦，向下累及上牙槽。予行"左上颌窦肿物切除术"，并送病理科。左上颌窦及左下鼻甲病理（图 42-1）：免疫组化 CD38⁺、CD138⁺、CD10⁺、MUM1⁺、CD99 部分阳性、Ki-67 指数约 90%、EBER 原位杂交检测⁺、TIA-1⁺、LCA、CD20、CD79a、Perforin、PAX-5、CD15、CD30、CD34、

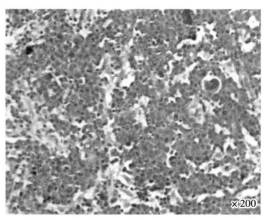

图 42-1 浆母细胞淋巴瘤细胞（HE 染色）

CD117、MPO、EMA、CD3、CD2、CD7、CD4、CD5、CD8、ALK、TdT、Grb、cgA、Syn、Vimentin、S-100、HMB45、Melan-A、AE1/AE3 及 NSE 均为阴性，提示浆母细胞型淋巴瘤。骨髓细胞学检查未发现淋巴瘤细胞。

经上述病理检查并结合临床表现，诊断为：①浆母细胞型淋巴瘤Ⅳ期；②双上肺陈旧性肺结核；③矽肺。予"CHOP"方案化疗 2 个疗程，左颊部肿痛明显缓解，拟进一步治疗及行自体造血干细胞移植，患者拒绝进一步治疗未再随访。

2. 分析和讨论　患者为老年男性，发病急骤，以颊部肿物为主要表现，术后病理提示肿瘤细胞体积大，外形呈圆形、卵圆形，胞质丰富，核仁明显，核分裂象常见，免疫组化提示 CD38、CD138、Mum-1、EBER 原位杂交检测阳性，CD20、PAX-5 阴性，Ki-67 指数大于 80%，故浆母细胞淋巴瘤诊断明确，虽骨髓象未发现淋巴瘤细胞，但广泛累及结外器官，考虑达Ⅳ期。该患者 HIV 病毒标志呈阴性，血象、肝肾功能、心肺功能尚可，治疗上予 CHOP 方案化疗 2 疗程达部分缓解，拟进一步化疗及行自体造血干细胞移植，因患者拒绝而未能进行。

（李纯团　朱雄鹏）

参 考 文 献

1. Delecluse H J, Anagnostopoulos I, Dallenbach F, et al. Plasmablastic lymphomas of the oral cavity: a new entity associated with the human immunodeficiency virus infection [J]. Blood, 1997, 89(4): 1413-1420.

2. Tamaru J I. 2016 revision of the WHO classification of lymphoid neoplasms. Rinsho Ketsueki [J]. 2017, 58(10): 2188-2193.

3. Castillo J J, Winer E S, Stachurski D, et al. Clinical and pathological Differences between human immunodeficiency virus-positive and human immunodeficiencyvirus-negative patients with plasmablastic lymphoma [J]. Leuk Lymphoma, 2010, 51(11): 2047-2053.

4. Castillo J, Pantanowitz L, Dezube B J. HIV-associated plasmablastic lymphoma: lessons learned from 112 published cases. Am J Hematol [J]. 2008, 83(10): 804-809.

5. Valera A, Balagué O, Colomo L, et al. IG/MYC rearrangements are the main cytogenetic alteration in plasmablastic lymphomas [J]. Am J Surg Pathol, 2010, 34(11): 1686-1694.

6. Al-Malki M M, Castillo J J, Sloan J M, et al. Hematopoietic cell transplantation for plasmablastic lymphoma: a review [J]. Biol Blood Marrow Transplant, 2014, 20(12): 1877-1884.

第四十三章　乳房假体相关间变性大细胞淋巴瘤

【概述】

乳房假体相关间变性大细胞淋巴瘤（breast implant associated-anaplastic large cell lymphoma，BIA-ALCL）是一种罕见的特殊类型的 T 细胞淋巴瘤，而不是乳腺癌或乳腺肿瘤。可产生于乳房植入物周围的积液或瘢痕包膜中。BIA-ALCL 与非假体相关性 ALCL 不同的是，所有 BIA-ALCL 病例都呈现 ALK 阴性及 CD30 阳性的特点。自 1997 年首例 BIA-ALCL 被报道以来，乳房假体与间变性大细胞淋巴瘤之间的关系逐渐受到整形外科与肿瘤学专家的重视。2017 年 3 月美国 FDA 确认乳房假体植入可能与 ALCL 相关。BIA-ALCL 进展缓慢，预后相对较好，但仍可能威胁患者生命。随着近年来整形技术的不断发展，乳房假体正越来越受欢迎，BIA-ALCL 应引起医生和患者的重视，在行乳房假体植入术前应告知患者有导致 BIA-ALCL 的风险。

【病因与发病机制】

对于 BIA-ALCL 产生的原因，国内外很多专家学者都进行了大量的探索研究。可能的发病机制：

1. 与毛面假体存在相关性，而与假体内填充物以及使用假体目的无关。

2. 国内外多项研究显示：与欧美国家女性相比，亚洲女性的 BIA-ALCL 发生率更低，这表明 BIA-ALCL 的发生可能存在遗传易感性。

3. 慢性炎症刺激所引起的免疫应答，而这个刺激很有可能是细菌。因为细菌生物膜在置入乳房假体时即普遍存在。相关研究也表明：毛面假体中的细菌载量要高于光面假体，并含有数量更多的淋巴细胞，主要为 T 淋巴细胞。慢性炎症刺激可产生异常 CD30 细胞，并且导致 TNF-α 过量产生，可能直接导致 CD30$^+$ 的淋巴细胞增生性疾病，并在疾病的发展进程中发挥一定作用。

4. 基因突变。通过少数分子水平研究，获得了 *JAK1* 与 *STAT3* 的激活突变，表明 BIA-ALCL 可能是来源于基因突变，肿瘤的产生就是自体细胞在抗原的刺激下产生基因突变，而具有生存优势的细胞克隆不断进行增殖，从而导致恶性肿瘤的产生。

【临床表现】

1. **流行病学**　从 2000 年到 2016 年,隆胸手术的统计数据上升了 37%,乳房切除手术后进行重建的统计数据上升了 39%。根据美国整形外科医生协会提供的数据,每年接近 40 万美国妇女植入了乳房假体,其中约 30 万是隆胸,约 10 万是癌症后的重建。美国食品药品监督管理局(简称 FDA)目前无法确定 BIA-ALCL 病例的确切数量,截至 2017 年 2 月 1 日,FDA 称已经接收到 359 份 BIA-ALCL 的报告,包括 9 例死亡,发生率并不高。美国一项回顾性研究分析了 1996—2015 年 100 例 BIA-ALCL 患者,毛面假体植入患者中 BIA-ALCL 发病率为 203/ 亿人,而乳腺原发性 ALCL 发病率仅为 3/ 亿人,毛面假体植入后发病率升高 67.6 倍。毛面假体植入后患 BIA-ALCL 的终生患病率为 3.3/10 万人。

2. **临床特征**　乳房淋巴瘤是一种较为罕见的恶性肿瘤,在淋巴瘤中占 1.0%~2.0%,在乳房性肿瘤中仅占 0.4%~0.5%。ALCL 属于非霍奇金淋巴瘤,可分为原发性和继发性。原发性又分为皮肤性和系统性,肿瘤细胞为 $CD30^+$,主要由 T 淋巴细胞异常增生所致,占全部非霍奇金淋巴瘤的 2.0%~7.0%。又根据 ALK 融合蛋白表达的不同,ALCL 可进一步分为 ALK^- 和 ALK^+ 淋巴瘤。以往研究表明,ALK^- 的 ALCL 更具有侵袭性,在积极治疗的情况下,5 年生存率仅 40%,而 ALK^+ 患者可达 80%。BIA-ALCL 属于 ALCL。Gidengil 等通过对以往 54 例病例分析,除 1 例外,BIA-ALCL 均为 ALK^-。这一特点与原发系统性 ALCL 类似,但后者往往呈侵袭性,预后较差而前者进展缓慢且治疗有效,这一特点又与原发皮肤性 ALCL 相似。原发皮肤性 ALCL 一般表现为 ALK^+。

BIA-ALCL 总体预后较好,但其仍然具有侵袭性。患者被诊断为 BIA-ALCL 后中位生存期为 13 年,3 年生存率为 93.0%,5 年生存率可达 89.0%,并且很大程度上取决于首发症状。首先表现为假体周围积液的 BIA-ALCL 几乎无致死的可能;表现为乳房包块的 BIA-ALCL 更加具有侵袭性,诊断时多有淋巴结的转移,在积极进行手术治疗及放化疗辅助治疗后,结局仍不理想。

3. **发病人群及时间**　BIA-ALCL 发病于接受乳房假体植入术的成年女性。

大部分在假体植入手术后 2~28 年发病,平均时间是 7~8 年。

4. **症状和体征**

(1)迟发性假体周围积液:超过 50% BIA-ALCL 患者出现迟发性假体周围积液,是最常见的标志特征,平均出现时间为 9.3 年(假体植入后 4 个月至 25 年),可伴或不伴疼痛。

(2)乳房肿块:见于 20%~30% 的 BIA-ALCL 患者。乳房包块均起源于假体瘢痕包膜,伴或不伴疼痛。

(3)乳房局部疼痛:20% 的患者首发症状仅表现为乳房区域疼痛、皮肤红肿、溃疡等。

(4)淋巴结肿大:本病很少以淋巴结肿大为首发症状,除乳房外,结外累及少见。发病时常局限于 Ⅰ ~ Ⅱ期。

【实验室检查】

1. **细胞形态学**　细胞体积较大或中等,呈圆形、椭圆形或不规则。核为圆形、卵圆形或不规则形,有胚胎样核,其核形弯曲,核膜一侧平滑微凸,另一侧凹陷有多个切迹。有的瘤细胞核类似霍奇金的 R-S 细胞样的双核瘤细胞,但无诊断性 R-S 细胞。有时可见排列为马蹄形或花环状的多核巨细胞,染色质为粗块状,核仁明显嗜酸性(图 43-1)。

2. **免疫学**　肿瘤细胞表达 CD30、CD3、CD43、EMA、Ki-67 增殖指数约 80%,不表达 ALK、CD20、CD10、CD56、PAX-5、TIA 及 MPO(图 43-2)。

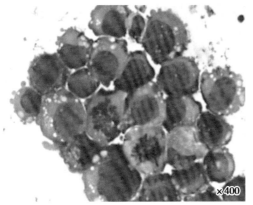

图 43-1　间变大细胞淋巴瘤细胞(瑞士染色)

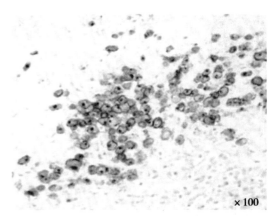

图 43-2　间变大细胞淋巴瘤细胞 CD30 阳性

3. **遗传学及分子生物学检验**　最常见的染色体异常是 t(2;25),在 ALK 相关基因中,*NPM1*t(2;5)(p23;q35)最为常见。

4. **影像学**　影像学在诊断 BIA-ALCL 过程中非常重要,但不具有特异性。在检查积液方面,超声及 MRI 是最敏感的两种手段;在检查乳房包块方面,超声、CT 及 MRI 敏感性无明显差别。

5. **血清学检验**　血清乳酸脱氢酶增高。

【诊断和鉴别诊断】

任何乳房假体植入术后大于 1 年乳房出现血肿,且不能用感染或外伤来解释,都应考虑 BIA-ALCL。结合病史、体征及实验室检查以确诊。多数患者以迟发性假体周围积液为首发表现,因此,超声是 BIA-ALCL 检查的首选方法,初步筛查可疑病例,同时联合 PET 以确定及监测疾病发生发展。收集疑似病例的体液或组织标本,行细胞学检查或免疫组化检查以明确诊断。

【治疗】

根据 2016 年年底美国国家综合癌症网(national comprehensive cancer network,NCCN)及 2017 年中国专家共识提出的 BIA-ALCL 治疗指导意见,对于 BIA-ALCL 的患者,首选治疗方法是通过手术将乳房假体取出，切除乳房假体包膜以及受累淋巴结。适当的外科手术早期切除全部包膜和肿块预后良好，病情消退常进展缓慢，但也有激进的个案，不充分的治疗可导致复发和进一步发展。

非手术疗法作为辅助治疗，包括化疗、放疗及自体干细胞移植，联合使用化疗方案，如 CHOP（环磷酰胺、阿霉素、长春新碱、泼尼松）。有学者研究表明，乳房肿块局限于包膜的患者，在行假体取出及包膜完全切除后，无需进行辅助放化疗，因为接受化学治疗与否并不影响总体的生存率；部分 BIA-ALCL 病例在进行积极化疗后会出现复发，但是，没有进一步的侵袭及远处转移，也不改变患者的预后情况，这点与原发皮肤性 ALCL 类似。然而对于在诊断时即累及淋巴结且出现淋巴结外转移的患者，应在充分进行手术治疗后积极进行化疗、放疗，甚至是自体造血干细胞移植。

【乳房假体植入患者的管理】

BIA-ALCL 发病率极低，国内尚未见报道。大多数预后良好，目前认为总体上并不影响乳房假体的安全性。根据 2017 年 BIA-ALCL 中国专家共识的建议，对于拟行乳房假体植入的患者，医生应在手术前告知 BIA-ALCL 的风险；对已植入假体的患者无需过度担心，不建议进行广泛筛查，也不必要取出假体，但需定期检查。对于有不明原因的乳房持续性积液、肿块、淋巴结肿大或其他异常的患者应高度重视，及时、诊断、充分的治疗及适当的监测具有重要意义。

【典型病例简析】

目前国内尚未见报道。

（陈鑫基　付丹晖）

参 考 文 献

1. Srinivasa D R, Miranda R N, Kaura A, et al. Global adverse event reports of breast implant-associated ALCL: An international review of 40 government authority Databases [J]. Plast Reconstr Surg, 2017, 139(5): 1029-1039.

2. Gidengil C A, Predmore Z, Mattke S, et al. Breast implant-associated Anaplastic large cell lymphoma: a systematic review [J]. Plast ReconstrSurg, 2015, 135(3): 713-720.

3. 滦杰, 罗盛康, 孙家明, 等. 2017 BIA-ALCL 中国专家共识 [J]. 中华整形外科杂志, 2017, 33(4): 241.

4. 亓雨禾, 杨燕文. 乳房假体相关的间变性大细胞淋巴瘤 [J]. 中国美容医学, 2017, 26(3): 127-130.

5. Shahriari N, Ferenczi K, Heald P W. Breast implant-associated anaplastic large cell lymphoma: A review and assessment of cutaneous manifestations [J]. Int J Womens Dermatol, 2017, 3(6): 140-144.

第四十四章　肝脾 γδT 细胞淋巴瘤

【概述】

肝脾 γδT 细胞淋巴瘤（hepatosplenic gamma-delta T-cell lymphoma，HSγδTCL）是一种罕见且高度侵袭性的外周 T 细胞淋巴瘤，主要起源于杀伤性的 γδT 淋巴细胞。该病于 1990 年首次由 Farcet 提出，典型临床特征为仅肝脾大而无全身淋巴结大，常伴盗汗、发热、体重减轻及乏力等 B 症状，多累及骨髓，常伴贫血、血小板减少及白细胞减少，容易并发噬血细胞综合征。

【病因和发病机制】

HSγδTCL 的病因及发病机制仍不明确，持久的抗原刺激和长期的免疫抑制可能是最危险的因素。大部分 HSγδTCL 发生在器官移植接受免疫抑制治疗后，尤其是硫唑嘌呤和 / 或环孢素治疗，使用 TNF-α 抑制剂联合硫嘌呤类等免疫抑制药物治疗自身免疫病患者如类风湿性关节炎、克罗恩病、牛皮癣等。另外，由疟原虫感染引起的抗原长期刺激也可发生 HSγδTCL。EBV 感染可能因持续抗原刺激使 γδT 瘤细胞持续活化，并对 HSγδTCL 产生影响。

【临床表现】

1. **发病人群**　HSγδTCL 多发病于年轻患者，Weidmann 和 Belhadj 等分别报道其中位发病年龄为 29 岁、34 岁，中位生存期为 8 个月、16 个月；魏拴增等学者报道平均发病年龄 32 岁，平均生存期 8.3 个月。性别分布差异明显，好发于男性，男女比例约为 9∶1。

2. **肝、脾浸润表现**　肿瘤细胞主要分布于结外，尤其是肝、脾浸润，淋巴结病变少见。几乎均有脾浸润导致的脾大，患者可以出现腹部不适，严重脾大可以自发性脾破裂导致腹痛；脾大导致脾功能亢进，常见血小板减少导致的出血，出血部位可遍及全身。80% 患者有肝大，可有肝功能异常导致的乏力、纳差表现。

3. **骨髓浸润表现**　HSγδTCL 在诊断时几乎均有骨髓累及，50%~80% 的患者外周血中可见肿瘤细胞。

4. **发热**　发热是 HSγδTCL 最常见的症状之一，主要原因是白细胞减少导致的感染，以呼吸道感染和消化道感染常见,严重者还可发生败血症、脓毒血症等。肿瘤本身也可发热,常伴盗汗、体重减轻及乏力等 B 症状,同时疾病容易继发噬血细胞综合征导致发热,体温可超过 39℃。

5. **噬血细胞综合征** HSγδTCL 常继发噬血细胞综合征,临床表现为发热、血细胞减少、肝脾大、铁蛋白升高等,骨髓涂片可见噬血现象。

【实验室检查】

1. **血常规及生化检查**

(1)血常规:HSγδTCL 患者几乎均有血细胞减少,最常见为血小板减少及贫血,其中约85% 血小板减少,84% 贫血,45% 白细胞减少。血小板减少程度与疾病进展具有明显相关性,即使脾切除术也不能逆转。获得完全缓解的患者出现血小板减少可能提示疾病复发。

(2)血生化:HSγδTCL 患者血清 LDH 常升高,通常 >3 000U/L,可见 β_2 微球蛋白增高,转氨酶及碱性磷酸酶轻度增高。

2. **病理特点** HSγδTCL 病理表现为肿瘤细胞在肝、脾、骨髓的窦内浸润,淋巴结多不累及。脾脏明显增大,主要侵犯红髓,脾索区及窦内受累,而白髓则萎缩或消失;肝脏可轻度增大,淋巴瘤细胞常沿肝窦浸润,典型表现为肝窦扩张,通常不侵犯肝门。骨髓活检可见粒、红、巨核三系细胞过度增生,多侵犯窦内,肿瘤细胞在 HE 染色切片上常难以发现,需通过免疫组织化学染色检测 T 细胞抗原才可发现。其免疫组化通常为:CD45RO⁺、CD2⁺、CD3⁺、CD4⁻/⁺、CD5⁻、CD7⁺、CD8⁻/⁺、CD20⁻(图 44-1、图 44-2)。

3. **免疫分型** 骨髓流式细胞免疫分型通常为 CD2⁺、CD3⁺、CD4⁻、CD5⁻、CD8⁻、CD7⁺,常有 NK 细胞表面抗原 CD16⁺、CD56⁺,极少数为 CD8⁺,亦可见 CD3⁻、CD5⁺、CD7⁻,也常见CD11b、CD11c、CD38、CD43 阳性表达,常表达 T 细胞胞质内抗原 -1(TIA-1),不表达细胞毒性分子颗粒酶 B(granzyme B)、穿孔素(perforin)、FasL 等。绝大多数表达 TCRγδ,少数表达TCRαβ。

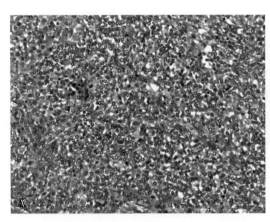
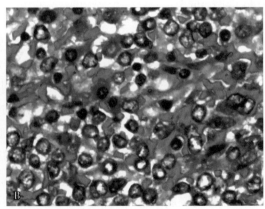

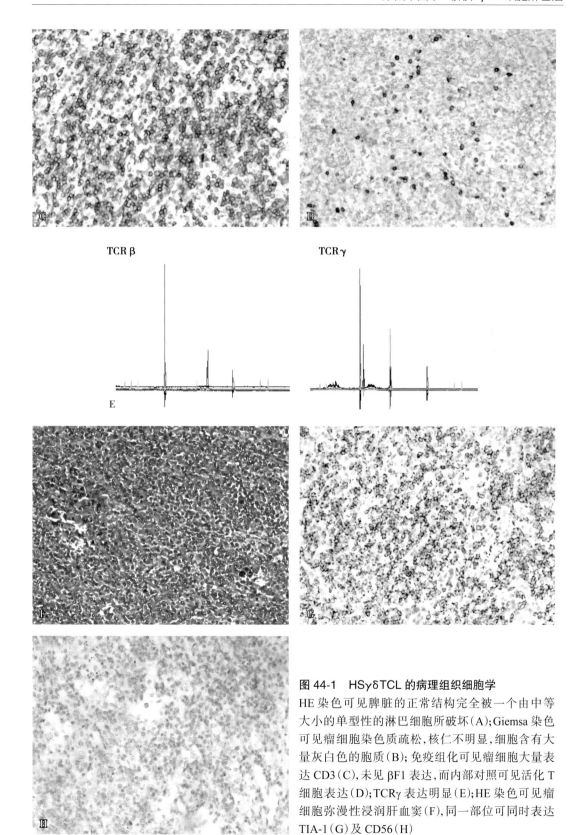

TCR β　　　　　　　TCR γ

图 44-1　HSγδTCL 的病理组织细胞学

HE 染色可见脾脏的正常结构完全被一个由中等大小的单型性的淋巴细胞所破坏（A）；Giemsa 染色可见瘤细胞染色质疏松，核仁不明显，细胞含有大量灰白色的胞质（B）；免疫组化可见瘤细胞大量表达 CD3（C），未见 βF1 表达，而内部对照可见活化 T 细胞表达（D）；TCRγ 表达明显（E）；HE 染色可见瘤细胞弥漫性浸润肝血窦（F），同一部位可同时表达 TIA-1（G）及 CD56（H）

4. 细胞遗传学及分子生物学检测 染色体及分子学改变:主要和常见的染色体异常是 i7q,其次是 +8、−Y、−21 及 11q14、t(7;14)(q34;q13)、2q23;q37 缺失等。HSγδTCL 还有独特的分子学特征:致癌基因 *FOS* 和 *VAV3*、*NK* 细胞相关的分子、与细胞运输相关的鞘氨醇磷酸酶受体 5、酪氨酸激酶 *SYK* 等基因高表达,而抑癌基因 *AIM1* 低表达。

【诊断和鉴别诊断】

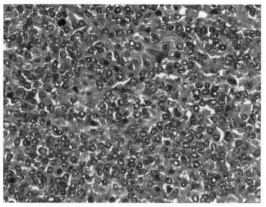

图 44-2 HSγδTCL 患者骨髓细胞学
图示骨髓增生活跃,可见分类不明细胞,巨核细胞血小板形成不良

该病进展较快,且临床表现无明显特异性,因此早期诊断较困难,从首次出现临床症状到确诊为 HSγδTCL 的中位时间为 60 天。大部分患者发病时有发热、脾大、体重减轻、盗汗,无淋巴结肿大,血常规可见血细胞减少,以血小板减少多见,但单纯根据临床表现容易误诊。以前经常通过脾脏切除诊断,由于该病常有骨髓累及,目前可通过骨髓穿刺后行免疫分型诊断,通常表达 CD2⁺、CD3⁺、CD7⁺,而 CD4⁻、CD8⁻,可见 CD16⁺、CD56⁺ 等 NK 细胞抗原表达,绝大多数表达 TCRβγ。目前关于该疾病尚无统一的诊断标准。

【治疗】

HSγδTCL 目前仍无很好的治疗方案,现有治疗包括以 CHOP 为基础的化疗、嘌呤类似物、造血干细胞移植、脾切除及靶向药物等,但受样本量小的限制,尚缺乏明确的循证医学证据,已有的报道疗效多数不佳。

1. 脾切除 在疾病诊断不明的情况下可行脾切除进行病理检查明确诊断,但脾切除仅能消除脾破裂的风险,短时间改善血细胞减少,但并不能延缓疾病的进展。

2. 常规化疗 常用方案有:标准 CHOP 方案、CHOP 类似方案、以铂类为基础的方案、Hype-CVAD、ICE、IVAC、ESHAP 等,可能使疾病获得短暂治疗反应,但多数患者很快复发或进展。

3. 造血干细胞移植 造血干细胞移植治疗 HSγδTCL 的疗效不十分明确,但可能使患者获得长期生存。Tanase 等回顾性分析了 25 例 HSγδTCL 患者,其中有 18 例行异基因造血干细胞移植,7 例接受了自体造血干细胞移植,中位随访 36 个月,分别有 2 例和 6 例复发,异基因造血干细胞移植后 3 年无进展生存率为 48%。最近的一项荟萃分析显示:54 例 HSγδTCL 接受异基因造血干细胞移植,移植前有 41% 患者达到 CR,43% PR,16% SD。移植后 PFS 和 OS 的中位时间分别为 18 个月和 68 个月,3 年无复发生存率为 42%,而 3 年总生存率达到 56%。国际血液和骨髓移植研究中心登记和随访了自 1999—2011 年接受异基因和自体造血干细胞移植的 HSγδTCL 患者,初始数据显示自体造血干细胞移植和异基因造血干细胞移植后存活率分别是 88% 和 68%,存活率差异无统计学意义。

4. 嘌呤核苷类似物　嘌呤核苷类似物是一种抑制细胞 DNA 合成而发挥免疫抑制和抗肿瘤作用的药物。喷司他丁是一种嘌呤类似物和强有效的腺苷脱氨酶抑制剂,具有选择性杀伤瘤细胞的作用,即使单药也可迅速、有效减少甚至彻底清除循环中的肿瘤细胞,同时明显改善肝脾大及 B 症状。Aldinucci 等应用喷司他丁治疗 4 例 HSγδTCL 患者,48 小时后有 3 例患者检测不出瘤细胞表达的 CD3 和 TCRγδ,1 例减少了 90%。Grigg 报道了 1 例对多种化疗药物耐药的 HSγδTCL 患者,单用喷司他丁治疗后获得了临床缓解。Iannito 等报道了应用单药喷司他丁治疗 1 例初诊 HSγδTCL 患者,疾病获得完全缓解(6 个月)。

5. 单克隆抗体　阿仑单抗是一种针对 CD52 的单克隆抗体,由于在 PTCL 中细胞高表达 CD52,因此该药物被批准用于治疗难治性 PTCL。Jaeger 等报道了 1 例 HSγδTCL 患者在阿仑单抗联合克拉屈滨治疗并予以阿仑单抗维持后获得了持续的临床和分子学缓解(27 个月),肿大的脾脏消失,骨髓和外周血的 *TCR* 基因重排转阴。Mittal 等用阿仑单抗联合氟达拉滨治疗 1 例在常规化疗无效的 HSγδTCL 患者,获得了 3 个月的缓解。

6. 叶酸拮抗剂　叶酸拮抗剂普拉曲沙已批准应用于治疗难治性 PTCL。Gumbs 等报道了 1 例 HSγδTCL 患者对环磷酰胺、喷司他丁、吉西他滨、脂质体阿霉素均无明显反应,在脾切除术后予以普拉曲沙治疗获得完全缓解后序贯异基因造血干细胞移植。

7. 其他药物及新的研究方向　蛋白酶体抑制剂硼替佐米和免疫调节剂来那度胺,单克隆抗体如贝伐单抗、Mogamulizumab,组蛋白去乙酰酶抑制剂如西达本胺、伏立诺他以及罗米地辛等,细胞抑制剂如依托泊苷、苯达莫司汀等在晚期或者复发的个别 PTCL 病例已有应用,但其对 HSγδTCL 的疗效仍有待研究。

【典型病例简析】

1. 病历摘要　患者,男,32 岁,以"反复发热 2 个月"为主诉于 2017 年 6 月 2 日入院。2 个月前因"反复咳嗽伴发热 1 周"就诊某医院,当时间断发热,可自行热退,无咯血,无腹痛、呕吐,无盗汗,CT 检查发现脾大,血常规:WBC 2.73×10^9/L,NE 百分比 19.8%,Hb 131g/L,PLT 85×10^9/L。骨髓细胞形态学:骨髓可见成堆及散在异常细胞,约占 11.5%。骨髓活检:增生减低,未见肿瘤细胞。*Bcr-Abl* 融合基因阴性。于外院行 PET/CT 检查:巨脾伴代谢轻微增高,中轴骨骨髓代谢增高,鼻咽部及双侧扁桃体黏膜增厚伴代谢增高,双侧颈部轻微代谢淋巴结,考虑血液系统病变,恶性淋巴瘤可能。1 个月前体温进一步升高,在 39.0℃左右,无寒战,无咳嗽咳痰,无腹胀腹痛等不适,遂转诊广州某医院,行鼻咽活检示鼻咽黏膜慢性炎症,伴隐窝上皮和淋巴组织增生。再次骨髓穿刺,右髂后骨髓示增生明显活跃,巨核系血小板形成欠佳。左髂后骨髓示增生明显活跃,可见原幼淋巴细胞 6.5%,组织细胞比例不高,易见噬血现象。骨髓活检:骨髓增生明显活跃,未见肿瘤细胞。免疫分型:表达异常的 NK/T 细胞,约 3.71%。建议脾切除病理检查进一步明确诊断,患者拒绝手术,转诊我院。发病以来,患者精神、食欲、睡眠尚可,大小便正常,体重减轻约 3kg。

入院体检:体温 38.4℃,心率 82 次/min,呼吸 20 次/min,血压 114/72mmHg。神志清楚,

贫血面容,全身无皮疹,无瘀血瘀斑,浅表淋巴结未触及肿大。胸骨无压痛,双肺未闻及干湿啰音。心律齐,无杂音。腹软,肝肋下未触及,脾甲乙线 18cm,甲丙线 20cm,丁戊线 +1cm,质地硬,无压痛,神经系统体征阴性。

入院后完善相关检查,血常规:WBC 1.54×10^9/L、NE 百分比 10.5%、Hb 103g/L、PLT 77×10^9/L。血生化:肝肾功能正常;LDH:99U/L;Fer>96μg/L。乙肝五项:HBsAg(+),HBeAg(+),HBcAb(+),PreS1(+);HBV DNA 定量:1.43×10^3IU/ml。浅表淋巴结 + 腹部彩超:未见肿大淋巴结,巨脾,肝脏大小正常。骨髓常规示骨髓增生活跃,可见分类不明细胞,巨核细胞血小板形成不良(图 44-3)。骨髓活检:可见 T 细胞源性淋巴瘤累及骨髓,γδT 细胞淋巴瘤可能性大(图 44-4)。免疫分型:可见异常 T 淋巴细胞,占有核细胞 9.11%,表达 CD3、CD56、TCRγδ、CD7、CD16、CD161、CD38、CD2、TIA-1,不表达 CD4、CD8、CD5、TCRαβ、CD57、CD25、CD26、CD30、perforin、granzyme B、CD10,结论:为 CD4⁻CD8⁻CD56⁻CD57⁻TCRγδ+T 淋巴细胞,异常 T 细胞表面表达 TIA-1,不表达 perforin、granzyme B,考虑 HSγδTCL。TCR 基因重排:*TCRB*、*TCRC*、*TCRD* 均阴性。诊断:HSγδTCL(Ⅳ期 B aIPI 3 分);乙肝表面抗原携带者。2017 年 7 月 8 日予以 EPOCH 方案化疗,规律恩替卡韦抗乙肝病毒治疗,化疗后出现高热,予以抗感染治疗体温不能控制,间断予以地塞米松可控制体温,复查 B 超提示肝脾大,血常规提示全血细胞减少,Fer 持续 >500μg/L,NK 细胞活性降低,sCD25>7 500IU/L,骨髓形态学可见噬血现象。考虑合并淋巴瘤相关噬血细胞综合征。于 2017 年 7 月 31 日予以 ESHAP+ 西达本胺方案治疗,化疗间期予以依托泊苷 + 甲强龙方案治疗淋巴瘤相关噬血细胞综合征,体温下降,脾脏明显缩小,Fer 较前明显下降。2017 年 8 月 23 日再次予以 ESHAP 化疗,并予以西达本胺维持,复查 B 超提示肝脏大小正常,脾脏较前明显缩小,血象较前改善,疗效评估 PR,现行移植前准备,准备行同胞全合异基因造血干细胞移植。

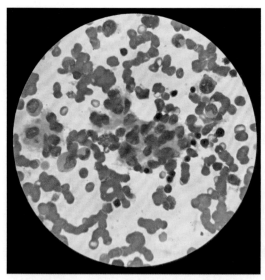

图 44-3　HSγδTCL 患者骨髓细胞学
瑞士染色:骨髓增生活跃,可见分类不明细胞,
巨核细胞血小板形成不良

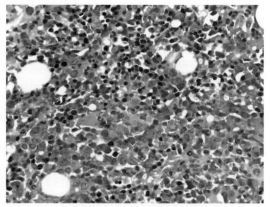

图 44-4　HSγδTCL 患者骨髓活检
可见 T 细胞源性淋巴瘤累及骨髓

2. 分析和讨论　该例患者为青年男性,以发热、咳嗽等感染症状起病,检查发现血细胞减少,以血小板减少为主,脾大,全身淋巴结无肿大,骨穿可见骨髓累及,免疫分型提示HSγδTCL,诊断 HSγδTCL(Ⅳ期 B aIPI 1 分)明确,予以 EPOCH 方案化疗,化疗后合并发热、血细胞减少、肝脾大、铁蛋白升高、NK 细胞活性降低,sCD25 升高及骨髓见噬血现象,诊断合并淋巴瘤相关噬血细胞综合征明确,采用含有依托泊苷 + 甲强龙的 ESHAP 方案化疗,并联合组蛋白去乙酰化酶抑制剂西达苯胺治疗,化疗间期予以 VP16+ 激素治疗噬血细胞综合征,两个疗程后获得治疗反应,达到部分缓解。采用组蛋白去乙酰化酶抑制剂西达苯胺联合化疗在治疗 PTCL 取得较好治疗反应,但因患者为年轻男性,*TCR* 重排阴性,为不良预后因素,并且患者有同胞全相合供者,因此在患者西达本胺联合化疗基础上,结合异基因造血干细胞移植,可能对疾病控制更为有益。

(周　勇　徐　兵)

参 考 文 献

1. 刘朵平,田卫伟,马梁明,等 . 肝脾 T 细胞淋巴瘤诊治进展 [J]. 中华临床医师杂志 (电子版),2017,11(01): 127-131

2. Tanase A, Schmitz N, Stein H, et al. Allogeneic and autologous stem cell Transplantation for hepato-splenic T-cell lymphoma: a retrospective study of the EBMT Lymphoma Working Party [J]. Leukemia, 2015, 29(3): 686-688.

3. Ferreri A J, Govi S, Pileri S A. Hepatosplenic gamma-delta T-cell lymphoma [J]. Crit Rev Oncol Hematol, 2012, 83(2): 283-292.

4. Tripodo C, Iannitto E, Florena A M, et al. Gamma-delta T-cell lymphomas [J]. Nat Rev Clin Oncol, 2009, 6(12): 707-717.

5. Calvaruso M, Gulino A, Buffa S, et al. Challenges and new prospects in hepatosplenic γδT-cell lymphoma [J]. Leuk Lymphoma, 2014, 55(11): 2457-2465.

6. Visnyei K, Grossbard M L, Shapira I. Hepatosplenic γδT-cell lymphoma: an overview [J]. Clin Lymphoma Myeloma Leuk, 2013, 13(4): 360-369.

第四十五章　侵袭性 NK 细胞白血病

【概述】

侵袭性 NK 细胞白血病（aggressive NK cell leukemia，ANKL）是一种自然杀伤细胞系统恶性增殖性疾病，大多数与 EB 病毒感染相关。1986 年由 Fpmandez 等首次提出 ANKL 的概念，但直至 2001 年 WHO 在"造血和淋巴组织肿瘤分类"中才将 ANKL 列为成熟 T 和 NK 细胞肿瘤的一个独特临床亚型。临床特征主要包括不明原因发热、肝脾大、黄疸、肝功异常、血细胞减少，外周血及骨髓中可见大颗粒淋巴细胞。典型的免疫表型为：CD2$^+$、CD3$^-$、cCD3ε$^+$、CD56$^+$，TCR 重排阴性。病程往往进展迅速，多数短期内死于多脏器功能衰竭。

【病因和发病机制】

可能与 EB 病毒（epstein-barrrvirus，EBV）感染有关，EBV 感染后 NK 细胞过渡表达膜型 Fas 配体（FasL）和分泌可溶性 FasL（sFasL），其分泌的 sFasL 抑制自身 Fas/FasL 介导的凋亡作用，使肿瘤细胞凋亡减少。此外 EBV 感染后 NK 细胞缺乏 Bcl-2 的表达，在体外迅速凋亡，而体内在 IFN-γ 作用下 NK 细胞可以自分泌的方式维持生存，抑制凋亡。

【临床表现】

1. **发病人群**　侵袭性 NK 细胞白血病常见于中青年人，中位年龄在 30~40 岁。男性发病率可能略高于女性。亚洲和中南美人群中多见。

2. **贫血**　早期大多仅轻度贫血，晚期贫血明显，患者表现为乏力、面色苍白、气促。

3. **发热和感染**　不明原因高热是 ANKL 最常见的症状，多数体温超过 39℃，常伴盗汗、体重下降。部分合并感染，以呼吸道感染和消化道感染常见，严重者还可发生败血症、脓毒血症等。

4. **出血**　出血亦是 ANKL 的常见症状，出血部位可遍及全身，皮肤黏膜、内脏均可。血小板低下和凝血功能障碍均是主要原因。

5. **白血病浸润**　肝、脾和/或淋巴结肿大常见，也可累及胃肠道和神经系统，表现黄疸、腹水、意识障碍等。

【实验室检查】

1. **细胞形态学**　早期白细胞可增多或减少，淋巴细胞比例增高。疾病后期出现全血细胞减少。外周血和骨髓中 ANKL 细胞体积比通常的大颗粒淋巴细胞大，典型的细胞通常表现为多形性，核圆形或不规则形，染色质较细，核仁明显或不明显，胞质丰富，色浅淡或嗜碱性，含有粗大嗜天青颗粒（图 45-1）。骨髓涂片中可见白血病细胞广泛或局灶性浸润，伴有反应性的组织细胞噬血现象。组织切片中白血病细胞呈弥漫性或片状浸润，细胞核圆形或不规则，染色质致密，小核仁，但有时呈现典型的多形性核。常见凋亡小体和坏死，伴或不伴有血管壁浸润或破坏。

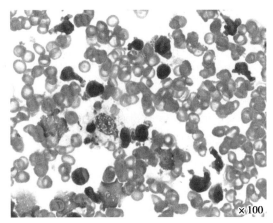

图 45-1　NK 细胞白血病细胞（瑞士染色）

2. **免疫学**

（1）细胞化学染色：ANKL 细胞过氧化物酶染色（POX）、糖原染色（PAS）均阴性。

（2）免疫学检验：ANKL 细胞具有成熟 NK 细胞肿瘤的共同表型 CD2⁺、CD3⁻、cCD3ε⁺、CD56⁺，无其他系列的特异性标记 sCD3⁻、CD19⁻、CD20⁻、MPO⁻，细胞毒分子如颗粒酶 B（granzyme B）、T 细胞胞质内抗原 -1（TIA-1）、穿孔素（perforin）等阳性表达。

3. **血清学检验**　超过 90% 患者存在 EBV 潜伏性感染，少部分患者可有明确的慢性活动性的 EBV 感染史。

4. **细胞遗传学及分子生物学检查**　ANKL 无特异性染色体异常，常见的改变是 del(6)(q21;q25)、7p−、17p−、13q− 等。T 细胞受体（*TCR*）基因重排阴性。

5. **其他**　ANKL 患者多合并凝血功能障碍、肝肾功能损害，合并噬血细胞综合征时铁蛋白明显升高。乳酸脱氢酶多明显升高。

【诊断和鉴别诊断】

目前国内外尚无统一的诊断标准，诊断要求满足下列条件：

1. 有发热、黄疸及肝脾大，部分可有淋巴结肿大、胸腹腔积液等。

2. 起病急骤，进展迅速，临床常呈侵袭性及暴发性过程，预后极差。

3. 形态学：外周血和 / 或骨髓中出现轻度不成熟的大淋巴细胞，胞质淡染，可见嗜天青颗粒，核染色质较细，偶见核仁。

4. 细胞免疫表型为 CD3⁻、cCD3ε⁺ 及 CD56⁺、CD57⁻，CD11b 和 CD16 可以阳性，T 细胞、B 细胞（CD19 和 CD20）和髓系（MPO）特异性标志抗原阴性。

5. TCR 和免疫球蛋白重链（IgH）为胚系构型。

6. EB 病毒感染的存在更支持诊断，但不是诊断的必要条件。

7. 排除其他引起大颗粒淋巴细胞增多的疾病。

【治疗】

ANKL 常呈暴发性起病,患者多数在诊断后短期内死于危及生命的并发症,如多器官功能衰竭、弥散性血管内凝血及噬血细胞综合征。ANKL 尚无统一的治疗方案。既往多采用蒽环类药物为基础的化疗方案,疗效差,大部分患者在 2 个月内死亡。研究发现 NK 肿瘤细胞表面高表达多药耐药基因($MDR1$)编码的多药转运 P 糖蛋白(P-gp),选择不受 P-gp/MDR-1 影响的抗肿瘤药物。国际上常以 L-asp、铂类为主的化疗方案作为一线化疗推荐方案,如 GELOX 方案(吉西他滨、左旋门冬酰胺酶、奥沙利铂)、LVP 方案(左旋门冬酰胺酶、长春新碱、泼尼松龙)、VIPD 方案(依托泊苷、异环磷酰胺、卡铂、地塞米松)、SMILE 方案(地塞米松、甲氨蝶呤、异环磷酰胺、左旋门冬酰胺酶、依托泊苷)等,并在病情缓解后尽快行异基因造血干细胞移植以争取彻底治愈。

【典型病例简析】

1. **病历摘要**　患者,女,41 岁,以"发热 17 天,右上腹闷痛 10 天"为主诉于 2013 年 8 月 12 日入院。入院 17 天前出现发热,午后为主,体温 38~39℃,伴畏冷,无其他感染表现。10 天前出现右上腹闷痛,伴面色变黄,伴恶心、呕吐,呕吐物为胃内容物,于外院查血常规示 WBC 11.32×10^9/L、Hb 97g/L、PLT 34×10^9/L、ALT 294U/L、AST 587U/L;总胆红素 76.1μmol/L,直接胆红素 51.1μmol/L,凝血检查:Fib 1.2g/L;APTT 41.8 秒;腹部 CT 提示胆囊颈部结石、慢性胆囊炎急性发作,脾大;骨穿:淋巴瘤可能;心彩超未见异常;PET/CT 示①血液系统病变累及肝和肝门淋巴结、脾、右肘窝和右腋窝,全身骨髓累及可能;②双侧胸腔积液伴双下肺不张;③盆腔少量积液,胆囊结石。诊断:慢性胆囊炎急性发作胆囊结石,淋巴瘤待排;予亚胺培南 + 万古霉素联合抗感染后体温较前下降,仍有间断发热,腹痛明显缓解。转诊我院。发病以来,患者精神、食欲、睡眠差,大小便正常,体重无明显减轻。

入院体检:体温 39℃,心率 108 次/min,呼吸 24 次/min,血压 123/75mmHg。神志清楚,倦怠外观,皮肤无出血点,右腋窝和右滑车可及肿大淋巴结,直径 1.5~2.0cm,质地中,无压痛,活动度好,面色苍黄,咽无充血。双侧甲状腺无肿大。双肺呼吸音清晰,双肺底可闻及干湿啰音。心律齐,心音正常,无杂音,腹肌软,无压痛、反跳痛。肝肋下 5cm,质中,边界清,无压痛。脾肋下 7cm,质地中,表面光滑,边界清,无压痛。双下肢轻度凹陷性水肿。

入院后查血常规:WBC 2.04×10^9/L、Hb 99g/L、PLT 20×10^9/L;生化:AST 431U/L,TBIL 65.1μmol/L,DBIL 48.9μmol/L,LDH 2 637U/L,ALB 26g/L;凝血指标:PT 16.5 秒,INR 1.36,APTT 47.5 秒,TT 31.5 秒,Fib 0.6g/L,D- 二聚体 17.84μg/ml,FDP 33.21μg/ml。免疫检查、风湿检查正常。EBV-CA-IgA 阳性、EBV-CA-IgM 阴性、EBC-CAD-IgG 阳性。EBV-DNA 3.84×10^6copies/ml,骨髓细胞学:可见 31.5% 分类不明细胞,1% 噬血细胞。骨髓流式细胞学:A 群 28%:CD2$^+$99.4%,CD7$^+$ 99.2%,CD56$^+$ 98.3%,CD10$^+$ 99.7%,HLA-DR$^+$ 28%,CD16$^-$,CD57$^-$,CD20$^-$,MPO$^-$,cCD3$^-$,CD79a$^-$;骨髓染色体:47~48,XX,der(1),+der(3),del(6p),+12

[cp6]/46,XX[14]。诊断为：侵袭性 NK/T 细胞白血病,弥散性血管内凝血,噬血细胞综合征,肺部感染,采用 P-GDP 方案化疗(培门冬酶 3 750U,第 1 日;吉西他滨 1 000mg/m²,第 1、8 日;顺铂 25mg/m²,第 1~3 日;地塞米松,40mg,第 1~4 日),并予抗感染、纠正 DIC 治疗,化疗后 20 天复查骨髓:可见 0.5% 幼淋细胞。后再予 P-GDP 方案化疗 5 疗程。于 2014 年 3 月 28 日予 BU/CY/FLU/Ara-c/VP-16 方案预处理(白舒非 0.8mg/kg,每 6 小时一次,d-10~-8;环磷酰胺 1.8g/m²,d-7、-6,氟达拉滨 30mg/m²,d-5~-3;阿糖胞苷 2g/m²,d-5~-3;依托泊苷 200mg,d-5~-3)行同胞全合 HLA10/10 异基因造血干细胞移植(男供女,血型 AB 供 A)。共回输单个核细胞 7.65×10⁸/(L·kg),CD34⁺ 5.06×10⁶/(L·kg)。移植过程出现发热、口腔黏膜破溃,经治疗后好转。移植后 18 天白细胞植活,26 天血小板植活。移植后未出现移植物抗宿主病,目前仍在随访中。

2. 分析和讨论 该例患者为中年女性,急性起病,以发热、肝功损害为首先表现,血常规示全血细胞减少,骨髓片中可见分类不明细胞及噬血细胞,骨髓流式细胞免疫分析主要表达为 CD56bright⁺/CD16⁻ 成熟 NK 细胞,合并复杂染色体核型,影像学检查提示骨髓、肝脾、淋巴结多发累及,侵袭性 NK/T 细胞白血病可确诊。

该病尚无统一的治疗方案,既往报道多采用以 CHOP 方案为基础的联合化疗,但因 ANKL 细胞表达 P-gp/MDR-1,作用底物包括长春碱类及蒽环类药物,导致较高的耐药性,该方案疗效差,大部分患者在 2 个月内死亡。2003 年我国学者报道显示采用门冬酰胺酶为基础方案治疗难治 NK/T 细胞淋巴瘤取得良好疗效。后多个研究也显示以门冬酰胺酶为基础方案均取得类似疗效。本例患者采用 P-GDP 方案化疗,一个疗程即获缓解,取得相当好的疗效,并采用同胞全合异基因造血干细胞移植进行巩固治疗,目前仍在随访中。提示采用以培门冬酶为基础的化疗方案可提高完全缓解率,并尽快行异基因造血干细胞移植巩固治疗可改善预后。

(李志峰 徐 兵)

参 考 文 献

1. 沈志祥,朱雄增.恶性淋巴瘤[M].北京,人民卫生出版社,2003.
2. 李春蕊,周剑峰.侵袭性自然杀伤细胞白血病的诊断与治疗[J].中华临床医师杂志,2010,4(4):11-14.
3. Tse E, Kwong Y L. How I treat NK/T-cell lymphomas[J]. Blood, 2013, 121(25): 4997-5005.
4. Yong W, Zheng W, Zhang Y, et al. L-asparaginase-based regimen in the Treatment of refractory midline nasal/nasal-type T/NK-cell lymphoma[J]. Int J Hematol, 2003, 78(2): 163-167.

第四十六章　蕈样肉芽肿

【概述】

蕈样肉芽肿（mycosis fungoides, MF）是一种低度恶性、嗜表皮性外周皮肤 T 细胞淋巴瘤，表现为阶梯式进展，具有独特的组织学、免疫学和遗传学特征。MF 以小至中等大小、具有脑回状细胞核的 T 淋巴细胞增殖为特征。

【病因和发病机制】

MF 的发病机制尚不清楚。目前的免疫学研究，一定程度上解释了 MF 的生物学行为。MF 患者皮肤和循环中的恶性 T 细胞表达皮肤淋巴抗原（cutaneous lymphocyte antigen, CLA），CLA 能与血管内皮细胞黏附分子 E 选择素（E-selectin）结合，使其归巢于皮肤。此外，肿瘤细胞表达 CC 类趋化因子受体 4（CCR4）、整合素黏附分子，如 $\alpha_E\beta_7$，早期病灶的淋巴细胞还高表达 T 细胞趋化因子受体 CXCR3；而病灶内细胞间黏附分子 -1（ICAM-1）表达增加，能与 CCR4 结合的 CCL17 和 CCL22 也高表达。上述分子的相互作用可能是 MF 嗜表皮性的原因。肿瘤期的病灶中，ICAM-1、CXCR3 表达明显减少，其嗜表皮性也随之丧失。

T 细胞凋亡受 Fas/Fas 配体（FasL）路径所调控。研究发现，不同阶段 MF 细胞均表达 Fas，且 MF 病灶中 FasL$^+$ 和 CD8$^+$ 细胞呈负相关，晚期病例普遍存在 FasL 高表达，CD8$^+$ 细胞显著减少，并出现凋亡。Scaris brick 等发现 22% 的 MF 患者存在微卫星不稳定（MSI），MSI 可能导致遗传不稳定，肿瘤期 MF 患者 MSI 更常见，提示 MSI 促进疾病进展和肿瘤抑制基因突变。近来，Karenko 等使用位点特异性 FISH，发现早期 MF（IA~IIA 期）患者（4 例 /8 例）出现 *NAV3* 基因缺失，而进展期病例，这一比例高达 85%（11 例 /13 例）。*NAV3* 可能与细胞增殖、分化、CTCL 细胞凋亡以及疾病进程中免疫表型由 Th1 型向 Th2 型倾斜有关。其他报道的突变基因还包括 *JUNB*、*p53*、*p15*、*p16* 和 *PTEN* 等，多出现在疾病晚期。

经典的阶段式进展，恶性程度逐步提高，提示 MF 为多因素、多阶段的渐进性过程。

【临床表现】

1. **发病人群**　MF 多中老年人发病，平均发病年龄 60~70 岁。30 岁以下者少见。
2. **临床演变**　MF 进程呈惰性，临床表现为三期皮损，即红斑期、斑块期和肿瘤期，但三期可部分重叠,也可同时见到三期皮损,确诊往往需要多次皮肤活检。皮损开始到确诊的平均时间为 4~6 年。

(1)红斑期:又称蕈样前期,为非特异性皮肤病变,可持续数月、数年甚至 20~30 年。表现为非阳光直射部位皮肤受累,病灶大小不一;形态多样,可为红色斑疹、丘疹等,表面光滑或有细小灰褐色鳞屑。也可表现为水疱、苔藓样变等。可伴顽固性瘙痒。临床上类似银屑病、湿疹、异位性皮炎、神经性皮炎等而易误诊。常需多次皮肤活检以确诊。

(2)斑块期:又称浸润期,可由红斑期进展而来,也可直接出现。多为浸润性斑块,色黄褐或暗红,边缘有淡紫或白晕,大小形状不一,质实富有弹性,高低不平,肉芽肿样,斑块渐增大或融合,重者遍及全身。可伴瘙痒。浸润处毛发常脱落。皮肤异色病(poikiloderma)是斑块期具有相对特异性的临床表现,如临床发现非阳光照射部位持续的异色红斑,应活检以排除 MF。

(3)肿瘤期:表现为斑片或斑块结节,大小不等,以头面部、背部、四肢近端及皮肤皱褶处多见,色灰白或褐红。生长速度不均,基底宽阔或狭小,如蒂状或蕈样,融合成片。早期破溃,溃疡较深,椭圆形,基底覆以坏死组织或黑痂。多无疼痛,愈合后留下瘢痕或色素沉着。恶性度较高者斑片、斑块及结节并存。脱发多见,全身症状可有乏力、消瘦、发热等。

肿瘤期患者易出现其他器官受累,侵犯局部淋巴结最为常见,受累脏器包括肺、脾、肝、肾,以及骨髓、中枢神经系统等。

【实验室检查】

1. **细胞形态学**　MF 的血象和骨髓象多数正常。Sézary 综合征者,外周血 Sézary 细胞超过 10%。

2. **组织病理学**　皮肤活检前通常要求停止局部治疗 2~4 周,特别是糖皮质激素和免疫抑制剂。

红斑期:早期与非特异性皮炎不易区别,核大深染、呈脑回状(cerebriform)的不典型 T 淋巴细胞,即 MF 细胞。这些细胞出现 Pautrier 脓疡形成,或亲表皮现象,伴有细胞异形性,则高度提示蕈样肉芽肿。

斑块期:有亲表皮现象。淋巴细胞、组织细胞、嗜酸性粒细胞和浆细胞等在真皮上部呈带状或弥漫分布,在真皮下部呈片状分布。可见异形性的淋巴细胞(MF 细胞)。

肿瘤期:真皮及皮下组织肿瘤细胞广泛浸润。浸润细胞多由 MF 细胞组成,细胞形态不规则,大小差别显著,核染色深,异型性,常见有丝分裂。

3. **免疫组织化学**　已证实,MF 细胞中绝大多数为辅助/记忆性 T 细胞,$CD2^+$、$CD3^+$、$CD4^+$、$CD5^+$、$CD45 RO^+$、$CD8^-$、$TCR\beta^+$、$CD30^-$。$CD4^-$、$CD8^+$ 成熟 T 细胞表型的 MF 病例也有报道,它们的临床特征和预后与 $CD4^+$ 病例类似。当疾病进展时可以出现 CD7、CD2 和 CD5 的丢失;嗜表皮脑回状细胞 CD7、CD2、CD5 的丢失有助于诊断。在 10% 的斑块期病例,$CD4^+$ 的嗜表皮细胞可以表达细胞毒表型(TIA-1、颗粒酶 B),当疾病出现大细胞转化时更为普遍。$CD56^+$ 的 MF 病例罕见。

4. 细胞和分子遗传学　大多数斑块期和肿瘤期病例，及约 1/2 的红斑期病例，可以检测到 T 细胞受体 γ 基因的单克隆重排。迄今未发现重现性、MF 特异性的染色体异常。G 带研究显示 MF 常见染色体 6、13、15 和 17 数量异常，染色体 3、9 和 13 结构异常。在疾病晚期，染色体异常（尤其是 1、6 和 11）随着疾病的进展而增加，具有预后意义。8 号和 17 号染色体异常与疾病的活动性和进展性有关。

【诊断和鉴别诊断】

1. 诊断标准　MF 的诊断主要根据以皮肤病变为主的临床表现，结合皮肤的病理学检查特征而确定。MF 早期临床表现无特异性，诊断往往有一定困难。国际皮肤淋巴瘤协会（international society for cutaneous lymphoma，ISCL）于 2005 年发布了早期 MF 的诊断标准（表 46-1），参照 ISCL 标准累积 4 分或以上可诊断 MF。表 46-2 为蕈样肉芽肿和 Sèzary 综合征分期标准。

2. 鉴别诊断　本病需与以下疾病鉴别：

（1）良性病变：包括湿疹样、苔藓样、银屑病样皮肤病变等。早期斑片期 MF 易与炎症性疾病混淆，病理学上，炎症性病变的真皮浅层和乳头层有明显水肿，炎症细胞呈烧瓶样积聚，瓶口向角质层等。对于无法排除 MF 的病例，应多部位活检。

表 46-1　ISCL 推荐的早期蕈样肉芽肿诊断积分系统

标准	
临床特征	
基本标准：持续和 / 或进展性的斑片 / 薄斑块	
附加标准：1）非阳光暴露部位	
2）大小 / 形态可变异	基本标准加两条附加标准积 2 分
3）皮肤异色症	基本标准加一条附加标准积 1 分
组织病理学	
基本标准：表浅淋巴样细胞浸润	基本标准加两条附加标准积 2 分
附加标准：1）不伴海绵水肿的嗜表皮性	基本标准加一条附加标准积 1 分
2）淋巴样细胞的非典型性 *	
分子生物学	1 分
TCR 基因克隆性重排	
免疫病理学	
1）浸润 T 细胞中 CD2+、CD3++ 和 / 或 CD5++ 细胞 <50%	满足 1 项或多项均 1 分
2）浸润 T 细胞 CD7+* T 细胞 <10%	
3）真皮、表皮 CD2、CD3、CD5、CD7 表达不一致 **	

*非典型性指这些细胞核大深染、不规则或呈脑回状；** 表皮 T 细胞抗原缺失

表 46-2　ISCL/EORTC 重新修订的蕈样肉芽肿和 Sèzary 综合征分期标准

TNMB 分期	
皮肤	
T1	局限性斑片 *、丘疹和 / 或斑块 **<10% 体表面积。可以再分为 T1a(仅斑片)和 T1b(斑块 ± 斑片)
T2	斑片、丘疹或斑块 > 10% 体表面积。可以再分为 T2a(仅斑片)和 T2b(斑块 ± 斑片)
T3	一个或多个肿块 ***(≥ lcm 直径)
T4	红皮病≥ 80% 体表面积
淋巴结	
N0	临床无异常外周淋巴结 ****,无须活检
N1	临床有异常外周淋巴结;组织病理学 Dutchl 级或 NCI$_{0-2}$
N1a	克隆阴性 #
Nlb	克隆阳性 #
N2	临床有异常外周淋巴结,组织病理学 Dutch2 级或 NCI$_3$
N2a	克隆阴性 #
N2b	克隆阳性 #
N3	临床有异常外周淋巴结,组织病理学 Dumh4 级或 NCI$_4$,克隆阳性或阴性
Nx	临床有异常外周淋巴结,无组织学证据
脏器	
M0	无脏器累及
M1	脏器累及(须病理学 ***** 确诊且所累及脏器明确)
血液	
B0	无显著血液累积;不典型(Sèzary)细胞≤外周血淋巴细胞 5% ******
B0a	克隆阴性 #
B0b	克隆阳性 #
B1	低血液肿瘤负荷;不典型(Sèzary)细胞 > 外周血淋巴细胞 5%,但未达到 B2
B1a	克隆阴性 #
B1b	克隆阳性 #
B2	高血液肿瘤负荷;Sèzary 细胞 >1 000/μl 且克隆阳性

注:* 斑片指任何大小的无显著高于皮面和硬化的皮肤病灶。需要注意有无色素沉着或脱失、瘢痕、结痂及皮肤异色症。

** 斑块指任何大小的高于皮面或硬化的皮肤病灶,需要注意有无瘢痕、结痂及皮肤异色症。组织学上需要注意如有无亲毛囊性或大细胞转化(>25% 大细胞)、CD30 阳性或阴性等特征,临床需要注意有无溃疡。

*** 肿块指至少直径 1cm 以上固定或结节性、纵向生长的病灶。注意病灶的数量、总体积、最大病灶、累及皮肤区域;注意有无大细胞转化、CD30 阳性或阴性等特征。

**** 异常的外周淋巴结指任体格检查时可以触及的固定、不规则、成群或直径 1.5cm 以上的淋巴结。体格检查的淋巴结群包括颈部、锁骨上、滑车上、腋下和腹股沟的淋巴结。由于中心淋巴结很难进行病理学检查,通常不用于淋巴结分期,除非用于 N3 组织病理学分期。

***** 脾脏和肝脏可以通过影像学标准诊断。

******Sèzary 细胞指深染、脑回状细胞核的淋巴细胞。如果不能通过检测 Sèzary 细胞负荷来决定 B2 分期,可以通过以下两条 ISCL 标准之一联合 TCR 克隆性重排阳性加以替代:①CD4$^+$ 或 CD3$^+$ 细胞扩增、CD4$^+$/CD8$^+$ 比例超过 10 ;②CD7 或 CD26 缺失的 CD4$^+$ 细胞扩增。

#T 细胞克隆指通过 PCR 或 Southern blot 检侧 T 细胞受体基因阳性。

（2）其他皮肤 T 细胞淋巴瘤：包括皮肤间变性大细胞淋巴瘤、原发皮肤 γδT 细胞淋巴瘤、淋巴瘤样丘疹病、侵袭性嗜表皮 CD8 阳性细胞毒性 T 淋巴瘤等。MF 和其他类型皮肤淋巴瘤在临床表现和组织学上存在一定重叠，需结合病理学、免疫表型、基因重排等鉴别。

（3）B 细胞淋巴瘤和髓细胞性白血病亦可累及皮肤。根据瘤细胞形态学、抗原表达、有无免疫球蛋白轻链重排等有助于鉴别。

【治疗】

MF 的治疗应根据患者的疾病分期、年龄和全身情况而定。红斑期 MF 可进行皮肤局部治疗，斑块期及肿瘤期伴有淋巴结或内脏受累的蕈样肉芽肿患者应考虑全身化疗。研究显示，红斑期患者仅用皮肤局部治疗和进行联合化疗，生存期相似。

1. 红斑期和斑块期主要选用局部外用化疗药物，如氮芥、卡莫司汀、糖皮质激素；或光疗，如补骨脂素加紫外线 A 照射方法（psoralen plus ultraviolet a phototherapy，PUVA）、体外光化疗法（extracorporea1 photochemotherapy，ECP）等。

2. 局部化疗和光化学疗法无效时，采用放疗（皮肤电子束照射治疗），或加全身化疗。

3. 全身化疗，仅用于复发患者、局部化疗无效或淋巴结及内脏受累的患者。常用甲氨蝶呤、吉西他滨、多柔比星、喷司他丁、依托泊苷、环磷酰胺等。总有效率 20%~50%，有效期较短暂。

4. 辅助治疗可选择口服维甲酸等；干扰素和细胞因子、视黄醛衍生物等药物也有报道，疗效不一；近年来新型药物问世，为 MF 的治疗提供了新方法，如组蛋白乙酰化酶抑制剂 Vorinostat、IL-2 受体靶向的细胞毒融合蛋白等，治疗有效率约为 30%。文献报道，阿伦单抗治疗有效率 30%~60%，主要不良反应为输液相关反应、血细胞减少以及感染。

5. 造血干细胞移植，对于进展型 MF，自体造血干细胞移植的缓解期短，复发率高；异基因造血干细胞移植可使 2/3 的患者获得长期缓解，为可选治疗方案。

【典型病例简析】

1. **病历摘要**　患者，女，45 岁，以"反复皮肤红斑 10 年，加重伴破溃 1 年"为主诉入院。2007 年，无明显诱因腹部及腰背部出现散在红斑，斑片呈局限性、扁平、表面见鳞屑，伴瘙痒，无发热、盗汗、消瘦。于社区医院诊断"湿疹"，予抗炎止痒治疗，症状无改善。2013 年躯干斑片明显加重，斑片呈暗红色厚垫状，表面紧张、光亮、高低不平，就诊于外院，仍诊断"湿疹"，予抗炎消肿治疗，症状无改善。2014 年，因斑片未消退，先后于多家医院行皮疹活检，均提示"蕈样霉菌病（皮肤的 T 细胞淋巴瘤）早期（斑片期）"。予"维 A 酸、干扰素"及紫外线照射治疗。躯干及腰背部红斑面积逐渐缩小，皮损逐渐消退，原皮损处残留棕色色素沉着。出院后规律使用"维 A 酸、干扰素"及紫外线照射治疗。2015 年，双下肢出现大面积红斑，呈不规则隆起状，部分斑块破溃，界限清楚，局部略疼痛，右下肢肿胀，右足及右第三趾斑块表面反复渗出结痂呈蛎壳状，活动时渗液明显。遂于外院行紫外线照射治疗，无好转。2016 年 2 月起，右下肢广泛溃烂，局部渗液，伴右第三趾发黑，无疼痛、发热（图 46-1）。2016

年 7 月因左腹股沟肿物就诊我院,肿物约 8cm,无疼痛,行全身 PET/CT 检查示皮肤淋巴瘤治疗后:①右颌下、右颈部、右背部、左锁骨上、双腋窝、腹膜后、盆腔、双腹股沟多发淋巴结;双足部、右趾骨肌肉软组织肿瘤浸润;②右小腿外侧肌肉软组织、全身骨髓代谢弥散升高(图46-2)。行骨穿及活检检查(2016 年 7 月 14 日)未见淋巴瘤细胞浸润。于 2016 年 7 月 21 日行左侧腹股沟淋巴结活检及右足趾截断术,病理(图 46-3):送检组织被覆鳞状上皮,部分上皮脱落,伴炎性坏死渗出物,其间可见肿瘤细胞弥漫性生长,细胞异型明显,核型不规则,核墨染。免疫组化:CD3(弥漫 T 细胞 +),CD20(残存滤泡 +),CD10$^-$,Bcl-2$^+$,CD43$^+$,CD5(灶 +),CD8(散在 +),CD30(灶性 +),CD56$^-$,CD68(坏死区 +),Ki67(55%+)。病理诊断:(足趾 + 淋巴结)倾向外周 T 细胞淋巴瘤(非特指)伴大片坏死。病理切片送会诊提示 T 细胞淋巴瘤,结合病史及病理形态考虑为蕈样霉菌病侵犯淋巴结。诊断:蕈样肉芽肿 Ⅳ 期(相当于TNMB 分期的 T4N3 期)A IPI 评分 3 分。于 2016-08-10、2016-09-01、2016-9-20、2016-10-10予 4 疗程 DA-EPOCH 方案化疗,过程顺利。化疗后,皮肤病灶基本消失。2016-11-01 复查PET/CT 提示:①原右颌下、右颈部、右背部、左锁骨上、双腋窝、腹膜后、盆腔、双腹股沟淋巴

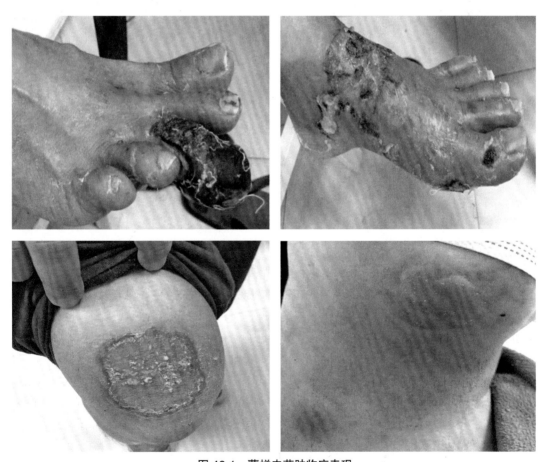

图 46-1　蕈样肉芽肿临床表现
右足皮肤潮红,右侧第三足趾坏疽;左足皮肤见红色斑疹、丘疹,表面灰褐色鳞屑,
部分皮肤破溃,可见褐色痂皮;下肢红色斑疹,可见水疱;颌下见红色斑块结节

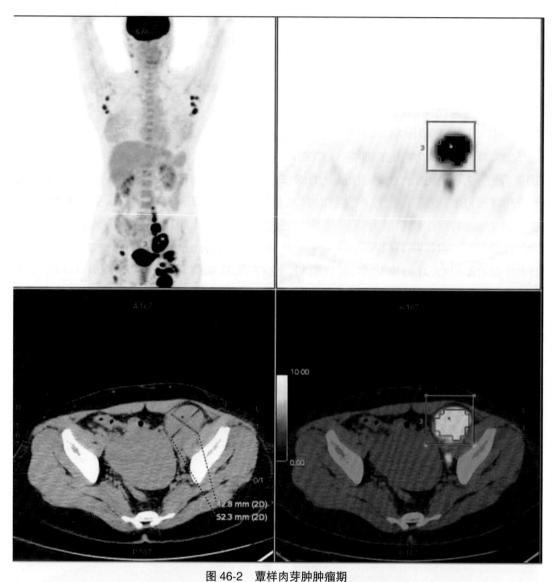

图 46-2　蕈样肉芽肿肿瘤期

PET/CT 提示肿瘤累及右颌下、右颈部、右背部、左锁骨上、双腋窝、腹膜后、盆腔、双腹股沟
多发淋巴结；双足部、右趾骨肌肉软组织肿瘤浸润；右小腿外侧肌肉软组织肿瘤浸润

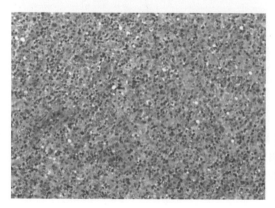

图 46-3　蕈样肉芽肿病理（HE 染色）

送检组织被覆鳞状上皮，部分上皮脱落，伴炎性坏死
渗出物，其间可见肿瘤细胞弥漫性生长，细胞异型明
显，核型不规则，核墨染

结较前明显缩小,大部分消失,仅左腹股沟区残留低代谢淋巴结;②右第 3 趾术后缺如,原双足部、右足肌肉软组织代谢较前明显降低。于 2016-11-03、2016-11-23 予 2 疗程 EPOCH 方案化疗,过程顺利。2017 年 1 月,颌下、右下肢皮肤再次出现红肿、破溃,考虑复发,于 2017-1-18、2017-02-09、2017-03-04 予 3 疗程 EPOCH 方案化疗,联合右下肢红斑局部放疗,同时配型寻找非亲缘供者。2017 年 3 月,右下肢皮肤破溃、红肿、渗出、异味,考虑局部感染,予莫西沙星抗感染后好转。拟行非亲缘 HLA10/10 相合造血干细胞移植入院。

2017 年 4 月入院体检:体温 36.6℃,脉搏 82 次 /min,呼吸 20 次 /min,血压 115/65mmHg。神志清楚,右大腿、小腿、下颌、右肩部皮肤可见散在红斑,表面见脱屑,边缘规则,部分苔藓样改变,部分皮肤见红褐色痂皮。左腹股沟可及 0.3cm 淋巴结,无压痛,质地硬,光滑,活动度佳,双侧扁桃体无肿大。颈软,双侧甲状腺无肿大。双肺未闻及干湿啰音。心律齐,腹软,无压痛、反跳痛。肝脾肋下未及,未扪及包块,双下肢无水肿。

入院后完善移植前检查。PET/CT 提示:①仅左腹股沟区残留低代谢淋巴结;②右第 3 趾术后缺如,原双足部、右足肌肉软组织代谢较前明显降低。拟行异基因造血干细胞移植,非亲缘供者,男性,HLA10/10 相合,血型不相合,供者为 A 型 RH 阳性,受者为 B 型 RH 阳性。于 2017 年 4 月 10 日予 TBI/CY/VP-16 方案预处理(分次全身照射);③3cGy×3 天,环磷酰胺 50mg/kg×2 天,依托泊苷 200mg/m^2×3 天,于 2017 年 4 月 19 日回输非亲缘 HLA 10/10 相合异基因外周血造血干细胞,共回输单个核细胞 7.4×10^8/kg,CD34$^+$ 细胞 4.83×10^6/kg,移植 +10 天血小板植活,+12 天白细胞植活,+39 天出现 I 度肠道 GVHD,予甲强龙等抗排异等治疗后好转,免疫抑制剂逐渐减量。+105 天停用所有免疫抑制剂。现无皮疹、腹泻等不适,生化等检测指标均正常,随访观察中。

2. 分析和讨论 该例患者为中年女性,病史较长,起病初进展缓慢,阶梯性。以皮肤红斑为首发,表现为多发的斑片,呈暗红色厚垫状,高低不平,破溃、瘙痒。皮肤科常规用药,症状改善不明显。病情逐渐进展,发病 7 年后,皮肤活检后诊断蕈样霉菌病,维 A 酸、干扰素及紫外线照射等治疗症状可改善。起病 9 年后,皮疹加重,呈结节状,伴淋巴结、足部、骨骼肌等部位浸润,使用全身化疗(DA-EPOCH 方案),皮疹消退、淋巴结缩小,病情可缓解,但停化疗后症状很快加重。

对于进展期的 MF 患者,传统的治疗手段疗效有限,患者多因疾病复发或者治疗带来的副作用而死亡。组蛋白去乙酰化酶抑制剂、单克隆抗体等治疗也有报道。随着移植技术的进步,造血干细胞移植治疗进展期的病例也有报道。一些国外移植机构的小样本回顾性研究显示,自体造血干细胞移植后可使 90% 的复发 MF 患者达到 CR,但维持期短,中位无进展生存小于 100 天;而异基因造血干细胞移植治疗复发的 MF,可使 2/3 患者获得长期缓解。但目前尚无前瞻性及大样本的临床研究来指导治疗选择。

我们使用含 TBI 的预处理方案进行异基因造血干细胞移植,目前移植后随访 6 个月,持续 CR,有望长期缓解。结合本病例经验,含 TBI 预处理方案的异基因造血干细胞移植,可能使进展期 / 复发的 MF 患者受益。

(骆宜茗 徐 兵)

参 考 文 献

1. 沈志祥, 朱雄增. 恶性淋巴瘤 [M]. 北京 : 人民卫生出版社, 2011.

2. Franz T, Johanna E, Chalid A, et al. European Organisation for Research and Treatment of Cancer consensus recommendations for the treatment of mycosis fungoides/Se'zary syndrome e Update 2017 [J]. European Journal of Cancer, 2017, 77(3): 57-74.

3. Aviles A, Neri N, Fernandez-Diez J, et al. Interferon and low doses of methotrexate versus interferon and retinoids in the treatment of refractory/relapsed cutaneous T-cell lymphoma [J]. Hematology, 2015, 20(9): 538-542.

4. Straus D J, Duvic M, Kuzel T, et al. Results of a phase Ⅱ trial of oral bexarotene (Targretin) combined with interferon alfa-2b (Intron-A) for patients with cutaneous T-cell lymphoma [J]. Cancer, 2007, 109(9): 1799-1803.

第四十七章　获得性免疫缺陷综合征相关性淋巴瘤

【概述】

获得性免疫缺陷综合征(acquired immunodeficiency syndrome,AIDS)是人体感染人类免疫缺陷病毒(human immunodeficiency virus,HIV)后,CD4$^+$T 细胞数量不断减少,机体细胞免疫功能严重受损,发生机会性感染和恶性肿瘤等一系列临床表现的综合征。1993 年美国疾病控制和预防中心根据艾滋病患者的肿瘤发生率,把非霍奇金淋巴瘤(non-Hodgkin's lymphoma,NHL)定义为艾滋病相关性肿瘤之一。世界卫生组织定义下列七个亚型为获得性免疫缺陷综合征相关性淋巴瘤(acquired immunodeficiency syndrome related lymphoma,ARL):伯基特淋巴瘤(Burkitt lymphoma,BL)、弥漫大 B 细胞淋巴瘤(diffuse large B cell lymphoma,DLBCL)、免疫母细胞性淋巴瘤(immunoblastic lymphoma,IBL)、外周 T 细胞淋巴瘤(peripheral T-cell lymphoma,PTCL)、原发性渗出性淋巴瘤(primary effusion lymphoma,PEL)、浆母细胞淋巴瘤(plasmablastic lymphoma,PL)、多型性 B 细胞淋巴瘤(polymorphic B cell lymphoma,PBL),其中 DLBCL、BL 最为多见。ARL 恶性程度高,病程晚期,骨髓储备差,因免疫缺陷,感染风险高,是 AIDS 患者死亡的主要原因之一。

【病因和发病机制】

ARL 本质为免疫细胞恶变,病理学分为多种亚型,临床和生物学的多向性反映了其发生机制可能不同:① HIV 感染机体,机体免疫失调,从而导致免疫细胞高度突变,可能是 ARL 的主要原因;② HIV 感染者对致癌性病毒普遍易感,可能与人类疱疹病毒 8 型(HHV-8)、EB 病毒(EBV)感染高度相关。几乎在 100% 的原发性中枢神经系统淋巴瘤(primary central nervous system lymphoma,PCNSL)患者中均可发现 EBV 感染,50% 的 DLBCL 患者中可发现 EBV 感染,仅在 20% 的 BL 患者发现 EBV 感染;BL 可发生于高 CD4$^+$ 淋巴细胞患者,与 *MYC* 基因重排高度相关(100%)。

【临床表现】

1. 乏力和消瘦　早期即可出现,大多数患者在发病时就有 B 症状,患者表现为乏力、消瘦。

2. **发热和感染** 发热是 ARL 常见的症状之一。半数患者以发热为早期表现,发热的主要原因是感染,以呼吸道感染和消化道感染常见,严重者还可发生败血症、脓毒血症等。肿瘤本身也可以发热,但多数体温不超过 39℃。

3. **结外器官受累** 大多数 ARL 患者发病时已为 Ann Arbor 分期Ⅳ期,通常很少累及淋巴结,结外器官受累多见,这与无 HIV 感染的患同样类型淋巴瘤患者的临床表现形成鲜明的对比。胃肠道是 ARL 最常见的结外病灶,近 1/4 患者会出现肝脏受累,表现为腹痛、厌食、恶心、呕吐、排便习惯改变、腹胀或腹部肿块,40% 可出现消化道梗阻、穿孔和出血等致命并发症。

大约 20% 的 ARL-DLBCL 患者存在软脑膜侵犯,并且有相应的中枢神经系统临床表现,可出现精神异常、脑神经麻痹、头痛等,近 1/4 也可以完全无神经系统症状,即使出现症状仅少数有脑膜征。

BL 常累及骨髓和周围淋巴结、腹腔,并存在肿瘤溶解综合征。

PL 主要表现为口腔黏膜弥散性病变,偶可侵犯上消化道黏膜、眼周、皮肤、骨髓、体腔或者其他软组织。与非 HIV 相关性 PL 相比,HIV 相关性 PL 最大临床特点是其侵袭能力强,局限于淋巴结病变者少见。

PEL 好发于结外,最常见的临床表现为浆膜腔积液,其病情进展迅速。

【实验室检查】

1. **病理检查** 对可疑部位的组织取材活检是确诊本病的主要方法,其确诊率为 75%~100%。细针穿刺吸取(FNA)肿大淋巴结组织病理检查对淋巴瘤也具有诊断性,但仅阳性结果对诊断才有帮助,阴性结果不能排除淋巴瘤诊断。如骨髓活检、肺活检、胃肠道病灶腔镜下病理活检及其他局部病灶的活检。骨髓浸润常见于 BL,提示预后差。

2. **影像学检查** 不同类型淋巴瘤表现不同,常表现为胸腔积液、肺实变、间质性浸润、块影及肺门、纵隔淋巴结肿大。肝脏和脾脏受累多表现为低密度块影。多个孤立性病灶环绕肠壁、肠壁增厚或局灶性空腔样病灶等。

3. **腰椎、胸腔穿刺** 由于 ARL 累及 CNS 的发生率高,对于可疑患者应常规进行腰椎穿刺检查。当累及软脑膜时,脑脊液中细胞数增高并可检出淋巴瘤细胞,同时伴有生化异常。当脑脊液细胞学和常规生化检查为阴性结果时,EBV-DNA 测定将有助诊断。

胸腔积液为渗出液,并且往往乳酸脱氢酶(LDH)浓度非常高。胸腔积液细胞学结合胸膜活检的诊断敏感性约为 75%。

4. **AIDS 相关检测** HIV 抗体阳性,CD4$^+$T 淋巴细胞数减少。

5. **其他** 常有血乳酸脱氢酶增高,肝肾功能损害时可出现转氨酶、尿素氮及电解质等的变化。

【诊断和鉴别诊断】

1. **诊断标准** 2017 年《AIDS 相关性淋巴瘤诊治专家共识》:应当结合患者的临床表现、体格检查、实验室检查、影像学检查和病理学检查结果等进行诊断。

（1）临床特点：见临床表现。

（2）体格检查：应注意不同区域淋巴结是否肿大，肝脾大小，伴随体征和一般情况。

（3）实验室检查：全血细胞计数和分类、乳酸脱氢酶、β_2 微球蛋白、生化常规、CD4 细胞计数、HIV 病毒载量、乙型肝炎（简称乙肝）相关检测、丙型肝炎（简称丙肝）相关检测，育龄期妇女需要化疗时需进行妊娠试验检测。

（4）特殊检查：包括 CT 和 PET/CT；骨髓活检和 / 或穿刺涂片；除 PEL 和早期 DLBCL 外，行腰椎穿刺；如果需要蒽环类或蒽二酮为基础的方案，需行放射性核素造影扫描 / 超声心动图。

（5）病理检查

1）对所有切片进行血液病理学检查（至少 1 个为含肿瘤组织的石蜡块）。如果认为所获标本不足以确诊，则需重新活检。

2）单独细针穿刺（FNA）或空芯针活检不宜作为淋巴瘤初始诊断的依据。但是在某些情况下，当淋巴结难以切除活检时，联合 FNA 和空芯针活检并结合辅助检查：免疫组化、流式细胞术、聚合酶链式反应（PCR）检测免疫球蛋白重链（IgH）和 T 细胞受体（TCR）基因重排、荧光原位杂交（FISH）检测主要的染色体易位，可以为诊断提供充分的信息。

3）确诊所需的免疫表型和亚型（DLBCL、BL、PBL、PEL）。IHC：CD45、CD20、CD3、CD10、BCL2、BCL6、Ki-67、CD138、Kappa/Lambda、HHV-8、CD30（PEL）；有或无流式细胞术应做的细胞表面标志：Kappa/Lambda、CD45、CD3、CD5、CD19、CD10、CD20；EB 病毒（EBER—ISH）。

4）某些情况下有助于诊断的检查。分子病理学分析检测：抗原受体基因重排；*BCL2*、*BCL6*、*MYC* 重排；细胞遗传学或 FISH 检测：*BCL2*、*BCL6*、*MYC*。

5）AIDS 的实验室检测：HIV 抗体检测，$CD4^+T$ 淋巴细胞计数。

2. ARL 分期　参照 Ann Arbor 分期。80% 以上 ARL 患者在发病时已为Ⅳ期。

根据患者有无全身症状，分为 A、B 组。90% ARL 患者有 B 症状。

3. ARL 体能评估　参照美国东部肿瘤协作组（Eastern Cooperative Oncology Group，ECOG）活动状态（performance status，PS）评分。

【治疗】

最优治疗方案需要多学科协作（MDT），包括药学、传染病学、血液 / 肿瘤病学、影像学科专家。

1. 高效抗反转录病毒治疗（highly active antiroviral therapy，HAART）　HAART 是目前唯一抗艾滋病病毒、有效减少艾滋病患者机会性感染、延长生命、提高生存质量的治疗方法。过去所有回顾性和前瞻性研究均显示，自 HAART 用于临床，ARL 患者的预后有了很大提高。HAART 联合化疗可以减少化疗后 AIDS 相关性机会性感染，提高完全应答率，故抗病毒治疗至关重要，应尽早使用。ARL 患者抗病毒治疗时机是立即进行。

抗反转录病毒药物在化疗时可安全使用，但是考虑蛋白酶抑制剂、非核苷类抗反转录药物（如依非韦伦）与某些化疗药物的相互作用,而整合酶抑制剂不良反应发生率低,药物间相互作用少,故建议抗病毒治疗为核苷类抑制剂和整合酶抑制剂为基础的方案,以使化疗方案的相互作用最小化。齐多夫定可导致骨髓抑制,与化疗药物联合使用会增加骨髓抑制的不良反应,故需要加强血象的监测。

2. 化疗

(1) 使用标准剂量比低剂量化疗药物应答率更高,故建议尽量使用标准剂量化疗方案。

(2) 化疗方案:

1) 艾滋病相关性 DLBCL 和艾滋病相关性 PEL 推荐化疗方案:R—DAEPOCH(利妥昔单抗、依托泊苷、泼尼松、长春新碱、环磷酰胺、阿霉素);或 R—CHOP(利妥昔单抗、环磷酰胺、多柔比星、长春新碱、泼尼松龙);如果 $CD4^+T$ 细胞<50 个 /μl,使用利妥昔单抗可能会增加感染并发症的风险,故不推荐使用。

2) 艾滋病相关性 BL 推荐化疗方案:R—DAEPOCH(利妥昔单抗、依托泊苷、泼尼松、长春新碱、环磷酰胺、阿霉素);HyperCVAD(环磷酰胺、长春新碱、阿霉素、地塞米松与大剂量甲氨蝶呤和阿糖胞苷交替应用)+ 利妥昔单抗;如果 $CD4^+T$ 细胞<50 个 /μl,使用利妥昔单抗可能会增加感染并发症的风险,故不推荐使用。

3) 艾滋病相关性 PBL 推荐化疗方案:DA—EPOCH(依托泊苷、泼尼松、长春新碱、环磷酰胺、阿霉素);HyperCVAD(环磷酰胺、长春新碱、阿霉素、地塞米松和大剂量甲氨蝶呤和阿糖胞苷交替应用);根据 CD20 的表达情况决定是否应用利妥昔单抗,如阳性,考虑联合使用。

4) 艾滋病相关性 PCNSL 推荐化疗方案:患者如果尚未接受 HAART,考虑尽快进行;即使患者 HIV 控制不佳,但体能状态尚可,也需考虑高剂量甲氨蝶呤,$3g/m^2$ 体表面积;对于已进行 HAART、有良好体能状态的患者,可考虑激素和放疗或单独放疗或放疗后加化疗;对于不能接受全身化疗的患者,考虑单独放疗以减轻痛苦;所有患者接受最佳支持治疗;软脑膜受累可考虑鞘内注射甲氨蝶呤 / 阿糖胞苷,联合 / 或全身甲氨蝶呤($3~3.5g/m^2$ 体表面积)。

5) 鞘内注射预防指征:①中枢神经系统累及风险预测模型 4~6 分;中枢神经系统累及风险预测模型:年龄>60 岁(1 分);血乳酸脱氢酶>正常(1 分);体能状态>1(1 分);Ⅲ 或 Ⅳ 期(1 分);结外累及部位>1(1 分);肾脏或肾上腺累及(1 分)。低风险 0~1;中度风险 2~3;高风险 4~6。② AIDS 淋巴瘤;③睾丸淋巴瘤;④双重打击淋巴瘤(以 *MYC* 异位和 *BCL2* 基因异位重排为特征的一种淋巴瘤)。

3. 复发和难治性淋巴瘤治疗

(1) 患者愿意接受并可耐受高剂量二线化疗治疗:DHAP(地塞米松、顺铂、阿糖胞苷);ESHAP(依托泊苷、甲基泼尼松龙、阿糖胞苷、顺铂);GDP(吉西他滨、地塞米松、顺铂)或(吉西他滨、地塞米松、卡铂);GEMOx(吉西他滨、奥沙利铂);ICE(异环磷酰胺、卡铂、依托泊苷);MINE(美司钠、异环磷酰胺、米托蒽醌、依托泊苷)。根据 CD20 的表达情况决定是否应用利妥昔单抗,如阳性,考虑联合使用。如二线化疗有反应者或完全反应,可辅以自体干细胞移植挽救,或临床试验或选择异体干细胞移植;如二线化疗无应答者、二线治疗后反复或有进展,给予临床试验,或改变二线化疗方案,或姑息放疗和支持治疗。

(2)患者不愿意接受或不能耐受高剂量二线化疗和随后治疗

1)参加临床试验

2)二线化疗方案：苯达莫司汀；CEPP（环磷酰胺、依托泊苷、泼尼松龙，甲苯肼）；CEOP（环磷酰胺、依托泊苷、长春新碱、泼尼松龙）；剂量调整的 EPOCH（依托泊苷、泼尼松、长春新碱、环磷酰胺、阿霉素）；GDP（吉西他滨、地塞米松、顺铂）或（吉西他滨、地塞米松、卡铂）。根据 CD20 的表达情况决定是否应用利妥昔单抗，如阳性，考虑联合使用。

3)姑息放疗：剂量为根治量的 1/2 或 1/3，起到止痛，缓解压迫，控制远处转移灶发展。

4)支持治疗：加强 HIV 控制和机会性感染的预防，减少感染性疾病发生。如使用粒细胞集落刺激因子；使用复方磺胺甲噁唑预防肺孢子菌肺炎；中性粒细胞减少期间，使用喹诺酮类药物预防革兰氏阴性杆菌感染；预防真菌感染；CD4$^+$T 细胞<50 个 /μl，需预防鸟分枝杆菌感染；可考虑水痘带状疱疹病毒预防。

4. 药物相互作用 艾滋病患者合并淋巴瘤，抗病毒治疗和化疗需同时进行。患者化疗后会出现真菌等机会性感染，所以化疗时可能需同时使用抗真菌药物，故化疗药物还应注意各种药物间的相互作用。

（1）与抗病毒药物间的药物相互作用：一线和二线方案中的常见化疗药物，会与 HAART 药物产生相互作用。应注意避免使用非核苷类与蛋白酶抑制剂类药物，如依非韦伦（EFV）、洛匹那韦利托那韦片（LPV/R）、奈韦拉平（NVP）等。可以使用整合酶抑制剂等相互作用少的药物并行治疗（表 47-1）。

表 47-1 常用化疗药物与抗病毒治疗药物间的药物相互作用

化疗药物	齐多夫定（AZT）	拉米夫定（3TC）	恩曲他滨（FTC）	替诺福韦（TDF）	依非韦伦（EFV）	利匹韦伦（RPV）	克力芝（LPV/r）	奈韦拉平（NVP）	阿巴卡韦（ABC）	雷特格韦（RAL）
利妥昔单抗										
依托泊苷	○				○		○	○		
泼尼松					○		○	○		
长春新碱	○				○		○	○		
环磷酰胺	○				○		○	○		
阿霉素	○					○	○			
泼尼松龙					○		○	○		
地塞米松						×	○			
甲氨蝶呤	○			○	○			○		
阿糖胞苷	○									
顺铂	○	○	○	○						
吉西他滨	○									
异环磷酰胺	○			○	○		○	○		
美司钠				○						

注：○存在潜在药物相互作用；× 不可合用；空白处表示无明显相互作用。

(2)与抗真菌类药物相互作用：淋巴瘤化疗药物与抗真菌药物间广泛存在相互作用（表47-2）。

表 47-2　淋巴瘤化疗药物与抗真菌药物间的相互作用

化疗药物	氟康唑	伊曲康唑	两性霉素 B	伏立康唑
泼尼松	○		○	○
长春新碱	○	×	○	○
环磷酰胺	○	○	○	○
泼尼松龙	○	○	○	○
地塞米松	○	○	○	○
异环磷酰胺	○	○	○	○

注：○存在潜在药物相互作用；×不可合用；空白处表示无明显相互作用；其余常见化疗药物暂无数据。

5. 支持及并发症治疗

(1)化疗或放疗可减少 CD4$^+$T 细胞计数，因此即使在治疗开始时 CD4$^+$T 细胞计数正常，也应预防机会性感染。

(2)在治疗 AIDS 相关性淋巴瘤过程中，强烈建议使用粒细胞集落刺激因子和抗生素预防，这样可减少粒细胞减少症和感染发生。

(3)肿瘤溶解综合征（tumor lysis syndrome，TLS）：对于高肿瘤负荷的患者，化疗前进行预化疗以预防 TLS 的发生。一旦出现，即给予严格水化、碱化、利尿。如水化有困难或急性肾衰竭患者，需尽早使用拉布立酶。拉布立酶 3~6mg，一次给药；如再次给药，需个性化。密切监测电解质，必要时行血液透析治疗。

(4)单克隆抗体使用及病毒激活：所有接受利妥西单抗治疗的患者，需检测乙肝、丙肝病毒和巨细胞病毒（CMV）等。如乙肝表面抗原（HBsAg）和乙肝核心抗体（抗 HBC）阳性，需用 PCR 检测 HBV-DNA。同时给予 HAART，方案中包括替诺福韦 + 拉米夫定或替诺福韦 + 恩曲他滨。如合并丙肝病毒感染，丙肝蛋白酶抑制剂的应用可治愈丙肝，但需要注意化疗药物与 ART 药物的相互作用。JC 病毒阳性，尽早 ART 治疗。CMV 病毒载量阳性，给予更昔洛韦抗病毒治疗，并每 2~3 周复查 CMV。

【预后】

影响预后的因素包括 AIDS 严重程度和对化疗的反应性。在治疗前提示预后差的因素有：

(1)年龄大于 35 岁

(2)静脉吸毒

(3)临床Ⅲ或Ⅳ期

(4)CD4$^+$T 细胞小于 100/μl。

(5)淋巴瘤类型:BL 的预后较 DLBCL 差。

尽管初治时完全缓解率可达 40%~50%,但是 AIDS 相关淋巴瘤的总体预后仍然很差。大部分患者的中位生存期小于 1 年,近半数患者死于淋巴瘤的进展或复发,而其他患者多死于机会性感染或 AIDS 相关的并发症。一个来自 AIDS 临床试验组的迄今最大的研究资料显示,有 0~1 个差因素的患者中位生存期为 48 周,3 年的生存率为 30%,而相对应地,有 3~4 个差因素的患者中位生存期为 18 周,3 年生存率为 0。但是具有好预后因素的患者长期生存率达 30%~50%。

【典型病例简析】

1. **病历摘要**　患者,男,36 岁,以"发现右颈部肿物 1 个月余"为主诉入院。入院前 1 个月无意中发现右颈部出现一花生米大小的肿物,无疼痛及触痛,逐渐增大至核桃大小,伴乏力,反复畏冷、发热,无寒战,体温最高达 39.1℃,无咳嗽、咳痰,无尿频、尿急、尿痛,无腹痛、腹泻,就诊当地医院,查血常规提示白细胞 6.13×10^9/L,血红蛋白 120.4g/L,血小板 185×10^9/L,B 超示颈部多发淋巴结肿大,经治疗(具体不详)2 周余未见好转,遂转诊收住我院。发病以来,患者精神、食欲、睡眠尚可,大小便正常,体重减轻 3.5kg。无静脉吸毒史,有冶游史。

入院体检:体温 37.9℃,心率 90 次/min,呼吸 20 次/min,血压 116/74mmHg。神志清楚,正常面容,皮肤未见散在瘀点、瘀斑、皮疹,双侧颈部、锁骨上、腋窝、腹股沟可触及数个肿大淋巴结,最大约 5.0cm×3.0cm×2.5cm,质地中,活动度可,无触痛。胸骨无压痛,双肺呼吸音清,未闻及干湿啰音,未闻及胸膜摩擦音。心律齐,无杂音。腹软,肝肋下未触及,脾左肋下 3cm 可触及,质地中,边界清,无触痛。神经系统体征阴性。

入院后查血常规:白细胞 4.4×10^9/L,血红蛋白 130.4g/L,血小板 116×10^9/L;血生化示血清乳酸脱氢酶 566IU/L;HBsAg(-)、HBV-DNA、EBV-DNA、CMV-DNA 均低于检测限;$CD4^+$T 细胞 210 个/μl;血清学检查抗 HIV 阳性;PET/CT 示:①双侧颈部、锁骨上、腋窝、腹股沟、纵隔及腹膜后多发淋巴结肿大,高代谢性,考虑淋巴瘤浸润;②右肺无小结节,考虑炎性结节;③脾大,高代谢性,考虑淋巴瘤浸润;④肝内可见代谢活性增高的占位性病变,考虑淋巴瘤浸润;⑤空肠肠壁增厚,高代谢,考虑淋巴瘤浸润;骨髓常规及病理活检显示大致正常,TCR/IgH 重排均阴性;行淋巴结活检术。

病理检查:送检组织淋巴结一枚,呈暗红灰白色,包膜完整,质软,切面灰白色,质地细腻鱼肉状。镜下观察:形态相对单一淋巴样细胞弥漫增生浸润,瘤细胞间散在分布着吞噬有核碎片的巨噬细胞,形成满天星图像。免疫组织化学示 CD10、CD20、PAX-5、Bcl-6 阳性、Ki-67 阳性指数 90%,CD3、CD5、CD21、CD99、CK-P、Bcl-2、MUM-1、TdT 阴性。原位杂交:*EBER* 阴性;FISH 检测示 *MYC* 基因易位,即 t(8;14)(q24;q32)。

诊断:HIV 感染/AIDS 相关 BL ⅣB 期。

治疗:予 R-DAEPOCH 方案(依托泊苷 77mg,第 1~4 日;长春新碱 0.65mg,第 1~4 日;多柔比星 16mg,每日 1 次,第 1~4 日;环磷酰胺 1.2g/次,每日 1 次,第 5 日;地塞米松 40mg/

次,每日 1 次,第 1~5 日)。请传染科会诊,同时给予 HAART。化疗 2 个疗程后复查 B 超、CT 结合临床症状、体征,提示缓解,CD4$^+$T 细胞升至 270 个 /μl。再予原方案化疗 2 疗程,复查 PET/CT 提示完全缓解,CD4$^+$T 细胞升至 376 个 /μl。化疗期间,给予严格水化、碱化、利尿以预防 TLS,在第 2、3 疗程曾出现 3 级的血液学毒性,继发肺部细菌、真菌双重感染,及时加用粒细胞集落刺激因子并联合抗细菌、真菌药物治疗后,造血功能恢复,感染控制。此后患者自行停止化疗,多次劝说无效,5 个月后淋巴瘤复发,放弃治疗,停止化疗后 7 个月死亡。

2. 分析和讨论　该例患者为年轻男性,急性起病,以淋巴结肿大为首发表现,淋巴结活检示 BL。其组织学特征和免疫表型与 BL 一致,分子检测显示出 BL 特有的 *MYC* 基因易位,最常见的是 t(8;14),CD4$^+$T 细胞 210 个 /μl;血清学检查抗 HIV 阳性,PET/CT 显示多发浅表淋巴结肿大、多处结外器官累及,病变呈侵袭性经过。综合临床表现及实验室检查,可确诊 HIV 感染 /AIDS 相关 BL ⅣB 期。确诊时患者 CD4$^+$T 细胞 >50 个 /μl,根据 2017AIDS 相关性淋巴瘤诊治专家共识选择 DAEPOCH 方案联合利妥昔单抗,同时给予 HAART。化疗 2 疗程 ARL-BL 即获得缓解,提示对化疗敏感,且耐受性好。考虑到 ARL 虽然 40%~50% 在初治时可达完全缓解,但是 AIDS 相关性 BL 总体预后仍然很差,且该患者具有两个高危因素:年龄大于 35 岁,临床Ⅳ期,建议行造血干细胞移植,减少疾病的复发和进展。但遗憾的是患者自行中断治疗,导致疾病复发进展,而患者放弃治疗导致死亡。

ARL 患者免疫缺陷,化疗后粒细胞减少更加重免疫缺陷的程度,机会性感染的概率增加,所以 HAART 和化疗需同时进行,可能需同时使用抗真菌药物,故化疗药物还应注意各种药物间的相互作用。化疗期间应加强支持治疗和并发症的处理,提高完全缓解率,延长生存期,提高生活质量。

AIDS 相关性 BL 是 HIV/AIDS- 非霍奇金淋巴瘤(NHL)常见类型,发病率是普通人群的 15 倍,占 ARL 的 30%~40%,常发生在 AIDS 早期阶段。由于免疫系统受抑制程度不尽相同,大约 60% 的患者在诊断淋巴瘤时并未确诊 AIDS,淋巴瘤可以是艾滋病的第一表现,应提高对 ARL 的认识和关注。

(陈鑫基　付海英　刘庭波　付丹晖)

参 考 文 献

1. Krause J. AIDS-reiated non-Hodgkin's lymphoma [J]. Microcopy research and technique, 2005, 68 (3-4): 168.

2. 中华医学会感染病学分会艾滋病学组 , 中华医学会热带病和寄生虫学分会艾滋病学组 . AIDS 相关性淋巴瘤诊治专家共识 [J]. 中华艾滋病性病 , 2017, 23(8): 678-683.

3. Han X, Jemal A, Hulland E, et al. HIV Infection and Survival of Lymphoma Patients in the Era of Highly Active Antiretroviral Therapy [J]. Cancer Epidemiol Biomarkers Prev, 2017, 26(4): 303-311.

4. Alvarnas J C, Le Rademacher J, Wang Y, et al. Autologous hematopoietic cell transplantation for HIV-related lymphoma: results of the BMT CTN 0803/AMC 071 trial [J]. Blood, 2016, 128(8): 1050-1058.

5. Ramaswami R, Chia G, Dalla Pria A, et al. Evolution of HIV-Associated Lymphoma Over 3 Decades [J]. J Acquir Immune Defic Syndr, 2016, 72(2): 177-183.

第四十八章　巨大淋巴结增生症

【概述】

巨大淋巴结增生症，又称卡斯尔曼病（Castleman's disease，CD），是一种少见的发病原因尚不明确的以淋巴结肿大为特征的多克隆性慢性淋巴组织增殖性疾病，又称为巨大淋巴结增生症或血管滤泡性淋巴组织增生。依据病理组织学特征，可分为透明血管型（HV）、浆细胞型（PC）和混合型（MIX）。该病可累及全身任何部位的淋巴结，以纵隔最多见，其次为颈部、腹部和腋下，也可见于结外组织，如喉部、外阴、皮下和肌肉组织等。根据淋巴结的受累范围，可以分为：①局灶型（UCD），仅累及一个淋巴结区，表现为单一肿块，常累及纵隔及头颈部，症状较轻，预后呈良性过程，病理类型多为 HV 型。②多中心型（MCD），累及一个以上的淋巴结区域，多伴有全身症状，包括系统性炎性症状、多克隆性淋巴细胞和浆细胞增生，自身免疫反应和器官损伤，病理类型一般为 PC 型或 MIX 型，可转变为恶性淋巴瘤，预后差。资料显示我国发病率约为 0.02/ 百万人口，美国为 21.25/ 百万人口。我国 CD 患者 33.5% 为 MCD，美国 CD 患者 23% 为 MCD。

【病因和发病机制】

目前 CD 的病因和发病机制还不明确，多数研究认为与病毒感染有密切关系，如 HIV、人类疱疹病毒 8 型（HHV-8）。HHV-8 病毒可编码 IL-6 类似物，继而刺激 B 细胞增殖并抑制凋亡。由于 CD 患者血清及受累淋巴结内 IL-6 的水平增高，IL-6 可以刺激 B 淋巴细胞增殖，增加血管内皮生长因子（VEGF）的表达，促进 CD 淋巴结内血管增生，最终导致 CD 发生，应用 IL-6 抗体治疗后症状可缓解，因此认为 IL-6 在 CD 发病中有重要作用。此外肿瘤坏死因子 β（TGF-β）和干扰素 γ（IFN-γ）在 CD 患者中水平也明显增高，推测其在 CD 的发病机制具有一定作用。还有研究认为，CD 的发生与 T 细胞凋亡有关。

【临床表现】

1. **发病人群**　CD 目前没有准确的流行病学资料，临床研究显示 UCD 以 HV 型最多，好发于青年人，而 MCD 以老年发病多见。CD 与性别的关系报道不一，我国 CD 患者男女比例约为 1∶0.75，MCD 患者男女比例约为 1∶0.76，日本 MCD 患者男女比例为 1∶0.75。人类免疫缺陷病毒（HIV）感染患者中本病高发。

2. 症状和体征

（1）淋巴结肿大：CD突出的临床表现为无痛性淋巴结肿大，UCD型以单个淋巴组织团块为主，可发生全身各部位，较小时常无临床症状，仅在体检中被发现，而较大者可达7~8cm，最大可达25cm。MCD为多部位淋巴结肿大，且常伴有其他系统受累的表现，容易被发现。

（2）压迫症状：淋巴结较大时会导致局部压迫症状，根据压迫的部位不同出现不同的症状，纵隔淋巴结肿大压迫器官引起咳嗽，腹腔淋巴结肿大压迫胆管可导致黄疸，压迫输尿管可引起肾盂积水等表现。

（3）多器官损害表现：病理类型为PC的患者还可以出现自身免疫系统异常导致的多器官损害，例如肝脾大、间质性肺炎、膜性肾病、干燥综合征、重症肌无力、血管炎、类风湿性关节炎、免疫性血细胞减少、甲状腺功能减低等。此外还有患者会出现高黏滞综合征、多发性神经炎、骨髓纤维化，甚至可以合并POEMS综合征。

（4）全身症状：PC型患者可伴有发热、乏力、消瘦、贫血的全身症状。

【实验室检查】

1. 外周血检查 血常规可见贫血，一般为正细胞正色素性贫血，或有免疫性的血小板减少。

2. 骨髓细胞学 骨髓细胞形态学基本正常，部分患者可出现浆细胞升高，比例为2%~3%。

3. 淋巴结组织病理学 CD根据淋巴结病理特征的不同，可分为三型：HV型、PC型、MIX型。HV型最为常见，占80%~90%，病理学特点是淋巴结可见散在分布、增大的淋巴结滤泡样结构，透明变性的小血管穿越其中，血管内皮明显肿胀，管壁增厚，晚期出现毛玻璃样变。淋巴滤泡周围有多层环状排列的淋巴细胞，形成洋葱皮样或帽带状结构。滤泡间有小血管和淋巴细胞增生，可见浆细胞和免疫母细胞增生，淋巴窦消失或纤维化。PC型较少见，占8%~9%，病理表现上淋巴滤泡样增生明显，滤泡间各级浆细胞成片增生，而血管增生和滤泡周围的淋巴细胞层较少，甚至缺如。MIX型，兼具有上述两种类型的特点，有不典型的淋巴滤泡样结构，滤泡间除了浆细胞外，还可见血管增生和玻璃样变。

4. 免疫表型 CD的确诊必须依赖于充分的免疫分型。美国国立癌症综合网络（NCCN）指南推荐免疫表型检测包括κ/λ、CD20、CD3、CD5、CD138、HHV-8潜伏期相关核抗原1（HHV-8 LANA-1）及EB病毒（EBV）等。HV型和PC型均有κ和λ轻链表达，提示多克隆淋巴细胞增生，而后者以λ表达为主。

5. 影像学 超声检查可以发现全身浅表、腹腔或盆腔等部位受累的淋巴结，包膜完整，肿大淋巴结可见部分不均匀回声，有时可见钙化灶。X线检查主要用于检查纵隔内淋巴结的受累情况，淋巴结肿大常表现为密度增高的团块影，边缘光滑，可呈分叶状，偶见钙化，肺实质很少受累。CT检查表现与CD的病理类型有密切关系，HV型多表现为均匀或不均匀肿块,钙化少见,且多表现为粗大的中心钙化,部分钙化散在,增强扫描下肿块多呈现动态增强。PC 型患者 CT 影像学可见多部位肿大淋巴结,增强扫描呈中等度强化,部分可见早期强化和延迟强化。MRI 检查在 CD 受累病灶处于复杂解剖结构中具有优势,T_1 加权像一般为低信号,T_2 加权像多为高信号。采用动态增强技术,HV 型可以观察到肿块明显强化,且接近动脉的程度,以及延迟强化的特点,具有特征性。PET/CT 扫描对全身淋巴结受累情况的判断具有很大价值,尤其在 HIV 相关性 MCD 中 PET/CT 更有利于识别病灶的形态及分布范围,提供病灶的功能、代谢信息及合适的病灶进行活组织检查,有助于判断恶性程度及预后。

6. **其他**　尿蛋白可轻度升高,如伴有肾病综合征,可出现大量蛋白尿。肝功能可出现异常,以转氨酶和胆红素升高为主。少数患者肾功能受损,血肌酐水平升高。部分患者可以出现 Coombs 试验阳性。ESR、血清铁蛋白、CRP 等指标可升高。可以出现单克隆免疫球蛋白,可能与合并 POEMS 综合征有关。部分患者可出现 ANA(+)、抗 ds-DNA(+)。血清 RF 部分出现升高。血清 IL-6 多数患者升高。

【诊断和鉴别诊断】

1. **诊断标准**　目前 CD 的临床诊断无特异性指标,主要根据淋巴结受累情况和淋巴结活检病理,以及排除其他可能疾病,最后做出综合诊断。根据国际工作组通过回顾性病例分析,于 2017 年确立了特发性 MCD 的诊断标准。

(1)主要标准:需要满足以下 2 项。

1)淋巴结病理特征与 MCD 谱一致:滤泡生发中心退化、萎缩或闭锁,可见套层淋巴细胞呈同心圆排列,形成洋葱皮样外观。滤泡树突状细胞明显增生。血管可穿入滤泡,血管内皮明显肿胀,形成棒棒糖样外观,或滤泡间各级浆细胞成片增生(MCD 谱特征:至少存在有 2~3 级滤泡生发中心或浆细胞增生)。

2)多部位淋巴结肿大(直径>1cm)。

(2)次要标准:至少满足以下 11 个标准中的 2 个,其中至少 1 个实验室指标。

1)实验室检查:

① CRP>10mg/L 或 ESR>15mm/h。

②贫血:男性 Hb<125g/L,女性 Hb<115g/L。

③血小板减少(<150×10⁹/L)或血小板增多(>400×10⁹/L)。

④低蛋白血症(血浆白蛋白<35g/L)。

⑤肾功能不全[eGFR<60ml/(min·1.73m²)]或蛋白尿(总蛋白>150mg/24h 或 40mg/100ml)。

⑥多克隆高丙种球蛋白血症。

2)临床检查:

①全身症状:盗汗、发热(>38℃)、体重减轻、疲劳。

②脾和/或肝大。

③全身水肿、腹水或胸腔积液。

④多发性樱桃红血管瘤或紫红色丘疹。

⑤淋巴细胞性间质性肺炎。

2. 鉴别诊断　由于 CD 的临床表现缺乏特异性,因此诊断主要依赖于淋巴结的组织病理学。此外还要排除感染相关性疾病、自身免疫病、恶性淋巴增殖性疾病等。在诊断上需要与以下疾病进行鉴别:

(1)血管免疫母细胞 T 细胞淋巴瘤:本病病理组织学也可以出现小血管增生和淋巴滤泡破坏,但滤泡间没有玻璃样变性的小血管,且增生的血管间有肿瘤性 T 细胞浸润。此外还可检测到 T 细胞受体基因(*TCR*)或免疫球蛋白重链基因(*IgH*)重排。

(2)滤泡性淋巴瘤:本病的滤泡无生发中心、小血管及套区淋巴组织,滤泡呈背靠背密集排列,有异型细胞,可向大细胞转化。

(3)浆细胞瘤:本病的淋巴结结构被破坏,有异型细胞或母细胞化,常表达单克隆的 κ 或 λ 轻链。

(4)胸腺瘤:CD 常累及纵隔淋巴结,容易误诊为胸腺瘤,需要对肿块行病理组织学活检进行鉴别。

(5)反应性淋巴结增生:本病常有明确的原发病因,去除病因后肿大淋巴结可缩小。在病理学上表现为淋巴滤泡和滤泡间淋巴组织增生。少见变性的小血管,无浆细胞浸润。

(6)结核病:结核病患者常由发热、盗汗、消瘦等全身症状。影像学上结核肿块边界多不清晰,中心可见干酪样坏死,CT 增强扫描可见病灶在动脉期和增强早期有不规则强化或边缘强化,无延迟强化等。依靠淋巴结病理可以区别肿块性质。

【治疗】

由于 CD 是少见病,对于 CD 的治疗缺乏明确的循证依据,多数来自个别或单中心的经验治疗,同时 CD 本身具有明显的个体差异,因此治疗需要针对不同临床亚型的患者进行个体化治疗。

对于 UCD 型 CD,无论是何种病理类型,初始治疗首选手术切除,手术完整切除病灶,可以获得治愈。对于解剖结构复杂的部位,不能完整切除的情况下,部分切除仍能获益。有手术禁忌证的患者可选用局部小剂量放射治疗、利妥昔单抗联合泼尼松、环磷酰胺的化疗。对于 MCD 型患者,如果存在巨大肿块产生压迫症状时,可以切除病灶以缓解压迫症状。在临床治疗或观察过程中若发现疾病进展则要按复发难治的 CD 处理,同时需要再次活检病理以排除向大细胞或其他恶性肿瘤转化的可能。

化疗对任何临床类型的 CD 患者都是一种有效的治疗手段,首选治疗是以化疗联合免疫治疗。目前临床上应用的免疫治疗药物,如抗 CD20 单抗(利妥昔单抗)、IL-6 抗体(西司妥昔单抗)以及人源化 IL-6 受体单克隆抗体(妥西珠单抗)等均取得了较好的疗效。基于 HIV 和 HHV-8 病毒感染与 CD 发病的密切关系,NCCN 的指南推荐是,针对 HIV 阴性和 HHV-8 阴性患者可选择 IL-6 受体抗体或者利妥昔单抗联合泼尼松。复发或无效者则可以上述方案交替进行。对于 HIV 阳性和 / 或 HHV-8 阳性的患者,则首选利妥昔单抗联合脂质体多柔比星、泼尼松的联合治疗。合并卡波西肉瘤者,也推荐利妥昔单抗为基础的联合化疗,而单用利妥昔单抗可能引起卡波西肉瘤进展。干扰素、环孢素、沙利度胺等免疫调节药物也可以用于治疗 CD。此外蛋白酶体抑制剂(硼替佐米)也见有治疗 CD 的报道。

对于进展期和复发难治的患者,如果没有终末器官损害的患者,指南推荐以依托泊苷、脂质体多柔比星、长春碱类为主的单药治疗。而对于急性发病者或有终末器官损害者,可以选择 CHOP、CVAD 和 CVP 的化疗方案,既往未使用过利妥昔单抗的,建议将其加入化疗方案中。

HIV 和 / 或 HHV-8 阳性的所有患者均需给予抗病毒治疗,推荐药物为更昔洛韦、缬更昔洛韦,而不推荐膦甲酸。HIV 阳性者选择齐多夫定联合抗病毒治疗。

对于上述药物治疗无效者,可考虑给予自体造血干细胞移植,可能使患者获得缓解。虽然自体造血干细胞移植疗效肯定,但作为挽救治疗方案,仅适用于上述多种治疗失败的 MCD,尤其是合并 POEMS 综合征的病例,不推荐作为一线治疗。

【典型病例简析】

1. **病历摘要**　患者,女,51 岁,以 "面色苍白、活动后气促 1 年" 为主诉入院。入院前 1 年开始出现面色苍白、乏力,活动后气喘,无胸闷、胸痛,无呕血、黑便,无尿色加深,无水肿,无骨痛,无发热、盗汗。当地医院查血常规提示白细胞 4.9×10^9/L,血红蛋白 86.0g/L,血小板 186.0×10^9/L。未进一步诊治。随后症状逐渐加重,入院前于我院复查血常规:白细胞 6.5×10^9/L,血红蛋白 51.0g/L,血小板 221.0×10^9/L,网织红细胞比例 2.08%。门诊拟 "贫血查因" 收入住院。发病以来精神状态一般,食欲、睡眠尚可,大小便正常,近 1 年体重下降 2kg。已停经 3 年,既往无月经增多。

入院体检:体温 36.8℃,脉搏 98 次 /min,呼吸 20 次 /min,血压 97/57mmHg。神志清楚,重度贫血面容,皮肤巩膜无黄染,未见皮疹、结节。浅表淋巴结未触及肿大。胸骨无压痛,双肺呼吸音清,未闻及干湿啰音。心律齐,无病理性杂音。腹软,无压痛、反跳痛,肝脾肋下未触及。双下肢无水肿,神经系统体征阴性。

入院辅助检查:尿常规、粪常规检查正常;生化常规:白蛋白 25.4g/L,球蛋白 60.8g/L,C 反应蛋白>90mg/L,肌酐、尿素氮正常,血清铁 9.3μmol/L,总铁结合力 33.5μmol/L,铁蛋白 426.5μg/L,血清 IL-6 119.4pg/ml,TNF-α 24.1pg/ml。体液免疫:IgG 37.1g/L,IgA、IgE、IgM 正常,κ 轻链 13.4g/L,λ 轻链 5.92g/L;HHV-8、HIV、HBV、HCV、EBV 阴性。血清免疫固定电泳:多克隆 IgG-κ 及 λ 异常升高。骨髓常规:粒、红、巨三系增生,浆细胞比例增高(6%)。骨髓病理:骨髓增生极度活跃,红系明显增生伴核左移,考虑反应性增生。右侧腋窝淋巴结病理组织学及免疫组化:淋巴窦扩张,内见浅染区,其中可见组织细胞、单核样细胞,滤泡增生,滤泡间区可见较多浆细胞聚集,间质部分小血管增厚;CD3$^+$T 细胞,CD20$^+$B 细胞,CD123$^-$,CD31$^+$,CD38$^+$,κ/λ(多克隆),Ki-67(20%),CD68$^+$ 淋巴窦内组织细胞,S100(部分散在 +),CD1a(局灶 +),PAS$^-$;病理诊断:考虑巨大淋巴结增生症可能性大。全身 PET/CT:双肺多发稍高代谢病变;双肺门、纵隔、双腋窝多发高代谢淋巴结,考虑炎性病变可能,肿瘤性病变待排;全身骨髓代谢弥漫稍高,脾稍大代谢稍高;双腹股沟稍大淋巴结。结合患者的症状和体征,淋巴结病理组织学检查,诊断为多中心型、浆细胞型巨大淋巴结增生症。诊断明确后,建议化学治疗,患者及家属担心化疗可能加重感染,拒绝化疗,遂出院后给予"沙利度胺100mg/d"联合"泼尼松"治疗。出院后两个月复查血常规提示血红蛋白逐渐上升至110g/L以上,能够进行正常的体力活动,此后未再随访治疗。2017年6月28日因乏力、气喘再发加重入院。入院后血常规提示白细胞4.11×10^9/L,血红蛋白45.0g/L,血小板133.0×10^9/L。血生化:白蛋白23.5g/L,球蛋白71.5g/L,肝转氨酶、肌酐、尿素等正常。β_2微球蛋白:2 998ng/ml。体液免疫:IgG 38.7g/L,IgA 6.52g/L,IgM 3.6g/L,IgE 197IU/ml。骨髓细胞学:可见4%浆细胞。骨髓病理:造血细胞约占60%,粒红比例大致正常,粒系以晚幼粒及分叶核为主,红系以晚幼红为主,巨核细胞散在分布,1~5个/HFP,间质较多量多克隆性浆细胞浸润。胸部CT:①肺门、纵隔及腋窝多发肿大淋巴结;②双肺弥漫性结节,不除外恶性肿瘤。肺结节穿刺活检病理:淋巴细胞弥漫性肺间质浸润。骨髓 IgH 和 TCR 重排检测为阴性。考虑疾病进展,合并淋巴细胞性间质性肺炎,给予 R-CHOP 方案化疗两个疗程,化疗后气喘症状好转,双肺结节较前减少。目前患者仍继续治疗中,拟行自体造血干细胞移植。

2. **分析和讨论** 本病是一种原因未明的淋巴组织增殖性疾病,1956年由 Castleman 首次报道。回顾性的研究提示高发年龄为20~40岁,中位年龄为37岁。根据1988年 Frizzera 的病理诊断标准将本病分为三型,且临床表现与病理类型密切相关,其中透明血管型最常见,多见于儿童和青年,临床以单中心型为主,浆细胞型多见于50~60岁的中老年人,中位年龄为52岁,多表现为多中心型,一般具有全身症状及肝脾大、贫血、高免疫球蛋白血症等。

该患者为中年女性,起病隐匿,以贫血为首发表现,无明显浅表淋巴结肿大,但生化检查提示高免疫球蛋白血症,骨髓可见浆细胞比例升高均符合浆细胞型 CD 的表现。对于该患者的诊断,在排除其他 B 细胞淋巴瘤的基础上,根据典型的病理组织学、免疫表型以及影像学检查,多中心型、浆细胞型巨大淋巴结增生症诊断可以明确。

根据 NCCN 指南推荐对于 HIV 阴性和 HHV-8 阴性的 MCD,治疗采用以利妥昔单抗为主的免疫治疗联合化疗,但由于患者个人原因拒绝联合化疗。因此为了最大程度地缓解患者的临床症状,依据单用(或联用)沙利度胺进行免疫调节治疗 MCD 的成功报道,且该药价格低廉,较联合化疗不良反应相对较少,遂该患者初始治疗采用了以沙利度胺联合泼尼松为主的方案,使得患者治疗后全身症状获得了近1年的缓解。证实了免疫调节治疗在 CD 治疗中的积极作用。

MCD 患者病情变化复杂,中断治疗或疾病进展常导致终末器官损害或出现器官损害临床综合征,其机制可能与免疫调节紊乱有关。MCD 合并肺部受累的发生率在美国为10%~20%,肺部受累的影像学表现可为双侧肺门、纵隔淋巴结肿大、结节状阴影、薄壁囊肿、小叶间隔增厚、毛玻璃状密度减低、淋巴细胞性间质性肺炎或闭塞性支气管炎。患者在中断治疗1年后,经过再次病理活检及 IgH 和 TCR 基因重排分析后,排除了转化为大细胞淋巴瘤的可能性,遂考虑本病进展并出现肺部的损害。对于 CD 合并肺损害,目前尚无标准治疗方案,文献报道采用手术切除病灶、糖皮质激素、干扰素、沙利度胺、CHOP 方案等均疗效不佳。针对 IL-6 受体的免疫治疗,在部分病例上取得了较好的疗效。同时基于 NCCN 的指南建议,对于此类患者选择利妥昔单抗联合 CHOP、CVAD、CVP 方案是合适的。此外对于难治或复发性病例可予自体外周造血干细胞移植治疗,作为挽救治疗方案可以让患者可能获得缓解。该患者既往未使用过利妥昔单抗,因此进一步的治疗采用利妥昔单抗联合 CHOP 全身化疗序贯自体造血干细胞移植,尽可能使患者的病情在最大程度上得到控制,并获得长期生存。

(徐成波　廖　斌　方志鸿　徐　兵)

参 考 文 献

1. van Rhee F, Wong R S, Munshi N, et al. Siltuximab for multi-centric Castleman'S disease: a randomised, double-blind, placebo-controlled trial [J]. Lancet Oncol, 2014, 15(9): 966-974.

2. Munshi N, Mehra M, van de Velde H, et al. Use ofa claims database to characterize and estimate the incidence rate for Castleman disease [J]. Leuk Lymphoma, 2015, 56 (5): 1252-1260.

3. 张之南, 赵永强. 血液病学 [M]. 第 2 版. 北京 : 人民卫生出版社, 2012.

4. 张路, 李剑. Castleman 病发病机制研究进展 [J]. 中国医学科学院学报, 2016, 38(1): 69-72.

5. 苗雨青, 徐浩, 李建勇, 等. 2015 年第 2 版美国国立综合癌症网络 (NCCN) 非霍奇金淋巴瘤诊疗指南 Castleman 病解读 [J]. 白血病·淋巴瘤, 2015, 10 (24): 628-631.

6. 沈悌, 赵永强. 血液病诊断与疗效标准 [M]. 第 4 版. 北京 : 科学出版社, 2018.

第四十九章 母细胞性浆细胞样树突状细胞肿瘤

【概述】

母细胞性浆细胞样树突状细胞肿瘤(blastic plasmacytoid dendritic cell neoplasm, BPDCN)是一种发病率低的髓系造血系统肿瘤,具有高度侵袭性。曾被命名为母细胞性 NK 细胞淋巴瘤或 $CD4^+$ $CD56^+$ 造血细胞肿瘤,目前认为本病来源于原始的浆细胞样树突状细胞,因此 2008 年世界卫生组织(WHO)分类为前驱髓系肿瘤,命名母细胞性浆细胞样树突状细胞肿瘤,由浆细胞样的树突状细胞的前体细胞衍化而来。

【临床表现】

1. **发病人群** 主要发病于老年患者,中位年龄为 57.5 岁,平均年龄为 66 岁,男女比例为 3.5∶1。

2. **症状和体征** 80% 以上的病例以皮肤孤立性或多发性皮损、结节、斑块为首发症状,早期可表现为皮肤发红,无疼痛、瘙痒,继而全身出现多发性斑丘疹,逐渐发展为皮肤结节,结节逐渐增大,迅速全身播散。大部分患者可同时伴有淋巴结肿大,随病情进展,可逐渐累及骨髓、中枢神经系统、纵隔、胰腺、肺等组织,可出现血细胞减少。

【实验室检查】

1. **细胞形态学** 母细胞性浆细胞样树突状细胞形态无特异性,为小至中等大小的肿瘤细胞,细胞核不规则,可见分裂核,偶见核仁,细胞质少无颗粒。皮肤病变主要在真皮层,不侵及皮肤表层。骨髓象细胞可见伪足。

2. **免疫学** 表达 CD4、CD56(部分患者阴性);CD123(IL-3a 受体)、CD303(BDCA-2)、TCL1、CLA 等一种或多种浆细胞样树突状细胞标志阳性;淋系(CD19、CD20、CD3、PAX5)、髓系(CD117、MPO、lysozme)阴性。

3. **遗传学** 常合并复杂的染色体、分子生物学异常,但无特异的诊断标记。

【治疗】

目前尚无标准治疗方案,髓系、淋巴白血病化疗方案及非霍奇金淋巴瘤化疗方案均对本病有一定的疗效,但易在短期内复发,异基因造血干细胞移植是目前能够有效延长生存期的治疗方法,欧洲骨髓移植中心数据显示,34 例患者 3 年生存期为 41%。针对 CD123 靶向治疗的药物如 SL-101,目前已取得满意的结果,有希望进入临床进一步应用。

【典型病例简析】

1. 病历摘要 患者,女,44 岁,以"发现右侧颈部肿物 2 个月"为主诉入住我院肿瘤科。患者入院前 2 个月自行发现多发颈部肿物,约黄豆大小,质软,无触痛,未及粘连,周围皮肤无红肿、破溃,无畏寒、寒战,无大汗淋漓、盗汗,偶有咳嗽,无咳痰,无胸闷、气喘,无吞咽困难,无咽痛、声嘶、呛咳,在外未就诊,肿物缓慢增大,现约核桃大小,无不适,今为进一步诊治,遂就诊我院,门诊拟"右侧颈部淋巴结肿大待查"收住入院。患者自发病以来精神、食欲及睡眠如常,大小便正常,体重无明显降低。既往皮肤皮疹 1 年,具体诊治不详,效果欠佳。查体:T 36.5℃,P 90 次 /min,R 20 次 /min,BP 120/80mmHg,神志清楚,全身可见散在皮疹,大小约 0.5cm×0.8cm,部分出现破溃,伴色素沉着,右侧颈部可扪及多发肿大淋巴结,最大约 4cm×3cm,质地硬,边界清楚,无压痛,移动度欠佳,余浅表淋巴结未及肿大。胸骨无压痛。双肺呼吸音清,双肺未闻及明显干湿啰音及胸膜摩擦音,语音传导正常,无胸膜摩擦感。心律齐,心音正常,各瓣膜听诊区未闻及杂音及心包摩擦音。腹部平坦,腹肌软,无压痛,无液波震颤,无振水声,未及包块,肝脾肋下未触及,墨菲征(Murphy sign)阴性。

入院后进行相关检查。血常规:白细胞 4.95×10⁹/L,中性粒细胞计数 0.93×10⁹/L,中性粒细胞比例 18.6%,血红蛋白 71g/L,血小板 102×10⁹/L。腹部彩超:轻度脂肪肝,脾大,子宫增大、未见明显占位,胰腺、双侧卵巢未见占位(建议复查)。胸腹部 CT:双肺及纵隔 CT 扫描未见异常;双侧腋窝、腹膜后多发肿大淋巴结,大者直径约 1.8cm。右颈部淋巴结活检:淋巴结结构存在,被膜薄,皮髓分界尚清,淋巴滤泡间、副皮质区、髓质区弥散分布近圆形浅染结节,由中等偏小的淋巴样细胞组成;浅染结节 CD43 阳性、CD4 弱阳、Ki-67 约 3% 阳性、CD2、PD-1、TdT、CD15、CD30、CD7、CD8、CD5、CD3、CD10、Bcl-6、CD20、Pax-5、Bcl-2、CD79a、CD56、MPO、CD117、CD34、CD1a 均阴性、CD123 弱阳性、CD68(KP1)(++);TdT:副皮质区、髓质区散在较多量(+)。右大腿皮肤皮疹病理:皮肤组织表皮轻度角化过度,局部棘层稍增厚,上皮脚平齐,灶性空泡变性,真皮层浅、深层血管周见中量淋巴细胞浸润,少量分叶核、杆状核及少许较幼稚细胞;免疫组化:CD123+、CD4+、CD56−、MPO−、CD117−、CD3+、CD20 个别细胞 +、PAX-5 个别细胞 +、CD8+、CD43+++、CD68+++,Ki-67 指数约 10%。骨髓细胞学:增生极度活跃,粒系 1.00%,红系 6.00%,粒系 / 红系:0.17/1,全片可见巨核细胞 40 个,异常细胞占 89.5%,该异常细胞核呈圆形,核染色质细致,核仁明显,1~3 个,胞质呈淡蓝色,可见拖尾。骨髓流式细胞学报告:CD45(++,100%),CD34(+,34.2%),CD38(+,80.6%),HLA-DR(+,100%),cMPO(−),cCD3(−),cCD79a(+,10.9%),CD117(+,11.8%),CD11b(+,86.5%),CD11c(+,24.5%),CD13(+,26.1%),CD14(−),CD15(−),CD33(+,65.3%),CD65(±,14%),CD2(−),CD4(±,37.8%),CD5(−),CD9(−),CD36(++,100%),CD19(+,65.3%),CD20(−),CD22(−),CD56(−),CD123(+~++,100%)考虑为浆细胞样树突状细胞表型表达。

　　经上述检查,结合病史,诊断为"母细胞性浆细胞样树突状细胞肿瘤"。予 CHOP 方案第一疗程化疗,皮肤皮疹及淋巴结较前消退,复查骨髓异常细胞较前减少(增生活跃,异常细胞占 54%),再予 CHOP 方案化疗 2 疗程,骨髓异常细胞无明显减少。更换为 DA 方案化疗 1 疗程,复查骨髓异常细胞占 0.5%,建议行异基因造血干细胞移植,患者以经济困难为由拒绝。最近再予中剂量阿糖胞苷化疗 2 疗程,复查骨髓异常细胞占 0.5%,微量残留病(minimal residual disease,MRD)0.25%。并行鞘注化疗药物 2 次。拟自体造血干细胞移植(图 49-1~ 图 49-5)。

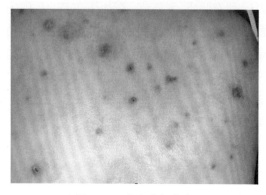

图 49-1　患者背部皮疹

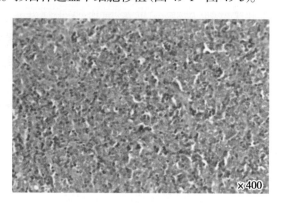

图 49-2　淋巴结 HE 染色

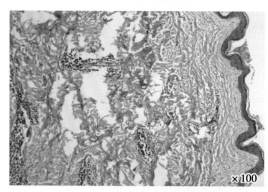

图 49-3　皮疹活检切片(HE 染色)

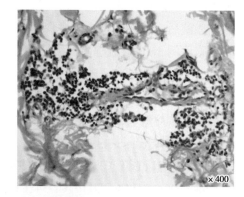

图 49-4　皮疹活检(HE 染色)

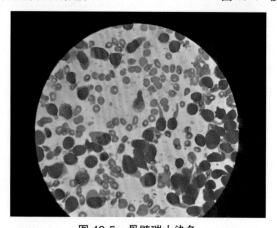

图 49-5　骨髓瑞士染色

2. 分析和讨论　患者为中年女性,以皮疹为首发症状,之后合并淋巴结肿大、贫血,皮疹活检组化提示 CD4 阳性、CD123 阳性,CD56 阴性,CD20、PAX5 淋巴标志阴性,CD3 阳性,MPO、CD117 髓系标志阴性;淋巴结病理组化提示 CD4 弱阳性、CD123 弱阳性,CD56 阴性,CD20、CD79、CD3、PAX5 淋巴标志阴性,MPO、CD117 髓系标志阴性;骨髓异常细胞免疫分型示 CD4 弱阳性、CD123 强阳性,CD56 阴性,CD20、CD3 阴性,CD19、CD79 弱阳性,MPO 阳性,CD117 弱阳性。在骨髓形态上,可见肿瘤细胞存在伪足,与之前文献报道一致;在这三组不同部位组化均提示 CD4 阳性及树突状细胞标志 CD123 阳性,淋巴结组化中髓系、淋系标志均阴性,结合目前有 CD56 阴性 BPDCN 的报道,该患者诊断为母细胞性浆细胞样树突状细胞肿瘤。在治疗上,先用非霍奇金淋巴瘤治疗方案但效果欠佳,之后采用急性髓系白血病治疗方案取得明显疗效,考虑本病短期内易复发,拟行异基因造血干细胞移植,但患者拒绝。目前已有研究机构报道行自体造血干细胞移植可延长生存期,故拟行自体造血干细胞移植,具体疗效有待进一步观察。

(李纯团　朱雄鹏)

参 考 文 献

1. Vardiman J W, Thiele J, Arber D A, et al. The 2008 revision of the World Health Organization (WHO) classification of myeloid neoplasms and acute leukemia: rationale and important changes [J]. Blood, 2009, 114 (5): 937-951.

2. 桑伟,王朝夫,成宇帆,等. 母细胞性浆细胞样树突细胞肿瘤临床病理学观察 [J]. 中华病理学杂志, 2012, 12(3): 41-330.

3. Heinicke T, Hutten H, Kalinski T, et al. Sustained remission of blastic plasmacytoid dendritic cell neoplasm after unrelated allogeneic stem cell transplantation-a single center experience [J]. Ann Hematol, 2015, 94(5): 283–287.

4. Roos-Weil D, Dietrich S, Boumendil A, et al. Stem cell transplantation can provide durable disease control in blastic plasmacytoid dendritic cell neoplasm: a retrospective study from the European Group for Blood and Marrow Transplantation [J]. Blood, 2013, 121(8): 440–446.

5. Frankel A E, Woo J H, Ahn C, et al. Activity of SL-401, a targeted therapy directed to interleukin-3 receptor, in blastic plasmacytoid dendritic cell neoplasm patients [J]. Blood, 2014, 124(11): 385-392.

6. Aoki T, Suzuki R, Kuwatsuka Y, et al. Long-term survival following autologous and allogeneic stem cell transplantation for blastic plasmacytoid dendritic cell neoplasm [J]. Blood, 2015, 125(10): 3559-3562.

第五十章　组织细胞肉瘤

【概述】

组织细胞肉瘤(histiocytic sarcoma,HS)作为一种罕见的淋巴造血组织恶性肿瘤,于1939年首次被描述为"组织细胞性髓性网状细胞增多",之后一度被并入"恶性组织细胞增多症",1970年有学者提出"组织细胞肉瘤"的概念,随着进一步研究发现其表达CD68、CD163、溶菌酶等成熟组织细胞恶性增生的免疫标志,在WHO淋巴造血系统分类2008年版中被归类于树突状细胞及组织细胞肿瘤中一种独立的疾病。本病发病率低,可单发或多发于淋巴结、皮肤及其他结外器官,部分病例可继发非霍奇金淋巴瘤。

病因及发病机制尚不明确。

【临床表现】

1. **发病人群**　本病发病率极低,在造血系统淋巴组织肿瘤中不到1%。男女比例约82∶56,发病年龄范围广,可从6个月婴儿到89岁老年,其中50~60岁所占比例最多,中位发病年龄为46岁。

2. **症状和体征**　临床表现类似淋巴瘤,可出现发热、盗汗、体重下降。可累及淋巴结、皮肤或结外其他部位,常见发病于淋巴结、皮肤,可表现为单个肿物或多个融合,但多以单发为主,皮肤可表现为位于躯干、四肢的皮疹;淋巴结外器官累及胃肠道,可表现为肠梗阻,患者可有溶骨性表现,部分脾大患者可出现全血细胞减少及低蛋白血症。

【实验室检查】

1. **细胞形态学**　肿瘤细胞主要为弥漫性增生的非黏附性生长大细胞,形态可单一,但也为多形性,细胞胞质丰富,呈嗜酸性,常伴有微空泡;细胞核大,核仁明显,呈圆形、椭圆形,可见分裂象;可见嗜血现象。

2. **免疫学**　细胞表达一种或多种组织细胞抗原,包括CD68、CD163及溶酶体等。不表达B细胞、T细胞相关标志,不表达朗格汉斯细胞标志(CD1a、CD207)、滤泡树突状细胞标志(CD21、CD23、CD35、CAN.42)、上皮细胞标志(pancytokeratin,EMA)、黑素细胞标志(HMB-45,Melan A)、髓系标志(CD13、CD33、MPO)。CD4、CD45、CD45RO、HLA-DR可阳性。

3. 遗传学及分子生物学检验　2001 年 WHO 分类中曾要求 HS 的诊断必需 *IGH* 或 *TCR* 重排阴性,到 2008 年 WHO 分类则不再有此要求,认为部分转化病例可见上述基因重排。

【诊断和鉴别诊断】

在细胞形态基础上,进行广谱组化标志测定,排除相关疾病后确定。需要同间变大细胞淋巴瘤、弥漫大 B 细胞淋巴瘤、部分低分化大细胞癌、髓系肉瘤、恶性黑色素瘤及树突状细胞肉瘤等鉴别。

【治疗】

本病呈急性侵袭性,疾病进展迅速,大部分患者 2 年内死亡。局限病灶手术治疗,播散病灶放、化疗是主要的治疗方法,化疗多采用淋巴瘤治疗方案,如 CHOP 方案,有效率小于 40%。但也有报道部分患者经化疗联合或不联合放疗获得长生存期。血管生长因子抑制剂(索拉菲尼、沙利度胺)、自体造血干细胞移植对本病可能有一定疗效。临床分期及肿块大小可能影响预后。但因本病病例数少,目前尚未有统一的预后评估及治疗方案。

【典型病例简析】

1. 病历摘要　患者,女,28 岁,以"反复中上腹痛 2 个月"为主诉入院。入院前 2 个月无明显诱因出现中上腹闷痛不适,向腰背部放射,程度轻,持续时间约 10 分钟,自行缓解,无便秘腹泻,无便血黑便,无畏寒发热,无皮肤瘀点瘀斑,无头晕头痛,无咳嗽咯血,当时未在意未诊治。2 个月来上述症状反复发作,疼痛逐渐加剧,持续时间延长,就诊本院,B 超示"脾内多发性低回声结节;腹膜后多发性低回声结节",门诊拟"脾多发占位并腹膜后淋巴结肿大"收入住院。发病以来,患者一般情况可、精神睡眠可,大小便正常,体重减轻约 5kg。

入院查体:T 36℃,P 72 次/min,R 20 次/min,BP 80/45mmHg。神志清楚,全身皮肤黏膜无黄染,浅表淋巴结未触及肿大。巩膜无黄染,口唇无发绀,咽无充血。双肺呼吸音清,无明显干湿啰音,心律齐,未闻及病理性杂音。脊柱四肢无畸形,双下肢无水肿。

辅助检查:2007 年 6 月 23 日腹部 B 超示脾内多发性低回声结节,最大约 2.7cm×3.5cm;腹膜后多发性低回声结节,最大约 3.2cm×2.1cm。2007 年 6 月 26 日腹部 CT:肝脏、胆囊及双肾所见无特殊,脾脏未见肿大,其内见不规则结节状低密度影,增强后轻度强化呈相对低密度影,腹膜后见多发、大小不等的淋巴结肿大,部分肿大淋巴结融合成团,增强后部分淋巴结呈环形强化,中央不强化,腹腔未见积液。2007 年 7 月 9 日骨髓细胞形态学:整个图片上有核细胞增生明显活跃。粒系 73.50%,红系 18.00%,粒/红 =4.08。粒细胞系:明显增生,中幼粒细胞见有核质发育不平衡,以杆状分叶核细胞增生为主,形态未见明显改变;红细胞系:增生相对减低,以中、晚幼红细胞为主,形态未见明显改变,成熟 RBC 形态大致正常;淋巴细胞系:增生减低,形态未见明显改变;单核细胞系:可见,形态未见明显改变;巨核细胞系:巨核细胞全片 147 个,血小板常见,呈中、小簇;其他:未找到淋巴瘤细胞。腹部彩超：脾大，脾内多发性低回声结节，最大约 1.5cm×1.5cm；腹膜后多发性低回声结节，最大约 3.2cm×2.1cm。腹膜后淋巴结病理报告：结构基本破坏，见弥散性淋巴样细胞增生，其中见较多散在大细胞，核重度变异，胞质较丰富偏嗜酸性，个别可见嗜酸性核仁；免疫组化结果：CD68^{+++}、CD15（大细胞阳性）、CD3$^+$、CD20$^+$、CD45R0$^+$、CD79a$^+$、LCA$^+$、ALK-P80$^-$、CD30$^-$、EBV$^-$、MPO（散在阳性）、cyclinD$_1^-$、NSE$^-$、S-100$^-$、NF$^-$、syn$^-$、CD99$^\pm$、CD117$^-$、CD34（正常表达）。结合病理及免疫组化结果，组织细胞肉瘤。

结合病理结果及临床，诊断为"组织细胞肉瘤Ⅲ期"，予 CHOP 方案化疗 1 疗程，复查腹部 CT：脾脏占位、腹膜后淋巴结肿大化疗后，病灶较前缩小。再予原方案化疗 4 疗程，经相关检查左侧颈部、腹膜后肿大淋巴结，脾多发占位均已消失。拟行自体造血干细胞移植，患者拒绝并未再随访。

2. **分析和讨论**　该例患者为青年女性，以腹膜后肿大淋巴结为主要表现，其病理形态表现为弥散性增生且为散在大细胞，核重度变异，胞质较丰富偏嗜酸性，符合 HS 形态表现，同时免疫组化 CD68 阳性，故考虑为组织细胞肉瘤。但本病例 CD20、CD79 等 B 淋巴细胞标志阳性，应同弥漫大 B 细胞淋巴瘤鉴别，因该病 CD68 一般阴性，故暂不考虑。该患者经 CHOP 方案化疗数疗程后取得了完全缓解，考虑本病复发率高、生存期短，结合目前文献报道本病缓解后行自体造血干细胞移植可能获益，拟行移植。之后患者拒绝行自体造血干细胞移植并未再随访，故未能进一步追踪期病情变化。

（李纯团　朱雄鹏）

参 考 文 献

1. Dalia S, Shao H, Sagatys E, et al. Dendritic cell and histiocytic neoplasms: biology, diagnosis, and treatment [J]. Cancer Control, 2014, 21(4): 290-300.

2. Yamamoto S, Tsukamoto T, Kanazawa A, et al. Laparoscopic splenectomy for histiocytic sarcoma of the spleen [J]. World J Gastrointest Surg, 2013, 5(4): 129-134.

3. Asada H, Tomiyasu H, Goto-Koshino Y, et al. Evaluation of the drug sensitivity and expression of 16 drug resistance-related genes in canine histiocytic sarcoma cell lines [J]. J Vet Med Sci, 2015, 77(6): 677-684.

4. Tsujimura H, Miyaki T, Yamada S, et al. Successful treatment of histiocytic sarcoma with induction chemotherapy consisting of dose-escalated CHOP plus etoposide and upfront consolidation auto-transplantation [J]. Int J Hematol, 2014, 100(5): 507-510.

第五十一章　原发性皮肤弥漫大 B 细胞性淋巴瘤，腿型

【概述】

原发性皮肤弥漫大 B 细胞性淋巴瘤，腿型（primary cutaneous diffuse large B-cell lymphoma，leg type，PCLBCL-LT），是一组新定义的疾病，由于其多数发生于腿部、特别是小腿而得名。1996 年首次报道，2005 年由世界卫生组织（WHO）和欧洲癌症研究与治疗组织（European Organisation for Research and Treatment of Cancer，EORTC）确定了其存在并有了统一的认识。PCLBCL-LT 一种罕见的结外淋巴瘤，发病率仅为 4.8/1 000 万人，发病率约占原发性皮肤 B 细胞淋巴瘤的 10.9%，占原发性皮肤淋巴瘤的 2%~4%。本病好发于老年，发病中位年龄 76 岁，女性多于男性，男女比例 1∶4~1∶3。

【病因及发病机制】

PCLBCL-LT 的病因尚不清楚，以往认为可能与病毒感染和潜在的免疫缺陷有关，而 EB 病毒、人疱疹病毒 8、博氏疏螺旋体与本病发病无关。

【临床表现】

PCLBCL-LT 临床表现不典型，皮损为泛发快速生长的单个或多个红色紫红色肿块，经常溃烂，累及单侧或双侧小腿。发生于腿部以外的病例极罕见，大多位于躯干或头部，为孤立或局限的损害。24%~50% 的患者可发生皮肤外其他部位的播散，平均播散时间是 20~22 个月。

【诊断和鉴别诊断】

1. 诊断

（1）组织学形态：PCLBCL-LT 表现为皮损，组织病理检查示表皮一般不受累，真皮浸润与表皮间可见无浸润带。肿瘤细胞表现为弥漫浸润，常累及皮下组织，浸润通常表现为单一或混合的中心母细胞和免疫母细胞，有丝分裂象常见，无小 B 细胞，反应性 T 细胞相对少见

且多局限于血管周围,肿瘤组织中几乎不见坏死及间质增生。

(2)免疫组化:常表达单克隆性的表面或胞质内免疫球蛋白,及 B 细胞标志物 CD19、CD20、CD22、CD79a 及 Pax-5 等。大部分 Bcl-2 表达强阳性,多数病例表达生发中心相关抗原 Bcl-6 及后生发中心相关抗原 MUM-l/IRF4,CD10 常阴性。

(3)遗传学:涉及 *MYC*、*Bcl-6* 与 *IgH* 基因易位,无 t(14∶18)(q32∶q21)染色体易位。部分患者 Bcl-2 过度表达可能是由 *Bcl-2* 基因染色体扩增所致。

2. 鉴别诊断

(1)原发性皮肤滤泡中心细胞淋巴瘤:其 5 年生存率为 95%,好发于中年人,皮损局限,多位于头部或躯干,也可以发生于腿部,组织学上肿瘤细胞有时呈弥漫性分布,而滤泡结构不明显,肿瘤细胞一般较大,以大的中心细胞及中心母细胞为主。免疫组化肿瘤细胞虽 Bcl-2 阳性,但一般较弱,不会出现弥漫强阳性。且 CD10 阳性,弥漫分布的肿瘤细胞中还可看到 CD21 或 CD35 阳性的滤泡树突状细胞。

(2)原发性皮肤间变性大细胞性淋巴瘤(primary cutaneous anaplastic large cell lymphoma,PCALCL):肿瘤细胞大,弥漫性分布,核圆形或不规则形,核仁明显,有时易与免疫母细胞混淆。但 PCALCL 的 CD20、Pax-5 等 B 细胞标记阴性,而 CD4、CD8 和 CD3 等 T 细胞标记阳性,可供鉴别。

(3)原发性皮肤弥漫大 B 细胞性淋巴瘤(其他):可发生于腿部、头部及躯干部,但发生率较后两者都少很多,形态学方面,表现为间变性、浆母细胞性或富于 T 细胞的等特殊类型的大 B 细胞性淋巴瘤。而免疫组化方面,B 细胞相关抗原及 Bcl-6、MUMI 标记物可阳性,但 Bcl-2 很少阳性,可供鉴别。

【治疗】

2016 年 NCCN 指南推荐含有利妥昔单抗的 RCHOP 方案化疗 ± 局部放疗为 PCLBCL-LT 患者的一线治疗方案,而利妥昔单抗联合脂质体阿霉素(RPLD)方案有更好的耐受性,PCLBCL-LT 有良好的治疗效果,并且适用于不适合放疗、手术或 CHOP 方案的患者,有可能成为未来治疗 PCLBCL-LT 的一线治疗方案。皮肤肿瘤单发、体积小的患者,有时可以考虑手术切除、放疗、糖皮质激素及 α- 干扰素治疗。

【预后】

PCLBCL-LT 预后较差,5 年生存率约 50%,提示预后不良的因素包括:年长、多病灶、病变发生于腿部、Bcl-2 强阳性表达等。

【典型病例】

1. 病历摘要　患者,男,65 岁,以"发现右小腿肿物 10 个月余"为主诉入院。入院前 10 个月余始发现右小腿肿物,初约"硬币"大小,无疼痛、破溃,无发热,无夜间盗汗,无消瘦,无腹痛、呕吐等,初未重视未就诊,肿物逐渐增大至"鸡蛋"大小,4 个月余前就诊当地县医院，查彩超：右颈前混合回声实性肿块，收住院后，于行"右小腿肿物切除术"，右小腿肿物术后病理我院会诊示肿物表面皮肤表皮较萎缩，真皮层淋巴样圆形细胞弥漫浸润，其细胞核中等及较大，核圆形，核膜厚，核仁清楚，胞质较小，核分裂易见，>20/10HPF，细胞浸润血管、神经纤维束周围和脂肪间隔（图 51-1）。免疫组化：CD20 弥漫阳性，CD79a 弥漫阳性、CD3 散在阳性、CD4 散在阳性、CD7 散在阳性、CD8 散在阳性、CD10 阴性、BCL6 散在阳性、MUM-1 约 50% 阳性、BCL-2 阳性、CD30 阴性、CD38 阴性、Ki-67（约 80%）。原位杂交：EBER 阴性，病理诊断：右小腿皮肤弥漫大 B 细胞淋巴瘤，腿型。3 个月余前入院，查体：神志清楚，无贫血外观，皮肤黏膜色泽正常，未见皮疹、黄染、无瘀点瘀斑，浅表淋巴结未触及肿大。胸骨无压痛，呼吸音清，听诊心率 80 次 /min，心律齐，肝肋下未触及，脾未触及。左大腿可见一长约 13cm 手术切口，愈合佳，右小腿可见一长大小约 4cm×4cm 手术瘢痕，愈合好。完善相关检查后诊断"原发性皮肤弥漫大 B 细胞性淋巴瘤（腿型，Ⅰ期 A 组）"，3 个月余前始予"R-CHOP"方案化疗，输注利妥昔单抗时出现畏冷、寒战，伴发热，体温达 39.1℃，考虑药物过敏可能，予停用，改用"CHOP"治疗 4 疗程，中期临床评估为"完全缓解"（图 51-1、图 51-2）。

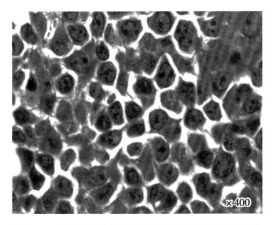 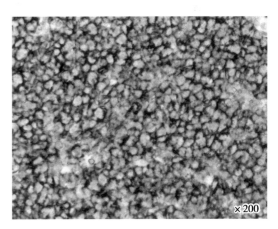

图 51-1　肿瘤细胞呈现淋巴样圆形细胞弥漫浸润
其细胞核中等及较大，核圆形，核膜厚，核仁清楚，
胞质较小，核分裂易见。（HE 染色）

图 51-2　免疫组化显示肿瘤细胞细胞膜
CD20 弥漫阳性（HE 染色）

2. 分析和讨论　该例患者为中年男性，以右小腿肿物进行性增大为主要表现，肿瘤细胞弥漫浸润真皮层，未累及表皮层，其细胞核中等及较大，有丝分裂象常见，细胞浸润血管、神经纤维束周围和脂肪间隔等皮下组织。免疫组化为 B 淋巴细胞标志，可以与原发性皮肤间变性大细胞性淋巴瘤鉴别，而 BCL-2（+）、CD10（-）可以与原发性皮肤滤泡中心细胞淋巴瘤鉴别。PCLBCL-LT 患者的一线治疗方案推荐含有利妥昔单抗的 RCHOP 方案化疗 ± 局部放疗，但是该患者在使用利妥昔单抗时出现明显的输液反应，改为 CHOP 方案，中期临床评估为"完全缓解"。虽然该患者临床分期为"Ⅰ期 A 组"，但是提示肿瘤增殖活性的 Ki67 较高，后续局部放疗仍需要考虑。因为 24%~50% 的患者可发生皮肤外其他部位的播散，后

期临床随访需要注意全身其他部位复发的可能。

（黄轶群 马旭东）

参 考 文 献

1. Willemze R, Jaffe E S, Burg G, et al. WHO-EORTC classification for cutaneous lymphomas [J]. Blood, 2005, 105 (10): 3768.

2. Goodlad J R, Krajewski A S, Batstone P J, et al. Primary cutaneous diffuse large B-cell lympnoma: prognostic significance of clinicopathological subtypes [J]. Am J Surg Pathol, 2003, 27(12): 1538-1545.

3. Wobser M, Kneitz H, Bröcker E B, et al. Primary cutaneous diffuse large B-cell lymphoma, leg-type, treated with a modified R-CHOP immunochemotherapy-diagnostic and therapeutic challenges[J]. J Dtsch Dermatol Ges, 2011, 9(3): 204-211.

4. Hristov A C. Primary cutaneous diffuse large B-cell lymphoma, leg type: diagnostic considerations[J]. Arch Pathol Lab Med, 2012, 136(8): 876-881.

5. Fabbri A, Cencini E, Alterini R, et al. Rituximab plus liposomalpegylated doxorubicin in the treatment of primary cutaneous B-cell lymphomas[J]. Eur J Haematol, 2014, 93 (2): 129-136

6. Hope C B, Pincus L B. Primary cutaneous B-cell lymphomas with large cell predominance-primary cutaneous follicle center lymphoma, diffuse large B-cell lymphoma, leg type and intravascular large B-cell lymphoma [J]. Semin DiagnPatho, 2017, 34 (1): 85-98.

第五十二章　灰区淋巴瘤

【概述】

灰区淋巴瘤（gray zone lymphoma,GZL）是一种独特类型的淋巴瘤,指肿瘤细胞形态、免疫表型或遗传学特点介于两种或两种以上明确类型淋巴瘤的侵袭性 B 细胞淋巴瘤。1998 年的霍奇金病及相关疾病专题讨论会上,欧美血液病理学专家首次提出了灰区淋巴瘤的概念。2004 年 WHO 在《肺、胸膜、胸腺及心脏肿瘤病理学和遗传学》中引用了 GZL 的概念,指肿瘤显示介于霍奇金淋巴瘤（CHL）和大细胞 NHL 之间的特征,不能明确归类为 CHL 或 NHL。在 2008 年造血和淋巴组织肿瘤 WHO 分类中列入 2 种 GZL,分别为介于弥漫大 B 细胞淋巴瘤和经典型霍奇金淋巴瘤之间的不能分类的 B 细胞淋巴瘤（B-cell lymphoma,unclassifiable, with features intermediate between diffuse large B-cell lymphoma and classical Hodgkin lymphoma, BCLu-DLBCL/cHL）和介于弥漫大 B 细胞淋巴瘤和伯基特淋巴瘤之间不能分类的 B 细胞淋巴瘤（B-cell lymphoma,unclassifiable,with features intermediate between diffuse large b-cell lymphoma and Burkitt lymphoma,BCLu-DLBCL/BL）。灰区淋巴瘤在临床上少见,发病率低,但其侵袭性较强,预后差。

【病因和发病机制】

一般认为淋巴瘤发病中感染及免疫因素起重要作用,病毒学说颇受重视。GZL 是一种交界性肿瘤,目前病因及发病机制尚不清楚。有研究显示部分肿瘤细胞表达 EB 病毒潜伏膜蛋白 1,且外周型 GZL 中 EBV 的检出率较中央型病变为高。

【临床表现】

GZL 最常见于年轻男性,通常在 20~40 岁,但也可发生于其他年龄。全身症状包括发热、盗汗、体重下降等。最常见于前上纵隔大的肿物,可累及锁骨上淋巴结。病变单纯累及外周淋巴结的少见,可直接侵犯肺脏,或播散到肝脏、脾脏或骨髓受累。临床上,部分患者以不明原因发热为首发症状。

【实验室检查】

实验室检查常表现下列两种类型：

1. 介于弥漫大 B 细胞淋巴瘤和经典型霍奇金淋巴瘤之间的不能分类的 B 细胞淋巴瘤 多数病例为纵隔病变，也有发生在外周淋巴结组织。

其中形态学介于原发纵隔 B 细胞淋巴瘤（primary mediastinal large B-cell lymphoma, PMBL）和结节硬化型经典霍奇金淋巴瘤 Classical Hodgkin's lymphoma nodular sclerosis CHL）之间称"纵隔灰区淋巴瘤（mediastinalgrey zone lymphoma, MGZL）"。

（1）细胞形态学：肿瘤细胞形态学上呈多形性，弥漫分布在纤维结缔组织间质中，呈片状、融合性生长。大多数肿瘤细胞较大，类似于陷窝细胞和霍奇金细胞，形态多样，有的区域极类似于弥漫大 B 细胞淋巴瘤（diffuse large b-cell lymphoma, DLBCL），而有的区域更像 cHL。背景中有少量或无炎性细胞浸润，可见散在的嗜酸性粒细胞和淋巴细胞，可有局灶性纤维化。

（2）免疫表型：肿瘤细胞恒定表达 CD45，大多表达 CD20、CD30、CD79a 和 PAX-5、OCT-2、BOB-1 等转录因子，不同程度表达 CD15、BCL-6，不表达细胞质 Ig 及 ALK，一定比例表达 PMBL 典型标志 MAL，而 CD10 常阴性。BCLu-DLBCL/cHL 形态学及免疫组化特征介于 cHL 和 DLBCL 之间，存在 2 种形式，一种形态学上类似 PMBL，但免疫表型提示 CD15 强阳性及 CD20 阴性或 EBV 阳性，另一种组织形态提示 cHL，但 CD20 或其他 B 细胞免疫表型呈强阳性（表 52-1）。

表 52-1 DLBCL、BL、中间型 DLBCL/BL 鉴别的形态学、免疫表型

	DLBCL	BL	中间型 DLBCL/BL
细胞学	大细胞，核仁明显	中等大小细胞，核仁多形性	中等大小细胞，与 BL 类似混合，单个核为主且核不规则的大细胞
细胞周期	较少有丝分裂，细胞凋亡和星空现象不常见	有丝分裂，凋亡和星空现象	高有丝分裂率，凋亡和星空现象
免疫表型	Bcl-2$^+$	Bcl-2$^-$	Bcl-2$^+$

2. 介于弥漫大 B 细胞淋巴瘤和伯基特淋巴瘤之间不能分类的 B 细胞淋巴瘤

（1）细胞形态学：肿瘤细胞在形态学上呈中等大小或较大，并弥漫性分布，常呈铺路石样改变，胞质呈嗜碱性，有空泡，细胞核形态多样。肿瘤细胞间没有明显的纤维结缔组织，伴有少量的小淋巴细胞浸润。肿瘤细胞的凋亡会导致许多吞噬核碎片的巨噬细胞出现，周围常有透明间隙，弥漫地分布在肿瘤细胞之间，形成所谓的星空现象。肿瘤细胞具有高增殖活性，核分裂象较多（表 52-2）。

表 52-2　PMBL、cHL、中间型 PMBL/cHL 鉴别的细胞形态学

	PMBL	cHL	中间型 PMBL/cHL
细胞学	透明胞质的大细胞多叶核	典型的 RS 细胞	大细胞类似于 RS 细胞,大胞与透明胞质混合存在
	RS 样形态学的大细胞		大细胞类似于中心母细胞
	少量背景含嗜酸性粒细胞、浆细胞和 T 细胞	背景细胞含 T 细胞、B 细胞、浆细胞、嗜酸性粒细胞、纤维母细胞	背景细胞含少量炎性浸润,为嗜酸性粒细胞、浆细胞、组织细胞和 T 细胞
	良好的分隔硬化	大量的硬化	硬化(多变) 坏死(常见)

(2)免疫表型:大多数肿瘤细胞免疫表型显示 CD10、Bcl-6 阳性,MUM-1 阴性,提示来源于生发中心,并常表达 Bcl-2(表 52-3)。

表 52-3　可能有助于鉴别 PMBL、cHL、中间型 PMBL/cHL 的免疫表型

	PMBL	cHL	中间型 PMBL/cHL
免疫表型	CD30$^+$(80% 的病例,弱表达,异质性)	CD30 强阳性(100% 的病例)	CD30$^+$(数量多变)
	CD15$^-$(偶尔存在)	CD15$^+$	CD15$^+$(数量多变)
	CD45$^+$	CD45$^+$	CD45V
	B 细胞抗原(CD20$^+$,CD19$^+$,CD22$^+$,CD79a$^+$)	CD20$^-$,CD40(始终阳性)	B 细胞抗原阳性
	Bcl-6$^+$	Bcl-6$^-$	B 细胞转录因子 +
	Bcl-2$^+$,CD23$^+$,		
	CD10$^+$		
	IRF4/MUM1$^+$,MAL$^+$		
	TRAF1$^+$		

(3)遗传学:有复杂的核型改变,常同时涉及 *MYC* 和 *Bcl-2* 基因的染色体易位。这种同时具有 *IGH-BCL2* 和 *MYC* 基因重排的 B 细胞淋巴瘤,是一种具有高度侵袭性、核型复杂以及具有一系列病理形态学特征的少见肿瘤,被称为二次打击淋巴瘤。其预后差,联合化疗效果不佳,中位生存期只有 4.5 个月。在 B 细胞淋巴瘤和弥漫大 B 细胞淋巴瘤 / 伯基特淋巴瘤(diffuse large B cell lymphoma/Burkitt lymphoma,DLBCL/BL)鉴别诊断困难时,遗传学上同时存在 *MYC* 和 *Bcl-2* 基因重排的患者应该被归类为 DLBCL/BL。

【诊断和鉴别诊断】

BCLu-DLBCL/cHL 尚无明确的诊断标准,临床上需结合形态学和免疫组织化学的结果,具有诊断学意义的特点有:① CD15 强阳性,除此之外类似 DLBCL;②形态学类似 cHL,但富含大的肿瘤细胞,以及弥漫性强表达 CD20 和 / 或其他的 B 细胞标志,如 CD79a。

病理检查是 BCLu-DLBCL/BL 诊断的"金标准":首先形态学上应与 BL 相似,CD20 阳性,有 Bcl-2 蛋白表达或复杂的核型,如 *MYC/Bcl-2* 和 / 或 *Bcl-6* 易位,Ki67 阳性指数高,但不到 100%,其次在形态学表现为中等或大细胞,与 DLBCL 相似,遗传学上发现"三重打击"或"双重打击"表现。并非只要有 *MYC* 易位就可以诊断为 BCLu-DLBCL/BL,因为尚有不到 15% 的 DLBCL 也有 *MYC* 易位,它们通常和不良的预后有关。

【治疗】

BCLu-DLBCL/cHL 临床较少见,但侵袭性强,预后差,目前绝大多数学者倾向选择 DLBCL 的高强度化疗方案,对于 CD20 弱表达或肿瘤局限在某一解剖部位(如纵隔)的 GZL 可结合放疗和化疗。

BCLu-DLBCL/BL 侵袭性强,患者预后较差,生存期短,目前还没有标准的治疗方案,最佳治疗策略存在争议,缺乏临床数据。采用治疗 DLBCL 的 CHOP 或 CHOP 样方案疗效较差,对其治疗目前倾向于应用高强度、短疗程的化疗方案。

【典型病例简析】

1. **病历摘要** 患者,男,60 岁,以发现左颌下肿物 20 天为主诉入院。入院前 20 天无明显诱因出现左颌下肿物,约鸽蛋大小,表面皮肤无红肿破溃,无畏冷、寒战、发热,无盗汗,无头痛、头晕,无面色苍白、消瘦,无咳嗽、咯血,无皮肤青紫,无牙龈出血,无腹痛、血便等,就诊当地医院,行左颌下肿物活检术,术后病理提示高级别非霍奇金淋巴瘤,考虑滤泡性淋巴瘤,3A 级。免疫组化 CD79a$^+$,CD20$^+$,CD5$^-$,示 FDC 网状破坏,BDC2$^-$,CD10$^-$,Bcl-6$^+$,MUM1$^+$,CD30$^-$,Ki-67 70%。为进一步诊治就诊我院,以"非霍奇金淋巴瘤"收治入院。发病以来,患者精神、食欲、睡眠尚可,大小便正常,体重无明显减轻。

入院体检:体温 36.8℃,脉搏 80 次 /min,呼吸 20 次 /min,血压 120/70mmHg。神志清楚,左侧颌下触及一约 3cm×3cm 淋巴结,质硬,活动度差,与周围界限不清,表面皮肤无红肿破溃,无窦道形成,表面皮温无升高。余浅表淋巴结未触及肿大。胸骨无压痛,双肺呼吸音粗,未闻及干湿啰音,未闻及胸膜摩擦音。心律齐,无杂音。腹软,肝脾肋下未触及,双下肢无水肿。

入院后患者查球蛋白 35.4g/L,β$_2$ 微球蛋白(尿)0.020μg/ml,β$_2$ 微球蛋白(血)1.91μg/ml,PET/CT 检查提示:淋巴瘤显像,左侧颈部及纵隔多发淋巴结浸润;右侧鼻咽高代谢,淋巴瘤浸润待除;左肺门稍高代谢淋巴结,考虑淋巴结炎可能性大;左侧上颌窦慢性炎症;左肺下叶及右肺中叶钙化灶;全身其他部位 ^{18}F-FDG PET/CT 显像未见明显异常。外院病理切片我院会诊结果:(颌下肿物)弥漫大 B 细胞淋巴瘤,约占 30%;滤泡性淋巴瘤,3 级,滤泡为主型,约占 70%。骨髓病理:淋巴瘤 / 白血病诊断依据不足。该患者诊断为非霍奇金淋巴瘤(弥漫大 B 细胞淋巴瘤与滤泡性淋巴瘤混合型,ⅡA 期,IPI 评分 1 分),予 R-CHOP 方案(利妥昔单抗 600mg,第 1 日、第 2 日;环磷酰胺 1 000mg,1 次 /d,第 2 日;长春地辛 4mg,第 2 日;多柔比星脂质体 40mg,1 次 /d,第 2 日;泼尼松 35mg,2 次 /d,第 2~6 日)化疗 2 疗程后,颈部肿块较前明显缩小,质地较前变软,现正行第 6 周期化疗及随访观察中。

2. 分析和讨论　该例患者为老年男性,临床表现为颈部淋巴结肿大,根据颌下肿物病理,不能将其归为已经明确的分型中,表现为弥漫大 B 细胞淋巴瘤,约占 30%;滤泡性淋巴瘤,3 级,滤泡为主型,约占 70%,即为灰区淋巴瘤,该病侵袭性强,预后差,因为病例少,缺乏临床研究依据,目前没有标准的治疗方案,参照 DLBCL 普通类型的治疗方案予 R-CHOP 方案化疗 2 疗程后,肿块明显缩小,质地变软,现正规律化疗及密切随访,评估疗效。灰区淋巴瘤较普通弥漫大 B 细胞淋巴瘤侵袭性强,预后差,建议可进一步行二代测序寻找可能的分子生物靶点,进行靶向治疗。

（刘庭波）

参 考 文 献

1. 马阳阳, 张大良, 张蕾, 等. 灰区淋巴瘤的研究进展 [J]. 肿瘤基础与临床, 2014,12(2): 1673-5412.
2. 黄远琼. 边缘区淋巴瘤 (灰区淋巴瘤) 的研究进展 [J]. 医学美学美容 (中旬刊), 2014,117(12): 760-760.

第五十三章　种痘样水疱样淋巴增殖性疾病

【概述】

种痘样水疱样淋巴瘤（hydroa vacciniforme-like lymphoma，HVLL）是与慢性 EB 病毒感染相关（chronic associated Epstein Barr virus infection，CAEBV）的 T 淋巴细胞或 NK 细胞克隆性增殖性疾病，包括儿童系统性 EBV 阳性 T 细胞淋巴增殖性疾病以及种痘水疱病样皮肤 T 细胞淋巴瘤。2016 年的 WHO 淋巴瘤分类更新中将"种痘样水疱病样淋巴瘤"更名为"种痘样水疱样淋巴增殖性疾病（hydroa vacciniforme-like lymphoproliferative disorder，HV-LPD）"，将其作为 CAEBV 的一部分。根据 EBV 感染的细胞类型不同，其临床表现亦不同。T 细胞类型的病例，伴有间歇性发热、肝脾大和高 EBV 相关抗体滴度，经常表现为侵袭性疾病进展过程。而 NK 细胞受侵犯类型的病例，多表现对蚊虫叮咬敏感，大颗粒状淋巴细胞增多，高 IgE 滴度，表现出相对惰性的疾病过程。结合多次的皮损病理活检、免疫组化、分子学检测及临床表现可确诊本病。本病多发生于亚洲和美洲，南美和墨西哥亦可见。亚洲多见于日本、中国和韩国等地。

【病因和发病机制】

HV-LPD 确切病因和发病机制尚未明确。文献报道称多数患者血清 EBV 抗体异常及皮损内肿瘤细胞含有 *EBV* 基因，提示本病可能与 EBV 感染有关。原发感染多无症状，原发感染后进入潜伏感染状态，机体处于健康或亚临床状态，但在部分非免疫缺陷患者原发感染后可出现慢性病毒感染症状，并伴随 EBV 抗体的异常改变或病毒载量的升高及系统症状，称为慢性活动性 EBV 感染（chronic active Epstein Barr virus infection，CAEBV），其主要靶细胞为 NK 细胞和 T 细胞感染细胞可出现寡克隆或单克隆增殖，进而可转化为 T/NK 细胞淋巴增殖性疾病，甚至淋巴瘤或白血病。近年来研究发现多数病例发生在 CAEBV 背景之上，多数学者认为 CAEBV 并非 HVLL 的并发症，而是其发病因素之一。2008 年淋巴增殖性疾病国际分类会议提出了关于淋巴增殖性疾病的分类方案，让 HVLL 归于 CAEBV T/NK 细胞型。

【临床表现】

典型病例的病程通常较长，病情反复。临床特征为皮肤损害和发热，包括颜面部水肿、反复出现的丘疱疹，以及随后出现的进展性的溃疡及种痘样瘢痕的形成。多数患者在疾病后期可出现发热、肝脾及淋巴结肿大等系统性症状。免疫调节剂反应良好且接受放化疗的患者部分死于感染并发症。部分患者会进展为系统性淋巴瘤。

1. **发病人群**　本病多见于儿童，成人发病罕见。

2. **皮损**　主要可见颜面部散在红色丘疹，以双脸颊部和额头处为主，伴双侧脸颊部轻度红肿（图53-1）。

皮损表现如水肿、反复出现的丘疱疹，以及随后出现的进展性的溃疡及种痘样瘢痕的形成。皮损的部位多见于日照暴露部位，而非日照暴露的部位亦可出现，蚊虫叮咬后可能诱发或加重病情。

3. **发热和淋巴结肿大等系统性症状**　有B组症状的患者可有不同程度的发热。淋巴结肿大常提示疾病的中晚期阶段。

4. **其他**　可能伴有噬血细胞综合征、侵袭性NK细胞白血病、NK/T细胞淋巴瘤等。皮损改变需要与免疫性疾病所致皮损鉴别。

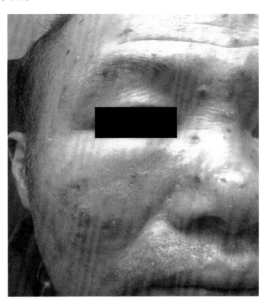

图53-1　患者颜面部的皮损表现

【实验室检查】

1. **血象**　白细胞、红细胞大致正常，淋巴细胞比例通常上升，嗜酸性粒细胞比例可增高。

2. **皮损病理活检和免疫组化**　表现为表皮和真皮之间形成水疱，表皮基底层破坏，累及真皮浅层。真皮层内散在和灶状淋巴样细胞浸润，主要围绕在血管和皮肤附属器周围，淋巴细胞中等大小，核轻度不规则，核仁不明显，可见核分裂。病变中混杂多少不等组织细胞及其他少数炎性细胞，可见散在核碎片和小灶坏死。病变中浸润的淋巴细胞多数是CD3$^+$的T细胞或CD56$^+$的NK细胞，CD20$^+$的B细胞较少。对T细胞和NK细胞进一步分析发现，少数病例主要是CD4$^+$T细胞，多数是CD8$^+$T细胞有的是γδT细胞，有的是NK细胞。无论T细胞还是NK细胞为主的病例，病变细胞均表达细胞毒性分子，包括Granzyme B（颗粒酶B）、TIA-1（T细胞内抗原-1），病变亦可累及浅层皮下脂肪组织。

3. **EBV感染的检测**　病变中的T细胞或NK细胞存在EBV感染。EBER（EBV编码的小RNA）原位杂交检测，阳性细胞一般为3%~30%，有的病例在外周血中检测到EBV-DNA拷贝数增高（>1×10^{3}copies/μgDNA）。

4. **T细胞克隆性检测**　超过一半的病例在皮肤病变中可检测到 *TCR* 基因克隆性重排。

【诊断和鉴别诊断】

WHO（2008）淋巴造血组织肿瘤分类的HVLL相当于HV-LPD的第3级。

WHO 诊断标准中 HV-LPD 的分级诊断如下：

1 级仅有皮肤病变，无发热或可有低热，细胞无明显或轻度异型性，累及真皮中浅层，细胞呈多克隆或寡克隆，EBER（EBV 编码的小 RNA）阳性。

2 级以皮肤病变为主，可有低热、脾脏可轻度肿大，细胞有轻度异型性，累及至真皮深层，细胞呈单克隆，EBER 阳性，外周血 EBV-DNA 拷贝数轻度增高。

3 级除皮病变外有高热和明显肝脾淋巴结肿大、肝功能异常等系统性表现，细胞单一，异型性明显，累及真皮全层及皮下脂肪，细胞呈单克隆，EBER 阳性，外周血 EBV-DNA 拷贝数显著增高。

注意：虽然 HV-LPD 的第 2 级也呈单克隆，但其他指标不同于 WHO（2008）淋巴造血组织肿瘤分类的 HVLL。

【治疗与预后】

本病临床病例较为少见，恶性程度高，病死率高，以皮疹为主要首发表现，临床上容易漏诊。本病早期糖皮质激素、干扰素及抗病毒治疗对于症状的改善有一定疗效，但晚期系统性淋巴瘤阶段化疗效果不佳，尚无特效治疗方式，异基因造血干细胞移植可获得相对较长时间的无病生存期，但目前国内外的病例数较少，无明显统计学意义。其病因、发病机制以及后期治疗均需积累更多临床资料，以期对该病有更深一步的了解，并探寻更为有效的治疗方案。

【典型病例简析】

1. 病历摘要 患者，男，40 岁，以"患 HV-LPD 4 年余，入院化疗"为主诉入院。入院查体：T 36.8℃，P 83 次 /min，R 19 次 /min，BP 120/70mmHg，神志清，颜面部见散在红色丘疹，以双脸颊部和额头处为主，伴双侧脸颊部轻度红肿，全身体表淋巴结未触及肿大，咽无充血，双侧扁桃体无肿大，胸骨无压痛。心肺无异常，肝脏肋下未触及，脾脏触诊不满意，余体检正常。

辅助检查：

（1）脸颊皮肤活检和免疫组化：种痘样水疱样淋巴增殖性疾病（HV-LPD 3 级）。肿瘤细胞 CD20$^-$，CD3$^+$，CD4$^{+/-}$（部分细胞阳性），CD8$^-$，CD30$^{+/-}$（大细胞阳性），CD56$^{+/-}$（部分细胞阳性），TIA-1$^+$，EBER$^+$，Ki-67 约 60%。

（2）骨髓常规、骨髓病理未见淋巴瘤浸润证据。

（3）PET/CT：右侧头皮、双侧脸颊淋巴瘤显像，脾脏浸润，腹膜后多发无代谢增高的淋巴结肿大，浸润未除。

（4）心电图大致正常，CT 上腹部平扫示慢性胆囊炎伴多发结石、肝脾大。

（5）实验室检查（血常规 + 手工分类）：WBC 3.93×10^9/L，杆状核 1%，分叶核 45%，Hb 119.0g/L，PLT 138×10^9/L。

生化检查：胆固醇 2.71mmol/L，血肌酐 2.7mmol/L，ALT 67 IU/L，AST 63 IU/L，ALP 129

IU/L，LDH 343 IU/L。

EBV-DNA：1.23×10^8copies/L；血清 β_2 微球蛋白：8.06μg/ml。

入院后完善相关检查，予 GEMOX 方案(吉西他滨 1.73g，每日 1 次，第 1 日；奥沙利铂 173mg，每日 1 次，第 1 日)化疗一个疗程，辅以水化、碱化、利尿、保肝治疗，患者化疗结束后未诉特殊不适，出院后予以对症治疗，随访至今病情稳定。

2. 分析和讨论　该例患者为中年男性，隐匿起病，以面颊部的皮损为首要表现，脸颊皮肤活检和免疫组化：种痘样水疱样淋巴增殖性疾病(HV-LPD 3 级)。肿瘤细胞 CD20$^-$，CD3$^+$，CD4$^{+/-}$(部分细胞阳性)，CD8$^-$，CD30$^{+/-}$(大细胞阳性)，CD56$^{+/-}$(部分细胞阳性)，TIA-1$^+$，EBER$^+$，Ki-67 约 60%。EBV-DNA：1.23×10^8copies/L。CT 平扫提示肝脾大。因而出现反复皮肤感染、溃疡、结节等多种皮损，有积极进行皮肤活检的必要性，对诊断皮肤型淋巴瘤有很大帮助。

结合既往病史，种痘样水疱样淋巴增殖性疾病(HV-LPD 3 级)可以诊断。增殖性疾病采用 GEMOX 方案，化疗结束后患者未诉特殊不适，一个疗程即获缓解，提示化疗敏感性较好，但该病的病情反复，疾病可能发生进展，在疾病治疗过程中，血清 EBV-DNA 定量检测可能对疾病预后有一定的指导价值。本型的淋巴瘤属于成熟 T 细胞型，预后良好，化疗剂量低于其他淋巴瘤，避免出现严重感染。

(刘庭波)

参 考 文 献

1. 吴小容，王建林，段子渊 . 慢性活动型 EB 病毒感染的致病机理研究进展 [J]. 生物化学与生物物理进展，2016, 43(10): 980-989.

2. 周小鸽，张燕林，谢建兰，等 . 种痘样水疱病的临床病理特点及性质分析 [J]. 临床与实验病理学杂志，2017, 33(5): 544-546.

3. 万川，胡国红，薛玮 . 种痘水疱病样淋巴瘤的研究进展 [J]. 临床皮肤科杂志，2012, 12 (10): 644-646.

4. 李顺义 . 重视 WHO (2008) 造血与淋巴组织肿瘤分类标准的普及和推广 [J]. 疑难病杂志，2012, 11 (8): 573-574.

5. 武松江，汪小柳，刘志军 . 种痘样水疱病样 T 细胞淋巴瘤 1 例及文献复习 [J]. 中南医学科学杂志，2015, 43 (5): 589-592.

6. Nomura H, Suzuki H, Egami S, et al. A patient with elderly-onset atypical hydroa vacciniforme with an indolent clinical course [J]. British Journal of Dermatology, 2015, 173 (3): 801-805.

7. Plaza J A, Sangueza M. Hydroa Vacciniforme-Like Lymphoma With Primarily Periorbital Swelling: 7 Cases of an Atypical Clinical Manifestation of this Rare Cutaneous T-Cell Lymphoma [J]. Am J Dermatopathol, 2015, 37 (1): 20.

第五十四章 朗格汉斯细胞组织细胞增生症

【概述】

朗格汉斯细胞组织细胞增生症（langerhans cell histiocytosis，LCH）是一种罕见的特发性疾病，以 CD1a$^+$/CD207$^+$ 骨髓树突状细胞克隆增殖为特点。该病可累及几乎所有器官，如骨髓、肺、肝脏、脾脏、淋巴结、胃肠道、中枢神经系统。1892 年 Alfred Hand 首次对该病进行了详细报道，本病可发生于任何年龄，主要发病年龄为 0~15 岁。

【病因和发病机制】

目前认为致病细胞来源于骨髓起源的前体细胞，以 MAPK/ERK 信号通路激活为特点。ERK 激活见于所有病例。约 2/3 的病例，系体细胞 *BRAF* 突变导致信号通路激活。其他病例中发现 *MAP2K1* 突变或者该信号通路的其他成员突变，例如 *ARAF*。约 1/4 病例不存在未知的基因改变。

【临床表现】

1. **皮肤**　早期多见水疱和大疱，晚期表现为皮炎，多见于头皮、腋窝、尿布区；也可表现为皮肤结节、瘙痒、瘀点。

2. **骨骼**　表现为溶骨性改变，可累及椎体、颞骨、眼眶及其他长骨。

3. **肺部**　呼吸系统症状可表现为咳嗽、气促、呼吸困难。胸片可见网状的大疱形成。

4. **肝脏**　出现直接胆红素升高的黄疸、低血清蛋白。

5. **内分泌和中枢神经系统**　可出现尿崩症表现，占 25%。累及垂体前叶，出现生长激素缺乏。累及神经系统可出现神经发育迟缓、小脑功能障碍、认知缺陷。

6. **血液系统**　血细胞减少。直接累及骨髓或浸润脾脏，导致脾功能亢进。

【实验室检查】

1. **细胞形态学**　朗格汉斯细胞呈大细胞，卵圆形，单个核，有突出的核仁和嗜酸性的胞质。胞质内含棒状物，称为 Birbeck 颗粒。病变组织内可见嗜酸性粒细胞、中性粒细胞、淋巴细胞和组织细胞（图 54-1）。

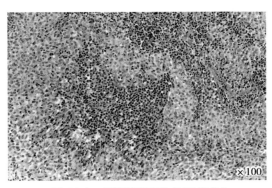

图 54-1　朗格汉斯细胞（HE 染色）

2. 免疫组化　LCH 细胞 S-100、CD1a、CD207 阳性，典型的 CD1a 或 CD207 阳性可诊断 LCH。

【诊断和鉴别诊断】

LCH 的确诊需要病变组织的免疫组织化学检查。由于 LCH 可能影响任何一个器官或者系统，故只要有发生于皮肤、骨、肺、肝脏或者中枢神经系统的表现，就需考虑该病。需与多发性骨髓瘤、恶性肿瘤骨转移等疾病鉴别。

目前据确诊时病变累及部位，分为单系统病变（single system disease，SS-LCH）和多系统病变（multisystem disease，MS-LCH）。在 SS-LCH，只累及一个器官或者系统，例如骨、皮肤、淋巴结、肺、下丘脑 - 垂体 / 中枢神经系统、甲状腺或者胸腺。MS-LCH 指累及两个或以上器官或系统。

【治疗】

1. SS-LCH 的治疗

（1）仅有骨骼病变

1）骨单病灶病变：是 LCH 的主要临床表现，有可能会自行愈合。根据临床症状、病灶的大小位置选择治疗方法。如果病灶直径小于 2cm，建议完全切除。病灶直径 2~5cm 可选择部分切除。直径大于 5cm 不建议完全切除，因为会增加骨的缺损及延迟愈合或永久性的骨缺损。病灶内注射甲泼尼龙可能促进愈合。病灶累及颅骨、颞骨、眼眶或者脊柱伴累及周围软组织的患者建议系统性的治疗。

2）骨多病灶病变：激素和长春新碱是常用的治疗方案，毒性低，耐受性好。

（2）仅有皮肤病变：大部分自行痊愈，局部治疗无效、病变范围扩大需考虑全身激素治疗，或者口服小剂量甲氨蝶呤。严重的病例，可考虑使用来那度胺、咪唑硫嘌呤。

（3）以肺部病变为主要表现：在进展性及难治性病例中，常使用小剂量全身激素治疗。也可合用 2- 氯脱氧腺苷、长春新碱、激素。

（4）仅有淋巴结病变：单一淋巴结组织切除是唯一的治疗方式。

（5）仅有尿崩症及垂体病变：仅有尿崩症不考虑全身治疗，除非明确表明有垂体干变厚

或者下丘脑 - 垂体轴病灶。一些早期报道建议在尿崩症出现后尽早使用 2- 氯脱氧腺苷、依托泊苷或放疗。

2. MS-LCH 的治疗　标准治疗方案是激素和长春新碱类药物为主，其他化疗药物可试用，但疗效并不确定。至少 1 年长期治疗可减少疾病的复发。难治性患者伴血液系统累及或肝功能异常，治疗选择包括 2- 氯脱氧腺苷和阿糖胞苷化疗或者造血干细胞移植。

【典型病例简析】

1. 病历摘要　患者，男，47 岁，以"口腔疼痛 7 个月"为主诉入院。入院前无明显诱因出现口腔疼痛，上颚黏膜出现水疱、糜烂，无发热、咳嗽、咳痰，无腹痛、腹泻、尿急、尿痛，无牙龈出血、血尿、黑便，无骨关节疼痛等不适，自服"新癀片"，并间断于当地诊所消炎治疗（具体不详），症状无好转，病变范围逐渐扩大，并出现上颌颊颚侧牙龈糜烂、水疱、溢脓，为求诊治，就诊我院口腔门诊，行左上颚黏膜活检术，病理示（上颚黏膜）朗格汉斯细胞组织细胞增生症，免疫组化结果：肿瘤细胞 S-100$^+$，Langerin$^+$，CD1a$^+$，CD68$^+$，CKp$^-$，CD3$^-$，CD20$^-$，MPO$^-$，Ki67$^+$（30%~85%）。收住入院，发病以来，精神、睡眠尚可，食欲尚可，大小便正常，体重减轻 12kg。既往有"2 型糖尿病"病史，平素口服"格列本脲、苯乙双胍"，监测血糖 6~8mmol/L。

入院体检：体温 36.5℃，心率 79 次 /min，呼吸 18 次 /min，血压 110/70mmHg。神志清楚，无贫血外观，全身皮肤黏膜无皮疹、黄染、出血点，巩膜无黄染，上颚黏膜及上颌颊颚侧牙龈糜烂、破溃，部分黏膜表面白斑覆盖，咽部无充血，双侧扁桃体无肿大。双肺呼吸音清，未闻及干湿啰音，心律齐，各瓣膜区未闻及杂音。腹平软，无压痛、反跳痛，肝脾肋下未触及，双下肢无水肿。神经系统检查未见阳性体征。

入院后查肺部 CT 示左肺上叶舌段少许条索影，考虑陈旧性病灶；全腹彩超示脂肪肝，肝大，前列腺钙化灶；骨骼 ECT 示 L$_{4,5}$ 椎体及颅骨多发放射性分布异常浓聚灶，性质待定；头颅 MR 平扫示右侧额叶少许腔隙性缺血灶、双侧上颌窦炎症及双侧下鼻甲肥厚。该患者诊断为朗格汉斯细胞组织细胞增生症，予 CEOP 方案（环磷酰胺 1.3g，第 1 日；长春地辛 4mg，第 1 日；表阿霉素 160mg，第 1 日；泼尼松 50mg，每日 2 次，第 1~5 日）化疗 4 次后，黏膜溃疡明显改善，疼痛减轻，自行停止化疗。停止化疗 24 个月后无明显诱因出现上颚黏膜糜烂加深，疼痛加重，伴上颚骨骼缺损，予 FCD 方案（氟达拉滨 36mg，每日 1 次，第 1~4 日；环磷酰胺 0.36g，每日 1 次，第 1~4 日；地塞米松 20mg，每日 1 次，第 1~4 日）化疗 4 次，黏膜溃疡愈合，症状减轻。未再遵医嘱入院治疗。

2. 分析与讨论　患者为中年男性，以口腔黏膜溃疡伴疼痛起病，患者以口腔局部病变为明显特征。同时在发病时做的 ECT 提示已经有骨骼浸润，所以是系统性全身性的疾病。结合病理活检，肿瘤细胞表达 S-100$^+$、Langerin$^+$、CD1a$^+$，故朗格汉斯细胞组织细胞增生症诊断明确。患者采用 CEOP 方案化疗 4 个疗程后，症状好转。停止化疗 24 个月后再发上颚黏膜溃疡，伴上颚骨骼缺损，考虑复发，予 FCD 方案 4 次后，症状好转。未再遵医嘱入院治疗。

（刘庭波）

参 考 文 献

1. Monsereenusorn C, Rodriguez-Galindo C. Clinical Characteristics and Treatment of Langerhans Cell Histiocytosis [J]. Hematology/oncology clinics of North America, 2015, 29(5): 853-873.
2. Riccardo H. Langerhans Cell Histiocytosis (LCH): Guidelines for Diagnosis, Clinical Work-Up, and Treatment for Patients Till the Age of 18 Years [J]. Pediatr Blood Cancer, 2013, 60(7): 175-184.

第五十五章 Richter 综合征

【概述】

Richter 综合征（Richter syndrome，RS）是指慢性淋巴细胞白血病 / 小淋巴细胞淋巴瘤（chronic lymphocytic leukemia/small lymphocytic lymphoma，CLL/SLL）转变为侵袭性淋巴瘤，包括弥漫大 B 细胞淋巴瘤（diffuse large B-cell lymphoma，DLBCL）和霍奇金淋巴瘤（Hodgkin lymphoma，HL）。2%~10% CLL 发生转变，最常转变为 DLBCL，约占 90%，而较少转变为 HL，约 10%，称为霍奇金变异型 Richter 综合征（HvRS）。Richter 综合征进展快，预后差，中位生存时间为 5~8 个月。

【病因和发病机制】

目前 RS 的发病机制尚未完全明确。目前认为，RS 的转变系 CLL/SLL 经克隆选择产生，可能与化疗方案、个体基因背景、免疫功能相关。目前有两个主要机制得到了学术界的认可：第一，TP53 和 CDKN2A/B 的失活导致细胞周期异常而产生转化及预后不良。第二，与 12 三体染色体核型异常相关，存在于约 1/3 的病例中。位于 12 号染色体上的细胞周期相关基因过度表达，如 *MDM-2* 基因。

【临床表现】

1. **症状**　慢性淋巴细胞白血病症状的突然恶化，如发热、盗汗、体重减轻。
2. **体征**　原发或者新发的淋巴结肿大、脾大；腹部淋巴结最常见，其次为结外部位，如胃肠道、骨髓、中枢神经系统、皮肤。

【实验室检查】

1. **血象**　骨髓累及时血常规检查常出现贫血和 / 或血小板减少。血红蛋白<110g/L，血小板<100×10⁹/L。
2. **血清学检验**　50%~80% 患者出现 LDH 水平升高；少数患者表现为溶骨性病变和近期出现的高血钙，而甲状旁腺素及相关多肽正常。
3. **免疫组化**　CD38、ZAP-70 阳性，未突变的免疫球蛋白重链可变区基因（immunoglobulin

heavy chain variable region genes, *IGHV*)可能与 RS 转化有关(图 55-1、图 55-2)。

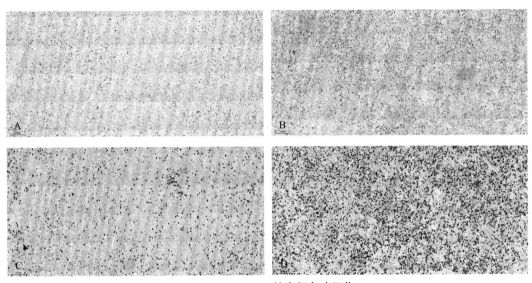

图 55-1　Richter 综合征免疫组化
A. MYC 低表达的 CLL 细胞;B. MYC 高表达的弥漫大 B 细胞淋巴瘤细胞;
C. CLL/SLL 低增殖;D. 浸润的 DLBCL 高增殖

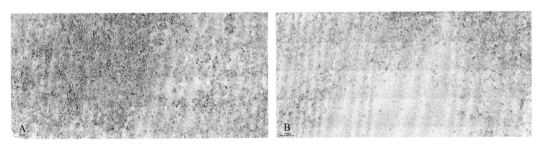

图 55-2　Richter 综合征免疫组化
CLL 伴 Richter 综合征后的细胞染色(A)CD23 阳性的 CLL 细胞,
(B)CD23 阴性的弥漫大 B 细胞淋巴瘤细胞

【诊断和鉴别诊断】

RS 确诊需要病变部位活检。取最典型或者快速增大的淋巴结或者累及的骨髓。PET/CT 可帮助识别代谢活性高的组织。注意与 CLL/SLL 进展、CLL/SLL 急性变、幼淋转化、免疫抑制治疗相关 EBV 阳性淋巴细胞增殖综合征鉴别。

【治疗】

由于发病率低,目前尚无针对不同治疗方案的随机对照研究。

1. DLBCL-RS 的治疗　一线治疗方案是 R-CHOP 方案,然而效果并不满意。也有采用更强的化疗方案 OFAR(氧化铂、氟达拉滨、阿糖胞苷、利妥昔单抗)。新的药物有单克隆抗体奥法木单抗(Ofatumumab)和 BTK 抑制剂,但治疗效果待评估。

2. HvRS 的治疗 方案多采用标准的新诊断 HL 的一线方案,ABVD(阿霉素、博来霉素、长春新碱、氮烯咪胺)和 MOPP(氮芥、长春新碱、甲基苄肼、泼尼松),需注意,这些方案对 HvRS 不是非常有效,一部分患者无效。

3. 放疗 只建议应用于某些特殊情况,如中枢神经系统累及或者单个结外的累及部位。

4. 移植 异基因造血干细胞移植和自体干细胞移植可能提高患者长期生存时间。

5. 复发/难治 RS 的治疗 对于复发或难治的 RS,可以选择的方案包括:R-DHAP(利妥昔单抗、地塞米松、顺铂、阿糖胞苷)、R-hyperCVAD(利妥昔单抗、环磷酰胺、长春新碱、阿霉素、地塞米松)、FCR(氟达拉滨、环磷酰胺、利妥昔单抗)。

【典型病例简析】

1. 病历摘要 患者,女,52 岁,以"患'慢性淋巴细胞白血病'2 年,乏力 10 余天"为主诉入院。入院前 2 年无明显诱因出现月经异常增多,伴头晕、乏力,就诊当地医院,行子宫诊刮术(具体不详),术后症状无改善,遂就诊另一医院,查血常规示 WBC 17.3×10^9/L,淋巴细胞 12×10^9/L,Hb 67g/L,PLT 272×10^9/L;骨髓常规示骨髓增生活跃,成熟淋巴细胞占 67%,可见幼淋巴细胞 3%,提示慢性淋巴细胞白血病;血液肿瘤免疫分型示成熟 B 淋巴细胞增殖性疾病(B-CLL/SLL),诊断慢性淋巴细胞白血病,予 4 个疗程 FC 方案(Flu 38mg,第 1~3 日;CTX 400mg,第 1~3 日)化疗后症状好转,血象恢复正常。半年前因发现双侧腹股沟肿物伴触痛,就诊医院行右腹股沟淋巴结活检术,病理提示(右侧腹股沟淋巴结)送检淋巴结中见弥漫生长的异型淋巴细胞,小 - 中等大,可见 R-S 样细胞,伴坏死,结合形态学、免疫组化结果及临床病史,符合小淋巴细胞淋巴瘤/慢性淋巴细胞性白血病,考虑向高级别 B 细胞淋巴瘤转化(弥漫大 B 细胞淋巴瘤)。免疫组化结果示肿瘤细胞 CD20+、PAX+、Ki67(70%)、CD21+、CD23+、CD30−、CD5+、CD10−、Bcl-2+、Bcl-6−、MUM1+、CD15−、EBER+、EMA−、CD3−,考虑"Richter 综合征,向弥漫大 B 细胞淋巴瘤转化",行 PET/CT 检查示:①右侧腹股沟淋巴结活检术后改变,双侧腹股沟区、盆腔内双侧髂动脉旁、腹膜后腹主动脉周边结节影,代谢轻度增高,结合病史考虑淋巴瘤浸润可能。②双侧颈部、腋窝、纵隔内多发小结节影,代谢未见增高。③肝脏、脾脏轻度增大,代谢轻度增高。骨髓常规:慢性淋巴细胞白血病复查,原幼淋 5%,染色体核型正常,染色体 46,XX [20]。FISH 检出 *RB1*+*P53* 突变阳性。诊断:"弥漫大 B 细胞淋巴瘤(ⅣA 期,CLL/SLL 的 Richter 转化)",予 R-CHOP(利妥昔单抗 600mg,长春新碱 2mg,表柔比星 120mg,环磷酰胺 1 200mg)方案化疗 1 次后,淋巴结较前明显缩小。出院后自行服用"中药",未再进一步治疗。5 个月前发现左腹股沟及左侧颈部淋巴结肿大,伴压痛,就诊我院门诊,建议住院化疗,表示拒绝。10 天前因理疗后出现明显乏力,伴低热,体温波动于 37.5~37.6℃,伴左耳听力下降,无咳嗽、咳痰等,就诊我院查血常规示 WBC 199.86×10^9/L,淋巴细胞比例 87.9%,Hb 53g/L,PLT 24×10^9/L,分类见可疑幼稚细胞 1%,为进一步治疗收入院。既往有高血压 3 级(极高危)、2 型糖尿病病史。

入院查体：体温 37.3℃，心率 78 次 /min，呼吸 19 次 /min，血压 122/83mmHg。神志清楚，贫血面容，双侧听力下降，双侧颈部、锁骨上、腋窝、腹股沟扪及多发黄豆至鸡蛋大小淋巴结肿大，质软，无触痛，活动度好，边界较清，最大约 5cm×2.5cm，左腹股沟可见一长约 3cm 斜行陈旧性手术瘢痕，愈合可，腹肌软，无压痛反跳痛，双下肢无水肿。

入院后完善骨髓常规示淋巴细胞增殖性肿瘤，请结合免疫分型。骨髓慢性淋巴细胞白血病荧光原位杂交技术（fluorescence in situ hybridization，FISH）：*TP53* 阳性，13q34 缺失阳性，部分细胞可见 3 个 *IGH* 和 *MYC* 基因信号，请结合临床。骨髓染色体：46，XX［4］。HE 及 PAS 染色示骨髓增生极度活跃（90%）；异常淋巴细胞片状增生，细胞小至中等大小，胞质量少至中等，核圆形或略不规则，核仁隐约；粒红细胞散在少量，中幼以下阶段为主；巨核细胞少见，为分叶核；浆细胞、组织细胞散在；MF-1~2 级。免疫组化：CD2^{+++}，PAX5^{+++}，CD3^{+++}，CD5^{+++}，CyclinD$_1^-$，CD138$^-$，Bcl-6$^-$。符合慢性淋巴细胞白血病，伴大细胞增多。骨髓白血病免疫分型示 97.5% 细胞（占全部有核细胞）为成熟 B 细胞，考虑为成熟 B 细胞白血病 / 淋巴瘤，表型似慢性淋巴细胞白血病（CLL 评分 5 分）。CD5、CD19、CD20、HLA-DR、CD23、CyCD79a、Kappa、IgM 阳性率高；肺部 CT 左肺下叶条缩影，考虑慢性或陈旧性炎症。彩超示肝门区、腹膜后、双侧髂血管旁多发淋巴结肿大，双侧颈部、锁骨上、腋窝、腹股沟淋巴结肿大。该患者诊断弥漫大 B 细胞淋巴瘤（ⅣA 期，CLL 的 Richter 转化），予泼尼松＋环磷酰胺（泼尼松 25mg，每日 2 次，第 1~7 日；CTX 0.3g，每日 1 次，第 4~7 日）预化疗后，予 CHOP 方案化疗（环磷酰胺 1.16g，每日 1 次，第 1 日；表柔比星 110mg，每日 1 次，第 1 日；长春地辛 4mg，第 1 日；地塞米松 15mg，每日 1 次，第 1~5 日）1 疗程。因患者经济原因，未予利妥昔单抗治疗。化疗后出现发热，体温最高 40.4℃，伴咽痛、肛周疼痛，查血常规示 WBC 57.79×10^9/L，中性粒细胞 0.05×10^9/L，Hb 57g/L，PLT 21×10^9/L；肺部 CT：双肺散在斑条影，较前增多，考虑炎症，部分为慢性及陈旧性；双侧腋窝多发轻度肿大淋巴结，部分较前缩小。考虑"弥漫大 B 细胞淋巴瘤（ⅣA 期，CLL 的 Richter 转化）化疗后骨髓重度抑制肺部感染"，目前继续予抗感染治疗。

2. **分析与讨论**　患者中年女性，淋巴结病理活检（右侧腹股沟淋巴结）：其中见弥漫生长的异型淋巴细胞，小 - 中等大，可见 R-S 样细胞，伴坏死，结合形态学、免疫组化结果及临床病史，符合小淋巴细胞淋巴瘤 / 慢性淋巴细胞性白血病。考虑向高级别 B 细胞淋巴瘤转化（弥漫大 B 细胞淋巴瘤）。免疫组化结果：肿瘤细胞示 CD20$^+$，PAX$^+$，Ki67（70%），CD21$^+$，CD23$^+$，CD30$^-$，CD5$^+$，CD10$^-$，Bcl-2$^+$，Bcl-6$^-$，MUM1$^+$，CD15$^-$，EBER$^-$，EMA$^-$，CD3$^-$；骨髓常规提示骨髓增生极度活跃（90%）；异常淋巴细胞片状增生，细胞小至中等大小，胞质量少至中等，核圆形或略不规则，核仁隐约；粒红细胞散在少量，中幼以下阶段为主；巨核细胞少见，为分叶核；浆细胞、组织细胞散在；MF-1 至 2 级。免疫组化：CD2^{+++}，PAX5^{+++}，CD3^{+++}，CD5^{+++}，CyclinD$_1^-$，CD138$^-$，Bcl-6$^-$。符合慢性淋巴细胞白血病，伴大细胞增多，清结合流式细胞分析。免疫分型：97.5% 细胞（占全部有核细胞）为成熟 B 细胞，考虑为成熟 B 细胞白血病 / 淋巴瘤，表型似慢性淋巴细胞白血病（CLL 评分 5 分）。FISH 提示 *TP53* 阳性，13q34 缺失阳性，部分细胞可见 3 个 IGH 和 MYC 基因信号，故弥漫大 B 细胞淋巴瘤（ⅣA 期，CLL 的 Richter

转化)可诊断。

患者确诊为 CLL 时未行免疫分型及染色体核型分析,故无法早期识别转化的高风险性及针对性采用更恰当的化疗方案。TP53 阳性及染色体 13q34 缺失提示预后不良,半年后即 Richter 综合征转化。转化后采用针对侵袭性淋巴瘤的治疗方案,但疗效欠佳。本例治疗已予泼尼松 +CTX 预化疗及 CHOP 化疗 1 疗程,患者出现化疗后骨髓重度抑制、肺部感染,目前抗感染治疗中。患者还可以在后期选择免疫治疗和干细胞移植治疗。

(刘庭波)

参 考 文 献

1. Jamroziak K, Tadmor T, Robak T, et, al. Richter syndrome in chronic lymphocytic leukemia: updates on biology, clinical features and therapy [J]. Leukemia & lymphoma, 2015, 56(7): 1949-1958.

2. Tsimberidou A M, Keating M J. Richter syndrome: biology, incidence and therapeutic strategies [J]. Cancer, 2005, 103(11): 216-228.

3. Bockorny B, Codreanu I, Dasanu C A. Hodgkin lymphoma as Richter transformation in chronic lymphocytic leukaemia: a retrospective analysis of world literature [J]. Br J Haematol, 2012, 156(6): 50-66.

4. Chigrinova E, Rinaldi A, Kwee I, et al. Two main genetic pathways lead to the transformation of chronic lymphocytic leukemia to Richte Syndrome [J]. Blood, 2013, 122(17): 2673-2682.

5. Tsimberidou A M, Wierda W G, Wen S, et al. Phase I-II Clinical trial of oxaliplatin, fludarabine, cytarabine, and rituximab therapy in aggressive relapsed/refractory chronic lymphocytic leukemia or Richter syndrome [J]. Clin Lymphoma Myeloma Leuk, 2013, 13(2): 568-574.

第六篇

少见浆细胞疾病

第五十六章 IgM 型多发性骨髓瘤

【概述】

多发性骨髓瘤(multiple myeloma,MM)是起源于浆细胞的恶性克隆性疾病,骨髓中可见单纯浆细胞或淋巴样浆细胞浸润,典型临床表现为贫血、高钙血症、骨质破坏、骨痛等。IgM型多发性骨髓瘤(IgM 型 MM)还可表现为外周血或尿中单克隆 IgM 异常增高,并易发生高黏滞综合征、骨髓瘤肾损害。该类型多发性骨髓瘤在临床上极为少见,据报道在所有类型骨髓瘤中的比例不超过 0.5%,诊断时需要谨慎,要注意避免与华氏巨球蛋白血症混淆。

【病因和发病机制】

越来越多的研究证据表明,在多发性骨髓瘤的发病机制中,遗传学异常具有重要的意义,90% 的多发性骨髓瘤患者体内均可检测出遗传学的异常。遗传学异常最常见的是累及14q32 上的免疫球蛋白重链(immunoglobulin heavy chain,*IgH*)基因的易位,发生频率随疾病所处的阶段而不同。*IgH* 易位常导致癌基因与 *IgH* 增强子毗邻,在 *IgH* 增强子影响下癌基因表达上调,产生疾病。此外,免疫功能的缺陷和失调以及多发性骨髓瘤患者骨髓中趋化因子受体与骨髓微环境的异常在疾病的发生发展中也具有重要作用。IgM 型多发性骨髓瘤的病因和发病机制目前尚不明确。

【临床表现】

MM 通常根据有无脏器损害分为症状性和无症状性两大类。无症状性骨髓瘤又称冒烟型骨髓瘤,症状性骨髓瘤的表现主要包括 "CRAB":高钙血症(hypercalcemia,C)、肾功能不全(renal dysfunction,R)、贫血(anemia,A)、骨病(bone disease,B)和其他骨髓瘤相关症状,如高黏滞综合征、易感染等。常见的临床表现可归纳为三方面:

1. 恶性浆细胞大量浸润骨髓引起的表现

(1)骨痛:是本病的主要症状,多数发生在扁骨、最常发生在腰背部(脊椎)、胸廓(肋骨)及颅骨。初期可为隐痛、钝痛,往往因负重、咳嗽、喷嚏后突然发生脊椎或肋骨病理性骨折而致剧痛,进而引起胸廓变形、驼背及神经根压迫症状,甚至截瘫。溶骨性病变是 IgM 型 MM的重要特征,而华氏巨球蛋白血症患者几乎没有溶骨性病变。

(2)大量骨质破坏时,可使血钙升高,产生一系列高钙血症相关的临床症状和体征。

(3)因骨髓中为多量骨髓瘤细胞所浸润,可导致骨髓造血功能受抑制而出现一系列相应症状,如贫血、易感染、出血倾向等。

2. 血液和组织中异常球蛋白增高引起的表现

(1)出凝血异常:IgM 分子量较大(相对分子量约 950kDa),易形成五聚体,一方面大量异常的 IgM 与凝血因子结合,阻碍凝血因子的功能,干扰凝血过程,易引起出血;另一方面,IgM 可能引起血液高黏滞综合征,又易发生血栓栓塞事件。此外,血浆中大量异常免疫球蛋白,可使血液中大量红细胞凝聚成缗钱状,给血型鉴定和交叉配血带来困难。

(2)M 蛋白从肾脏排泄,可导致肾小管阻塞,肾功能障碍。

(3)M 蛋白在组织内沉积可使组织器官发生"淀粉样变性",可累及心脏引起心肌损害、肝脾大、舌淀粉样变性(巨舌症)。

3. 感染　正常免疫球蛋白的减少,造成机体抵抗力下降,患者易发生呼吸道、泌尿道等感染。

【实验室检查】

1. 细胞形态学　血常规常有贫血,多数为正常细胞正常色素性贫血,也可为小细胞低色素性贫血。常有红细胞缗钱样形成,有时使血型检查及配血发生困难。白细胞及血小板多正常,亦可降低。骨髓象中可见浆细胞或淋巴样浆细胞增多。

2. 免疫学　与正常浆细胞免疫表型不同,MM 的恶性浆细胞表面表达 CD38 和 CD138,一般不表达 CD19、CD22、CD27、CD45 等 B 细胞抗原,但可出现 CD56、CD20、CD117、cyclinD$_1$ 等抗原表达紊乱,这些抗原可在部分患者中表达阳性。虽然某些正常浆细胞亚群也会出现 CD19$^-$、CD20$^+$、CD45$^-$、CD56 弱阳性或阳性表达,但是 CD81 只在异常的浆细胞上表达。目前认为,流式细胞术或免疫组化检测浆细胞的免疫表型是鉴别 IgM 型 MM 与华氏巨球蛋白血症的最有效方法。

3. 血清学检验　与其他类型 MM 相似,IgM 型 MM 也可出现高钙血症,血肌酐和尿素氮水平增高,与肿瘤负荷相关的乳酸脱氢酶、β$_2$ 微球蛋白和 CRP 升高,血清蛋白电泳可出现 M 蛋白峰,免疫固定电泳可见异常浓聚带,并可出现血清游离轻链 κ/λ 比值异常。

4. 遗传学及分子生物学检验　遗传学改变在 IgM 型 MM 中比较常见,常见的改变是 t(11;14)和 1q21 扩增。虽然并非所有 IgM 型 MM 都有 t(11;14)异常,但 t(11;14)异常对诊断 IgM 型 MM 具有特异性,而这一遗传学异常是华氏巨球蛋白血症所不具备的。此外 t(4;14)、t(14;16)、13q-、17p- 在 IgM 型 MM 患者也可检测到。

【诊断和鉴别诊断】

IgM 型 MM 尚无明确的诊断标准。Feyler 等定义 IgM 型 MM 为存在单克隆 IgM,骨髓浆细胞比例>10%,缺乏 B 淋巴细胞表型。Schuster 等认为诊断 IgM 型 MM 必须满足:①血清中出现单克隆 IgM,并出现由此引起的临床症状;②骨髓活检显示浆细胞>10%;

③出现与浆细胞疾病有关的溶骨性病变或 FISH 检测到 t(11;14)。Owen 等则认为此标准过于严格,可能会漏诊一些缺乏溶骨性病变或没有 t(11;14)的 IgM 型 MM 病例,他们认为 IgM 型 MM 的诊断标准应该和普通 MM 诊断标准一样,即存在单克隆 IgM,骨髓浆细胞比例 ≥ 10%,至少存在 CRAB(高钙血症、肾功能不全、贫血、骨病)中的一项靶器官损害。

【治疗】

IgM 型 MM 尚缺乏大样本治疗反应的报道,目前的一些个案和小样本研究报道提示 IgM 型 MM 对常规治疗反应不佳,预后相对差。据报道,年龄大(>70 岁)、女性及 ISS 分期晚是 IgM 型 MM 的不良预后因素。IgM 型 MM 的治疗以联合化疗为主,同时注意预防肾功能损害、高黏滞综合征。常规化疗方案 MP(马法兰 + 泼尼松)、VAD(长春新碱 + 阿霉素 + 地塞米松)、TCD(沙利度胺 + 环磷酰胺 + 地塞米松)治疗疗效欠佳。含硼替佐米为基础的化疗方案可以增加治疗反应,但维持时间均较短。有研究报道,来那度胺联合小剂量地塞米松治疗 IgM 型 MM 可获得较好的治疗反应。两项关于 MM 对自体造血干细胞移植反应的大样本研究显示,自体造血干细胞移植对 IgM 型 MM 的疗效与同期其他类型 MM 相似,可见早期行自体造血干细胞移植不失为改善患者生存的一种选择。

【典型病例简析】

1. **病历摘要**　患者,女,65 岁,以"反复牙龈出血 1 年,乏力、面色苍白 2 个月"为主诉入院。入院前 1 年无诱因出现自发性牙龈出血,无牙龈肿胀,数分钟后可自行止血,无鼻腔、皮肤黏膜出血,无发热、畏寒,无头晕、头痛,无关节疼痛、骨痛等不适,初未重视,未诊治,期间症状反复发作。入院前 2 个月出现乏力、面色苍白,感活动后气促,休息后可缓解,并渐出现双足底麻木感,无肢体无力,无咳嗽、咳痰,就诊当地县医院查血常规提示"白细胞计数 4.76×10^9/L,血红蛋白含量 46g/L,血小板 154×10^9/L",为进一步诊治转诊收住院。发病以来,患者精神、食欲欠佳,睡眠尚可,大小便正常,体重无明显减轻。

入院体检:体温 37.2℃,脉搏 79 次/min,呼吸 18 次/min,血压 133/74mmHg。神志清楚,面色苍白,全身浅表淋巴结未及肿大;胸骨无压痛,双肺呼吸音粗,未闻及明显干湿啰音;心律齐,各心瓣膜听诊区未闻及明显病理性杂音;腹平软,无压痛、反跳痛,肝脾肋下未及,未及包块;双下肢无水肿,病理征未引出。

入院后查血常规:白细胞计数 4.13×10^9/L,血红蛋白含量 46g/L,血小板 159×10^9/L;临床化学检验:乳酸脱氢酶 115U/L,总蛋白 118.0g/L,白蛋白 31.9g/L,球蛋白 86.1g/L,血钙 2.16mmol/L,肌酐 40μmol/L;β_2 微球蛋白 2.49mg/L;免疫电泳分析:血清免疫球蛋白 M 95.70g/L,血清轻链 κ 14.9g/L,血清轻链 λ 0.8g/L,血 κ/λ 比值 18.63,白蛋白 25.9%,M 蛋白占 44.9%,绝对值 52.98g/L。血清游离 κ 轻链 1133.00mg/L,血清游离 λ 轻链 5.73mg/L,血清游离轻链 κ/λ197.731 2。本周蛋白定性阳性(+);24 小时尿 κ 轻链 5 260.00mg↑;血清免疫球蛋白 M 89.00g/L。

颈椎 + 全脊柱 + 颅骨 + 骨盆平片:颅骨及双侧髂骨、耻骨可见多发骨质破坏,考虑多发性骨髓瘤；胸椎退行性改变，部分椎体压缩改变。骨髓涂片：幼浆细胞占 2%，浆细胞占 9.5%，淋巴样浆细胞占 11.5%。

骨髓病理：镜下见髓腔内大量浆样细胞增生，几乎完全取代正常造血成分，结合镜下形态、免疫组化结果，考虑浆细胞骨髓瘤。IHC：$CD38^+$、$CD138^+$、$CCD20^+$、$CD79a^+$、κ^+、λ^-、Ki67+ 30%。骨髓 MYD88 L265P 突变阴性；FISH 检测：RB1、TP53、IgH、CKS1B、CDKN2C 阴性。

骨髓流式报告：①异常细胞群约占有核细胞的 1.51%；②表达 CD38、CD138、κ、CD27、CD81；③部分表达 CD200；④不表达 CD19、CD20、CD27、CD56、CD200、λ、CD28、CD117；⑤结论：符合浆细胞肿瘤表型。染色体：可见 2 个正常核型（细胞增殖不良）。

肺部 CT：①左肺上叶下舌段斑片影，考虑炎性改变，建议治疗后复查。②纵隔淋巴结肿大。

经科室讨论，诊断"多发性骨髓瘤（IgM κ 型，D-S 分期 Ⅲ 期 A，ISS 分期 Ⅱ 期）、肺部感染"。予抗感染、血浆置换后行 BCD 方案［硼替佐米 1.3mg/（$m^2 \cdot$d），第 1、4、8、11 日；环磷酰胺 200mg/（$m^2 \cdot$d），第 1~4 日；地塞米松 15mg，第 1~2、4~5、8~9、11~12 日］化疗 2 个疗程，复查血清免疫球蛋白 M 49.40g/L，β_2 微球蛋白 3.15mg/L，免疫电泳分析：血清免疫球蛋白 M50.50g/L，血清轻链 κ7.1g/L，血清轻链 λ 0.7g/L，血 κ/λ 比值 10.14，白蛋白 38.4%（M 蛋白定量 30.57g/L，较前下降 42.3%），24 小时尿 κ 轻链 775.0mg（较治疗前下降 85.3%），24 小时尿 λ 轻链 9.4mg，尿本周蛋白阴性，血清游离 κ 轻链 593.00mg/L，血清游离 λ 轻链 8.23mg/L，血清游离 κ/λ 轻链 72.0535，疗效评估疾病稳定（SD）。第 3、4 次调整为 VRCCD 方案［硼替佐米 1.3mg/（$m^2 \cdot$d），第 1、4、8、11 日；环磷酰胺 200mg/（$m^2 \cdot$d），第 1~4 日；地塞米松 20mg，第 1~2、4~5、8~9、11~12 日；来那度胺 25mg，每日 1 次，第 1~21 日；克拉霉素 0.5g，每日 2 次，第 1~21 日］化疗，疗效评估达部分缓解（PR）。第 5 次予 VRCCD 方案（同上）化疗，第 6 次予 VDR-PACE 化疗方案［硼替佐米 1.3mg/（$m^2 \cdot$d），第 1,4,8,11 日；地塞米松 30mg，第 1~4 日；来那度胺 25mg，第 1~21 日；顺铂 10mg，第 1~4 日；环磷酰胺 400mg/（$m^2 \cdot$d），第 1~4 日；依托泊苷 40mg，第 1~4 日；脂质体阿霉素 60mg，第 1 日］化疗 + 重组粒细胞刺激因子动员造血干细胞，并予 Bor-HDMel 预处理方案：硼替佐米［1.3mg/（$m^2 \cdot$d）-6d，-3d，+1d，+4d］+ 马法兰［140mg/（$m^2 \cdot$d）-2d］；32 日后中性粒细胞 > 0.5×10^9/L，48 日后血小板植入，移植后第 3 个月疗效评价为非常好的部分缓解（very good partial remission，VGPR）。移植后第 6 个月、第 9 个月予 VDCR 方案［1.3mg/（$m^2 \cdot$d）第 1、4、8、11 日 + 地塞米松 20mg 第 1~2、4~5、8~9、11~12 日 + 来那度胺 25mg（隔日 1 次）第 1~21 日 + 克拉霉素 0.5g，2 次 /d 第 1~21 日］巩固 2 个疗程，目前来那度胺维持治疗中，生存时间已有 24 个月余。

2. **分析和讨论**　该患者为老年女性，以牙龈出血为首发表现，血常规提示重度贫血，血清免疫固定电泳可见 IgMκ 异常浓聚，尿本周蛋白定性阳性（+），影像学可见多发骨质破坏病灶，骨髓形态可见淋巴样浆细胞，骨髓病理可见髓腔内大量浆细胞增生，骨髓流式细胞分析主要表达异常浆细胞表型，不表达 B 细胞表型，故 IgM 型 MM 可确诊。患者经 BCD 化疗 2 个疗程后疗效评价为 SD，经调整为 VRCCD 化疗 2 个疗程后疗效评价达 PR，再予 VRCCD 化疗和 VDR-PACE 动员干细胞后，行自体造血干细胞移植，移植后疗效评估达

VGPR，继续予 VDCR 方案巩固 2 个疗程后行来那度胺维持治疗。该患者在以硼替佐米和来那度胺为基础的方案联合诱导化疗后获得部分缓解，并早期行自体造血干细胞移植和移植后巩固、维持治疗，进一步提高了缓解深度，延长了患者的生存期。

（曾志勇　陈君敏）

参 考 文 献

1. 吕跃. 标准多发性骨髓瘤诊疗学 [M]. 北京：科学出版社，2016.
2. 陈世伦，于力，邱录贵. 多发性骨髓瘤诊疗常规 [M]. 北京：人民卫生出版社，2012.
3. Castillo J J, Jurczyszyn A, Brozova L, et al. IgM myeloma: A multicenter retrospective study of 134 patients [J]. Am J Hematol, 2017, 92(3): 746-751.
4. Schuster S R, Rajkumar S V, Dispenzieri A, et al. IgM multiple myeloma: disease definition, prognosis, and differentiation from Waldenstrom's macroglobulinemia [J]. Am J Hematol, 2010, 85(7): 853-855.
5. Owen R G, O'Connor S J, Bond L R, et al. Translocation t (14; 16) in IgM multiple myeloma [J]. Br J Haematol, 2011, 155(10): 402-403.

第五十七章　IgD 型多发性骨髓瘤

【概述】

IgD 型 MM 临床上较少见,国外报道其发病率约占 MM 的 2%,国内报道,发病年龄较其他类型 MM 低,平均年龄 51.1 岁,而其他类型 MM 平均年龄 59.2 岁,男性较多见;根据轻链类型分为 λ 和 κ 亚型,其中 λ 型多见,约占 IgD 型 MM 的 70%~97%。

【病因和发病机制】

病因尚不明确,可能与遗传、环境、病毒感染等因素有关,有研究认为人类 8 型疱疹病毒参与了 MM 的发生,有的 MM 患者骨髓中白介素 -6 异常升高,可能以其为中心的细胞因子网络失调导致骨髓瘤细胞的增生。

【临床表现】

IgD 型 MM 好发于中老年人,男性较多见;骨痛是常见症状之一,可发生于肋骨、四肢骨骼、脊柱与颅骨等部位,可导致骨质疏松、溶骨性破坏和病理性骨折;不同程度的贫血、出血;各种感染,病原体包括细菌、病毒和真菌等;高钙血症发生率高于其他类型的 MM;可出现肾损害如蛋白尿、管型尿和急、慢性肾功能衰竭,发生率高于其他类型的 MM。IgD 型 MM 尤其容易发生淀粉样变性,表现为舌肿大、心脏肿大、皮肤苔藓样变等。资料显示,骨髓外浸润发生率 19%~63%,主要表现为胸壁、乳房、椎管内的软组织肿块、肺内肿块、胸膜腔积液等,其发生率高于同期其他 MM 患者。

【实验室检查】

(1)血象和骨髓象:白细胞总数、血小板计数正常或降低;大多为正常细胞性贫血,血片中红细胞呈缗钱样排列。

骨髓中浆细胞异常增生,并有质的改变,细胞大小不一,成堆出现,核内可见 1~4 个核仁,有双核、多核浆细胞;有学者认为,IgD 型原始和幼稚浆细胞百分比均明显高于 IgG 型和 IgA 型。骨髓瘤细胞免疫表型 CD38、CD56、CD138 阳性。

(2)血清学:血清肌酐、尿素氮、血钙、血清 β_2 微球蛋白升高的发生率均高于其他类型的 MM；IgD 型 MM 患者血清中 IgG、IgA 和 IgM 含量显著降低；轻链定量以 λ 升高，κ/λ 比值下降为主；IgD 型 MM 血清蛋白电泳 M 带检出率 90%，与其他类型 MM 检出率无显著差异；免疫固定电泳以 IgD-λ 型为主（95%），高于其他类型 MM 中 λ 轻链型所占比例，IgD-κ 型较少；血可检出 λ 或 κ 型游离轻链。

(3)影像学检查：X、CT 和 MRI 等均可发现相应骨骼呈骨质疏松、溶骨性损害和病理性骨折等破坏。

【诊断和鉴别诊断】

诊断应符合 MM 相关标准。

分型：IgD-λ 型或 IgD-κ 型。

【治疗】

化学治疗和干细胞移植等治疗方法。常用化疗方案包括：MPT 方案（马法兰、泼尼松、沙利度胺）、VAD 方案（长春新碱、阿霉素、地塞米松）、PAD 方案（硼替佐米、阿霉素、地塞米松）、RD 方案（来那度胺、地塞米松）等。

【预后】

IgD 型 MM 患者整体中位生存期 17 个月，低于同期其他 MM 患者（41 个月），预后差。

【典型病例简析】

1. 病历摘要　患者，男，50 岁，以"反复胸背部疼痛伴面色苍白、乏力半年"为主诉于 2012 年 4 月 3 日入院。入院前半年咳嗽或改变体位后出现胸背部疼痛，为阵发性，呈痉挛性疼痛，休息后症状好转，伴面色苍白、乏力，无气促，无发热、咳嗽、咳痰，无畏冷、寒战，无关节肿胀，无颜面红斑、光过敏，无全身皮疹、瘀斑，无牙龈、鼻腔出血，无眼黄、尿黄、皮肤黄，无泡沫尿、血尿，无恶心、呕吐，无腹痛、腹泻等症状，为进一步诊治，就诊我院，门诊查血常规示白细胞计数 4.22×10^9/L，血红蛋白含量 81g/L，血小板计数 121×10^9/L，中性粒细胞数 2.99×10^9/L；临床化学检验示血清总蛋白 86.8g/L，白蛋白 41.8g/L，球蛋白 45.0g/L，尿素氮 8.32mmol/L，肌酐 185.0μmol/L，钙 2.33mmol/L；拟"骨痛、贫血、肾功能不全待查"收入我科。既往史：患"慢性乙型病毒性肝炎"20 余年。

入院体检：体温 36.8℃、脉搏 80 次/min、呼吸 18 次/min、血压 102/70mmHg，神志清楚，贫血面容，全身皮肤黏膜苍白，无皮疹、发绀，浅表淋巴结未扪及肿大，双侧睑结膜苍白，胸骨无压痛，双肺呼吸音清，未闻及干湿啰音，心律齐，未闻及杂音；腹软，无压痛、反跳痛，肝脾未触及；左胸第 6、8 前肋、右背 9~11 后肋、左背第 4 后肋骨压痛；四肢肌力、肌张力正常，病理征未引出。

入院后患者完善相关检查回报示血 IgD 21.65g/L、IgG 4.14g/L、IgA<0.24g/L、IgM<0.16g/L，血 λ 轻链 4.6mg/L、血 κ 轻链 0.9mg/L，尿 λ 轻链 5 180.00mg/L、尿 κ 轻链 8.67mg/L，尿本周蛋白定性阳性，血清蛋白电泳：γ 球蛋白区蛋白含量偏高，在该区可见一 M

峰;血清免疫固定电泳:λ 在 γ 区可见异常浓聚区带;血 β_2 微球蛋白 14.1mg/L;骨髓象提示多发性骨髓瘤(可见多发性骨髓瘤细胞占 40.5%);骨髓病理:IHC 显示 $CD38^+$,$CD138^+$,κ^+,λ 胞质阳性,红系:$CD235^+$;粒系:MPO^-,$CD15^-$;巨核系:$F8^+$;$CD3^-$,$CD20^-$,结合免疫组化结果,考虑浆细胞肿瘤可能。胸部 CT 平扫:胸骨、肋骨、椎体骨质所见疑为多发骨髓瘤;全身骨 ECT 显像:右侧第 9~11 后肋、左侧第 6、8 前肋、左侧第 4 后肋骨异常放射性浓聚;诊断"多发性骨髓瘤(IgD-λ 型)Ⅲ 期 B 组"明确。分别于 2012-04-09、2012-05-10、2012-06-10、2012-07-12、2012-08-11、2012-09-15 予"VAD"方案(长春地辛 1mg,第 1~4 日;表阿霉素 20mg,第 1~4 日;地塞米松 20mg,第 1~4、8~11、15~18 日)方案化疗 6 个周期,并辅以水化、止吐等治疗,过程顺利,于 2012-04-20 起规律"沙利度胺"调节免疫,化疗后胸痛缓解,出现双手麻木、头发脱落,自行缓解,于 2012-06-09(第 2 周期化疗后)复查血常规:血红蛋白 95g/L。临床化学检验示尿素氮 7.7mmol/L,肌酐 137.3μmol/L,尿酸 387.7μmol/L,血 IgD 1.14g/L,血 λ 轻链 0.76mg/L,尿 λ 轻链 47.7mg/L,尿本周蛋白定性阴性,血 β_2 微球蛋白 4.1mg/L。骨髓象提示多发性骨髓瘤(可见多发性骨髓瘤细胞占 3.5%),于 2012-12-03 复查血常规:血红蛋白 136.0g/L;临床化学检验示尿素氮 4.44mmol/L,肌酐 134.9μmol/L,尿酸 336.3μmol/L,血 λ 轻链 1.0mg/L,尿 λ 轻链<3.69mg/L,尿本周蛋白定性阴性,血 β_2 微球蛋白 3.39mg/L。骨髓象提示多发性骨髓瘤完全缓解(多发性骨髓瘤细胞占 1.0%),初步评价 CR,病情好转出院。

2. 分析与讨论　该例患者为中年男性,以骨痛、贫血为首发症状,体检有肋骨压痛,贫血外观等阳性体征;实验室检查:中度贫血(血红蛋白<85g/L),肾功能损害,血清球蛋白增高;血 IgD、λ 轻链单克隆增高,尿 λ 轻链增高,尿本周蛋白阳性,血 β_2 微球蛋白>5.5mg/L,血清免疫固定电泳:λ 在 γ 区可见异常浓聚区带;骨髓象提示骨髓瘤细胞占>30%;骨髓病理:$CD38^+$,$CD138^+$,λ 胞质 $^+$,考虑浆细胞肿瘤可能;胸部 CT、全身骨 ECT 显像:胸骨、肋骨、椎体骨质所见提示,多发骨髓瘤;该患者可确诊:多发性骨髓瘤(IgD-λ 型)Ⅲ 期 B 组。予"VAD"方案化疗加上沙利度胺治疗后达到 CR,治疗效果理想。

(康日辉　陈君敏)

参 考 文 献

1. Blade J, Lust J A, Kyle R A. Immunoglobulin D multiple myeloma: presenting features, response to therapy, and survival in a series of 53 cases [J]. J Clin Oncol, 1994, 12 (11): 2398-2404.

2. 彭嵘, 侯建, 傅卫军, 等. 34 例 IgD 型多发性骨髓瘤临床特点分析 [J]. 中华血液学杂志, 2011, 32 (3): 204-205.

3. 陈灏珠, 钟南山, 陆再英. 内科学 [M]. 北京:人民卫生出版社, 2013.

4. Shimanoto Y, Anami Y, Yamaguchi M. A new risk grouping for IgD myeloma based on analysis of 165 Japanese patients [J]. Eur J Haematol, 1991, 47(13): 262-267.

5. 邬宁宁, 陈明星, 林杭秋. IgD 型多发性骨髓瘤的实验室及临床特点分析 [J]. 现代实用医学, 2013, 25(6): 667-668.

6. 耿红莲, 王淇泓, 赵文静. IgD 型多发性骨髓瘤的实验室检查结果分析 [J]. 中国实验诊断学, 2011, 15 (9): 1504-1506.

第五十八章　孤立性浆细胞瘤

【概述】

孤立性浆细胞瘤(solitary plasmacytoma)是骨髓瘤的特殊类型,是指单克隆的浆细胞浸润仅限于某一处(偶可两处)的骨骼,其他部位检查正常,一般骨髓涂片中浆细胞比例低于10%。孤立性浆细胞瘤是一种少见的恶性浆细胞病,约占浆细胞瘤的10%。多见于男性,发病年龄较多发性骨髓瘤早10年左右,病情发展较慢,通过局部放疗可治愈,预后比多发性骨髓瘤好。

【病因和发病机制】

发病机制尚不明,可能与遗传因素、细胞因子异常、造血干细胞异常等因素有关,特别是与黏附分子、IL-6 等信号传递受体和 Bcl-2 等抑制凋亡的受体高表达有关,这些物质可使恶变的浆细胞定植于骨髓。还可能与 *MYC*、*RAS* 等原癌基因的异常启动有关,从而直接或间接损伤骨髓细胞和免疫系统。

【临床表现】

临床表现以受累的局部骨骼肿物伴有疼痛为特征。如脊柱受累,则可能出现神经根受压症状,长骨受累可造成病理性骨折。最常受侵犯的部位是脊柱,其次为胸椎,其他好发部位依次是骨盆、股骨、肱骨、肋骨,而颅骨受侵罕见。

【实验室检查】

仅小部分孤立性浆细胞瘤患者的血清或尿中可检测到单克隆免疫球蛋白,并且正常的免疫球蛋白合成也不受抑制,也无贫血、高钙血症、高黏滞综合征、肾功能损害等症状。通常骨髓象及血象正常。

【影像学检查】

在 X 线影像上,病变多呈"多孔状"或"肥皂泡状"溶骨性病变,病变边界不像多发性骨髓瘤溶骨性病变那样锐利、清晰。

【诊断和鉴别诊断】

1. 单一部位的骨骼溶骨性破坏,磁共振显示其他部位骨骼未受累。

2. 肿瘤组织活检证实为浆细胞瘤。

3. 多部位骨髓穿刺涂片或骨髓活检为正常骨髓象,标本经流式细胞仪或 PCR 检测无克隆性增生证据。

4. 一般不伴有单克隆免疫球蛋白增多,若有增多,则应随孤立性浆细胞瘤的根治(放射治疗或手术切除加放射治疗)而消失;无相关的器官或组织损害或症状。

【治疗】

孤立性浆细胞瘤的治疗以局部放射治疗为首选,放疗范围应包括病灶及其周围正常组织。总放射量一般不应低于 40Gy。如果病变局限易于切除,则手术切除后局部放疗效果更佳。当脊椎骨受损发生压缩性骨折时,尤其是并发神经系统损害可能导致截瘫时,可行病椎切除、人工椎体置换术,术后予以局部放射治疗,多可获得满意效果。病理性骨折的长骨应行手术固定。一般无需化疗。

【预后】

本病的预后优于多发性骨髓瘤。大约 2/3 的孤立性浆细胞瘤患者最终可发展为多发性骨髓瘤,一般平均在 2 年左右发生。进展为多发性骨髓瘤后,其临床表现、治疗措施及预后与多发性骨髓瘤相同。

【典型病例简析】

1. **病历摘要**　患者,女,56 岁。以"外伤后颈部疼痛 1 个月余"为主诉入院。入院前 1 个月外伤后颈部疼痛,当地医院检查提示"颈椎病变",予治疗(不详)10 余天后疼痛症状无好转,转诊收住入院。发病以来,患者精神、食欲、睡眠尚可,大小便正常,体重无明显减轻。

入院体检:体温 36.5℃,心率 82 次 /min,呼吸 20 次 /min,血压 110/70mmHg。神志清楚,正常面容。全身浅表淋巴结未触及肿大。胸骨无压痛,双肺呼吸音清,未闻及干湿啰音,未闻及胸膜摩擦音。心律齐,无杂音。腹软,肝脾肋下未触及。颈部皮肤外用膏药(具体不详),颈椎无明显畸形,皮肤无破溃,颈椎活动稍受限,颈部因疼痛未行进一步检查。四肢肌力正常,四肢肌张力正常,浅深反射存在,病理征未引出。

入院后患者完善 MRI 检查,提示 C_5 椎体及左侧附件、C_7 椎体骨质破坏(图 58-1),考虑恶性肿瘤,转移瘤可能性大。全身骨 ECT 显像提示颈椎异常放射性浓聚,考虑退行性变。入院诊断:颈椎骨折(C_5 病理性骨折)。于骨科全麻下行"颈前后路联合颈椎病灶清除内固定术",手术顺利。术后病理:(C_5 肿物)结合免疫组化结果,符合浆细胞瘤,免疫组化:Ki-67(+,10%),CD38$^+$,CD138$^+$,CD3$^+$(T 细胞),CD20$^-$,κ$^+$,λ$^-$,CD79a$^+$(散在),CD56$^+$(部分),CD19$^-$,CD34$^+$(血管),AFP$^-$,Her-par-1$^-$。转入血液科行骨髓涂片及病理检查未发现异常浆细胞,流式细胞检测无克隆性浆细胞增生证据,血、尿免疫固定电泳未发现 M 蛋白,血常规及 β_2 微球蛋白均正常。腰椎/胸椎/头颅正侧位片及骨盆平片未发现溶骨性损害。该患者诊断为"孤立性浆细胞瘤"。针对 $C_{4\sim7}$ 行放射治疗:PTVtb 单次量 2.0Gy,总剂量 DT44Gy/22f,执行设备及方式:Varian Trilogy、6MVX、SMART(SIB)方式等中心、常规分割、同步照射,TPS 进行逆向静态调强计划设计,均匀布野。放疗过程顺利,疼痛症状完全缓解。现血液科及放疗科随访。

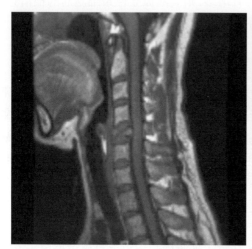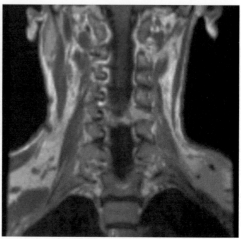

图 58-1 患者入院时颈椎 MRI 检查

2. 分析和讨论 该例患者为中年女性,以外伤后颈椎疼痛为首发表现,影像学发现颈椎骨质破坏,骨髓涂片及病理检查未发现异常浆细胞,流式细胞检测无克隆性浆细胞增生证据,血、尿免疫固定电泳未发现 M 蛋白,血常规及 β_2 微球蛋白均正常。多部位拍片未发现溶骨性损害。颈椎病灶部位术后病理诊断为"浆细胞瘤"从而确诊。针对病灶部位进行了照射剂量为 44GY 的放疗,达到了很好的效果。

(芮红兵　陈君敏)

参 考 文 献

1. Weber D M. Solitary bone and extramedullary plasmacytoma [J]. Hematology Am Soc Hematol Educ Program, 2005, 12(5):373-376.

2. Dimopoulos M, Terpos E, Comenzo R L et al. International myeloma working group consensus statement and guidelines regarding the current role of imaging techniques in the diagnosis and monitoring of multiple Myeloma [J]. Leukemia, 2009, 23(11): 1545-1556.

3. Sasaki R, Yasuda K, Abe E, et al. Multi-institutional analysis of solitary extramedullary plasmacytoma of the head and neck treated with curative radiotherapy [J]. Int J Radiat Oncol Biol Phys, 2012, 82(7): 626-634.

4. Suh Y G, Suh C O, Kim J S et al. Radiotherapy for solitary plasmacytoma of bone and soft tissue: outcomes and prognostic factors [J]. Ann Hematol, 2012, 91(13): 1785-1793.

5. 陈世伦, 于力, 邱录贵. 多发性骨髓瘤诊疗常规 [M]. 北京:人民卫生出版社, 2012.

第五十九章　原发性浆细胞白血病

【概述】

浆细胞白血病（plasma cell leukemia，PCL）是一种罕见的、具有高度侵袭性的浆细胞疾病，以不良预后和对常规治疗反应不佳为其特征，骨髓检查可见浆细胞恶性增殖，并可累及外周血。根据临床上有无多发性骨髓瘤（MM）病史，可将 PCL 分为原发性和继发性。原发性浆细胞白血病（primary plasma cell leukemia，PPCL）发生于无 MM 病史的患者；继发性浆细胞白血病（secondary plasma cell leukemia，SPCL）是 MM 终末期的白血病阶段。

【流行病学】

在欧洲，每年新发的 PCL 是 0.4/1 000 000，占 MM 的 2%~4%，其中 60%~70% 是原发性的。PPCL 中位发病年龄范围为 50~60 岁，较 MM 早 10 年，男女发病率大致相仿。

【病因和发病机制】

目前 PPCL 的发病机制还不完全清楚，恶性浆细胞表达多种造血细胞表面抗原，提示起源于多能干细胞。研究显示大部分 PPCL 存在细胞遗传学和分子遗传学异常，提示染色体、基因的改变可能与 PPCL 的发生、发展有一定的关系。

【临床特点】

与 MM 或 SPCL 相比，PPCL 患者表现出明显的临床生物学特征。发病年龄较轻，髓外累及和肾功能衰竭并发症较常见，浆细胞骨髓浸润和增殖活性更高，但骨病的发生率更低。M 蛋白成分中 IgG 型或 IgA 型相对少见，而轻链型、IgE 型或 IgD 型相对多见。

【实验室特点】

1. 细胞形态学特点

（1）血象：外周血白细胞分类中浆细胞大于 20% 或绝对值 $\geqslant 2.0 \times 10^9$/L。可以出现贫血、血小板减少。

（2）骨髓象：骨髓中浆细胞大量增生，可达80%（37%~100%），形态呈多样性，与骨髓瘤细胞形态相似，但分化程度低的原始、幼稚浆细胞更多见，细胞质相对较少。

2. 免疫学表型 PPCL几乎100%表达浆细胞的相关抗原CD38和CD138，与多数MM之间的显著差异是PPCL更多表达CD20，而MM更多表达CD56、CD9、CD117和HLA-DR。CD20$^+$常预示生存较短，CD56$^+$常伴有较好的预后，而CD56$^-$的MM通常有髓外累及。

3. 细胞遗传学 PPCL常见异常核型，且不良预后类型（例如复杂核型、亚二倍体、del(13q14)、del(17p13)和del(1p21)/amp(1q21)发生率较高，预后好/中等的类型包括超二倍体核型和t(11;14)(q32;q32)。

【诊断和鉴别诊断】

根据Kyle等对PCL的定义，PPCL的诊断应符合：

1. 外周血白细胞分类中浆细胞>20%或绝对值≥2.0×10^9/L。

2. 临床上呈现白血病的临床表现，无MM的表现。

【治疗】

关于PPCL治疗的文献是有限的，通常是基于案例报告或关于SPCL小型回顾性研究。应用于MM的化疗方案，例如MP（马法兰＋泼尼松）、VCP（长春新碱＋环磷酰胺＋泼尼松）、CP（环磷酰胺＋泼尼松）、VAD（长春新碱＋多柔比星＋地塞米松）和VCMP/VABP（长春新碱＋环磷酰胺＋马法兰＋泼尼松/长春新碱＋多柔比星＋博来霉素＋泼尼松）方案的联合化疗等，常被用于PPCL的治疗，但是反应率较低，为25%~82%，总生存期仅为2~22个月。新的治疗方法如造血干细胞移植和新药的应用提高了治疗反应率，改善了预后。

一项来自法国23个中心的临床Ⅱ期研究，入组了40例PPCL患者，结果发现在化疗方案中加入蛋白酶抑制剂硼替佐米，并进行自体干细胞移植治疗，相对于历史对照组可显著改善无进展生存期（progression free survival，PFS）和总生存期（overall survival，OS）。研究的中位随访时间为28.7个月，PFS 15.1个月，OS 36.3个月；在可评估的患者中，诱导治疗的缓解率可达69%。北京医院血液科报道了一例47岁女性PPCL患者，经硼替佐米为基础的联合化疗达到非常好的部分缓解（VGPR），序贯自体外周血造血干细胞移植后达到完全缓解（complete remission，CR），PFS达33个月。

【疗效评估】

Pagano等综合了文献以及国际骨髓瘤工作组修订的疗效标准，阐述了PPCL的疗效评估标准：

1. 完全缓解 外周血浆细胞消失，骨髓浆细胞浸润<5%，血/尿免疫固定电泳单克隆蛋白消失，诊断时存在的髓外病灶消退。

2. 部分缓解 外周血和骨髓浆细胞减少≥50%，可测得的单克隆球蛋白减少≥50%。

3. 复发（relapse） 完全缓解后外周血重新出现浆细胞和/或骨髓浆细胞增多（>5%）

和/或重新出现有关疾病进展的临床表现和实验室异常。对于 PR 患者而言,复发是指外周血和/或骨髓中浆细胞增多和/或单克隆成分增加。

【典型病例简析】

1. 病历摘要 患者,男,84 岁,因"面色苍白伴头晕、乏力 2 年,加重 5 个月"于 2016-12-05 入院。入院前 2 年曾在当地医院查血常规:Hb 58g/L,PLT 74×10^9/L,之后转诊某大学附属医院,行骨髓穿刺检查,提示再生障碍性贫血,诊断"再生障碍性贫血",予以"十一酸睾酮"口服,未规律门诊随访。既往史:高血压病、慢性心功能不全、慢性阻塞性肺疾病。入院前 5 个月因面色苍白、头晕乏力加重就诊我院。

入院体格检查:T 36.5℃,P 83 次/min,R 20 次/min,BP 168/95mmHg。中重度贫血貌,全身皮肤黏膜未见瘀点瘀斑,浅表淋巴结未触及肿大。胸骨无压痛。双肺呼吸音粗,未闻及干湿啰音,心律齐,各瓣膜听诊区无杂音,腹软,无压痛、反跳痛,肝脾肋下未触及,双下肢无水肿。

实验室检查:

血常规:WBC 7.75×10^9/L,N 3.27×10^9/L,Hb 65g/L,PLT 57×10^9/L,分类不明细胞 14.0%。

尿常规:蛋白(+),红细胞(-)。尿本周蛋白(+)。

常规生化检查:总蛋白 51.7g/L,白蛋白 28.7g/L,球蛋白 23.0g/L,尿素 14.40mmol/L,肌酐 256.0μmol/L,肾小球滤过率 31.74ml/min。血钙正常。

血清免疫电泳:λ10.8g/L(正常值 3.13~7.23g/L),λ 在 β 区可见异常浓集区带,模拟出 M 蛋白占 13.8%,绝对值 7.13g/L。24 小时尿 λ 轻链 5 340mg/L。血清游离轻链:κ12.5mg/L,λ8 200.0mg/L,κ/λ0.001 5。

骨髓涂片:血片浆细胞 21%,髓片成熟浆细胞 24%。骨髓流式:CD38 强表达,λ 表达,符合浆细胞表型。骨髓染色体检查示可见克隆性异常 del(1p),t(3;12),del(9),-13,del(22),-19。骨髓 FISH:*TP53* 基因未见异常。

头颅、骨盆、全脊柱 X 线未见骨质损害。

治疗:分别于 2016-12-19、2017-01-17 予以 PD 方案(硼替佐米 1.74mg,第 1、4、8、11 日;地塞米松 10~15mg,第 1~2、4~5、8~9、11~12 日)化疗。化疗后复查 24 小时尿 λ 轻链 614.0mg/L(较初次下降 88%),λ 在 β₂ 区可见异常浓集区带,M 蛋白无法描迹,血红蛋白回升至 92g/L,疗效评估 PR。于 2017-03-01(第 3 次)PD 方案(硼替佐米 1.80mg,第 1、4、8、11 日;地塞米松 15mg,第 1~2、4~5、8~9、11~12 日)化疗,过程顺利。第四次化疗未如期进行,于 2017-5-10 入院,24 小时尿 λ 轻链 1 416.0mg,较末次复查升高约 56.6%,拒绝骨穿及游离轻链检测,疗效评估 PD。2017-05-16(第 4 次)调整为 VRCD 方案(硼替佐米 2.0mg,第 1、4、8、11 日;地塞米松 15mg,第 1~2、4~5、8~9、11~12 日;来那度胺 10mg,每日 1 次,第 1~21 日;克拉霉素 0.5g,每日 2 次,第 1~21 日)化疗。化疗一疗程后复查 24 小时尿 λ 轻链 55.0mg(2017-06-23),游离轻链 κ 69.20mg/L,λ 52.10mg/L,κ/λ 1.328 2(正常)。但第四次治疗后出现

反复肺部感染、心功能异常,最终家属放弃治疗自动出院。

2. 分析和讨论　该患者以贫血起病,外周血浆细胞 21%(>20%),无骨破坏、高钙血症,入院 2 年前骨髓穿刺未见幼稚浆细胞,无多发性骨髓瘤的病史,故该患者可以诊断原发性浆细胞白血病。患者年龄大,无法耐受较强的化疗,我们采用了新药硼替佐米 + 地塞米松(PD)方案,2 疗程就达 PR,摆脱了输血依赖,尿 λ 轻链明显下降。但遗憾的是患者未按时化疗导致后期的疾病进展,我们在原 PD 方案的基础上加用了肿瘤免疫调节剂雷那度胺及克拉霉素提高雷那度胺的疗效,仅一疗程再次使患者达到 PR。浆细胞白血病疾病进展迅速,中位生存期不足 1 年,PFS 仅数月,用于治疗 MM 的常规化疗方案也被用于治疗 PPCL,但反应率低。新的治疗方法如造血干细胞移植和新药如硼替佐米、雷那度胺的应用提高了治疗反应率,改善了预后。

(林珺芳　陈君敏)

参 考 文 献

1. Fernández de Larrea C, Kyle R A, Durie B G, et al. Plasma cell leukemia: consensus statement on diagnostic requirements, response criteria and treatment recommendations by the International Myeloma Working Group. [J]. Leukemia, 2013, 27(4): 780-791.
2. Sant M, Allemani C, Tereanu C, et al. Incidence of hematologic malignancies in Europe by morphologic subtype: results of the HAEMACARE project[J]. Blood, 2010, 116(19): 3724-3734.
3. Albarracin F, Fonseca R. Plasma cell leukemia [J]. Blood Rev, 2011, 25(7): 107-112.
4. Musto P, Pagano L, Petrucci M T, et al. Primary plasma cell leukemia in the era of new drugs: has something changed?[J]. Critical Reviews in Oncology/hematology, 2012, 82(2): 141-149.
5. 冯茹, 刘辉, 李江涛, 等. 以硼替佐米为基础的联合化疗序贯自体外周血造血干细胞移植治疗原发性浆细胞白血病一例并文献复习 [J]. 白血病·淋巴瘤, 2016, 25(2): 124-126.

第六十章　系统性轻链型淀粉样变性

【概述】

淀粉样变性(amyloidosis)是由多种原因造成的淀粉样物(amyloid)在体内各脏器细胞间的沉积,致使受累脏器功能逐渐衰竭的一种临床综合征,可累及肾脏、心脏、肝脏、皮肤软组织、外周神经、肺、腺体、血管等多种器官和组织。至今发现大约有31种不同蛋白质沉积导致不同类型淀粉样变性疾病的发生,依据淀粉样纤维丝形成的前体蛋白类型,可将淀粉样变性分为系统性轻链型(immunglobulin monoclonal light chain amyloidosis,AL型)淀粉样变性、淀粉样A蛋白(AA)型淀粉样变性、遗传性淀粉样变性等主要类型(表60-1),而AL型淀粉样变性是临床最常见的一种类型。随着我国人口老龄化和环境致病因素的加剧,AL型淀粉样变性的发病率呈现逐年上升的趋势。此类患者临床表现为多器官受累,病情重,进展快,治疗困难,病死率高。西方国家报道约占所有淀粉样变性的70%,而我国单中心数据显示所占比例高达93%。

表 60-1　淀粉样变性的主要类型

疾病种类	前体蛋白 (淀粉样蛋白)	分布	受累组织或器官
AL型淀粉样变性	单克隆免疫蛋白轻链	系统性或局限性	肾、肝、胃肠道、脾、自主神经系统、甲状腺、肾上腺
重链型(AH型)淀粉样变性	单克隆免疫蛋白重链	系统性或局限性	罕见,少数报道病例以肾损害为主
AA型淀粉样变性	血清淀粉样A蛋白	系统性	肾、肝、胃肠道、脾、自主神经系统、甲状腺
纤维蛋白原Aα淀粉样变性(遗传性)	突变的纤维蛋白Aα链(AFib)	系统性	肾、肝、脾,肾损害以肾小球为主
载脂蛋白AⅠ淀粉样变性(遗传性)	突变的载脂蛋白AⅠ	系统性	肾(间质沉积为主)、肝、心脏、皮肤、喉
载脂蛋白AⅡ淀粉样变性(遗传性)	突变的载脂蛋白AⅡ	系统性	肾(间质沉积为主)、肝、脾、肺

续表

疾病种类	前体蛋白 （淀粉样蛋白）	分布	受累组织或器官
溶菌酶型淀粉样变性（遗传性）	突变的溶菌酶突变体（ALys）	系统性	肾、肝、脾、淋巴结
甲状腺激素结合蛋白淀粉样变性（遗传性）	突变的甲状腺激素结合蛋白	系统性	周围神经系统、心脏、玻璃体混浊，肾受累不典型
芬兰裔淀粉样变性（遗传性）	突变的凝溶胶蛋白（ACel）	系统性	脑神经、角膜格子样营养不良
脑血管淀粉样变性（遗传性）	突变的胱抑素 C（ACys）	系统性	脑血管为主，亦可见于皮肤、淋巴结、脾、睾丸、下颌下腺和肾上腺皮质
老年性系统性淀粉样变性	野生型甲状腺转运蛋白	统性	心脏、软组织
白细胞趋化因子 2 淀粉样变性	白细胞趋化因子 2	局限性	肾

【病因和发病机制】

发病机制可能为蛋白异常折叠形成含有 β 折叠片的纤维样结构，在细胞外组织中沉积，造成不同程度的脏器功能损害。其中 AL 型淀粉样变性最常见，可以是原发性，也可以与浆细胞疾病相关；AA 型为系统性的、继发性的，与炎症反应有关，如肿瘤坏死因子受体相关的周期性综合征、家族性地中海热等；淀粉样变性既往被分为原发性、继发性及遗传性等亚型，但随着致淀粉样变性的蛋白性质逐渐明确，以致病蛋白种类为依据分类方法，能准确地揭示病因受到广泛认可。

【临床表现】

1. **发病人群** 淀粉样变性发病于中老年患者。

2. **非特异性表现** 2/3 的患者以乏力起病，这主要归因于纳差、厌食导致营养不良，约 50% 的患者在就诊时体重下降明显。

3. **低血压** 易出现低血压尤其是直立性低血压，既往高血压的患者血压正常或偏低。

4. **肾功能衰竭** 患者可出现肢体水肿和尿中泡沫增多，大量蛋白尿且以白蛋白为主，或表现为肾病综合征，多不伴血尿；肾体积增大，即使慢性肾功能衰竭终末期，肾体积也无明显缩小。严重肾功能衰竭时仍存在肾病综合征。

5. **肝大** 可表现为轻微肝区不适或疼痛，或无症状而影像学发现肝大、肝功能不全，血清胆管酶（例如碱性磷酸酶和谷氨酰转肽酶）升高。

6. **心脏** 心脏受累，左心室肥厚，不伴高血压或左心室高电压；心脏扩大、传导阻滞；活动后气短、肢体水肿、腹水、晕厥等限制性心功能不全表现,非缺血性心肌病变伴或不伴充血性心力衰竭、不明原因的血 cTnT/I 和 NT-proBNP 升高。

7. **神经系统** 对称性的四肢感觉和 / 或运动性周围神经病。

8. **胃肠道系统** 上腹不适、消化不良、腹泻、便秘、吸收不良综合征和消化道出血等。

9. **血液系统** 若骨髓受累或凝血因子与淀粉样蛋白结合,也可出现血象异常及出血倾向。

10. **其他** 有些患者起病隐匿,出现不明原因的眼眶周围和颈部皮肤松弛部位的皮肤紫癜和瘀斑,指 / 趾甲萎缩脱落和毛发脱落等,舌受侵犯,表现为巨舌、疼痛、说话困难等。此外,关节、肌肉、呼吸道、内分泌腺体也可受侵犯而有相应临床表现。心包和胸膜受累可引起心包积液、胸腔积液。尽管所占比例不超过 20%,均需要警惕本病的可能。

【实验室检查】

1. **外周血** 血红蛋白、白细胞计数及分类、血小板一般正常,约 11% 患者血红蛋白<100g/L,此与骨髓瘤者累及骨髓、肾功能不全或胃肠道失血有关。约 9% 的患者血小板数>500×10^9/L,由于淀粉样物沉积导致脾功能减退所致。

2. **生化检查** 约 25% 患者有碱性磷酸酶增高,除考虑肝脏受累外,更多地认为是充血性心力衰竭所致。转氨酶胆红素在正常范围内,仅约 3% 患者可见增高,如有明显增高则常提示疾病已届晚期。合并肾病综合征者有半数出现胆固醇升高,29% 有甘油三酯升高。另外,5% 患者凝血因子 X 缺陷,但很少引起出血。有 20% 的患者其血清肌酐 ≥180μmol/L,而半数患者则完全正常。

3. **血清蛋白** 约一半原发性淀粉样变性患者,其蛋白电泳中可见单克隆蛋白,若进一步做免疫电泳或免疫固定法,则阳性率可达 72%。中位 M 蛋白 14g/L,少数>30g/L,约 1/4 患者出现低丙球蛋白血症。M 蛋白类型 κ/λ 为 1 : 2.3。

4. **尿蛋白** 淀粉样变性患者在就诊时 73% 有尿蛋白,约 9% 患者其浓缩尿电泳示白蛋白峰,70% 患者经免疫电泳或者免疫固定法测得尿中有 M 蛋白,50% 为 λ 型,23% 为 κ 型,27% 为阴性。24 小时尿轻链排出量为 0.01~6.6g,平均为 0.4g,约 36% 患者>3g/24 小时。总之,在诊断为原发性淀粉样变性的患者中,约 89% 血清或尿中发现 M 蛋白。

5. **血沉** 增快

6. **刚果红试验** 怀疑此病时可做刚果红试验:以 1% 刚果红溶液 0.22ml/kg,由静脉注射,在 1 小时和 4 小时后各取静脉血 10ml。用双份血清标本做比色检查,可得染剂留存在血清中的百分比。在正常人体内,此染剂由肝脏徐缓排泄,1 小时最多排泄量为 40%。由于患者的淀粉样物迅速吸收刚果红,1 小时甚至 4 小时后血清标本已失去大部分的染剂,有助于诊断。同时应收集 1 小时后尿液,检查有无染剂。如无染剂则可确定诊断,如带染剂应考虑类脂性肾病而予以鉴别。

7. 其他辅助检查

(1)骨髓涂片:60%的原发性淀粉样变性患者骨髓中浆细胞≤10%,18%的患者骨髓浆细胞≥20%,平均7%(1%~95%)。而在这些患者中,约30%可见骨髓瘤的骨病变,60%有确切的多发性骨髓瘤之表现。

(2)血清游离轻链,必要时开展骨髓瘤的流式细胞术及FISH。

(3)心脏彩色超声显示心肌肥厚及颗粒状强光点,可表现为受累心腔窄小,心电图可以有低电压或房室肥大改变,可表现为完全性右束支传导阻滞、房性期前收缩、室性期前收缩,血清NT-proBNP升高。

(4)组织活检:在光学显微镜下可见无定形物质沉淀于细胞之间,经刚果红染色后在偏振光下呈绿色折光是淀粉样物质的特征。

(5)免疫组化检测:应用酶标或荧光标记抗λ或抗κ抗体进行免疫组化检查,可证实该淀粉样物质是λ链或κ链。

【诊断和鉴别诊断】

1. 临床表现　如有下述情况临床应注意AL型淀粉样变性的可能:①中老年患者;②出现大量蛋白尿或表现为肾病综合征,蛋白尿以白蛋白尿为其特点;③多不伴血尿;④易出现低血压尤其是直立性低血压,或既往高血压而近期血压正常或偏低;⑤严重肾功能衰竭时仍存在肾病综合征;⑥肾体积增大,即使慢性肾功能衰竭终末期,肾体积也无明显缩小;⑦左心室肥厚,不伴高血压或左心室高电压;⑧不明原因N端脑钠肽前体(NT-proBNP)升高;⑨此外,非缺血性心肌病变伴或不伴充血性心力衰竭、肝增大伴碱性磷酸酶的显著升高、膀胱或肠道功能不全的自主神经病变、假性肠梗阻和腹泻与便秘交替、眶周紫癜、舌体和腺体增大等表现为也高度怀疑淀粉样变性。

2. 组织学诊断标准　AL型淀粉样变性组织病理诊断如下:①刚果红染色阳性,高锰酸钾预处理后仍为阳性,在偏振光下呈绿色双折光;②免疫球蛋白游离轻链(κ、λ)抗体免疫组化或免疫荧光检查结果为单一轻链阳性;③电镜下可见细纤维状结构,无分支、僵硬、排列紊乱。

3. 疾病分型及分期　根据组织病理结果中单克隆轻链沉积的类型,可将AL型淀粉样变性分为λ轻链型和κ轻链型。临床上以λ轻链型为主,约占AL型淀粉样变性的80%。κ轻链型患者更容易出现肝受累,肾功能不全患者的比例也更高。

对疾病进行分期有助于患者的预后。目前常用的分期系统有美国梅奥分期系统和肾脏分期系统。梅奥分期系统主要基于肌钙蛋白T(TnT)及NT-proBNP 2种心肌标志物。2012年修订中又增加了血清受累轻链和非受累轻链差值(difference between the involved and uninvolved light chain,dFLC)。肾分期系统有助于判断患者进展至终末期肾功能衰竭的风险。

4. 判断器官受累的标准　AL型淀粉样变性的主要器官受累诊断标准见表60-2。规范的AL型淀粉样变性的诊断应包括轻链类型、疾病分期和受累器官等信息。

表 60-2 AL 型淀粉样变性器官受累诊断标准

受累器官	诊断标准
肾	24 小时尿蛋白定量>0.5g/L，以白蛋白为主
心脏	心脏超声平均心室壁厚度>12mm，排除其他心脏疾病；或在没有肾功能不全及心房颤动时 NT-proBNP>332ng/L
肝	无心衰时肝上下径（肝叩诊时锁骨中线上量得的肝上界到肝下界的距离）>15cm，或碱性磷酸酶大于正常值上限的 1.5 倍
神经系统	外周神经：临床出现对称性的双下肢感觉运动神经病变 自主神经：胃排空障碍，假性梗阻非器官浸润导致的排泄功能紊乱
胃肠道	直接活检证实并有相关症状
肺	直接活检证实并有相关症状；影像学提示肺间质病变
软组织	舌增大、关节病变、跛行、皮肤病变、肌病（活检或假性肥大）、淋巴结、腕管综合征

需鉴别的可出现的 M 蛋白的疾病包括：意义未明的单克隆丙种球蛋白病（monoclonal gammaopathy of undetermined significance，MGUS）、华氏巨球蛋白血症（Waldenstrom's macroglobulinemia，WM）、IgM 型 MGUS、多发性骨髓瘤（MM）、孤立性浆细胞瘤（骨或骨外）、POEMS 综合征、反应性浆细胞增多症（reactive plasmacytosis，RP）、浆母细胞性淋巴瘤（plasmablastic lymphoma，PBL）等。对于 MM 和 MGUS 患者，应警惕合并 AL 型淀粉样变性的可能，10%~20% 的 MM 患者可合并 AL 型淀粉样变性。

【治疗】

AL 型淀粉样变性患者临床表现为多器官受累，病情重、进展快、治疗困难、病死率高。以硼替佐米为基础的治疗方案是目前 AL 型淀粉样变治疗的主要方案。一线化疗推荐方案包括 BCD（硼替佐米 / 环磷酰胺 / 地塞米松）、BD（硼替佐米 / 地塞米松）、MPV（马法兰 / 硼替佐米 / 地塞米松）、MP（马法兰 / 地塞米松）、TCD（环磷酰胺 / 沙利度胺 / 地塞米松）、LCD（雷那度胺 / 环磷酰胺 / 地塞米松）、LD（雷那度胺 / 地塞米松）、TD（沙利度胺 / 地塞米松）、地塞米松 /α- 干扰素、Pomalidomide/ 地塞米松等方案均被报道使用及取得一定疗效。硼替佐米是一种蛋白酶体抑制剂，能阻断核转录因子（NF-κB）导致骨髓浆细胞黏附因子表达下降，干扰骨髓基质细胞产生 IL-6；同时抑制增殖信号相关的丝裂原活化蛋白激酶 P44/42 途径，使细胞停滞于 G1 期，诱导细胞凋亡。因此，以硼替佐米为基础的二联和三联方案，其血液学缓解率、器官功能改善率和生存时间均较高。化疗的敏感性可能是影响患者总生存时间的最重要的因素。大剂量马法兰与自体造血干细胞移植可能使患者的长期生存达到可能。

【典型病例简析】

1. **病历摘要** 患者，男，63 岁，以"全身水肿 2 个月余，尿少 10 余天"为主诉入院。入院前 2 个月余无明显诱因出现水肿，以双下肢为著，伴排尿次数减少，有泡沫尿，经久不消，感乏力，无腹痛，无皮肤紫癜，无发热，无排浓茶色及洗肉水样尿等不适，就诊于当地医院,2016-12-27 查尿常规示尿蛋白、尿隐血阳性,肝功能白蛋白低、转氨酶高;肌酐稍高110.0μmol/L;TNI 稍高;泌尿系彩超双肾回声增强;血清蛋白电泳分析:微量 LAM 型 M 蛋白血症;血游离轻链 λ 升高 119.46mg/L(参考值:5.7~26.3mg/L),Fκ/Fλ 比值:0.13(参考值:0.26~1.65);骨髓免疫分型可见异常浆细胞;肌电图多发周围神经损害;骨髓细胞示送检部位增生欠佳,病理示送检多为骨质。考虑①肾病综合征(肾淀粉样变可能?);②轻链增多症:淀粉样变可能(累及心、肾、肝并多发性周围神经损害);③肝功能损害;④直立性低血压,予保肝、降酶、抗氧化、抗凝、利尿、消肿等对症治疗,症状无明显好转,并出现全身水肿伴尿少,患者要求转当地另一家医院。转院后完善相关辅助检查,"尿常规示尿蛋白定量(+++);尿蛋白/尿肌酐 1 252.8mg/g,尿蛋白浓度:7 141mg/L;血清肌酐 141μmol/l;心脏超声示左室舒张功能减低",期间予抗凝、保肝、利尿等对症处理,住院期间咳嗽、咳痰,查肺部 CT 示炎症,考虑肺部感染,经"舒普深"抗感染治疗。7 天后复查炎症指标无明显好转,改予"美罗培南"抗感染治疗后症状改善。2017-01-07 双肾彩超:双肾实质弥漫性病变,于 2017-01-19 行肾穿刺活检术,病理提示淀粉样变性肾病,AL 型,肾淀粉样变诊断明确,拟予"硼替佐米"治疗原发病。10 余天前复查肾功能进行性恶化,尿量进行性减少,每日 50~100ml,2017-01-23 查肌酐 440.2μmol/l,行右侧颈内静脉临时导管置管术开始血液透析治疗共 10 天,前 3 天每天透析 1 次,后 8 天隔天 1 次,肌酐仍进行性升高,2017-01-30 肌酐 610.0μmol/L,肾三维 B 超示双肾弥漫性病变左肾多发强回声。治疗期间尿量仍进行性减少,感腹胀、乏力,现为求进一步诊治,就诊我院,拟诊"AL 型淀粉样变"收住我科。

入院体检:体温 36.0℃,心率 80 次/min,呼吸 20 次/min,血压 106/70mmHg。神志清楚。肾病面容,面部皮肤偏黄,巩膜黄染,前胸、肩部、腕部可见散在瘀点、瘀斑,压之不褪色。双侧颈部、腋窝可触及数个肿大淋巴结,最大约 1.0cm×0.5cm,质地中,活动度可,无压痛,余浅表淋巴结未触及肿大。胸骨无压痛,双肺呼吸音粗,未闻及干湿啰音,未闻及胸膜摩擦音。心律齐,无杂音。腹软,肝脾肋下未触及,神经系统体征阴性。

入院后完善相关检查:2017-02-03 血常规:白细胞计数 8.14×10⁹/L,中性粒细胞数5.67×10⁹/L,血红蛋白含量 133g/L,血小板计数 119×10⁹/L。D-二聚体定量(INN)6.84mg/L。凝血检查:凝血酶原时间 13.9 秒,活化部分凝血活酶时间 40.7 秒,纤维蛋白原定量 1.57g/L,凝血酶时间 22.2 秒。2017-02-04 BNP 测定:840ng/L。TRUST 滴度:阴性。白蛋白:19.0g/L。常规生化检查+胱抑素:总胆红素 110.2μmol/L,直接胆红素 97.7μmol/L,总蛋白 40.4g/L,白蛋白 19.7g/L,丙氨酸氨基转移酶 64U/L,天门冬氨酸氨基转移酶 198U/L,乳酸脱氢酶590U/L,尿素 25.68mmol/L,肌酐 811.0μmol/L,总胆固醇 15.18mmol/L,胱抑素 C 5.55mg/L,肾小球滤过率 13.37ml/min。2017-02-06 查血清肌钙蛋白 T 0.660ng/ml,TNI 0.200ng/ml。尿常规:胆红素 140(3+)μmol/L,蛋白质 3.0(3+)g/L。皮肤病理活检结果回报:显微镜下见表皮萎缩,真皮浅层及血管周围嗜伊红团块样物质沉积,结晶紫(+)。诊断:符合 AL 型淀粉样变病理改变,请结合临床。

诊治经过:

(1)患者存在肺部感染,血象及炎症指标仍高,入院后予头孢地尼抗感染,补充白蛋白对症利尿、保肝、保心、护胃、增强免疫等治疗,请肾内会诊后于 2017-02-04、2017-02-06、2017-02-08 予血液透析治疗,期间出现血压明显偏低,最低可达 61/47mmHg,予米多君升压治疗,心电监护,视血压情况终止血液透析。

(2)患者诊断"AL 型淀粉样变(累及心、肾、肝并多发性周围神经、皮肤)",于 2017-02-05 予 BD 方案积极治疗原发病[硼替佐米 2.2mg(1.3mg/m²)第 1、4、8、11 日 + 甲强龙 80mg 第 1~2、4~5、8~9、11~12 日]化疗,期间多次监测肌酐仍持续升高(波动于 622~811μmol/L),同时生化示血脂(15.18mmol/L)及胆红素(110.2μmol/L)升高明显,经讨论后考虑血透治疗效果不明显且血透过程中血流动力学极不稳定,请重症医学科会诊,建议行 CRRT 治疗,充分告知患者家属病情及治疗方案,同意转 ICU 行 CRRT 治疗,于 2017-02-09 开始持续行 CRRT(共 28 小时)治疗,超滤 3 600ml。期间监测肌酐 855.0~467μmol/L,RT 期间血压仍不稳定,故予小剂量去甲肾上腺素改善血管活性,于 2017-02-10 转我科继续治疗,调整为 BD 方案(硼替佐米 2.2mg,第 1、6 日;甲强龙 80mg,第 1~2、6~7 日),继续抗感染、雾化、营养心肌、保肝、保肾、抗氧化、营养神经、预防病毒感染、小剂量肾上腺素升压等治疗,转科后复查急诊生化(干化学法):葡萄糖 3.86mmol/L,尿素 25.53mmol/L,肌酐 789.6μmol/L,尿酸 518.8μmol/L。

(3)2017-02-12 16 :00 患者诉腹胀明显,伴恶心、呕吐,呕胃内容物,血压下降,心率增快,经调节去甲肾上腺素滴注速度升压、补液等支持治疗,患者家属要求放弃抢救,自动出院。

2. 分析和讨论　该例患者为老年男性,慢性病程,以全身水肿、尿少为首发表现,尿常规示大量蛋白尿,生化提示肌酐升高、肝功能异常、血清白蛋白低,血清蛋白电泳分析:微量 LAM 型 M 蛋白血症;血清游离轻链 λ 升高;骨髓免疫分型:可见异常浆细胞;肾穿病理示淀粉样变性肾病(AL 型);心脏彩超示左室舒张功能减退;TNI、BNP 升高;肌电图示多发周围神经损害,皮肤活检提示真皮浅层及血管周围嗜伊红团块样物质沉积,故诊断"系统性淀粉样变(累及肾、肝、心脏、周围神经、皮肤)"明确。虽然采用 BD 方案化疗,但患者多系统损害,累及心脏、肾脏、肝脏等多脏器,且病情重,病情进展迅速,最终患者治疗无效。由于本病临床表现复杂,早期诊断比较困难。疾病后期多个系统、多个器官受累,不仅对原发病的治疗难度更大,而且功能严重损害,难以逆转。因此,要提高对本病的认识,在疾病早期及时诊断和干预。

(杨阿碰　陈君敏)

参 考 文 献

1. Perfetto F, Moggi-Pignone A, Livi R, et al. Systemic amyloidosis: a challenge for the theumatologist [J]. Nat Rev Rheumatol, 2010, 6 (7): 417-429.
2. Huang X H, Liu Z H. The Clinical Presentation and Management of Systemic Light-Chain Amyloidosis in China [J]. Kidney Dis (Basel), 2016, 2 (1): 1-9.

3. Merlini G, Palladini G. Differential diagnosis of monoclonal gammopathy of undetermined significance [J]. Hematology Am Soc Hematol Educ Program, 2012, 13(7): 595-603.

4. Dispenzieri A, Merlini G. Immunoglobulin Light Chain System-ic Amyloidosis [J]. Cancer Treat Res, 2016, 169(12): 273-318.

5. Huang X H, Liu Z H. The Clinical Presentation and Management of Systemic Light-Chain Amyloidosis in China [J]. Kidney Dis (Basel), 2016, 2 (1): 1-9.

6. 中国系统性淀粉样变性协作组，国家肾脏疾病临床医学研究中心. 系统性轻链型淀粉样变性诊断和治疗指南 [J]. 中华医学杂志, 2016, 96 (44): 3540-3548.

第六十一章 POEMS 综合征

【概述】

POEMS 综合征是一种临床罕见克隆性浆细胞病,临床表现出与浆细胞异常有关的副肿瘤综合征,亦称为 Takatsuki 综合征、骨硬化性骨髓瘤、Crow-Fukase 综合征。其主要临床表现为多发性神经病变(polyneuropathy)、脏器增大(organomegaly)、内分泌病变(endocrinopathy)、M 蛋白血症(M protein)和皮肤改变(skin changes)。1980 年 Bardwick 等取其主要特征的英文首字母正式提出 POEMS 综合征。POEMS 综合征的发病率低,误诊率高,致残率高,中位生存期仅 5~7 年。目前研究认为 POEMS 综合征可能是一种独立的克隆性浆细胞病。因此,在 2008 年的 WHO 淋巴及造血组织肿瘤分类中将其单独列为一种与 MM 和 AL 型淀粉样变性并列的疾病。

【病因和发病机制】

POEMS 综合征的发病机制尚不清楚。POEMS 综合征患者的尸检研究显示,脊神经根处脱髓鞘现象较轴索变性突出,偶见神经根血管周围 T 淋巴细胞,以及神经内膜水肿,另外,偶见神经内膜与外膜的微血管改变。腓肠肌活检显示有脱髓鞘伴继发性轴索变性,血管通透性增加导致神经内膜水肿,从而有可能导致 VEGF 与其他细胞因子的增加,被认为参与 POEMS 综合征病理生理机制。

【临床表现】

1. **发病人群**　POEMS 综合征是一种少见的克隆性浆细胞病,人群发病率不足百万分之一,易发于青壮年。

2. **多发性神经病变**　多发性周围神经病变(典型的脱髓鞘病变)是 POEMS 综合征的主要诊断标准,其临床特征是慢性进展的以运动功能障碍为主的多发性神经病变,特点是从远端向近端慢性进行性发展,表现为麻木无力、感觉异常,多伴疼痛。神经电生理呈脱髓鞘改变,神经传导速度降低或阻滞,远端潜伏期显著延长;肌肉动作电位进行性延长,远端纤颤电位。

3. **脏器增大**　脏器肿大是 POEMS 综合征次要诊断标准之一。可出现脾大、肝大、淋巴结肿大。

4. 内分泌病变　内分泌改变在 POEMS 综合征中较常见,以性腺轴、甲状腺轴、肾上腺轴和糖代谢异常为主。临床症状可表现为甲状腺功能减退,糖尿病,糖耐量异常,阳痿,男性乳腺发育等。

5. M 蛋白血症　M 蛋白血症是 POEMS 综合征的另一主要诊断标准。M 蛋白类型以 IgG 或 IgA λ 型单克隆免疫球蛋白为主。M 蛋白可出现假阴性,推测可能原因如下:①检测方法不敏感。目前检测 M 蛋白的方法主要有血清蛋白电泳和免疫固定电泳,免疫固定电泳检测 M 蛋白敏感性优于血清蛋白电泳。②随访时间短。部分患者疾病早期 M 蛋白为阴性,随着病程进展为阳性。因此,拟诊为 POEMS 综合征但 M 蛋白阴性应密切随访,建议在初诊 3 年内每 3 个月检测 1 次 M 蛋白。

6. 皮肤改变　POEMS 综合征最常见的皮肤改变有色素沉着、多血症、多毛症、手足发绀、血管瘤、指甲苍白等,认为与肾上腺皮质功能减退有关。皮肤损害的临床表现容易被忽视了,因此,对于疑似患者应请皮肤专科医师参与皮肤损害的评价。

7. Castleman 病　Castleman 病是一种少见的以不明原因淋巴结增大为特征的慢性多克隆性淋巴组织增生性疾病。本病发病机制不明,但研究较多且已明确的发病机制是人类疱疹病毒 8 型(HHV-8)感染和 IL-6 异常分泌。有文献报道,Castleman 病与 POEMS 综合征呈相关性,但两者病因不同,前者无单克隆浆细胞增殖异常。

8. 骨损害　硬化性骨改变与 POEMS 综合征关系密切,是其次要诊断标准之一。约 95% 的 POEMS 综合征患者存在骨损害,一部分表现为骨硬化(骨密度增高,占 40%~56%),一部分表现为伴有硬化环的溶骨性损害(2%~13%),还有一部分表现为混合型。CT 扫描是一种有效的检查手段,但葡萄糖代谢活性检测结果并不一致。关于骨损害的评价方法尚无统一标准。采用 X 线、CT、同位素骨扫描、单光子发射计算机断层成像术(SPECT)或 PET 在不同文献中均有报道。目前,是否必要在骨硬化处行活检仍存在争议。

9. POEMS 综合征其他临床特征

(1)血管外容量负荷增多在 POEMS 综合征患者中比较常见,可出现视盘水肿、血管神经性水肿、肢体水肿、心力衰竭和胸腔或腹腔积液,行胸腹部穿刺胸腹水未见恶性浆细胞。

(2)POEMS 综合征常伴有血小板计数增多、红细胞增多症、杵状指(趾)等。

(3)POEMS 综合征伴有肾脏损害,病理改变可分为膜增生性肾小球肾炎、微血管病变和系膜溶解。

(4)反复发作急性胰腺炎,推测其与 VEGF 水平升高有关,但两者的相关性有待进一步研究。

【实验室检查】

1. 细胞形态学　POEMS 综合征血象常伴有血小板计数增多、红细胞增多。骨髓象浆细胞轻微增多是 POEMS 综合征骨髓象特征,有别于多发性骨髓瘤。

2. 免疫学　血清蛋白电泳和免疫固定电泳可检测出 POEMS 综合征中的 M 蛋白,M 蛋白类型以 IgAλ 型或 IgGλ 型多见。

3. POEMS 综合征特殊的血清学标记物 POEMS 综合征中有异常增高的血清及血浆血管内皮生长因子(vascular endothelial growth factor,VEGF),而且 VEGF 水平的变化与疾病活动度的改善或加重显著相关。血清 VEGF 水平可能是检测患者疾病活动度和早期预测疾病复发的血清学指标。

4. 遗传学及分子生物学检验 POEMS 综合征无特异性染色体异常。

5. 其他

1)神经电生理呈脱髓鞘改变,神经传导速度降低或阻滞,远端潜伏期显著延长;肌肉动作电位进行性延长,远端纤颤电位。

2)肾上腺、甲状腺、垂体、甲状旁腺及胰腺和糖代谢指标的异常。

【诊断和鉴别诊断】

1. 2003 年版诊断标准 2003 年 Dispenzieri 等提出的诊断标准如下:

(1)主要标准:①多发性神经病变;②单克隆浆细胞增殖性异常。

(2)次要标准:①硬化性骨病变;② Castleman 病;③脏器肿大(脾大、肝大或淋巴结肿大);④水肿(外周水肿、胸腔积液或腹腔积液);⑤内分泌病变(肾上腺、甲状腺、垂体、甲状旁腺及胰腺);⑥皮肤改变(色素沉着、多毛、血管瘤、指甲苍白、多血症);⑦视盘水肿。

符合两条主要标准及至少 1 条次要标准或符合 1 条主要标准及至少 3 条次要标准可诊断为 POEMS 综合征。

2. 2007 年版诊断标准 2007 年发现 VEGF 在该病中的重要作用之后,Dispenzieri 等又提出了新的 2007 版诊断标准。

(1)主要标准:①多发性神经病变;②单克隆浆细胞增殖性异常;③硬化性骨病;④ Castleman 病;⑤血 VEGF 水平升高。

(2)次要标准:①脏器增大(脾、肝或淋巴结增大);②水肿(肢体水肿、胸腔积液或腹腔积液);③内分泌病变(肾上腺、甲状腺、垂体、性腺、甲状旁腺或胰腺);④皮肤改变(色素沉着、多毛症、血管瘤、多血症、白甲);⑤视盘水肿;⑥血小板增多症。

诊断须满足主要标准中的前 2 条,至少 1 条其他的主要标准以及至少 1 条次要标准。此后将主要标准中的第 1 条及第 2 条归为强制性主要标准,余 3 条归为主要标准。

从中可以看出,不管是 2003 年或是 2007 年的诊断标准,诊断 POEMS 综合征必须满足多发性神经病变和单克隆浆细胞增殖性异常。

尽管 2007 标准进一步强调 POEMS 综合征的特征性表现,如 λ 轻链型 M 蛋白、硬化性骨病、Castleman 病和高水平的血清 VEGF,但是由于 VEGF 的测定目前尚未标准化,各个实验室的 VEGF 测定值差异较大,正常值也不统一,而且国内很少有单位开展 VEGF 测定,因此现阶段的诊断标准仍以 2003 标准为主。但是需要在 2003 标准的基础上重点强调上述几条特征性临床表现对于诊断的意义。另外,皮肤的肾小球样血管瘤也是 POEMS 综合征的重要体征,几乎很少见于其他疾病。

因此，在碰到原因不明的周围神经病变、腹水、脏器肿大和男性乳腺发育等时，应考虑POEMS综合征的可能性。重视M蛋白的筛查（包括血清和尿的免疫固定电泳）是确诊的关键。

"P"和"M"是诊断POEMS综合征的基本要素。但是在临床实践中，少数患者以水肿和浆膜腔积液为首发症状，存在M蛋白、硬化性骨病症状，也符合诊断的绝大多数次要标准，基于马法兰的治疗也很有效，唯独没有"P"。那么这些患者是否为无"P"的POEMS呢？答案并不清楚。这些患者可能是处于疾病的发展过程中，也许随着时间推移会出现"P"；也可能是一种与经典POEMS综合征有所不同的特殊变异型POEMS。与"P"有所不同的是，"M"是POEMS综合征的核心所在，作为一种"克隆性浆细胞疾病"就一定要有"M"。但是，"M"不仅指血清或尿的免疫固定电泳阳性，只要能通过轻链免疫组织化学染色或者流式细胞术证实骨髓内存在轻链限制性浆细胞，或者存在血清游离轻链比异常，或者经骨骼病灶活检证实为浆细胞瘤，都表示存在"M"，同样可以作为POEMS的诊断依据。

【治疗】

1. **支持治疗**　物理治疗是POEMS综合征患者治疗的重要组成部分，包括康复锻炼、踝部助力器的使用，以及防足下垂措施等；对于有内分泌功能异常的患者，应给予有效的激素（包括甲状腺素、性激素和糖皮质激素）替代治疗；呼吸肌无力或肺动脉高压的患者，持续氧疗或持续正压呼吸可缓解症状；此外，积极利尿治疗也能显著提高水肿和浆膜腔积液患者的生活质量。

2. **局部放疗**　虽然放疗可显著改善具有孤立性病灶（硬化性骨病）患者的临床症状，少数患者甚至可能治愈，但是绝大多数患者在2~3年后复发。因此，对于采用局部放疗策略的患者来说，最为重要的是要明确其病灶的孤立性。与骨髓瘤骨病评价一样，单纯的骨骼X线评估可能是不够的，至少应该包括MRI评价椎体和骨盆。而全身PET/CT检查可能是更好的选择。目前美国梅奥医学中心是通过双侧髂骨骨髓活检结果来判断是否采用局部放疗策略。只要一侧髂骨骨髓中存在克隆性浆细胞或者X线检查有3处以上病灶，则不再采取局部放疗。

3. **马法兰联合地塞米松（MDex）**　马法兰是治疗浆细胞病最有效的药物之一。Li和Zhou一项单中心前瞻性研究入选了31例初治POEMS综合征患者，均接受了12个疗程的MDex方案化疗。在中位随诊21个月后，结果显示80.6%患者获得了血液学缓解，包括38.7%完全缓解。100%患者都获得了神经病变缓解（ONLS评分至少降低了1分），而且起效比较快，77.4%患者的神经病变在治疗3个月后开始改善，至最佳疗效时间是12个月。另外，MDex方案也显著改善了POEMS综合征患者的其他临床表现，如水肿、脏器肿大、肺动脉高压等。仅19.3%患者有3级不良事件，无治疗相关死亡。

4. **自体造血干细胞移植（ASCT）**　基于大剂量马法兰的自体造血干细胞移植已经成为初治POEMS综合征患者的一线治疗选择，多个中心都已经报道了ASCT治疗POEMS综合征的疗效，神经系统改善率均超过95%，对于其他临床症状（如水肿、脏器肿大、皮肤改善、血清 VEGF 等)改善明显。ASCT 的复发率低,随诊 5 年以上,复发率不足 5%。但是,自体造血干细胞移植有较高的并发症。Dispenzieri 等报道约 50% POEMS 综合征患者会发生植入综合征,37% 的患者需入住重症监护病房并接受机械通气治疗,移植相关病死率约为 8%。如果无严重脏器功能不全 ASCT 应作为一线治疗选择。

5. 新药治疗 来那度胺作为第二代免疫调节剂,具有良好的抗骨髓瘤疗效并且无神经毒性,适用于治疗 POEMS 综合征。沙利度胺有着较高的神经毒性,但也有少数将沙利度胺和硼替佐米用于治疗 POEMS 综合征的报道,治疗后患者临床症状也得到了明显改善,血清 VEGF 水平下降,其神经病变亦得到了改善。由于 VEGF 在 POEMS 综合征发病中的重要作用,抗 VEGF 的单克隆抗体(贝伐单抗)可防止 VEGF 与内皮细胞表面的受体结合,人们也尝试应用贝伐单抗治疗 POEMS 综合征,尤其是用于治疗神经病变及水肿,但其临床效果仍存在争议。

综上所述,POEMS 综合征是一种罕见的克隆性浆细胞疾病,临床医生应该了解 POEMS 综合征发病的特征性临床表现,降低误诊率和漏诊率。自体造血干细胞移植应该成为 POEMS 综合征治疗的一线选择,MDex 可以作为不适合自体移植的患者的治疗选择。对于部分难治复发的患者,可以尝试采用新药(包括沙利度胺、来那度胺、硼替佐米、贝伐单抗)治疗。

6. 疗效标准 目前,尚无统一的 POEMS 综合征疗效标准。全面准确地定义 POEMS 综合征的疗效标准非常困难,因为 POEMS 综合征几乎累及了体内所有系统。若将各个系统的病变疗效分别进行定义,可能会有 25 种以上的病变。在此,本文重点谈以下 3 个方面的疗效标准,包括血液学疗效、血清 VEGF 疗效和神经系统疗效。

(1)血液学疗效:与 MM 不同的是,POEMS 综合征患者往往只有很少量的 M 蛋白,常规的血清蛋白电泳很少能够获得 M 蛋白的定量。因此,与 AL 一样,往往采用游离轻链定量的方法来确定 POEMS 综合征的血液学疗效。其疗效标准可参照 2004 年修订的淀粉样变血液学疗效标准:完全缓解定义为血清免疫电泳阴性,血清游离轻链水平正常,骨髓浆细胞<5%;部分缓解定义为血清游离轻链较治疗前下降 50% 以上;疾病进展定义为血清游离轻链较前增加 50% 以上;其他均定义为疾病稳定。但是,值得注意的是,血液学疗效可能与患者的受损脏器疗效(如神经病变恢复)并不平行。

(2)血清 VEGF 疗效:作为 POEMS 综合征的血清标志物,血清 VEGF 水平作为疗效监测指标是有价值的。但是,由于 VEGF 检测尚未标准化,无法实现不同实验室之间的横向比较;而且样品处理也会在很大程度上影响血清 VEGF 水平。更重要的是,血清 VEGF 的下降并不一定代表临床症状的改善。如部分患者在接受贝伐单抗治疗后,其血清 VEGF 水平快速降至正常,但是临床症状改善却不明显。因此,目前血清 VEGF 动态监测可以作为临床研究的一部分,但是其水平变化本身可能并不足以决定治疗决策。

(3)神经系统疗效:采用总体神经病变限制性量表(ONLS)评价神经病变,以 ONLS 总分下降 1 分作为神经病变有效的标准。ONLS 包括上肢评分(0~5 分)和下肢评分(0~7 分),总分 12 分。上肢评分(0~5):0 分——无症状;1 分——上肢轻微症状,不影响功能;2

分——影响至少一项功能,但不阻碍;3 分——阻碍至少一项功能;4 分——阻碍所有功能;5 分——不能完成任何指令活动;相关功能包括洗头、开锁、用勺、系扣和穿衣。下肢评分(0~7):0 分——无症状;1 分——不能跑步或独立上楼梯;2 分——独立步行 10m 以上,但步态异常;3 分——单侧支撑步行 10m 以上;4 分——双侧支撑步行 10m 以上;5 分——需轮椅,但在 1 人帮助下能站立并行走 1m;6 分——完全依赖轮椅;7 分——不能完成任何指令性动作。尽管 ONLS 评分有一定的主观性,没有肌电图和神经传导速度检测那么客观,但是 ONLS 评分非常简单,便于在门诊快速评估。

【典型病例简析】

1. 病历摘要　患者,男,47 岁,以"反复双下肢麻木 1 年余,加重 1 个月"为主诉入院。入院前 1 年余无明显诱因出现双侧足底麻木,无多饮、多食、多尿、消瘦,无头晕、头痛。入院前 11 个月就诊于当地医院,行相关检查,考虑"POEMS 综合征",予以"甲强龙"等治疗后无明显好转,麻木区域逐渐扩展至膝部以下,夜间加重,伴双下肢乏力,步行困难。入院前 7 个月(2014 年 9 月)转诊我院,血常规:WBC 4.48×10^9/L,N 2.24×10^9/L,L 1.90×10^9/L,Hb 121g/L,PLT 162.0×10^9/L。尿常规:隐血 1+,蛋白质 2+;24 小时尿蛋白定量 0.92g/24 小时。ESR:50mm/h。凝血检查:正常。临床化学检验:TP 70.6g/L,ALB 36.2g/L,GLO 34.4g/L,LDH 78U/L,CK 25U/L,肾小球滤过率 64.87ml/min。PPD 试验强阳性;结核感染 T 细胞 IFN-γ:66.0 pq/ml。血清免疫电泳分析:IgA 14.50g/L,IgM 2.23g/L,轻链 κ 2.0g/L,轻链 λ 4.8g/L,血 κ/λ 比值 0.42,IgA、λ 在 β、λ 区可见异常浓集区带;尿免疫固定电泳:IgA 阳性,24 小时尿 κ 轻链 33.25mg,24 小时尿 λ 轻链 41.42mg,血清泌乳素测定(PRL):1 324.000mIU/L。甲状腺功能:FT_3 3.790pmol/L,FT_4 14.880pmol/L,TSH 5.565mIU/L,TPOAb 29.200IU/ml,TPAb <15.0 IU/ml。骨髓检查示可见幼浆细胞占 4%。骨髓穿刺活检:见多量浆细胞灶性增生(约占 15%),免疫组化结果:MPO^+、$CD15^+$(粒系),$CD235^+$(红系),$F8^+$、$CD42b^+$(巨核系),$CD3^+$(T 细胞),$CD20^+$(B 细胞),$CD38^+$,$CD138^+$(浆细胞),$κ^-$、$λ^-$、$MUM-1^-$、$CD79a^-$、ki-67(+,1%)。胸部 CT:①双肺炎症;②纵隔内多发淋巴结钙化;③双侧胸腔积液,心包积液,腹腔积液。胸水常规 + 流式细胞计数:外观黄色微浑无凝块,多核细胞数 1.0×10^6/L,李凡他实验阴性(−),白细胞数 180.0×10^6/L,单个核细胞数 179.0×10^6/L;胸水生化:糖 6.43mmol/L,总蛋白 44.6g/L,乳酸脱氢酶 170U/L;腹水涂片病理:查见多量间皮细胞,少量淋巴细胞及组织细胞。腰椎 MRI:未见腰椎骨质破坏。心脏彩超:左室舒张功能不全,中度肺动脉高压,少量心包积液。全腹彩超:肝脾大,大量腹水。其他浅表彩超:双侧颈部 - 锁骨上窝多发淋巴结肿大,双侧腋窝多发淋巴结肿大,左侧颈内静脉血栓形成。肌电图示上、下肢周围神经源性损害(感觉、运动均受损,脱髓鞘兼轴索损害)。诊断 POEMS 综合征。先后予以 CP(环磷酰胺 + 地塞米松)、MP(马法兰 + 地塞米松)、MCP(马法兰 + 环磷酰胺 + 地塞米松)方案化疗 8 疗程,间歇期甲泼尼龙片 8mg(1 次 /d)、环孢素 75mg(2 次 /d)及营养神经维持治疗。2 个疗程即获部分缓解,多浆膜腔积液吸收,心肺肾功能改善。但治疗后 1 年(2015 年 9 月)感双下肢麻木加重,伴双下肢无力,需搀扶步行,伴有双上肢麻木,再次出现胸腔、腹腔、心包积

液,患者因经济原因拒绝进一步化疗,继续予甲泼尼龙片抗炎、环孢素胶囊等维持治疗。

2. 分析和讨论　该例患者为中年男性,慢性起病,以反复双下肢麻木为首发症状,多次当地就诊断未明确诊断,逐渐发展到心肺肾等多器官损害:胸水、腹水、心包积液,蛋白尿,肾功能不全,心功能不全。

POMES 综合征诊断依据:①血、尿免疫固定电泳有异常 M 蛋白;②上、下肢周围神经源性损害;③高泌乳素血症;④亚临床甲状腺功能减退症;⑤多浆膜腔积液;⑥多发淋巴结增大(伴钙化);⑦肝脾大。

患者采用 CP、MP、MCP 方案化疗 8 疗程,间歇期甲泼尼龙片、环孢素胶囊及营养神经维持治疗。2 个疗程即获部分缓解,多浆膜腔积液吸收,心肺肾功能改善,但遗憾的是仅一年时间上、下肢周围神经源性损害复发且加重,因经济困难拒绝进一步治疗。该患者如果有条件进行自体造血干细胞移植,或改用来那度胺、硼替佐米、贝伐单抗等治疗方案或许对疾病控制有益。此外,在疾病治疗过程中,如果能检测血清 VEGF 水平作为疗效监测指标,可能对及时调整治疗策略有一定的指导价值。

(郑　玲　陈君敏)

参 考 文 献

1. 周道斌,李剑. POEMS 综合征的诊断和治疗 [J]. 中国肿瘤临床, 2014, 41(13): 831-835.
2. Li J, Zhou D B, Huang Z, et al. Clinical characteristics and long-term outcome of patients with POEMS syndrome in China [J]. Ann Hematol, 2011, 90 (7): 819-826.
3. Abe D, Nakaseko C, Takeuchi M, et al. Restrictive usage of mono clonal immunoglobulin light chain germline in POEMS syndrome [J]. Blood, 2008, 112 (3): 836-839.
4. D'Souza A, Hayman S R, Buadi F, et al. The utility of plasma vascular endothelial growth factor levels in the diagnosis and follow-up of patients with POEMS syndrome [J]. Blood, 2011, 118 (17): 4663-4665.
5. Dispenzieri A. Ushering in a new ear for POEMS [J]. Blood, 2011, 117 (24): 6405-6406.

第六十二章　淋巴浆细胞淋巴瘤/华氏巨球蛋白血症

【概述】

淋巴浆细胞淋巴瘤/华氏巨球蛋白血症（lymphoplasmacytic lymphoma/Waldenstrom macroglobulinemia，LPL/WM）是一类少见的恶性克隆性疾病，是由小 B 淋巴细胞、浆细胞样淋巴细胞和浆细胞组成的 B 细胞淋巴瘤，呈惰性发展，主要侵犯骨髓、淋巴结、脾脏等部位。LPL 侵犯骨髓同时伴有血清单克隆性 IgM 丙种球蛋白时诊断为 WM，90% 以上的 LPL 为 WM，非 WM 的 LPL 患者分泌单克隆性 IgA、IgM 或不分泌单克隆性免疫球蛋白的病例较少，诊断及治疗均参照 WM 进行。

【病因和发病机制】

研究发现，90% 以上的 LPL/WM 存在 *MYD88 L265P* 突变，记忆性 B 细胞发生 *MYD88 L265P* 突变后，与 IRAK4 结合，激活 IRAK1 及 TRAF6，活化 NF-κB 通路，导致疾病发生。研究也表明，细胞因子如 IL-6、IL-10 等异常表达也参与疾病的发生。

【临床表现】

1. **发病人群**　多见于男性，平均年龄 63 岁。

2. **症状与体征**

（1）贫血：贫血是最常见的临床表现，常有乏力、虚弱、体重减轻等非特异性症状。造血功能受抑制、红细胞破坏加速、失血等是造成贫血的原因。

（2）出血：多表现为鼻出血、口腔黏膜出血、皮肤紫癜，严重时可发生内脏或脑出血。出血是由于单克隆 IgM 与多种凝血因子形成复合体或覆盖血小板表面，影响凝血因子和血小板的功能所造成。

（3）高黏滞综合征：由于血清中存在大分子量 IgM，当血清黏滞度高于 4 倍正常水平时，常出现头痛、视力损害、发作性出血、充血性心力衰竭等症状，也可出现精神状态异常如意识模糊、痴呆，可发展至昏迷、共济失调，眼底镜检查眼底血管"腊肠样"改变，视网膜出血和视盘水肿。神经系统改变可有周围神经病，又可有局限性中枢神经系统损害。以周围神经病最为常见。皮肤改变包括雷诺现象、网状青紫、可触性紫癜、指纹状梗死和周围性坏疽等，这是由于 MM 患者分泌的单克隆 M 蛋白为冷球蛋白,在环境温度降低时发生凝集变性,引起肢端小动脉痉挛或闭塞,导致局部缺血性改变。

（4）体格检查:查体可发现淋巴结肿大,肝脾大。紫癜及黏膜出血,周围感觉神经病变,雷诺现象。

【实验室检查】

1. **血常规**　约 80% 患者确诊时有正细胞正色素性贫血,大多数患者确诊时白细胞及血小板计数水平正常。

2. **生化**　由于异常单克隆 IgM 增多,患者血清总蛋白和球蛋白明显增加而清蛋白下降,因此 A/G 比例下降甚至倒置。乳酸脱氢酶常高于正常,数值越高,其肿瘤负荷可能也越高。少数患者有肾功能异常,这主要是由于 IgM 沉淀于肾小球而引起肾小球损害,本周蛋白沉淀于肾小管上皮细胞,导致血清肌酐和尿素氮增加、肌酐清除率下降,晚期出现尿毒症。

3. **免疫学**　是诊断 LPL/WM 的主要方法之一。目前采用免疫固定电泳方法,在 γ 区发现 M 带的成分,电泳结果 IgM 沉淀线增粗、隆起,呈单珠峰改变,LPL/WM 的血清 IgM 含量多数 >30g/L。部分患者轻链也增加,轻链以 κ 链为常见。

4. **骨髓**　骨髓增生活跃、明显活跃或增生低下,可见较多的淋巴样浆细胞增生,其特点是与淋巴细胞相似的细胞核,同时又伴有丰富的浆细胞样嗜碱性胞质,核偏心位,核周有淡染透亮区。幼稚浆细胞核内有球形 PAS 阳性包涵体（称 Dutcher 小体）具有重要诊断价值。

5. **组织病理活检**　包括骨髓、肝、脾、淋巴结及其他病变组织活检,可见淋巴细胞、浆细胞样淋巴细胞或浆细胞浸润。免疫组化符合 LPL/WM 肿瘤细胞的表型,为单克隆性且表达 B 细胞表面抗原:$CD19^+$、$CD20^+$、$sIgM^+$、$CD22^+$、$CD25^+$、$CD27^+$、$FMC7^+$、$CD5^{+/-}$、$CD10^-$、$CD23^-$、$CD103^-$。10%~20% 的患者可部分表达 CD5、CD10 或 CD23,此时不能仅凭免疫表型排除 LPL/WM。

6. **基因检测**　*MYD88 L265P* 突变在 WM 中的发生率高达 90% 以上,但其阳性检出率与检测方法和标本中肿瘤细胞的比例等有关,*MYD88 L265P* 突变也可见于其他小 B 细胞淋巴瘤、弥漫大 B 细胞淋巴瘤等。

7. **其他实验室检测**　血沉常明显增加,大于 100mm/h。本周（Bence-Jones,B-J）蛋白阳性比骨髓瘤少见。少数患者 IgM 为冷球蛋白,其冷球蛋白定性试验阳性、冷凝集试验阳性。凝血酶时间延长,凝血酶原时间及活化的部分凝血活酶时间可延长。约 60%LPL/WM 的患者 $β_2$ 微球蛋白升高（大于 3mg/L）。

8. **影像学检查**　目前建议颈、胸、全腹部 CT 检查评估疾病,因肿瘤浸润,影像学常可见肝脾大、淋巴结肿大等。

【诊断和鉴别诊断】

1. **诊断标准**　参照国内《淋巴浆细胞淋巴瘤/华氏巨球蛋白血症诊断与治疗中国专家共识（2016 年版）》诊断标准:

（1）LPL/WM 无特异的形态学、免疫表型及遗传学改变,故 LPL/WM 的诊断是一个排他性诊断。

（2）其他诊断标准

1）血清中检测到单克隆性的 IgM（不论数量）。

2）骨髓中浆细胞样或浆细胞分化的小淋巴细胞呈小梁间隙侵犯（不论数量）。

3）免疫表型:CD19$^+$,CD20$^+$,sIgM$^+$,CD22$^+$,CD25$^+$,CD27$^+$,FMC7$^+$,CD5$^{+/-}$,CD10$^-$,CD23$^-$,CD103$^-$。10%~20% 的患者可部分表达 CD5、CD10 或 CD23,此时不能仅凭免疫表型排除WM。

4）除外其他已知类型的淋巴瘤。

5）*MYD88 L265P* 突变是 WM 诊断及鉴别诊断的重要标志,但非特异性诊断指标。

2. 鉴别诊断

（1）IgM 型多发性骨髓瘤（MM）:IgM 型 MM 细胞形态学为浆细胞形态,免疫表型为表达 CD38、CD138,而 CD19、CD20、CD45 阴性,常伴溶骨性损害。需注意的是约 1% 的 IgM型 MM 可在形态学上表现为淋巴样细胞,并可表达 CD20,但这部分患者常伴有 t(11;14)(q13;q32),而 LPL/WM 常不伴有 14q32 易位。

（2）与其他 B 细胞慢性淋巴增殖性疾病（B-CLPD）鉴别:慢性淋巴细胞白血病 / 小细胞淋巴瘤、套细胞淋巴瘤、滤泡性淋巴瘤、边缘区淋巴瘤等多种 B-CLPD 可伴有血清单克隆性IgM 成分,并出现浆细胞分化的形态学特征,需与 LPL/WM 鉴别。

【治疗】

1. 治疗指征　无症状的 LPL/WM 患者不需要治疗。LPL/WM 治疗指征为:B 症状;症状性高黏滞综合征;周围神经病变;器官肿大;淀粉样变;冷凝集素病;冷球蛋白血症;疾病相关的血细胞减少（Hb ≤ 100g/L、PLT < 100 × 10^9/L）;髓外病变,特别是中枢神经系统病变（Bing-Neel 综合征）;巨大淋巴结;或有证据表明疾病转化时。单纯血清 IgM 水平升高不是本病的治疗指征。若血细胞减少考虑是自身免疫性因素所致,首选糖皮质激素治疗,若糖皮质激素治疗无效,则针对原发病治疗。

2. 治疗

（1）目前大多推荐含利妥昔单抗联合化疗的方案,如 R-CHOP（利妥昔单抗、环磷酰胺、长春新碱、阿霉素、泼尼松）、R-FC（利妥昔单抗、氟达拉滨、环磷酰胺）、VR-D（硼替佐米、利妥昔单抗、地塞米松）等,完全缓解率可达 90% 以上。

（2）BTK 抑制剂依鲁替尼已被 FDA 批准治疗 LPL/WM,研究显示,依鲁替尼单药在复发难治性 LPL/WM 患者中可获得 91% 的治疗反应,73% 患者达主要治疗反应,2 年无进展生存（PFS）和总生存率（OS）分别为 69% 和 95%,是较理想的选择。复发难治性 LPL/WM 也可选择来那度胺治疗。

（3）自体造血干细胞移植在 LPL/WM 中的适应证并不十分明确,有研究结果显示 ASCT可延长部分患者的总生存时间。

【预后】

LPL/WM 的国际预后指数(ISSWM)是目前 WM 较公认的预后判断系统,该预后系统根据年龄、血红蛋白含量、血小板计数、β_2 微球蛋白、血清单克隆免疫球蛋白等 5 个独立预后因素进行评分,分为预后不同的 3 个危险组(表 62-1)。

表 62-1　LPL/WM 的国际预后指数(ISSWM)

独立预后因素	0 分	1 分
年龄	≤65 岁	>65 岁
血红蛋白含量	>115g/L	≤115g/L
血小板计数	>100×10⁹/L	≤100×10⁹/L
β_2 微球蛋白	≤3mg/L	>3mg/L
血清单克隆免疫球蛋白	≤70g/L	>70g/L

注:低危组——0 或 1 分且年龄≤65 岁。

中危组——2 分或年龄>65 岁。

高危组——>2 分。有研究者发现纳入血清 LDH 升高的因素可将高危组 WM 患者进一步分为预后不同的两组,伴 LDH 升高的高危组患者预后更差。

【典型病例简析】

1. 病历摘要　患者,男,61 岁,以"乏力、面色苍白 1 个月余"为主诉入院。7 年前(2010 年)因"乏力、面色苍白 1 个月余"就诊当地医院,查"Hb 86g/L",转诊我院。无发热,无消瘦、盗汗。

入院查体:T 36℃,P 84 次/min,R 19 次/min,BP 100/55mmHg。神清,皮肤黏膜苍白,全身浅表未及肿大淋巴结。胸骨无压痛。双肺呼吸音清,未闻及干湿啰音。心律齐,未闻及杂音。腹软,肝脾肋下未及。

入院完善相关检查:血常规 WBC 4.49×10⁹/L,Hb 84g/L,PLT 130×10⁹/L。生化:球蛋白 50.4g/L;凝血功能:正常;Coombs 试验:阴性。β_2 微球蛋白 3.2mg/L;尿本周蛋白定性:阳性;血清免疫电泳:血清免疫球蛋白 M66.10g/L,血清轻链 κ12.4g/L(IgM、κ 在 γ 区可见异常浓聚区带)。尿免疫固定电泳:尿 κ 轻链阳性。骨 ECT:未见明显骨破坏。骨髓检查:淋巴样浆细胞占 56%。骨髓病理:有核增生明显活跃,间质见多量浆样淋巴细胞和少量浆细胞浸润,结合免疫组化结果,诊断淋巴浆细胞淋巴瘤/华氏巨球蛋白血症。免疫组化:CD235⁺(红系),MPO⁺,CD15⁺(粒系),F8⁺(巨核系),浆样淋巴细胞及浆细胞 CD38⁺,CD138⁺(浆细胞),κ⁺,λ⁻,Td T⁻,CD19⁺,CD20⁺ 多量,CD3⁻,CD68⁻。骨髓流式细胞学:淋巴细胞约占有核细胞的 19%,其中 B 淋巴细胞约占淋巴细胞的 31%,主要表达 HLA-DR、CD19、CD20、CD23、sκ、cκ,提示成熟 B 淋巴细胞增殖性疾病。骨髓染色体:未见异常。基因 *IgH* 重排:阳性。

诊疗经过:诊断"淋巴浆细胞淋巴瘤/华氏巨球蛋白血症(IgM κ 型,Ann Arbor 分期:Ⅳ

期 A 组,ISSWM 2 分,中危)",予"R-COP 方案(利妥昔单抗 600mg,第 0 日;CTX 1 350mg,第 1 日;长春新碱 2mg,第 1 日;甲强龙 80mg,第 1~5 日)"化疗 4 疗程,复查"血常规:Hb138g/L;骨髓检查:未见淋巴样浆细胞。免疫电泳:血清免疫球蛋白 M8.30g/L,血清游离轻链 κ6.7g/L"。考虑"部分缓解(PR)",未再化疗,定期随访。2 年前于我院复查,仍提示部分缓解,复查 *MYD88 L265P* 突变:阳性。此后定期随访。

2. 分析和讨论 该例患者为老年男性,以贫血为首先表现,免疫电泳可见 IgM、κ 明显升高,有 M 蛋白,尿中 κ 轻链阳性,骨髓检查可见淋巴样浆细胞,占 56%,骨髓病理可见淋巴细胞浆样分化或浆细胞形态,免疫表型 CD19、CD20、CD23 阳性,基因 *IgH* 重排阳性,故"淋巴浆细胞淋巴瘤 / 华氏巨球蛋白血症"可诊断。患者予 R-COP 方案化疗 4 疗程,评估部分缓解,7 年来随访未复发,可继续予观察随访。必要时可使用利妥昔单抗维持。如需要,可用对 *MYD88* 突变导致的信号通路异常的靶向治疗,如硼替佐米、BTK 抑制剂,改善预后。

(郑晓强　董金凤　陈君敏)

参 考 文 献

1. Swerdlow S H, Campo E, Harris N L, et al. World Health Organization Classification of Tumours of Haemato-poietic and Lymphoid Tissue [M]. 4th ed. Lyon: IARC Press, 2008.

2. Treon S P, Xu L, Yang G, et al. MYD88 L265P somatic mutation in Waldenström's macroglobulinemia [J]. N Engl J Med, 2012, 367 (9): 826-833.

3. 中国抗癌协会血液肿瘤专业委员会, 中华医学会血液学分会白血病淋巴瘤学组, 中国抗淋巴瘤联盟. 淋巴浆细胞淋巴瘤 / 华氏巨球蛋白血症诊断与治疗中国专家共识 (2016 年版)[J]. 中华血液学杂志, 2016, 37 (9): 729-734.

4. Treon S P. How I treat Waldenström macroglobulinemia [J]. Blood, 2009, 114 (12): 2375-2385.

5. Morel P, Duhamel A, Gobbi P, et al. International prognostic scoring system for Waldenstrom macroglobulin-emia [J]. Blood, 2009, 113 (18): 4163-4170.

第七篇

少见红细胞性疾病

第六十三章　原发性血色病

【概述】

　　血色病属于少见的慢性铁负荷过多疾病,铁负荷过多(iron overload)是指由于铁的摄入超过铁的需求,从而引起体内总铁量过多,广泛沉积于人体的器官和组织的实质细胞,伴有纤维组织显著增生,导致了多脏器功能损害。分为原发性(遗传性)、继发性和局限性三类。原发性血色病男女患者之比 18:1。HLA-A3 表达高达 70%,HLA-B7 表达 50%,本病发病呈明显种族差异性。

【病因及发病机制】

　　本病可能是常染色体显性或隐性遗传,目前的研究集中在 6 号染色体短臂 *HFE* 基因突变。

【临床表现】

　　本病为隐袭性疾病,发病较慢。

　　1. 全身性皮肤色素沉着,皮肤呈古铜色或青褐色或蓝灰色,腋窝、腹股沟及会阴区尤为明显。同时部分患者出现舌和皮肤萎缩。

　　2. 肝脾大,质硬伴压痛,后期出现肝功能损害、黄疸、肝硬化。晚期因食管静脉曲张出现胃肠道出血。血色病致肝硬化约 1/3,有患者发展为肝细胞癌。

　　3. 性功能减退,50% 的患者促性腺激素分泌不足。

　　4. 心功能不全或心律失常。

　　5. 糖耐量降低,血糖升高,可伴周围神经炎。

　　6. 掌指关节肿胀疼痛。

　　7. 虚弱、嗜睡、体重减低。

【实验室检查及辅助检查】

　　1. 血象多正常,晚期合并肝硬化继发脾功能亢进,可出现贫血、白细胞、血小板减少。

　　2. 血清铁大于 180μg/dl,转铁蛋白饱和度增高,血清总铁结合力(TIBC)正常,当肝硬化时 TIBC 减低。SF>500μg/dl,常超过 1 000μg/dl。

3. 骨髓涂片见铁血黄素颗粒增多,尿沉渣可见铁血黄素颗粒,皮肤活检可见黑色素和含铁血黄素颗粒。肝活检可见肝组织纤维化与肝硬化,并可测定肝铁浓度增高,此为诊断血色病的"金标准"。

4. 糖耐量异常,血糖升高。转氨酶常增高或正常。尿促卵泡激素和睾酮均降低。

5. 关节 X 线检查可见软组织肿胀,关节间隙狭窄,关节面不整,骨密度减低,骨质疏松。

【诊断及鉴别诊断】

1. **国内标准**

(1)临床表现

1)皮肤广泛色素沉着。

2)性功能减退,阴毛、腋毛稀少。

3)肝脾轻度肿大,肝功能异常、黄疸。

4)心脏扩大或限制性心肌病,心功能不全或心律失常。

5)以掌指关节为主的疼痛、肿胀。

6)糖耐量降低,血糖增高。

7)一般有阳性家族史。

(2)实验室检查

1)血清铁>180μg/dl。

2)血清转铁蛋白饱和度显著升高,男性>62%,女性>50%。

3)血清铁蛋白增高>1 000μg/L。

4)去铁胺排铁试验阳性。

5)病理检查:脏器活组织检查显示①含铁血黄素沉积;②纤维组织增生。活检肝铁浓度>70μmol/g。

2. **国外诊断标准**

(1)体内实质性器官铁负荷过度。

(2)血清转铁蛋白饱和度>80%。

(3)血清铁蛋白>1 000μg/L。

(4)去铁胺排铁试验:24 小时尿排铁>2mg。

(5)肝活检示含铁血黄素在肝实质中沉积,和 / 或肝铁>70μmol/g。

(6)家族中有铁负荷过多成员。

(7)组织损伤。

(8)微小结节性肝硬化。

(9)糖尿病。

(10)性功能低下。

(11)心肌病,射血分数降低。

(12)排除其他原因所致的铁负荷过度。

3. **鉴别诊断**

(1)原发性血色病易被误诊为糖尿病、特发性心肌炎、风湿性关节炎、退行性关节炎、酒精性肝硬化、甲状腺功能低下等疾病。行血清铁、血清铁蛋白及转铁蛋白饱和度等检查可以鉴别。

(2)原发性血色病还应注意与继发性铁负荷过重,如铁剂的慢性摄取、输血型铁超载等相鉴别。

【治疗】

1. **治疗原则**

(1)尽快尽早降低体内铁负荷,使体内铁含量达到或接近正常水平,是减轻组织损害逆转的最佳措施。

(2)继发性血色病应针对原发病进行治疗,尽可能减少输血量。

(3)并发症治疗。

2. **静脉放血疗法或红细胞单采术**

3. **铁螯合剂**

4. **并发症治疗**

【预后】

原发性血色病预后取决于能否早期诊断与及时治疗,主要预后因素有:肝实质铁沉积量与速度、治疗手段选择、静脉放血早晚与次数等;纯合子的预后比杂合子差。早期诊断并得到适宜治疗患者长期(15~20 年)生存率可高达 70% 左右。本病主要死于继发性肿瘤(如肝癌)、肝硬化、心脏病及糖尿病。

【典型病例简析】

1. **病历摘要** 患者,男,24 岁,因"发现肝功能异常 6 年"入院。6 年前于入学体检查"肝功:谷丙转氨酶 100IU/L,谷草转氨酶 60IU/L",无腹胀、腹痛,无巩膜、皮肤黄染,就诊于当地医院,予"保肝"治疗,肝功能未见改善。期间多次在多家医院就医诊疗,但肝功能无好转,谷丙转氨酶波动在 150~250IU/L,谷草转氨酶在 100IU/L 左右,后转就诊本院,查谷丙转氨酶 258IU/L,谷草转氨酶 98IU/L。铁蛋白 1 223.8ng/ml。转铁蛋白、铜蓝蛋白:阴性。*HEF* 基因 Exon2 发生 IVS2+T-C 杂合点突变。考虑"血色病",为求进一步治疗收住我科。既往有"左腮裂囊肿切除术",否认肝炎病史,否认家族遗传病史,无个人不良生活史。

查体:体温 36℃,心率 70 次 /min,呼吸 20 次 /min,血压 85/60mmHg。神志清楚,皮肤弹性可,皮肤黏膜未见色素沉着,巩膜及皮肤无黄染,浅表淋巴结无肿大。心肺听诊无异常,腹部平软、对称,无压痛及反跳痛。肝脾肋下未触及,腹部移动性浊音阴性,双下肢无水肿。

实验室检查:心电图 $RV_5>2.5mV$,ST 段改变。外周血白细胞计数 6.34×10^9/L,血红蛋白 152g/L,血小板 258×10⁹g/L;谷丙转氨酶 86 U/L,谷草转氨酶 68U/L,谷氨酰转肽酶 85U/L,总胆汁酸 18μmol/L,尿素 7.4mmol/L,尿酸 566μmol/L;血清铁 19.8μmol/L,血清总铁结合力 55.2μmmol/L,血清未饱和铁结合力 35.4μmmol/L,运铁蛋白饱和度 35.9%,铁蛋白 949.30ng/ml。乙肝病毒表面抗原阴性,乙肝病毒表面抗体 20.43S/C.O,乙肝病毒核心抗体 0.71S/C.O。尿蛋白:微量。凝血功能,粪常规:正常。MR 示肝脏形态正常,质地均匀,可见异常信号,磁敏感性增强。脾、胰腺未见异常。诊断:原发性血色病,高尿酸血症,左腮裂囊肿切除术后。

入院后予地拉罗司去铁、保肝等治疗,1 周后复查肝功:谷丙转氨酶 55 U/L,谷草转氨酶 77U/L,谷氨酰转肽酶 86U/L,总胆汁酸 25μmol/L,尿素 5.1μmol/L,尿酸 755μmol/L。出院后继续予地拉罗司治疗,复查:总胆红素 9.0μmol/L;直接胆红素 4.3μmol/L,谷丙转氨酶 26U/L,谷草转氨酶 51U/L,肌酐 138μmmol/L。铁蛋白 108.7μg/L。血清铁 40.4μmol/L,血清总铁结合力 200.1μmmol/L,血清未饱和铁结合力 159.7μmmol/L,运铁蛋白饱和度 20.2%。

2. 分析和讨论 该例患者为年轻男性,慢性起病,病史迁延,反复肝功能异常,血清铁、铁蛋白明显高于正常,结合患者病史及实验室检查,特别是 *HEF* 基因 Exon2 发生 IVS2+T-C 杂合点突变,没有继发铁过载的病史。虽然没有阳性家族史,但原发性血色病诊断可成立,经去铁治疗肝功能明显改善。注意与继发性铁负荷过重,如铁剂的慢性摄取、输血型铁超载等相鉴别。

(郑瑞玑 马旭东)

参 考 文 献

1. 陈竺,陈赛娟译.威廉姆斯血液学 [M].第 8 版.北京:人民卫生出版社,2011.
2. McLaren G D, McLaren C E, Adams P C, et al. Clinical manifestations of hemochromatosis in HFE C282Y homozygotes identified by screening [J]. Can J Gastroenterol, 2008, 22(3): 923.
3. Steiner M, Leiendecker-Foster C, McLaren G D, et al. Hemochromatosis (HFE) gene splice site mutation IVS5+1 G/A in North American Vietnamese with and without phenotypic evidence of iron overload [J]. Transl Res, 2007, 149(10): 92.
4. 张之南,沈悌.血液病诊断及疗效标准 [M].第 3 版,北京:科学出版社,2007.
5. Brissot P, Troadec M B, Bardon-Jacquet E, et al. Current approch to hemochromatosis [J]. Blood Rev, 2008, 22(7): 195-210.

第六十四章　遗传性球形红细胞增多症

【概述】

遗传性球形红细胞增多症（hereditary spherocytosis，HS）是一种红细胞膜缺陷引起的遗传性溶血性贫血。其遗传方式有常染色体显性遗传、常染色体隐性遗传及基因突变等，其中75%的病例是常染色体显性遗传。HS见于世界各地，男女皆可发病，北欧及美国发病率较高。

【病因及发病机制】

本症患者的红细胞膜分子缺陷主要发生在膜收缩蛋白（α、β链）、锚蛋白、区带3蛋白和4.2蛋白。HS的病因是基因突变，导致膜骨架蛋白缺陷（合成减少或蛋白不稳定）。

由于原发性膜缺陷，膜的被动性钠盐流入的通透性增加，水随钠盐进入细胞内，为了保持细胞内外钠盐浓度的正常比例，就需要产生更多的三磷酸腺苷（ATP），以加速钠的正常排出和钾的摄入。所以球形红细胞的糖酵解率往往较正常红细胞增加20%~30%，以补偿大量ATP的消耗，ATP的相对缺乏使膜上钙活性ATP酶受到抑制，钙容易沉积在膜上。球形红细胞的直径虽然小于6μm，但由于细胞膜变形性和柔韧性减退而被滞留在脾索内，不能通过内皮细胞间空隙（直径仅为3μm左右）进入脾窦。大量红细胞在脾索内滞留过程中，ATP及葡萄糖进一步消耗，代谢缺陷加剧，终至破坏而溶解。

【临床表现】

1. 贫血、炎症和脾大是HS最常见的临床表现，三者可同时存在，也可单一发生。
2. 并发症：溶血危象、再障危象、巨细胞性贫血危象、胆囊结石。
3. 大部分患者有家族史。

【实验室检查】

1. **血象**　血红蛋白和红细胞正常或降低，网织红细胞计数增高，一般为5%~20%。当溶血危象发生时，红细胞数急剧下降，但网织红细胞反而减少甚至缺如。50%以上呈小细胞高色素性贫血。红细胞形态单一，体积小，呈球形，细胞中央浓密而缺乏苍白区。典型小球形红细胞数量可从 1%~2% 到 60%~70%，大多在 10% 以上（正常人<5%）。20%~25% 的 HS 缺乏典型的球形红细胞。

2. 红细胞渗透性脆性试验（OF）　正常红细胞开始溶血的生理盐水浓度为 0.42%~0.46%，完全溶血为 0.28%~0.32%，HS 红细胞开始溶血的浓度多为 0.50%~0.75%，少数为 0.87%。红细胞渗透性脆性试验的灵敏度约 66%，但将患者红细胞孵育 24 小时后，再进行 OF 试验，可使灵敏度提高。

血清间接胆红素增高，多数在(27.36 ± 18.81)μmol/L。红细胞膜蛋白 SDS 聚丙烯酰胺凝胶电泳分析，80% 以上的 HS 可发现异常，结合免疫印迹法检出率更高。红细胞膜蛋白定量测定，可采用放射免疫法或 ELISA 直接测定每个红细胞的膜蛋白含量。应用现代分子生物学技术可在基因水平检出膜蛋白基因缺陷。

【诊断标准与鉴别诊断】

1. 国内诊断标准

（1）临床表现

1）贫血轻重不等，并发再障危象或溶血危象加重，多表现为小细胞高色素性贫血。

2）黄疸或轻或重或呈间歇性。

3）脾脏可轻至中度肿大，多同时有肝大，常有胆囊结石。

4）半数以上病例有阳性家族史，多呈常染色体显性遗传。

（2）实验室检查：具备溶血性贫血的实验室检查特点，红细胞 MCHC 增高。

1）血涂片可见胞体小，染色深，中心淡染区消失的小球形红细胞，大多在 10% 以上（正常人<5%），但也有约 20% 的患者缺乏典型的球形红细胞。

2）红细胞渗透性脆性试验（OF）：本症多于 0.50%~0.75% 的 NaCl 溶液开始溶血，0.40% 的 NaCl 溶液完全溶血。如在 0.50% 以下的 NaCl 溶液开始溶血，但高于 0.08%NaCl 溶液的对照管，亦具有诊断意义。如常温下检验结果正常，经 24 小时温育后渗透性脆性增加，开始溶血浓度较正常人对照高出 0.08% 以上，亦可认为有诊断意义。

3）自溶试验（48 小时）：溶血>5%，温育前先加入葡萄糖或 ATP 可明显减少溶血。

4）酸化甘油溶血试验（AGLT50）：阳性（150 秒以内）。

5）应用 SDS 聚丙烯酰胺凝胶电泳进行红细胞膜蛋白分析：部分病例可见收缩蛋白和膜骨架蛋白减少。

6）若外周血有较多小球形红细胞（>10%），红细胞渗透性脆性增加，有阳性家族史，遗传性球形红细胞增多症诊断可成立。

2. 国外诊断标准　常染色体显性遗传的先天性溶血性贫血。

1）基本缺陷在于红细胞本身，给患者输入正常红细胞，其存活期正常。

2）外周血小球形红细胞增多和 OF 增高。

3）自溶试验（48 小时）：溶血>5%，加葡萄糖或 ATP 可减轻。

4）脾切除疗效好。

HS 需与温抗体型自身免疫性贫血、新生儿 ABO 血型不相容性贫血、G-6-PD 缺乏症、不稳定血红蛋白病、Rh 抗原缺乏症等相鉴别。

【治疗】

脾切除对本病有显著疗效。脾切除的指征：① Hb ≤ 80g/L，网织红细胞 ≥ 10% 的重型患者。② Hb80~110g/L，网织红细胞为 8%~10% 的患者。具有以下一种情况者应考虑脾切除：a. 贫血影响生活质量或体能活动；b. 贫血影响重要脏器肋的功能；c. 发生髓外造血性肿块。③年龄限制：主张 10 岁以后手术，对于重型 HS，手术时机也尽可能在 6 岁以上，应提倡腹腔镜脾切除，儿童严重型 HS 也可考虑脾次全切除，以减少术后感染，但易复发。有症状的胆石症患者才考虑同时切除胆囊。脾切除失败的原因为：①存在副脾；②因手术中脾破裂而致脾组织植入腹腔形成再生脾；③特殊类型的重型 HS；④诊断错误或同时合并其他溶血性疾病如 G-6-PD 缺乏症。大多数 HS 患者应补充叶酸。溶血严重患者应给予输血治疗。

【典型病例简析】

1. **病历摘要** 患者，女，27 岁，以"反复面色苍白伴眼黄 10 余年，再发 2 个月"为主诉入院。10 余年前无明显诱因出现面色苍白，伴头晕、乏力，伴眼黄、尿黄，无酱油样尿，无呕血、黑便，无皮肤青紫、牙龈出血，无颜面红斑、关节酸痛，无尿少、水肿、泡沫样尿，无畏冷、发热，无进行性消瘦、骨痛，未重视，未诊治，上述症状反复。近 2 个月来出现发热，最高 39℃，伴畏冷、寒战，无咳嗽、咳痰，无尿急、尿频，伴面色苍白进行性加剧，尿色深黄，伴活动后气喘，无胸闷、胸痛、心前区疼痛，无夜间阵发性呼吸困难、咳粉红色泡沫样痰，就诊我院门诊，查肝功能提示"总胆红素 50.3μmol/L，直接胆红素 11.9μmol/L，间接胆红素 38.4μmol/L，腹部彩超示：肝实质回声增多增强；肝脏实性结节：血管瘤可能；胆囊缩小，胆囊壁水肿增厚；脾大；脾门部实性结节：副脾可能；胰腺超声未见明显异常，血常规：白细胞 7.45 × 10⁹/L，血红蛋白 60g/L，血小板总数 415 × 10⁹/L，ANA、多肽谱阴性、FT₃+FT₄+STSH3 正常，考虑"贫血原因待查，感染性发热"，予抗感染治疗后体温下降。但面色苍白，尿黄无好转而再次就诊，门诊拟"贫血原因待查"收入院。发病以来，精神、食欲、睡眠尚可，小便如病史述，大便正常，体重无明显减轻。既往：无输血史，其母亲有"贫血"病史，具体不详。

入院查体：体温 36.3℃，心率 88 次/min，呼吸 20 次/min，血压 94/60mmHg。神志清楚，贫血外观，皮肤黏膜苍黄，浅表淋巴结未触及肿大。胸骨无压痛，双肺呼吸音清，未闻及干湿啰音，心律齐，未闻及杂音。肝肋下未触及，脾大，质地较硬，甲乙线 5cm，甲丙线 6cm，丁戊线 −4cm，神经系统体征阴性。

入院查：尿胆原 2+；粪便常规：粪胆原 +，余正常；活化部分凝血活酶时间 40.0 秒，活化凝血活酶时间比率 1.29，D- 二聚体 288ng/ml；外周血手工分类：中性分叶 60%，嗜酸分叶核 2%，成熟淋巴细胞 33%，成熟单核细胞 5.5%；蔗糖溶血试验阴性；铁 + 血清总铁结合力：未饱和铁结合力 2.60μmol/L，总铁结合力 34.50μmol/L，铁蛋白 425.6ng/ml；网织红细胞绝对值 279.30 × 10⁹/L，网红百分比 12.15%；血常规：白细胞 6.20 × 10⁹/L，血红蛋白 70g/L,红细胞平均体积 81.30fl,血小板总数 521×10^9/L;红细胞渗透脆性:开始溶血 NaCl 浓度为 0.50%,完全溶血 NaCl 浓度为 0.42%;G-6-PD 酶 4 908.00U/L;溶血试验阴性;CD55+CD59(20161104):白细胞 CD55 99.6%,白细胞 CD59 99.8%,红细胞 CD55 99.1%,红细胞 CD59 99.2%;维生素 B_{12} 及叶酸测定未见异常。骨髓:增生性贫血,球形红细胞占 17%,胸部 CT 平扫未见病变,窦性心律,正常心电图。诊断:遗传性球形红细胞增多症,转外科行脾脏切除术。脾切除后再随诊血红蛋白 109g/L。

2. 分析和讨论　该例患者为年轻女性,慢性起病,病史较长,以反复贫血、黄疸为主要表现,2 个月前发热后诱发加剧,门诊检查提示中度贫血,胆红素升高,以间接胆红素升高为主,腹部彩超提示脾大;入院后查血象提示正细胞性贫血,网织红细胞明显升高,红细胞脆性明显升高,骨髓象提示增生性贫血,球形红细胞占 17%。脾切除后血红蛋白基本恢复正常。综上,诊断遗传性球形红细胞增多症明确,有条件可行染色体或红细胞膜蛋白分析。注意排除获得性球形红细胞增多症,如药物性溶血性贫血、肝硬化并脾功能亢进,需进一步了解病史及完善相关检查明确。

（郑瑞玑　马旭东）

参 考 文 献

1. 陈竺,陈赛娟译.威廉姆斯血液学 [M].第 8 版.2011,北京,人民卫生出版社.
2. Gaetani M, Mootien S, Harper S, et al: Structural and functional effects of hereditatyhemolyeic anemia-associated point mutations in the alpha spectrin tetramer site [J]. Blood, 2008, 111(7): 5712.
3. 张之南,沈悌.血液病诊断及疗效标准.第 3 版.北京:科学出版社,2007.
4. Bolton Maggs P H B, Stencens K F, Dodd N J, et al. Guideline for the diagnosis and management of hereditary spherocytosis [J]. British Jourual of Hematology, 2004, 126(11): 455-474.

第六十五章　原发性铁粒幼细胞性贫血

【概述】

铁粒幼细胞性贫血（sideroblastic anemia, SA）是由不同原因引起的血红蛋白合成障碍和铁的利用不良所致的一组疾病。其共同特点是骨髓中铁粒幼细胞增多，出现环形铁粒幼细胞，伴无效红细胞生成，血清铁和组织铁增加。依病因分为遗传性铁粒幼细胞性贫血、继发性铁粒幼细胞性贫血、原发性铁粒幼细胞性贫血。原发性铁粒幼细胞性贫血临床较少见，尚无特别的人种好发倾向，发病以中老年为主。

【病因及发病机制】

原发性铁粒幼细胞性贫血分为 MDS 性，即环形铁粒幼细胞性难治性贫血（RA with ringed sideroblasts, RARS）、伴有多系病态造血的环形铁粒幼细胞（RCMD-RS），及非 MDS 性的，即原发性后天性 SA（idiopathic acquired sideroblastic anemia, IASA）。

RARS 一般是由多能造血干细胞线粒体酶功能缺陷或线粒体 DNA 突变，致红系祖细胞线粒体蛋白大量聚集，线粒体自发释放大量细胞色素 C，半胱天冬酶活化致细胞死亡。RARS 患者红系铁代谢异常，铁参与血红蛋白合成过程被抑制，线粒体内铁负荷过重致其功能受损，导致骨髓红系祖细胞未成熟即被破坏。现已明确 IASA 是多能造血干细胞中编码 δ- 氨基乙酰丙酸的合成酶的基因，线粒体内转移 RNA 酶或 5- 氨基乙酸丙酸合成酶（205C）发生错义突变，导致线粒体内铁负荷过重、红系无效造血。

【临床表现】

1. **年龄**　50 岁以上多见。

2. **贫血**　表现为乏力、面色苍白、心悸、胸闷，活动后明显。

3. **铁负荷过载**　系大量输血导致，大多数患者出现皮肤色素沉着，肝功能轻度异常，以及一些不常见的感染如鼠疫耶尔森菌。

4. **体征**　贫血外观，一部分患者有轻～中度肝大。

5. 晚期常伴有器官功能衰竭。

【实验室检查】

1. **血象及骨髓象** 患者均表现为小细胞低色素贫血,红系细胞过度增生可见双核原红细胞,可伴粒系、巨核系病态造血。骨髓象:幼红细胞内铁颗粒≥5粒,环绕1/3周以上,环形铁粒幼细胞≥15%(占红系)。

2. **血清学检验** 血清铁蛋白、转铁蛋白饱和度、血清铁增多。

3. **肝活检** 显示铁沉积与细小结节状肝硬化,提示肝铁增多。

4. **遗传学检验** 50%以上患者有染色体异常:①8、11、20号染色体异常;②Ph染色体异常;③3号染色体异常;④Y、X染色体病变等,最近研究显示伴血小板增多的RARS患者有较多的JAK2V617F融合基因突变。

【诊断和鉴别诊断】

1. **诊断** 该病呈小细胞低色素性贫血。红细胞明显大小不均,可见靶形点彩红细胞增多。骨髓中红系细胞过度增生,铁染色和含铁血黄素显著增多,可见10%~40%的环形铁粒幼细胞。伴有无效红细胞生成。血清铁增高,铁饱和度显著增加,肝活检显示铁质沉积。

2. **鉴别诊断** 需与其他小细胞低色素性贫血相鉴别,如缺铁性贫血。二者都可以表现为小细胞性贫血,但是发生缺铁性贫血的时候,患者往往会出现铁蛋白的降低,血清铁也可以出现降低,骨髓小粒中可以出现含铁血黄素颗粒减少。铁粒幼细胞性贫血往往是由于红细胞铁利用障碍所导致的,会出现血清铁蛋白浓度的增高,骨髓小粒含铁血黄素颗粒增多,并且进行骨髓铁染色的时候,可以发现铁粒幼细胞增多,有可能会出现环形的铁粒幼细胞,血清铁和铁饱和度均出现增高,总铁结合力不低,依据以上内容可以进行二者的鉴别。

【治疗】

治疗方案以大剂量维生素B₆为主,可联合使用叶酸辅助促进维生素B₆吸收。免疫抑制剂及沙利度胺对RARS疗效欠佳,来那度胺可使25%的患者脱离输血。也可应用EPO每周1次。严重贫血对以上治疗无效应,定期输注红细胞是必须的。规范去铁治疗也至关重要。

【预后】

若未行有效去铁治疗,患者可进展合并为血色病,死于心功能不全或糖尿病并发症。RARS 5年生存率大于50%,转为AML风险低。而RCMD-RS 5年生存率仅为37%,转为AML为9%。

【典型病例简析】

1. **病历摘要** 患者,男,77岁,以"胸闷、心悸、面色苍白3年余,加剧1周"为主诉入院。3年前因胸闷、心悸、面色苍白在多家医院就诊,经补充铁剂、对症治疗无好转,后转诊本院。入院查体：T 36℃，P 62 次 /min，R 20 次 /min，BP 100/70mmHg。神志清楚，贫血外观，皮肤、巩膜无黄染。心律齐，A_2＞P_2，无杂音。肝肋下 2cm，双下肢无水肿。实验室检查：血常规 WBC $3.3×10^9$/L，N 62.1%，Hb 51g/L，PLT $189×10^9$/L，MCV 72fl。骨髓细胞学：红系细胞增生活跃，红细胞大小不均，可见靶形点彩红细胞，可见双核原红细胞，环形铁粒幼细胞≥15%，红细胞内铁颗粒≥5 粒。铁蛋白≥1 500μg/ml，血清铁 32.7μmol/L，肝肾功能正常。诊断为：原发性铁粒幼细胞性贫血。治疗：维生素 B_6 50mg，每日 3 次，叶酸 10g，每日 3 次。治疗两个月后，Hb 上升至 75g/L。

2. 分析与讨论 该病例为老年男性，病史较长，长期贫血，以小细胞低色素贫血为主，骨髓中铁粒幼细胞≥15%，铁蛋白及血清铁增高。考虑为原发性铁粒幼细胞性贫血，注意与MDS 相鉴别。

（郑瑞玑　马旭东）

参 考 文 献

1. Cavadini P, Biasiotto G. RNA silencing of the mitochondrial ABC137 transponer in Helacellscanses an iron-deficient phenotype with mitochondrial iron overload [J]. Blood, 2007, 109(17): 3552-3559.
2. Clarn C. Recent advance in the understanding of inherited sideroblastic anaemia [J]. Br J Haemotol, 208, 1433 (12): 27-38.

英文缩写词表

英文缩写	英文全称	中文名称
AA	aplastic anamia	再生障碍性贫血
AAH	acute arrest of hemopoiesis	急性造血功能停滞
ABL	acute basophilic leukemia	急性嗜碱性粒细胞白血病
ACP	acid phosphatase stain	酸性磷酸酶染色
AEL	acute eosinophilic leukemia	急性嗜酸性粒细胞白血病
AHA	acquired hemophilia A	得性血友病 A
AIDS	acquired immunodeficiency syndrome	获得性免疫缺陷综合征
AMKL	acute megakaryoblastic leukemia	急性巨核细胞白血病
AML-M_0	minimally differentiated AML	急性髓细胞白血病微分化型
ANKL	aggressive NK cell leukemia	侵袭性 NK 细胞白血病
aPCC	activated prothrombincomplex concentrate	活化人凝血酶原复合物
APL	acute promyelocytic leukemia	急性早幼粒细胞白血病
APL	antiphosphoipid antibody	抗磷脂抗体
APMF	acute panmyelosis with myelofibrosis	急性全髓增殖症伴骨髓纤维化
APS	antiphospholipid syndrome	抗心磷脂抗体综合征
APTT	activated partial thromboplastin time	活化部分凝血活酶时间
ATL	adult T-cell leukemia	成人 T 细胞白血病
ATRA	all-trans-retinoicacid	全反式维甲酸
BCLu-DLBCL/BL	B-cell lymphoma, unclassifiable, with features intermediate between diffuse large B-cell lymphoma and burkitt lymphoma	介于弥漫大 B 细胞淋巴瘤和伯基特淋巴瘤之间不能分类的 B 细胞淋巴瘤
BCLu-DLBCL/cHL	B-cell lymphoma, unclassifiable, with features intermediate between diffuse large B-cell lymphoma and classical Hodgkin lymphoma	介于弥漫大 B 细胞淋巴瘤和经典型霍奇金淋巴瘤之间的不能分类的 B 细胞淋巴瘤
BIA-ALCL	breast implant associated-anaplastic large cell lymphoma	乳房假体相关间变性大细胞淋巴瘤

续表

英文缩写	英文全称	中文名称
BL	Burkitt lymphoma/leukemia	伯基特淋巴瘤 / 白血病
BMF	bone marrow failure	骨髓造血衰竭综合征
BPDCN	blastic plasmacytoid dendritic cell neoplasm	母细胞性浆细胞样树突状细胞肿瘤
CAEBV	chronic active Epstein Barr virus infection	慢性活动性 EBV 感染
CCUS	clonal cytopenias of undetermined significance	意义未明克隆性血细胞减少症
CD	Castleman disease	Castleman 病
CLL	chronic lymphocyte leukemia	慢性淋巴细胞白血病
CLL/SLL	chronic lymphocytic leukemia/small lymphocytic lymphoma	慢性淋巴细胞白血病 / 小淋巴细胞淋巴瘤
CML	chronic myelogenous leukemia	慢性髓系白血病
CMML	chronic myelomonocytic leukemia	慢性粒 - 单核细胞白血病
CN	congenital neutropenia	先天性中性粒细胞减少症
CNS	central nervous system	中枢神经系统
CRM	crossing reaction material	交叉反应物质
CyN	cyclic neutropenia	周期性中性粒细胞减少症
DBA	Diamond-Blackfan anemia	先天性纯红细胞再生障碍性贫血
dFLC	difference between the involved and uninvolved light chain	血清受累轻链和非受累轻链差值
DGGE	denaturing gradient gel electrophoresis	变性梯度凝胶电泳
DIC	disseminated intravascular coagulation	弥散性血管内凝血
DLBCL	diffuse large B cell lymphoma	弥漫大 B 细胞型
DS	Down's syndrome	唐氏综合征
ECP	extracorporeal photochemotherapy	体外光化疗法
EN-RBD	European network of the rare bleeding disorders	罕见出血性疾病欧洲网络
EoL	eosinophilic leukemia	嗜酸性粒细胞白血病
EPO	erythropoietin	红细胞生成素
FA	Fanconi anemia	范科尼贫血
FGA	fibrinogen Aα chain	纤维蛋白原 Aα 链
FGB	fibrinogen Bβ chain	纤维蛋白原 Bβ 链
FGG	fibrinogen γ chain	纤维蛋白原 γ 链
FL	follicular lymphoma	滤泡性淋巴瘤

英文缩写	英文全称	中文名称
G-CSF	granulocyte colony-stimulating factor	粒细胞集落刺激因子
GM—CSF	granulocyte-macrophage colony stimulating factorInterleukin	粒-单集落刺激因子
GPI	glycosylatedphosphatidylinositol	糖基磷脂酰肌醇
GPIB	glycoprotein Ib	血小板膜糖蛋白 Ib
GZL	gray zone lymphoma	灰区淋巴瘤
HAART	highly active antiroviral therapy	高效抗反转录病毒治疗
HCL	hairy cell leukemia	多毛细胞白血病
HELLP	Hemolysis, elevated liver enzymes, and low platelets syndrome	HELLP 综合征
HES	hypereosinophilic syndrome	高嗜酸性粒细胞综合征
HIV	human immunodeficiency virus	人类免疫缺陷病毒
HLA	human leukocyte antigen	人类白细胞抗原
HOX11	homeobox 11	同源异型盒基因 11
HS	histicytic sarcoma	组织细胞肉瘤
HS	hereditary spherocytosis	遗传性球形红细胞增多症
HSCT	hematopoietic stem cell transplantation	造血干细胞移植
HSγδTCL	hepatosplenic gamma-delta T-cell lymphoma	肝脾 γδT 细胞淋巴瘤
HTLV-1	human T cell leukemia virus type I	人类 T 细胞白血病病毒 -1
HUS	hemolytic uremic syndrome	溶血尿毒综合征
HVLL	hydroa vacciniforme-like lymphoma	种痘样水疱样淋巴瘤
HV-LPD	hydroa vacciniforme-like lymphoproliferative disorder	种痘样水疱病样淋巴增殖性疾病
IBL	immunoblastic lymphoma	免疫母细胞性淋巴瘤
ICUS	idiopathic cytopenia with uncertain（undetermined）significance	意义未明的特发性血细胞减少症
IRH	immune related hematocytopenia	免疫相关性血细胞减少症
ITP	idiopathic thrombocytopenic purpura	特发性血小板减少性紫癜
IVLBCL	intravascular large B-cell lymphoma	血管内大 B 细胞淋巴瘤
LA	lupus anticoagulant	狼疮抗凝物
LCH	langerhans cell histiocytosis	朗格汉斯细胞组织细胞增生症
IgG/IgM	immunoglobulin G/immunoglobulin M	免疫球蛋白 G/ 免疫球蛋白 M

英文缩写	英文全称	中文名称
LGLL	large granular lymphocytic leukemia	大颗粒淋巴细胞白血病
MCL	mantle cell lymphoma	套细胞淋巴瘤
MDS	myelodysplatic syndromes	骨髓增生异常综合征
MF	mycosis fungoides	蕈样肉芽肿
MGUS	monoclonal gammaopathy of undetermined significance	意义未明的单克隆丙种球蛋白病
MM	multiple myeloma	多发性骨髓瘤
MPAL	mixed phenotype acute leukemia	混合表型急性白血病
MPN	myeloproliferative neoplasms	骨髓增殖性肿瘤
MPO	mywloperoxidase	髓过氧化物酶
MS	myeloid sarcoma	髓系肉瘤
NAC	N-acetyl-L-cysteine	N-乙酰半胱氨酸
NHL	Non-Hodgkin's lymphoma	非霍奇金淋巴瘤
NSE	non-specific esterase	非特异性酯酶
NSE	non-specific esterase stain	非特异性酯酶染色
PAS	periodic acid-schiff stain	糖原染色
PBL	primary breast lymphoma	原发乳腺淋巴瘤
PBL	plasmablastic lymphoma	浆母细胞淋巴瘤
PBL	polymorphic B cell lymphoma	多型性 B 细胞淋巴瘤
PC	protein C	抑制蛋白 C
PCL	plasma cell leukemia	浆细胞白血病
PCLBCL-LT	primary cutaneous diffuse large B-cell lymphoma, leg type	原发性皮肤弥漫大 B 细胞性淋巴瘤，腿型
PCNSL	primary central nervous system lymphoma	原发中枢神经系统淋巴瘤
PEL	primary effusion lymphoma	原发性渗出性淋巴瘤
Ph⁺AML	Ph chromosome positive acute myeloid leukemia	费城染色体阳性的急性髓细胞白血病
PL	plasmablastic lymphoma	浆母细胞淋巴瘤
PLL	prolymphocytic leukemia	幼淋巴细胞白血病
PLZF	promyelocytic leukemia zinc finger	早幼粒细胞白血病锌指基因
PMF	primary myelofibrosis	原发性骨髓纤维化
PNH	paroxysmal nocturnal hemoglobinuria	阵发性睡眠性血红蛋白尿症

英文缩写	英文全称	中文名称
POX	peroxidase stain	过氧化物酶染色
PPCL	primary plasma cell leukemia	原发性浆细胞白血病
PPO	platelets pe-roxidase	电镜细胞化学血小板过氧化物酶
PRCA	pure red cell aplasia	纯红再生障碍性贫血
PS	phosphatidylserine	磷脂酰丝氨酸
PT	prothrombin time	凝血酶原时间
PTCL	peripheral T-cell lymphoma	外周 T 细胞淋巴瘤
PTCL-NOS	peripheral T-cell lymphoma, not otherwise specified	外周 T 细胞淋巴瘤非特指型
PUVA	psoralen plus ultraviolet a phototherapy	补骨脂素加紫外线 A 照射方法
RFLP	restriction fragment length polymorphism polymerase chain reaction	限制性片段长度多态性聚合酶链反应
RP	reactive plasmacytosis	反应性浆细胞增多症
RS	Richter syndrome	Richter 综合征
SA	sideroblastic anemia	铁粒幼细胞性贫血
SBB	Sudan black B	苏丹黑 B
SCN	severe congenital neutropenia	重型先天性中性粒细胞减少症
SMZL	splenic marginal zone lymphoma	脾边缘区淋巴瘤
SPCL	secondary plasma cell leukemia	继发性浆细胞白血病
SSCP	single strand conformation polymorphism	单链构象多态性
T-LGLL	T-cell large granular lymphocytic leukemia	大颗粒 T 淋巴细胞白血病
TLS	tumor lysis syndrome	肿瘤溶解综合征
TT	thrombin time	凝血酶时间
TTP	thrombotic thrombocytopenic purpura	血栓性血小板减少性紫癜
vWF	von willebrand factor	血管性血友病因子
WFH	world federation of haemophilia	世界血友病联盟
WM	Waldenstrom's macroglobulinemia	华氏巨球蛋白血症
β_2-GPI	β_2-glycoprotein I	β_2 糖蛋白 I